VIDA ANTICÁNCER

LORENZO COHEN Y ALISON JEFFERIES

VIDA ANTICÁNCER

Transforma tu vida y tu salud mediante una combinación de seis elementos clave

URANO

Argentina – Chile – Colombia – España
Estados Unidos – México – Perú – Uruguay

Título original: *Anticancer Living – Transform Your Life and Health with the Mix of Six*
Editor original: VIKING – An imprint of Penguin Random House LLC, New York
Traducción: Laura Paredes

1.ª edición Marzo 2019

Advertencia

La información y los consejos que contienen estas páginas no son sustitutivos de las atenciones de un profesional cualificado de la medicina ni pueden reemplazar las indicaciones médicas. Siempre debes consultar con un médico cualquier asunto relacionado con la salud y, en particular, aquellas afecciones que requieran diagnósticos o atención médica.
Ni los autores ni la editorial serán responsables de ninguna pérdida o de ningún daño supuestamente debidos a cualquier información o sugerencia de este libro.

Plaza de los Reyes Magos, 8, piso 1.º C y D – 28007 Madrid
www.edicionesurano.com

ISBN: 978-84-16720-56-9
E-ISBN: 978-84-17545-12-3
Depósito legal: B-4.410-2019

Fotocomposición: Ediciones Urano, S.A.U.

Impreso por: Rotativas de Estella – Polígono Industrial San Miguel Parcelas E7-E8
31132 Villatuerta (Navarra)

Impreso en España – *Printed in Spain*

A todos los pacientes y supervivientes de cáncer y a aquellos que se preocupan por ellos.
Vosotros nos impulsáis a vivir el presente y a llevar una vida plena.

Con amor y gratitud para nuestros padres, Paola, Jon, Susan y Robert,
que guiaron nuestro devenir; y para nuestros hijos, Alessandro, Luca y Chiara,
que nos mantienen centrados en las prioridades de la vida.

Índice

INTRODUCCIÓN

¿Y si pudiéramos hacer cambios básicos y sostenibles en nuestro estilo de vida que pudieran retrasar la aparición del cáncer o incluso evitar que se desarrollen en nuestro organismo? ¿Y si las personas con cáncer pudieran modificar su modo de vida para reducir el riesgo de recaída y mejorar sus probabilidades de tener una vida más larga y radiante? ¿Y si el eslabón perdido de la prevención y del tratamiento del cáncer no es la nueva pastilla o el último avance científico sino las elecciones que hacemos cada día y que influyen en la capacidad natural de nuestro cuerpo de conservar y recuperar el equilibrio y la salud? ¿Y si pudiéramos hacer cambios en la forma en que vivimos ahora, en la actualidad, que nos ayudaran a superar las expectativas y sobrevivir a un diagnóstico, o posiblemente vivir toda la vida sin cáncer? He dedicado mi carrera a intentar responder estas preguntas.

Hemos llegado a un momento crucial en cuanto a la investigación, el tratamiento y la prevención del cáncer. A partir de la investigación científica es ahora evidente que la forma en que vivimos en nuestro cuerpo, en nuestra comunidad y en el mundo en general, cómo comemos, dormimos, trabajamos y pasamos el tiempo libre, manejamos el estrés y nos enfrentamos a los desafíos de la vida, creamos nuestras redes de apoyo y hacemos elecciones sobre nuestros entornos, posee un profundo efecto sobre nuestra salud y nuestro bienestar (*wellness*); y sobre el cáncer en particular[1-9].

El trabajo que constituye la base de este libro estuvo en parte inspirado por David Servan-Schreiber, autor de *Anticáncer: una nueva forma de vida* y auténtico pionero en la lucha por demostrar las relaciones entre el estilo de vida y el cáncer[10]. Juntos, David y yo diseñamos y lanzamos un estudio pionero en el MD Anderson Cancer Center de Houston, Texas, para conocer mejor estas profundas conexiones y, lo que es más importante, para elaborar recomendaciones basadas en la investigación tanto para los pacientes como para la creciente comunidad de personas preocupadas por la prevención[11].

Mi trabajo y el de David habían seguido vías paralelas durante décadas, pero existía una diferencia importante entre ambos: David vivía con un tumor cerebral que le fue diagnosticado a los treinta y un años. El cáncer inicial de David había sido tratado quirúrgicamente «con éxito», pero había reaparecido cinco años después, y el pronóstico no era bueno. El tiempo medio de supervivencia a esta clase de recaída suele ser de entre doce y dieciocho meses, y se considera que el máximo es de cinco años. David no tenía más remedio que someterse a otra arriesgada cirugía, seguida de un año de quimioterapia y radioterapia.

Esto marcó el inicio de su camino hacia el trabajo que vio la luz en forma de libro en *Anticáncer: una nueva forma de vida.* Como el título sugiere, para David esto se convirtió en una nueva forma de vivir... con cáncer. David tomó la decisión sumamente consciente y muy personal de escuchar a su cuerpo, de aprender a sintonizar sus señales con una clase distinta de atención y de confiar en su orientación. Reunió todas las pruebas científicas disponibles en aquel momento y las utilizó para guiar las elecciones de su estilo de vida. Sintió curiosidad hasta el punto de la obsesión por la forma en que nuestras acciones y elecciones cotidianas afectan a lo que denominamos «terreno» del cáncer, es decir nuestros sistemas genético, celular y regulador. Se interesó en cómo podría influir en su propia biología de una forma que potenciara su inmunidad, redujera la inflamación y suprimiera la tendencia a proliferar de las células cancerosas, a la vez que mejoraba su calidad de vida. Pronto descubrió que con cada mejora que hacía en su estilo de vida, se sentía mejor, más sano y más presente, no sólo corporal, sino también mental y espiritualmente.

David se propuso responder esta pregunta: ¿Determina cómo vivimos, la calidad de nuestras relaciones, lo que comemos y el modo en que nos cuidamos, los avances del cáncer? Dedicó el resto de su vida a comprender cómo nuestros cuerpos, tan bien diseñados, conservan la salud, incluso en presencia del cáncer. Quiso averiguar si podíamos modificar cómo actuamos en nuestra vida diaria para prevenir el cáncer, prolongar la remisión o simplemente mejorar y alargar la vida de un paciente de cáncer. De hecho, tras realizar algunos de estos cambios él mismo, llevó una vida rica y productiva diecinueve años más, multiplicando por cuatro su pronóstico estadístico.

En 2009, tras la publicación de su libro *Anticáncer*, David y yo ideamos un plan para recaudar fondos para un ensayo clínico que examinara los efectos de un cambio total del estilo de vida en la supervivencia y en la calidad de vida de los pacientes de cáncer. David tuvo un papel decisivo a la hora de ayudarnos a diseñar la fase inicial de nuestro Comprehensive Lifestyle Study, un estudio con mujeres con cáncer de mama en estadio II y III, que en la actualidad está plenamente en marcha aquí, en Houston. Los datos formales estarán disponibles una vez el estudio esté finalizado, pero ya estamos viendo transformaciones profundas en las vidas de las participantes en el estudio. Ellas son verdaderamente la inspiración de este libro. También obtuve inspiración de la comunidad formada por pacientes, médicos, cuidadores, investigadores y científicos, que contribuyen a la literatura sobre los efectos curativos del estilo de vida.

La publicación de *Vida anticáncer* coincide con el décimo aniversario de la publicación inicial de *Anticáncer*, y es en parte una celebración de los logros de David y una evidencia clara de lo lejos que hemos llegado. Una década después, es innegable que el estilo de vida tendría que ser un componente del tratamiento global del cáncer tan vital como los tradicionales tratamientos médicos de primera línea como la cirugía, la quimioterapia, la radioterapia, la inmunoterapia y las nuevas terapias dirigidas. De hecho, el ritmo al que las nuevas pruebas científicas están atando cabos entre los factores del estilo de vida y la progresión y la recuperación del cáncer se está acelerando. Es, como estamos descubriendo, la sinergia entre el tratamiento médico especializado y los cambios en el estilo de vida lo que ofrece los mejores resultados a los pacientes de cáncer. Pero lo que faltaba a la comunidad anticáncer era un plan completo y sencillo para llevar una «vida anticáncer». Este libro está pensado como un mapa de carreteras para el viaje que nos espera, que nos señale cómo nosotros, como individuos, podemos trabajar conjuntamente con la comunidad científica y los médicos para conservar nuestra salud mientras se están haciendo nuevos descubrimientos. Cada vez más investigaciones sugieren una relación clara entre el estilo de vida y el bienestar, y compartiremos las pruebas científicas junto con las historias de supervivientes de cáncer para que esa ciencia cobre vida. Si bien el viaje de cada persona es único, creemos que el impacto acumulativo señala una evidente ruta a seguir.

La primera parte de este libro resume el panorama del cáncer y crea el marco idóneo para el papel que cada uno de nosotros puede tener en su propia salud, tanto si tenemos cáncer como si no. Cada capítulo de la segunda parte presenta las últimas investigaciones, historias inspiradoras y testimonios, y termina con recomendaciones para adoptar los seis pilares de una vida anticáncer. La idea clave con la que hay que quedarse es la siguiente: nuestras elecciones diarias en la vida tienen un impacto directo y medible en el cáncer y en otras enfermedades crónicas. Aunque pueda parecer abrumador y desalentador al principio, esperamos que abraces tu papel en este descubrimiento y comprendas que es verdaderamente empoderador. Cada uno de nosotros podemos reducir nuestro riesgo de cáncer y aumentar nuestras probabilidades de sobrevivir a un diagnóstico. Este libro representa nuestro esfuerzo por compartir y divulgar este mensaje y por proporcionarte a ti y a tus seres queridos un plan por pasos para conservar y favorecer vuestra salud.

El cáncer no crece aislado. Se desarrolla en un entorno que nosotros contribuimos a crear con las cosas que comemos día tras día, con nuestros niveles de estrés, nuestra actividad física, nuestra red de apoyos, la calidad de nuestro sueño y nuestra exposición a tóxicos ambientales. Hemos decidido concentrarnos en lo que hemos identificado como las seis áreas más fundamentales y en cómo funcionan juntas sinérgicamente. Tomados en conjunto, estos factores de nuestro estilo de vida, a los que denominamos la «Mezcla de Seis», tienen la capacidad de influir en nuestro riesgo de enfermar y en nuestras probabilidades de sobrevivir tras un diagnóstico.

Con Alison Jefferies, mi esposa, coautora y colaboradora plena en la concepción de un plan de futuro para *Vida anticáncer*, me propongo presentar un plan completo basado en pruebas científicas para efectuar cambios en el estilo de vida que mejoren la salud, reduzcan el riesgo de cáncer y contribuyan a controlar la enfermedad. Alison posee una energía y un dinamismo extraordinarios para poner en práctica en la vida diaria de nuestra familia muchos de los cambios que yo he estado años estudiando. Tras una larga carrera dedicada a la docencia, se le da excepcionalmente bien intentar nuevas formas de favorecer una vida anticáncer, tanto en nuestro hogar como en nuestra comunidad, y copresentar esta información en las charlas que ofrecemos por todo Estados Unidos. Si yo puedo argumentar convincentemente que las elecciones de estilo de vida realmente tienen un impacto biológico en el riesgo de cáncer y en nuestras probabilidades de sobrevivir a un diagnóstico, Alison puede enseñarnos a efectuar cambios en nuestras vidas que mejoren nuestra salud y la salud y las perspectivas de nuestros seres queridos.

Juntos, hemos elaborado un sistema de apoyo que contribuirá a poner en práctica el mensaje que David Servan–Schreiber nos transmitió de modo tan contundente en *Anticáncer*. El propósito de este libro es informar a todos aquellos que actualmente están lidiando con un diagnóstico de cáncer así como a aquellos que, hasta ahora, han sido lo suficientemente afortunados como para evitar el cáncer; mostrar cómo cambiar los hábitos cotidianos puede beneficiar enormemente la salud y demostrar que aumentar las probabilidades de prevención de la enfermedad está al alcance de todos nosotros si empezamos a ver las elecciones de nuestro estilo de vida como elecciones en materia de salud[12,13]. Una vida anticáncer es una opción de bajo coste que tiene el potencial de influir espectacularmente en la salud sin ningún efecto secundario perjudicial. Sí, sus beneficios pueden ser inestimables.

Deseo que este libro dé ánimos y sirva de inspiración, aunque sólo sea en el sentido de que podríamos pasar nuestros días sintiéndonos más saludables y felices, más fuertes, más resistentes, y mejor apoyados en un mundo que cada vez supone un reto mayor. La vida anticáncer se basa en la creencia de que *cuidar de uno mismo es cuidar de la salud* y que un mayor bienestar está al alcance de todos nosotros. Las personas que han compartido sus historias en este libro y muchísimas otras más son auténticos ejemplos de ello. Dedicarnos activamente a proteger y fomentar nuestra salud es una potente medicina que nos aportará una dicha inconmensurable, además de la sensación de empoderamiento de que estamos adoptando algunas medidas de control sobre nuestra salud y nuestro bienestar.

Pensé a menudo en David mientras Alison y yo trabajábamos en este libro. Fue un amigo y un compañero extraordinario que llevó una vida anticáncer con elocuencia y con fuerza. Su obra y su ejemplo nos han inspirado a muchos no sólo a sobrevivir sino a prosperar. Y ha sido sumamente gratificante compartir el conjunto cada vez mayor de pruebas científicas que validan y refuerzan el mensaje central de David: que está en nuestro poder reducir el riesgo de cáncer o mejorar nuestras probabilidades de sobrevivir a un diagnóstico de cáncer cambiando la forma en que vivimos. Ahora, más que nunca, es fundamental que nos tomemos muy en serio este mensaje.

PRIMERA PARTE

La era anticáncer

1

La revolución anticáncer

Como director del Programa de Medicina Integrativa del MD Anderson Cancer Center de Houston, he dedicado gran parte de mi carrera profesional a incorporar los cambios en el estilo de vida y modalidades de tratamiento poco convencionales y basados en pruebas al pensamiento de la comunidad médica, de forma que ocupen un lugar al lado de las prácticas convencionales. Al salir a la luz más investigaciones que mostraban una clara relación entre nuestro estado físico y mental y los factores del estilo de vida y nuestra capacidad de evitar y sobrevivir al cáncer y otras enfermedades, hasta los más escépticos de la comunidad médica han empezado a prestarle atención. A lo largo de los años, en incontables ocasiones, oncólogos de todas las disciplinas me han confiado que se figuraban desde hace mucho tiempo que el estado mental y el estilo de vida de sus pacientes desempeñan un papel importante en su capacidad de sobrevivir a un diagnóstico de cáncer y recuperar su bienestar. Basándonos en nuestros sólidos conocimientos científicos y en nuestra mejor capacidad de medir y documentar los efectos biológicos de los cambios en el estilo de vida, hay algo cada vez más obvio: un cambio total del estilo de vida, combinado con la atención oncológica convencional, es una potente medicina que permite controlar, y posiblemente prevenir, el cáncer[1-3].

Vivir con cáncer

Tiempo atrás un diagnóstico de cáncer era básicamente una sentencia de muerte. Aunque podía, con mucho esfuerzo médico, combatirse, rara vez era derrotado. A lo largo de las últimas dos décadas, sin embargo, esto ha empezado a cambiar. Actualmente, mucha gente considera el cáncer una enfermedad crónica grave. Lo que esto significa en la práctica es que más gente vive más tiempo con cáncer[4]. Y eso es una noticia excelente. Pero la supervivencia suscita nuevas preguntas: ¿Se sienten mejor, sanas y bien, esas personas que viven más tiempo con cáncer, aunque no estén curadas?

Algunos oncólogos podrían preguntarse por qué, si el paciente sobrevive, esta pregunta es siquiera pertinente. En mi ámbito profesional, el mundo de la medicina integrativa, esta pregunta lo es todo. Me paso las jornadas laborales ayudando a pacientes de cáncer a tomar decisiones que les hagan sentirse sanos, a pesar de estar sometiéndose a tratamientos difíciles, a veces debilitantes, porque son precisamente esos cambios en su estilo de vida lo que aumentará sus probabilidades de supervivencia. Y mientras yo me concentro en su calidad de vida, mis colegas siguen conociendo mejor cómo funcionan las células cancerosas, lo que guía el paso de un enfoque universal a un tratamiento más matizado y personalizado. Gran parte de este cambio de una mentalidad de «darle fuerte y rápido» a más de lo que se denomina «medicina de precisión» se debe a los relativamente recientes grandes avances que hemos hecho a la hora de entender cómo funcionan nuestros genes y células[5]. También estamos desarrollando y utilizando tecnologías que nos permiten detectar antes muchos cánceres, y cuanto antes se detecta un cáncer, mejor son el pronóstico y el resultado del tratamiento[4].

Estas innovaciones son increíblemente importantes, y junto con estos avances existen descubrimientos apasionantes, no de científicos en los laboratorios o de cirujanos en los quirófanos sino de personas corrientes en sus cocinas y sus hogares; en pistas de *jogging* y en tiendas de comestibles, estudios de yoga, gimnasios y centros de bienestar. Las elecciones de nuestro estilo de vida cotidiano nos proporcionan una cantidad sorprendente de control y de influencia sobre la trayectoria de un diagnóstico de cáncer y de nuestro riesgo de cáncer. Mediante sencillos cambios en el modo en que vivimos, podemos reducir los efectos secundarios de los tratamientos de cáncer convencionales, alargar (y a veces hacer añicos) los índices de supervivencia esperados, reducir las probabilidades de recidiva de la enfermedad, y posiblemente prevenir de entrada la aparición de cánceres[1,6-9]. En el ámbito de la atención integrativa es un momento apasionante, pero nos costó mucho tiempo llegar a este punto, y nos está costando todavía más difundir que cambiar el estilo de vida es una medicina efectiva y legítima que nos ayuda a prevenir y controlar el cáncer.

¿Lo tenemos realmente todo en contra?

En los últimos cincuenta años se han efectuado avances formidables en tratamientos de primera línea como la cirugía, la quimioterapia y la radioterapia. Estos tratamientos, junto con los desarrollos innovadores de las terapias dirigidas (dirigidas a las proteínas anómalas que controlan el crecimiento del cáncer) y la inmunoterapia, han salvado o prolongado la vida de millones de personas[4]. De hecho, nuestro porcentaje de éxito a la hora de mantener con vida a la gente tras un diagnóstico de cáncer es mejor que nunca[4].

Aun así, a pesar de los avances médicos, se prevé que casi 1,7 millones de estadounidenses recibirán un diagnóstico de cáncer en 2017[4]. Durante ese mismo período de doce meses, el cáncer se cobrará la vida de más de seiscientas mil personas en Estados Unidos[4]. En todo el mundo, el cáncer sigue siendo la principal causa de muerte, y se espera que los nuevos casos aumenten un 70% las próximas dos décadas[10]. En 2015, la enfermedad se cobró la vida de 8,8 millones de personas a escala mundial[10].

Según los modelos actuales, una tercera parte de todas las mujeres estadounidenses y la mitad de todos los hombres estadounidenses recibirán un diagnóstico de cáncer a lo largo de su vida[4]. En todo el mundo, prácticamente una de cada seis muertes es debida al cáncer[10]. Esto significa que es muy probable que tú y yo nos unamos algún día a los más de 15,5 millones de estadounidenses que viven actualmente con cáncer y a las decenas de millones de supervivientes de cáncer que hay en todo el mundo[11].

Dadas estas pasmosas cifras, es poco probable que eliminemos pronto el cáncer, aunque eso no nos impedirá seguir intentándolo. También es poco probable que se descubra un fármaco o tratamiento, una panacea, que erradique esta gama cada vez más compleja de enfermedades. Lo que es más probable, como empezamos a ver ahora, es que sigamos descubriendo cómo las células cancerosas responden a diversos estímulos y aprendamos a retrasar o «detener» su progresión. De modo parecido, esperamos conocer mejor los procesos que desencadenan el crecimiento canceroso y abordarlos con un tratamiento más efectivo. Ya tenemos pruebas contundentes de que los factores del estilo de vida pueden ser el ingrediente que faltaba en el modelo existente del tratamiento oncológico.

El cáncer es, ante todo, una enfermedad del envejecimiento: Nuestras probabilidades de contraer la mayoría de cánceres aumentan considerablemente cada década que vivimos pasados los cincuenta años[12]. Esto nos plantea un dilema, puesto que, gracias en gran parte a la medicina moderna, vivimos cada vez más y más tiempo. La aparición de enfermedades como el cáncer añade una carga terrible a los ya enormes desafíos del envejecimiento, cuando nuestras células se vuelven más vulnerables a los factores dañinos.

Aunque la mayoría de cánceres nos afectan cuando somos mayores, hay algunos tipos (incluidos los cánceres de mama y colorrectal) que afectan a la gente a edades cada vez más tempranas, y estos cánceres suelen ser bastante agresivos y muy resistentes al tratamiento. De hecho, según sugieren datos recientes, la gente joven no sólo recibe más diagnósticos de cáncer de colon que nunca sino que la cantidad que fallece de la enfermedad es cada vez mayor[13]. También están aumentando algunos cánceres infantiles[11].

Hasta ahora, la respuesta del *establishment* médico ante la creciente aparición en los jóvenes ha sido solicitar que se adelantara el cribado, lo que es, por supuesto, un punto de partida prudente. Pero por lo que hemos visto, una detección precoz no es siempre la mejor o la única respuesta. Existen casos de detección precoz de algunos cánceres, como el cáncer de próstata, de desarrollo lento en fase temprana, y el cáncer de mama, de desarrollo lento en fase muy temprana, que llevan a un tratamiento excesivo sin mejoras demostrables en la supervivencia[14,15]. De hecho, las recomendaciones actuales han pasado del «cribado de cáncer de próstata de todos los hombres mayores de cincuenta años» a «todos los hombres mayores de cincuenta años deberían hablar con su médico sobre el cribado del cáncer de próstata». ¿Podría haber, pues, una forma mejor de prevenir o retrasar la aparición de cánceres, incluidos los de tipo agresivo que parecen afectar a personas tan jóvenes? Creo que la respuesta es sí.

Las estadísticas actuales de cáncer pueden dar que pensar, incluso asustar, pero en conjunto las noticias son buenas. Se ha producido un cambio positivo, casi radical en los índices de supervivencia al cáncer. Hace cincuenta años, sólo uno de cada cuatro estadounidenses sobrevivía al cáncer más de una década; hoy en día, la proporción es de uno de cada dos, lo que duplica los índices de supervivencia en general. ¿Es porque los tratamientos y las tecnologías han mejorado? En parte, sí. Desde luego. Pero ahora estamos empezando a saber que los avances médicos no son el único motivo de estos mejores resultados.

Aun así, la imprevisible naturaleza del cáncer nos suele hacer sentir impotentes. A pesar de todo lo que sabemos sobre la enfermedad y de todo el dinero que se ha destinado a su investigación y su tratamiento, el cáncer suele desafiar nuestras expectativas y afectar a quienes parecen presentar menos probabilidades de recibir un diagnóstico. Es el caso de la cantante que no ha fumado ni un sólo día de su vida y le diagnostican cáncer de pulmón. O el del corredor vegano que ha estado delgado y en forma toda su vida y que se enorgullece de comer sano al que resulta que le diagnostican cáncer de colon en estadio IV de joven. Y, lo más cruel de todo, está el niño muy pequeño que tiene que luchar contra una forma agresiva de leucemia antes de conocer incluso las palabras para describir cómo se encuentra. No podemos evitar preguntarnos: ¿Por qué mi cuerpo, el cuerpo de cualquiera, permitiría que eso pasara? ¿Qué podría desencadenar una enfermedad tan horrible en nuestro interior?

Es perfectamente normal pasar por el calvario de tener estos pensamientos y sentimientos, y hacernos todas estas preguntas. Pero es muy importante que no nos fustiguemos, nos culpemos o nos avergoncemos de tal manera que caigamos en la resignación o la pasividad. Meg Hirshberg es una amiga, superviviente de cáncer de mama y fundadora del Anticancer Lifestyle Program, un programa de estilo de vida con resultados contrastados, sin ánimo de lucro, para personas diagnosticadas de cáncer. Hace poco me comentó por qué es tan importante resistirte a culparte a ti mismo si contraes cáncer. «Nuestro mensaje es siempre "Empieza ahora. No mires atrás. No tenemos ni idea de lo que causó tu cáncer ni nunca la tendremos. Pero lo que sí sabemos es que hay cosas que puedes hacer de otro modo para cambiar radicalmente cómo te sientes. Existen pruebas científicas que demuestran cómo estos cambios en el estilo de vida influirán positivamente en los resultados de tu tratamiento".» Para Meg y para las personas que siguen su programa, esta idea de mirar hacia delante va acompañada de una educación activa sobre el poder sanador de hacer cambios en el estilo de vida y sobre los beneficios sanadores de una comunidad afectuosa. Y añade: «El conocimiento es poder y, en lo que al cáncer se refiere, el conocimiento permite a los supervivientes reducir las probabilidades de recidiva del cáncer. Existen datos que lo respaldan y queremos compartir esos conocimientos científicos con nuestra comunidad de una forma que permita que la gente se sienta más esperanzada, más poderosa, más inspirada y más viva».

En lo referente al cáncer, las elecciones diarias cuentan

Por lo menos el 50% de muertes por cáncer podría evitarse haciendo cambios saludables en el estilo de vida, y el porcentaje podría ser incluso mayor[1,9]. El doctor David Katz, una de las principales autoridades en cambios en el estilo de vida y fundador de True Health Initiative, cree que hasta un 80% de las enfermedades crónicas y las muertes prematuras podría evitarse viviendo de modo saludable[16-18]. En un estudio de 2016, investigadores de Harvard que revisaron los datos de más de 135.000 personas a las que habían hecho un seguimiento durante más de cuarenta años averiguaron que no fumar, beber con moderación, mantener un peso saludable y hacer ejercicio regularmente podría prevenir el 41% de los casos de cáncer y el 59% de las muertes por cáncer en las mujeres y dos terceras partes de los casos y las muertes en los hombres[19]. Los porcentajes exactos pueden variar entre un estudio y otro, pero el mensaje constante es que podemos prevenir por lo menos la mitad de los cánceres y de las muertes por cáncer. Graham Colditz, profesor de epidemiología y coautor de una introducción que acompañaba el estudio de Harvard, resumió los hallazgos del siguiente modo: «Como sociedad, tenemos que evitar la inacción que provoca pensar que el riesgo de cáncer es totalmente fortuito o que son necesarios nuevos descubrimientos médicos para hacer avances importantes contra el cáncer, y aprovechar en cambio la oportunidad de reducir la mortalidad colectiva por cáncer poniendo en práctica estrategias efectivas de prevención y cambiando la forma en que vivimos[20]».

Mientras seguimos trabajando para aumentar la sensibilización de la población sobre los peligros para la salud de las conductas y las prácticas que están tan arraigadas en la cultura occidental, es importante destacar que la vida anticáncer no está reñida en absoluto con la atención médica estándar. David Servan-Schreiber comprendió que el tratamiento médico agresivo era la «diana» de un tratamiento oncológico eficaz: Jamás se planteó prescindir de la cirugía, la quimioterapia o la radioterapia. De hecho, en su primer diagnóstico, descartó por completo cualquier sugerencia de probar tratamientos «alternativos». Lo que más le importaba era que los profesionales médicos con quienes eligió trabajar lo trataran antes que nada como a un ser humano, no simplemente como a un paciente de cáncer. Tenía que confiar en que sus médicos tuvieran realmente presente sus intereses. Resultó que su intuición dio en el blanco. El compromiso de vivir totalmente como un ser humano, en lugar de permitir que su diagnóstico lo limitara, sentó las bases de su planteamiento.

La lección del tabaco

Cualquiera que dude del impacto de las elecciones de estilo de vida sobre nuestro riesgo colectivo sólo tiene que mirar lo que aprendimos en un pasado no tan lejano sobre las relaciones entre el cáncer de pulmón y el tabaco. A principios de la década de 1960, una coalición de organismos, incluidas la American Lung Association, la American Heart Association, la American Tuberculosis Association y la American Public Health Association, presionaron al presidente John F. Kennedy para que abordara la crisis sanitaria que provocaba el consumo de cigarrillos. En 1962, Kennedy accedió y formó una amplia alianza de expertos que dedicaron dos años a repasar más de siete mil artículos y estudios científicos[21]. En 1964, El Cirujano General de Estados Unidos, Luther L. Terry, dio a conocer los resultados del grupo. La conclusión: fumar cigarrillos era la causa de un aumento del 70% de los índices de mortalidad de los fumadores en comparación con los no fumadores. Desde entonces, el trabajo infatigable de los posteriores Cirujanos Generales de Estados Unidos, los grupos en defensa de la salud pública y los activistas impulsores de demandas exitosas y muy divulgadas contra compañías tabacaleras ha mantenido a la gente sensibilizada sobre la relación causal entre el tabaco (tanto masticado como fumado) y el cáncer[22]. Sin embargo, un alarmante 15% de la población de Estados Unidos sigue fumando y ese porcentaje sigue siendo extremadamente alto en muchos países de Asia, África, Europa y Oriente Próximo[23]. Australia, que posee índices de fumadores comparables a los de Estados Unidos, aumentará continuadamente los impuestos sobre los cigarrillos hasta 2025, cuando un paquete costará cuarenta dólares, para intentar reducir esos índices a cero[24,25]. En Estados Unidos, la regla de oro es que el aumento del 10% del precio de un paquete de cigarrillos conlleva un descenso de entre un 2,5% y un 5% del tabaco que se fuma, mientras que la mayoría de estudios revelan un descenso medio del 4%. En Rusia, donde los cigarrillos son mucho más baratos, fuma el 60% de los hombres y casi el 40% de la población general[26].

Es más, hemos permitido que la industria tabacalera se reinvente con la llegada de la nicotina vaporizada (cigarrillos electrónicos), que va acompañada de un montón de otras sustancias químicas que no han sido suficientemente estudiadas, incluidos compuestos químicos que se han relacionado con el cáncer[27]. Así que, aunque han disminuido los índices de jóvenes que empiezan a fumar, los adolescentes se pasan actualmente a los cigarrillos electrónicos (supuestamente inventados para ayudar a la gente a dejar de fumar) como nuevo método de consumo de nicotina[28].

También hay que destacar que aunque los índices de cáncer de pulmón entre los hombres estadounidenses han descendido, los índices de cáncer de pulmón entre las mujeres estadounidenses, que empezaron a fumar en público y libremente mucho más tarde que los hombres, no dejaron de aumentar hasta el año 2000 y apenas han empezado hace poco a descender ligeramente. Una vez más, es probable que eso se deba a que los cánceres de pulmón, garganta y esófago, así como los demás cánceres relacionados con el tabaco son más frecuentes entre los ancianos, de modo que las mujeres que empezaron a fumar hacia las décadas de 1960 y 1970, pueden estar empezando ahora a enfrentarse a las consecuencias relacionadas con el cáncer. Por desgracia, el tabaco no es la causa del cáncer de pulmón solamente, sino que está relacionado con catorce cánceres distintos[29].

Este reconocimiento de que el consumo de tabaco, una conducta evitable (aunque adictiva), es una causa directa de cáncer, revolucionó la concienciación de la gente sobre las relaciones entre la conducta y la enfermedad. Ya no podía negarse que nuestras acciones importan en lo que al cáncer se refiere. Esta concienciación creó un nuevo campo, el de la prevención del cáncer, la búsqueda de otros estilos de vida o de factores ambientales relacionados con la aparición del cáncer.

Además, comenzó a aumentar la financiación para la investigación del cáncer, que hoy en día sigue siendo alta. Aun así, bien mirado de forma algo sorprendente, la mayoría de estos recursos se invierte en buscar curas. La financiación para investigar la prevención es diez veces menor que los dólares invertidos en el desarrollo de tratamientos y en las pruebas de nuevos fármacos para combatir el cáncer[30]. Yo lucho contra esta discrepancia casi a diario, por más evidentes que las relaciones causales entre los factores del estilo de vida y los cánceres puedan ser. Pero el ejemplo del tabaco y el cáncer de pulmón muestra lo que puede conseguirse cuando dedicamos nuestra inteligencia y nuestro dinero a la causa. ¿Y si existiera el mismo nivel de indignación pública contra la carne roja procesada (como el beicon y los perritos calientes), que el Centro Internacional de Investigaciones sobre el Cáncer (CIIC) ha clasificado como carcinógena[31]? ¿Y si la comida basura y las bebidas azucaradas estuvieran gravadas con impuestos más altos? ¿Y si tuviéramos anuncios de servicio público advirtiéndonos contra el consumo excesivo de azúcar y de alimentos procesados, que han sido relacionados con la epidemia de obesidad y con un sinfín de enfermedades crónicas, incluido el cáncer[32-34]? Viviríamos en un mundo muy distinto.

Somos más que meras estadísticas

Cuando nos diagnostican una enfermedad muy grave, nos resulta difícil no sólo entender las estadísticas y las probabilidades, sino también saber si son aplicables y cuándo. El trabajo de David lo llevó a desafiar los modelos estadísticos de supervivencia en los que se basan la mayoría de oncólogos para predecir los resultados de sus pacientes. ¿Cómo podían unas columnas de números explicar todas las variables humanas que componen los detalles únicos y complejos de la vida de una persona? ¿Cómo podían todas las fuerzas, las elecciones de lo que consideramos «estilo de vida», los gestos de nuestras vidas, *no* entrar en juego cuando lidiamos con un diagnóstico de cáncer? Daban igual los intangibles como el coraje, la voluntad de vivir o la fe en un poder superior. ¿Y qué pasaba con la dieta y el ejercicio? ¿Y con los aspectos psicológicos del bienestar, como la esperanza y la gratitud? ¿Y con la exposición a carcinógenos conocidos como la carbonilla, el asbesto, el tabaco o incluso los rayos del sol? David quiso conocer mejor todos estos factores. Ansiaba tener un conocimiento completo, tridimensional, de cómo el estilo de vida podría afectar a la capacidad del cáncer de desarrollarse y crecer.

Este planteamiento era, y sigue siendo, revolucionario. David aceptó el hecho de que no tenía más remedio que aprender a vivir bien con el cáncer presente en su cuerpo. Lo que modeló para nosotros era una forma radical de *aceptación*. Sabía que el cáncer se había convertido en una parte integral de él, y esta aceptación lo empoderaba a vivir con fuerza y determinación con la enfermedad.

No sé sí David vivió su vida con el objetivo de superar las previsiones y sobrevivir a su cáncer del modo en que lo hizo, pero lo que sí sé es que fue decisivo a la hora de ayudarnos a conocer lo flexibles que pueden ser esas cifras cuando nos decidimos a cambiar activamente la forma en que vivimos con cáncer.

En un capítulo de *Anticáncer* titulado «Librarse de la estadística», David escribe sobre la experiencia con el cáncer del legendario científico y escritor Stephen Jay Gould, a quien diagnosticaron a los cuarenta años un mesotelioma peritoneal, un raro cáncer que está relacionado con la exposición al asbesto. Gould se sometió de inmediato a cirugía, pero después, cuando no logró obtener una respuesta directa del oncólogo sobre su pronóstico, hizo lo que los grandes científicos han hecho siempre: investigar. Averiguó que su tipo de cáncer era considerado «incurable» y que el tiempo medio de supervivencia era de ocho meses a partir del diagnóstico[35]. Se quedó pasmado. Afortunadamente, también era experto en interpretar una curva de campana. Gould observó que la mitad de quienes eran diagnosticados de mesotelioma no tenían demasiado tiempo (de cero a ocho meses de vida), así que se concentró en el otro lado de esa curva estadística. Vio que quienes superaban la media (la cifra central de una serie de números), las personas situadas en el lado derecho de la curva, podían respirar considerablemente más tranquilos en cuanto a la mortalidad prevista. En el «extremo» de la supervivencia, una persona con mesotelioma podía vivir entre tres y cuatro años. Eso era mucho mejor que ocho meses, y le daría el tiempo que necesitaba para averiguar cómo mejorar más esas probabilidades. Estaba decidido a convertirse en un dato atípico entre los datos atípicos[36].

Aunque optimista y curioso por naturaleza, Gould reconoció los peligros que podrían plantear las estadísticas para el estado de ánimo de un paciente de cáncer. Los conjuntos de datos impersonales podían minar gravemente la actitud y las perspectivas de un paciente. En su ensayo «The Median Isn't the Message», Gould escribió: «Es evidente que la actitud es importante a la hora de combatir el cáncer. No sabemos por qué..., pero entre la mayoría de gente con el mismo cáncer por edad, clase, salud, posición económica y, en general, aquellos con una actitud positiva, una fuerte voluntad y determinación de vivir, compromiso para luchar, con una respuesta activa para ayudar en su propio tratamiento y no sólo una aceptación pasiva de lo que digan los médicos, tienen tendencia a vivir más tiempo[36]».

Gould lo demostró viviendo veinte años tras su diagnóstico. Tanto él como David Servan-Schreiber superaron considerablemente los tiempos de supervivencia esperados para sus tipos (muy distintos) de cáncer, y estoy seguro de que no fue simplemente suerte o un hecho «milagroso» al azar. Ambos estudiaron la ciencia y llegaron a la misma conclusión que yo: un cambio saludable en el estilo de vida es fundamental para prevenir el cáncer y prolongar la curva de supervivencia para todos los tipos de cáncer.

Sanación proactiva: la vivencia anticáncer de Molly M.

Cada verano, Alison y yo llevamos a nuestra familia a una cabaña rústica en una isla de la bahía de Georgia, al norte de Toronto. El sitio, cerca de la ciudad de Perry Sound, es uno de esos lugares de veraneo mágicos en los que podemos ponernos en contacto con la naturaleza, huir de nuestras vidas frenéticas y dejar todos nuestros problemas y preocupaciones atrás, incluidos nuestros móviles y nuestros ordenadores. Las silenciosas tardes se ven interrumpidas periódicamente por el canto de los somorgujos en las aguas cristalinas, y la fragancia de los pinos blancos americanos y los cedros perfuma toda la zona. A lo largo de los años nos hemos hecho muy amigos de Molly M., una mujer de ojos claros que ronda los sesenta y cuya familia ha pasado los veranos en la bahía desde principios de la década de 1900. Molly, a quien le encanta pasar mucho tiempo al aire libre, tiene un pasado épico. En su juventud, después de pasar casi un año sola en una isla de la bahía, fue profesora en el Alto Ártico canadiense y fue la primera mujer en terminar una carrera de esquí de 100 millas (alrededor de 160 km). Se conoce el paisaje como la palma de su mano. Los últimos dieciocho veranos, hemos compartido comidas, practicado piragüismo y contemplado puestas de sol juntos desde los arrecifes.

Molly ha sobrevivido dieciocho años y medio con un glioblastoma multiforme, la forma más agresiva de cáncer de cerebro, considerado terminal e incurable, la misma clase de cáncer que acabó finalmente con la vida de David Servan-Schreiber. En mayo de 1999, cuando tenía cuarenta años y era profesora de ciencias de secundaria, empezó a sufrir agotamiento, unas terribles migrañas, problemas de visión y otros síntomas que, según averiguó más adelante, se debían al tumor cerebral. Una tarde, tras conducir una hora para volver a casa, sufrió un ataque grave. Cuando llegó al hospital local, le diagnosticaron un ictus y epilepsia, pero se negaron a hacerle la resonancia magnética que ella les dijo que necesitaba. Un mes y varios ataques después, acudió a un especialista de un gran hospital, le hicieron una resonancia magnética y le diagnosticaron un tumor cerebral que los médicos querían extirpar de inmediato. Molly supuso que sus terribles migrañas cesarían, y se pasó la noche preparando las preguntas de los exámenes de un curso que sabía que no podría calificar. La interna que estaba con ella lloró.

No usó la palabra que empieza por *c* durante tres meses, pero se dedicó a encontrar el mejor centro para recibir radioterapia. Esperaba volver a la enseñanza, un trabajo que le encantaba, pero los médicos le fueron prolongando gradualmente el período de baja recomendado de seis meses a un año y, finalmente, permanentemente. Después de todo, el pronóstico que le habían dado era de seis a dieciocho meses. Al terminar la radioterapia la trataron con tres brutales fármacos de quimioterapia y con esteroides.

Cuando le dijeron que le quedaban seis meses de vida, Molly comentó a las enfermeras de la clínica donde recibía la quimioterapia que no sabía qué había venido a hacer a este mundo. La respuesta que le dieron fue: «Puedes ser un milagro; todos los días se producen milagros». Molly se lo tomó muy en serio y decidió no ser una estadística. Pero entonces, casi seis meses después, el cáncer volvió. Molly se sometió a una segunda cirugía. Prácticamente salió andando de esta segunda cirugía, a diferencia de la primera, e inició una quimioterapia recientemente aprobada. Insistió en recibir el fármaco hasta que «o yo muera o el cáncer muera». Al mismo tiempo, empezó a estudiar tratamientos complementarios y trabajó con un herbolario que es experto en atención oncológica. Hace poco, cuando hablé con Molly, me recordó que verse obligada a dejar la enseñanza no había sido fácil. «Ya había sufrido muchas pérdidas tras varios abortos. Como nunca pude tener hijos, los niños del colegio eran mi vida. Detesté dejarlos, obligada por los ataques y el cáncer, especialmente cuando sentía que le estaba cogiendo realmente el tranquillo como educadora.»

Molly se dio cuenta de que tendría que dedicar toda su atención y su tiempo a ponerse bien. Según dijo: «Tienes que aceptar la realidad de tu situación aunque sea una mierda, y créeme, el cáncer es una mierda. Tuve que someterme a cuatro clases distintas de quimioterapia y realmente me dejaban hecha polvo. Tuve que reducir el ritmo de actividades y aprender a escuchar de verdad a mi cuerpo, y empecé a cambiar la forma en que vivía día a día». Molly conocía las estadísticas que indicaban que su supervivencia pareciera poco probable. Aunque le dijeron que le quedaban entre seis y dieciocho meses de vida, decidió no fiarse de ese pronóstico. Como explica: «No soy un número en un gráfico de un médico; soy una persona. Decidí que me informaría y que haría todo lo que estuviera a mi alcance para superar las previsiones y para vivir lo mejor que pudiera el máximo de tiempo posible».

Para que eso sucediera, Molly ha cambiado prácticamente cada aspecto de su vida, desde lo que come hasta el modo en que piensa (replanteándose los pensamientos negativos) o la compañía que tiene. Las noticias pueden ser tóxicas y adictivas, de modo que cuando está sola, rara vez pone la radio. Comienza cada día con una práctica cuerpo-mente que conlleva meditación e imágenes visuales, y ha aprendido a escuchar a su cuerpo de una forma que es gratificante y asombrosa a la vez. Es un ejemplo vivo de cómo una vida anticáncer no sólo puede prolongar nuestra vida, sino también sostener y alimentar nuestro espíritu para poder disfrutar mejor del tiempo del que disponemos.

Así es como Molly explica su nueva mentalidad: «Tienes que decidir que vas a vivir de otra forma. Esta clase de aceptación es lo contrario a la resignación. Consiste en decidir que realmente quieres vivir». Molly ha sobrevivido ya más de dieciocho años con un cáncer cerebral agresivo. Tengo muchas ganas de volver a verla en la bahía este verano.

El ejemplo de Molly es especialmente conmovedor en nuestros días, cuando tantos de nosotros (y de nuestros seres queridos) nos estamos enfrentando a una vida con cáncer. En 2016, la cantidad de estadounidenses que vivían con cáncer superaba los 15,5 millones[37]. Se espera que esta cifra supere los veinte millones en 2026[37]. La Organización Mundial de la Salud predice que la cantidad de nuevos cánceres diagnosticados en el mundo se elevará a veintidós millones en los próximos veinte años, un aumento del 70%. La mayoría de estos cánceres (el 60%) se situarán en África, Asia y América Central y del Sur, donde actualmente se produce el 70% de todas las muertes por cáncer[10]. Se espera que en Estados Unidos, el índice de cáncer de mama aumente más de un 50% entre 2015 y 2030[38]. Estas proyecciones dejan claro que tenemos que empezar a informar a la gente de todo el mundo sobre los efectos preventivos y sanadores de adoptar un estilo de vida saludable. Si adoptamos y promovemos un plan de vida anticáncer, creo que veremos descender los índices de cáncer durante mi vida. Este sería para mí el mayor indicador de que estamos avanzando hacia una verdadera curación del cáncer y de otras enfermedades crónicas mortales.

Imaginar una nueva curva de campana

En la medida en que cada vez más oncólogos, cirujanos y otros proveedores terapéuticos empiezan a comprender que el estilo de vida puede potenciar la eficacia de los tratamientos oncológicos convencionales y animan a los pacientes a realizar cambios en su estilo de vida, el lado derecho del gráfico de los pronósticos, que representa la mortalidad, sigue aumentando para muchos tipos de cáncer, mientras que el lado más corto, el izquierdo, que representa la fecha del diagnóstico inicial hasta la fecha de la muerte para algunos pacientes, se ha mantenido estática.

Detengámonos un momento e imaginemos una nueva curva de campana: una clase diferente de gráfico estadístico que cambie totalmente nuestra idea de que un diagnóstico de cáncer es algo inevitable para casi la mitad de personas en algún momento de nuestra vida. ¿Y si encontramos de entrada una forma de identificar y cuantificar nuestra capacidad de prevenir la aparición del cáncer?

He pensado mucho en el aspecto que tendría esta clase de gráfico. En este nuevo gráfico, la cúspide de la «protuberancia» es ahora la fecha de la aparición, o dicho de modo más preciso, la fecha del diagnóstico inicial, dado que el cáncer suele crecer bastante despacio y puede tardar años, incluso décadas, en volverse lo bastante grande como para ser detectado. Nuestro nuevo gráfico engloba las ideas en las que se basan las mejoras en los gráficos de supervivencia desde el momento del diagnóstico, con la línea de la supervivencia que se alarga a la derecha, pero en un *gráfico de prevención* tenemos ahora una creciente línea de *prevención* a la izquierda. Si pensamos en nuestra salud, nuestros cuerpos y nuestro control sobre ambos, y decidimos concentrarnos en la prevención (ya sea del diagnóstico inicial, la recidiva o la progresión), el gráfico se vuelve dinámico de un modo nuevo y apasionante.

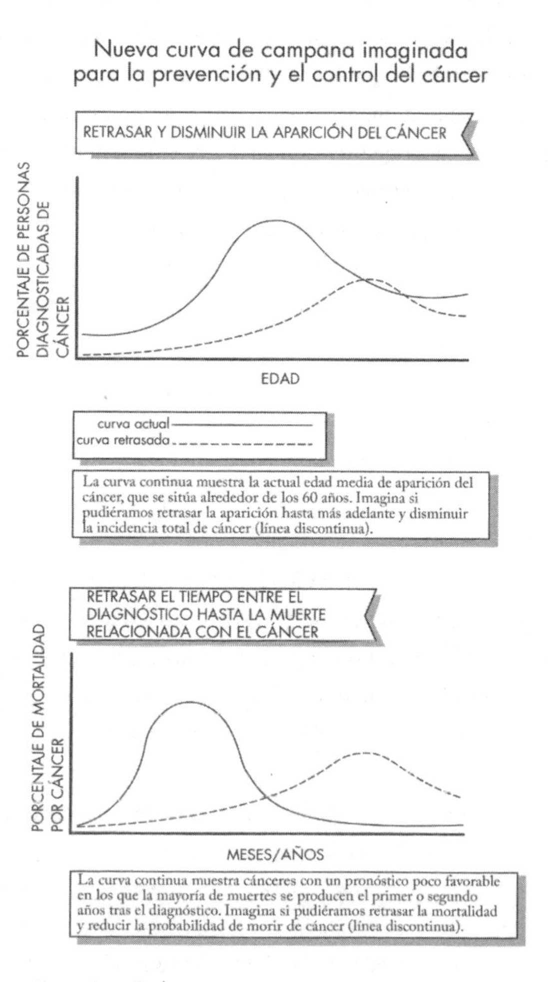

La curva continua muestra la actual edad media de aparición del cáncer, que se sitúa alrededor de los 60 años. Imagina si pudiéramos retrasar la aparición hasta más adelante y disminuir la incidencia total de cáncer (línea discontinua).

La curva continua muestra cánceres con un pronóstico poco favorable en los que la mayoría de muertes se producen el primer o segundo años tras el diagnóstico. Imagina si pudiéramos retrasar la mortalidad y reducir la probabilidad de morir de cáncer (línea discontinua).

Desarrollado en colaboración con Laura Beckman.

No es sólo la posibilidad de vivir mejor y más tiempo con cáncer; actualmente estamos explorando la posibilidad de que podamos ser capaces de «posponer» un diagnóstico hasta más adelante en el futuro o, quizá, si soñamos a lo grande, y yo soy de soñar a lo grande en lo que a la prevención del cáncer se refiere, seamos capaces de posponer el diagnóstico de cáncer indefinidamente.

Esta forma de pensar supone un cambio espectacular, me atrevería a llamarlo un «cambio revolucionario» con respecto a nuestra actual postura reactiva en cuanto a la detección y el tratamiento del cáncer. En el corazón de un estilo de vida anticáncer se encuentra una nueva forma de pensar sobre la salud con el propósito no sólo de prevenir o superar la enfermedad sino también de mejorar la calidad de vida que nos queda, con independencia de lo larga o corta que pueda ser. Es la revolución anticáncer.

A partir de esta nueva forma de pensar, ¿qué tal si todos decidiéramos modificar ahora nuestro estilo de vida, como han hecho David, Stephen Jay Gould, Molly y tantos otros pacientes de cáncer que he conocido tras su diagnóstico? ¿Y si decidiéramos que no vamos a esperar a que la enfermedad se presente para pasar a la acción? ¿Y si contáramos con la investigación científica que nos demostrara que hacer ahora ajustes saludables fortalecería nuestro cuerpo y aumentaría nuestras probabilidades de envejecer libres de cáncer y de otras enfermedades graves?

Imagina las posibilidades.

2

Nuestros poderes sanadores

Cáncer. Esta es la palabra que nadie quiere oír jamás y que, sin embargo, la mayoría oiremos en algún momento de nuestra existencia. Desde luego, ha afectado mi vida a través de varios miembros de mi familia. Hace diez años, diagnosticaron a mi padre un cáncer de próstata. Como la mayoría de pacientes con cáncer de próstata en fase temprana, su médico le indicó que siguiera su rutina normal y no recibió ningún consejo sobre cambios en su estilo de vida. «No es necesario hacer nada especial. Bastará con practicarle otra biopsia de aquí a un año», le dijeron.

En 2008, Alison y yo ya sabíamos muy bien que esto no coincidía con las últimas investigaciones. Un año antes, Dean Ornish, el renombrado médico y nutricionista, había demostrado en un ensayo controlado aleatorizado que los pacientes con cáncer de próstata en fase temprana que cambiaban su dieta y su estilo de vida durante un año retrasaban la progresión de su enfermedad y reducían muchísimo la necesidad de cirugía[1]. Una sólida investigación científica señalaba, pues, cada vez más, el poder de las modificaciones en el estilo de vida para alterar el rumbo de la progresión del cáncer, especialmente cuando se detectaba pronto. Apremié a mi padre a hacer esos cambios, a empezar a meditar, a aumentar su actividad física, a reducir el consumo de carne y de productos lácteos, y a empezar a tomar té verde. Le recomendé, asimismo, dos cucharaditas de pasta de tomate y una de nueces del Brasil al día. (Las nueces del Brasil poseen una elevada cantidad de selenio, un oligoelemento que, según se ha demostrado en diversos estudios, reduce el riesgo de cáncer de próstata. El licopeno de la pasta de tomate, según se ha demostrado en estudios de laboratorio y con animales, retrasa el crecimiento de las células cancerosas.) Mi padre siguió parte de mi consejo. Finalmente, eligió someterse a cirugía. Pero sigue manteniendo una dieta saludable, rica en verduras y fibra, baja en carne y productos lácteos, practica ejercicio a diario y *qigong*. Estas rutinas le ayudan a tener un cuerpo en forma y una actitud positiva.

Asumir el cáncer

Mi padre se tomó el diagnóstico de cáncer con calma, pero su cáncer fue detectado pronto y su pronóstico era bueno. Para otras personas, el impacto psicológico del diagnóstico puede resultar devastador, no sólo para el paciente sino también para sus familiares y amigos. Como psicólogo, me preocupa que nuestros miedos profundos sobre el cáncer nos hagan sentir impotentes al enfrentarnos con la noticia de que tenemos esta enfermedad. Pero no es cierto que no podamos hacer nada. Al seguir dejando al descubierto los misterios del cáncer, gracias en gran parte a nuestros nuevos conocimientos sobre el funcionamiento de los genes, estamos averiguando que nuestro cuerpo es, por su propia naturaleza, una robusta máquina para combatir enfermedades, y nuestra tarea consiste en asegurarnos de que nuestras elecciones de estilo de vida y nuestros hábitos cotidianos ayuden a nuestro cuerpo a hacer aquello para lo que está programado: sanarse a sí mismo.

Ahora bien, antes de pasar a la acción es importante detenerse y pensar en las preguntas difíciles que surgirán cuando nosotros o nuestros seres queridos seamos diagnosticados. Muchos pacientes de cáncer no pueden evitar preguntarse: ¿Por qué mi cuerpo permite la creación de algo tan destructivo? ¿Cómo acepto esta clase de traición biológica? ¿Hice algo mal? Las paradojas que se presentan cuando el cáncer aparece intentan sutilmente escindirnos en cuerpo, mente y espíritu en el momento preciso en que necesitamos ser nuestra versión más entera e integrada de nosotros mismos para poder tomar decisiones bien informadas.

Con esta enfermedad, tenemos tendencia a perder la confianza en nosotros mismos, en nuestro cuerpo, y eso puede hacer que nos sea difícil tomar diariamente medidas que respalden nuestras defensas naturales y favorezcan nuestra capacidad de sanar. Es importante que intentemos aceptar un diagnóstico con cierta cantidad de curiosidad, aunque sólo sea porque inevitablemente tendremos que tomar decisiones importantes sobre el tratamiento. ¿Y si decidiéramos que, en lugar de convencernos a nosotros mismos de que no tenemos ninguna capacidad de participar en nuestros cuidados, vamos a seguir el ejemplo de David Servan-Schreiber, Stephen Jay Gould y nuestra amiga Molly M., y escuchar a nuestro cuerpo y comprometernos a darle lo que necesita para sanar? Y yendo un paso más allá, ¿y si adoptáramos este proceder cuando todavía estamos sanos?

Imaginar un nuevo tratamiento estándar

Dado todo el potencial innato de nuestro cuerpo para ayudarnos a prevenir y a superar el cáncer, ¿por qué hay médicos, aunque intenten formarse más allá del «tratamiento estándar» actual, que siguen sin recomendar una alimentación saludable, la actividad física regular y el manejo del estrés a todos los pacientes de cáncer? Lo cierto es que, a pesar de las crecientes pruebas de que el estilo de vida desempeña un papel en el riesgo, la recidiva y la supervivencia al cáncer, muchos médicos siguen siendo reacios a sugerir cambiar el estilo de vida como parte de la prevención o del tratamiento, hasta cierto punto porque eso no está incluido en su formación[2-8]. Para muchos de los mejores cirujanos, oncólogos radioterapeutas y oncólogos médicos, el estilo de vida sigue siendo algo adicional, un tratamiento «complementario», eficaz, pero tal vez innecesario. Ellos se concentran en su papel en el proceso, en cómo reducir el tumor antes de extirparlo y en irradiar después la zona para llegar a lo que se les haya podido escapar. La práctica convencional ha menospreciado ampliamente la idea de que el paciente pueda tener un impacto medible en este proceso médico especializado de alta tecnología.

Para ayudar a ilustrar el alcance de esta desconexión, te contaré la historia de una mujer con la que coincidí no hace mucho y que se estaba sometiendo a radioterapia para el cáncer de mama en el MD Anderson tras haber recibido la quimioterapia en su ciudad natal. A Elaine W., de treinta y siete años y madre de dos hijos, le habían diagnosticado un cáncer de mama agresivo en estadio II. Estaba en buena forma, comía lo que consideraba una dieta saludable y se mantenía activa. Como la mayoría de habitantes de Luisiana, Elaine asaba costillas a la parrilla una vez a la semana y, como la mayoría de estadounidenses, comía regularmente pizza y hamburguesas con queso. Pero también añadía verduras, o una ensalada a casi todas las comidas y se esforzaba por limitar su ingesta de dulces (si no contamos los daiquiris). En cuanto a la actividad física, Elaine no era de las que se sientan a ver la tele o a jugar a videojuegos. Antes de tener hijos que los mantuvieran ocupados, ella y su marido, Henry, competían en los CrossFit Games, con carreras de obstáculos, volteo de neumáticos y trepaban por cuerdas.

Durante su primera visita al oncólogo después de que le diagnosticaran el cáncer de mama, Elaine preguntó la importancia de la dieta. «Dígame, doctor. He leído artículos en Internet. Por lo que he estado oyendo desde hace varios años, sé que el cáncer se alimenta de azúcar. Si usted me lo dice, dejaré de comer azúcares refinados —le indicó—. Dejaré de consumir lo que usted me diga.»

«¿Sabe qué pasa, Elaine? —le respondió su oncólogo—. El cáncer se alimenta de todo. Coma lo que quiera. Ahora mismo está pasando por un momento muy duro y tiene que sentirse cómoda. La quimio es un asco, de modo que coma lo que quiera.» Su actitud no era poco común; de hecho, ha sido el tratamiento oncológico estándar en Estados Unidos: una desconexión total entre el tratamiento y las elecciones de estilo de vida.

Elaine hizo caso a las palabras de su médico, y lo hizo encantada. Tras su visita, fue directamente a un restaurante de comida rápida y pidió un refresco grande. Esa noche, comprensiblemente demasiado cansada para cocinar, encargó pizzas para la familia: el festín, cómodo y práctico, predilecto de todos. A la mañana siguiente, como estaba algo desanimada, todavía cansada y se compadecía de sí misma, comió un dónut que alguien le ofreció en el trabajo, y se permitió tomarse un cupcake de chocolate a media mañana.

Se había iniciado un patrón de «atracón» autorreafirmante, que perduró los seis meses de su quimioterapia. Los dulces y la comida basura le parecían una recompensa por lo que estaba pasando. Más adelante, me dijo, sacudiendo la cabeza: «Fueron seis meses regodeándome en la autocompasión».

A pesar de que la quimioterapia intensiva tenía que reducir su tumor, al final de los seis meses de su tratamiento su equipo médico descubrió que el tumor de Elaine casi había duplicado su tamaño. Cuando hubo terminado con la quimio, Elaine se sometió a una doble mastectomía. A pesar de la cirugía, su oncólogo le dijo que el tipo de cáncer de mama que tenía, triple negativo, tenía un 33% de probabilidades de reproducirse. En el caso del cáncer de mama triple negativo, las supervivientes no tienen la opción de tomar una pastilla diaria para bloquear el estrógeno para prevenir la recidiva. El oncólogo (el mismo que le dijo «Coma lo que quiera») dijo a Elaine que no había gran cosa que pudiera hacer.

«¿Nada que pueda hacer?», preguntó, incrédula. Toda su vida, Elaine había sido una persona proactiva, que se hacía cargo de las situaciones. La perspectiva de la impotencia no estaba hecha para ella.

«Bueno, hay algo...» Su oncólogo echó un vistazo alrededor de la habitación como si fuera a contarle un secreto que no quería que nadie más oyera. «Pero se lo estoy diciendo extraoficialmente.» Le indicó que leyera *Anticáncer* de David Servan-Schreiber. «Le estoy diciendo que lea este libro no como su médico, sino como su amigo —aseguró—. No es lo que enseñan en la Facultad de Medicina, pero cada vez estoy más convencido de que hay algo de cierto en ello.»

Este es un ejemplo muy gráfico de lo que quiero decir cuando hablo sobre una «desconexión» entre lo que los médicos «saben» y los consejos que les resulta cómodo dar a sus pacientes. El propio oncólogo se había vuelto vegano en parte porque creía que la dieta influía en su riesgo de padecer una enfermedad crónica. Pero era reacio a compartir esa creencia «oficialmente» porque no tenía la percepción de que la relación entre la nutrición y el cáncer estuviera demostrada de acuerdo con los estándares médicos. Oigo historias como esta sin parar. Lo que me resulta más frustrante es que sí lo está. Las pruebas que se acumulan son abrumadoras. Los oncólogos que siguen siendo reacios a compartir la relación entre el estilo de vida y la enfermedad con sus pacientes les están haciendo un flaco favor y posiblemente reduciendo sus posibilidades de supervivencia.

Esa noche, el marido de Elaine, Henry, encargó cinco ejemplares de *Anticáncer*, uno para él, uno para Elaine, uno para los padres de Elaine, uno para los padres de él y un último ejemplar para un amigo cercano de la familia. Cuando los libros llegaron, Henry empezó inmediatamente a leerlo, marcando y pegando notas adhesivas. Cuarenta y ocho horas después, afirmó: «Vamos a cambiar el modo en que vivimos». Poco después, Elaine y Henry celebraron su séptimo aniversario de boda con una elaborada cena con botella de vino y postre incluido en un restaurante de lujo. También lo celebraron con una conversación íntima sobre sus esperanzas, sueños y objetivos para ellos y sus hijos, y para su vida juntos.

A la mañana siguiente, Henry eliminó de la despensa y del refrigerador todas las cajas, tarros y latas de alimentos procesados. «Se acabó —dijo—. Ahora tienes que tomar tres tazas de té verde al día. —Levantó una botellita con una especia—. Esto es cúrcuma. Es nuestra nueva especia favorita.»

Elaine describió ese momento como lo más romántico que alguien había hecho nunca por ella. Se dio cuenta de lo mucho que Henry la quería. Quería vivir con ella y ayudarla a hacer cambios que le permitieran sobrevivir al cáncer, al mismo tiempo que adoptaban hábitos saludables que podían reducir las probabilidades de que él o sus hijos tuvieran que enfrentarse alguna vez a un diagnóstico tan desalentador.

Aunque todavía está en radioterapia, Elaine sigue ahora una dieta básicamente vegetal y se está entrenando con Henry para participar en otro CrossFit Games. Comienza siempre el día con diez minutos de silencio meditativo, en los que se concentra en su respiración. «De esta forma, paso el resto del día libre de esa pesadez que acompaña al cáncer», me contó. Está menos cansada por la mañana, y también trabaja para mejorar su sueño, sin pastillas. Estos cambios la han llevado a perder siete kilos. También la han ayudado a limpiar su piel. Y lo más importante, nota el poder de sus propias elecciones a la hora de controlar y conservar su salud.

«Estoy en una situación totalmente distinta, más tranquila que hace seis meses, cuando me limitaba a confiar en la quimio y en los médicos para ponerme bien —explica—. No estoy esperando a que alguien me extienda una receta o me inyecte algo en una vía que tengo en el tórax. Todos los días puedo tomar decisiones que van a ayudarme.»

Si bien el giro radical de Elaine es inspirador, su primer encuentro con su oncólogo y la respuesta de este a sus preocupaciones sobre cómo el estilo de vida afecta al cáncer son muy frecuentes.

David Servan-Schreiber definió la ansiedad paralizante que sintió en relación con su cáncer de cerebro como «falsa desesperanza», que la comunidad médica tiene tendencia a reforzar involuntariamente al abordar el cáncer. La mayoría de oncólogos y cirujanos están tan concentrados en la «curación» que se olvidan de conseguir la ayuda de sus pacientes para lograrlo. Como Elaine, David lo vivió de primera mano cuando vio que sus médicos no tenían ningún consejo ni aliento que darle en cuanto a lo que podía hacer para contribuir a salvar su propia vida cuando la reaparición del cáncer lo afectó profundamente. Como ilustra la historia de Elaine, muchos oncólogos bienintencionados siguen, sin querer, haciendo lo mismo hoy en día. Elaboran un plan de tratamiento médico y mandan a sus pacientes a casa con el mensaje: «Nosotros haremos todo lo que podamos. Usted vuelva a su vida y haga lo que siempre ha hecho». Pero el desaliento involuntario que expresa este mensaje podría marcar la diferencia entre la vida y la muerte.

En lo que a Alison y a mí nos concierne, no esperamos que la comunidad médica se ponga al día con la ciencia. Hemos adoptado un estilo de vida anticáncer en nuestro hogar y lo promovemos activamente entre nuestros amigos y en nuestra comunidad. El camino ha sido complicado, desde luego. He renunciado a la pasta (lo que para un italiano roza el sacrilegio), pero eso no fue tan difícil como dejar de fumar (lo que hice después de la universidad). Poco a poco hemos adoptado una dieta más vegetal (una vía que empezó para mí cuando mi padre recibió su diagnóstico), y nos hemos esforzado por criar a nuestros hijos sin azúcar procesado y con horas de acostarse regulares para asegurarnos de que sus patrones del sueño son saludables.

No somos perfectos, claro, pero siempre intentamos hacerlo lo mejor posible. ¿Por qué? La razón simple y evidente es la siguiente: he visto a tanta gente sufrir y morir de esta enfermedad que quiero hacer todo lo que pueda para ayudar a mis hijos a adoptar ahora unos hábitos que les ayuden a prevenirla o a sobrevivirla, llegado el caso. Sé cómo es para los pacientes, y sé lo difícil que el proceso puede ser para los supervivientes y sus familias. El cáncer te cambia la vida y te corroe. Es un desafío a todos los niveles y de todas las formas imaginables. Si Alison o yo pudiéramos evitar un diagnóstico de cáncer cambiando el modo en que vivimos, ¿por qué no íbamos a hacer todo lo que estuviera en nuestras manos para hacer esos cambios? Si nuestro estilo de vida pudiera influir en el riesgo de cáncer de nuestros hijos, ¿cómo no íbamos a dedicar todos nuestros esfuerzos a ser un modelo saludable y a conducirlos por el camino anticáncer? Más allá de prevenir el cáncer, y puede que sea todavía más importante, esta forma de vida simplemente te hace sentir mejor.

Desaprender la indefensión

Aunque gran parte de la comunidad médica sigue sin conectar con este mensaje de llevar una vida más saludable, yo tengo la suerte de trabajar en una institución en la que incorporar el estilo de vida a los planes terapéuticos está ganando terreno. Ha sido un proceso de aprendizaje largo y lento, incluso en el MD Anderson, pero creo que estamos llegando a un punto de inflexión. Se trata de reunir investigaciones y datos de peso, y de asegurarse de que esta información llega a las comunidades médicas y a las personas normales y corrientes. Pero antes tenemos que superar la «indefensión aprendida» que parece estar por todas partes, especialmente en lo que se refiere al estilo de vida y la atención sanitaria.

Tratarnos bien no es, por desgracia, una cualidad que valoremos demasiado en nuestra sociedad. Pensamos que tenemos que trabajar en exceso para triunfar (a pesar de que los estudios demuestran lo contrario); que acostarse temprano o dormir hasta tarde significa de algún modo que somos débiles (aunque dormir es una de las actividades más sanadoras y fortalecedoras del sistema inmunitario que podemos hacer); y que si sacamos tiempo para aprender algo, como bailar, cantar o improvisar, estamos haciendo el tonto cuando, en realidad, todas estas cosas son realmente positivas para nuestro cuerpo y nuestra salud, y también, como ventaja adicional, fortalecen nuestras relaciones[9,10].

Ha llegado el momento de que comprendamos que hay un punto óptimo en el que el bienestar y la enfermedad se entrecruzan, y es donde tienen lugar tantos avances importantes en cuanto a saber cómo el estilo de vida altera el poder y la progresión del cáncer. Este es el espacio complejo y fascinante en el que yo vivo y trabajo.

Paso mis días en el hospital trabajando con mi equipo para enseñar técnicas de estilo de vida no medicalizadas, sencillas y de bajo coste a pacientes de cáncer, incluso mientras se someten a quimio o a radioterapia, a trasplantes de células madre o a otros tratamientos rigurosos, que a menudo son duros física, psicológica y emocionalmente, aunque del todo necesarios. Ayudamos a las personas con cáncer a hacer ajustes clave en su estilo de vida que complementarán su tratamiento de una forma que es vital para el éxito de esos tratamientos. Y que también protegerán su salud de otras enfermedades y dolencias.

Por ejemplo, animamos a los pacientes a realizar actividad física regular para fortalecer su sistema inmunitario, combatir la fatiga y ayudar a su cuerpo a ser menos favorable al crecimiento del cáncer y más capaz de soportar los rigores del tratamiento[11-15]. Ayudamos a los pacientes a sentirse más en forma, más descansados y libres de ansiedad o depresión para que puedan experimentar y maximizar su sensación global de «bienestar», incluso cuando se están enfrentando a un diagnóstico a menudo aterrador y difícil. Y lo más importante, ayudamos a los pacientes a reconectarse con su propio cuerpo de una forma sólida y significativa para que puedan empezar a identificar las áreas de su estilo de vida que tienen que cambiar. Lo que les enseñamos, y nos recordamos continuamente a nosotros mismos, es que todos podemos dar pasos para mejorar espectacularmente nuestra salud general haciendo que nuestras elecciones diarias de estilo de vida sean saludables.

El objetivo es la sinergia, un fenómeno en el que el todo es mayor que la suma de sus partes. En cuanto a la reducción del riesgo de cáncer, esto significa que cambiar tu estilo de vida en varias áreas (como mencioné, nosotros nos hemos concentrado en seis de ellas) hace que cada cambio sea más eficaz de lo que sería por sí solo[16-18]. Aunque muchos oncólogos siguen tratando los cambios en el estilo de vida como algo adicional, las cada vez más numerosas investigaciones sobre el poder de los cambios en el estilo de vida se están abriendo paso, y algunas organizaciones importantes relacionadas con el cáncer están tomando nota. La Sociedad Americana Contra el Cáncer y el Instituto Americano para la Investigación del Cáncer tienen directrices claras para la prevención del cáncer y la supervivencia al cáncer en las áreas del peso, la dieta y la actividad física[19,20]. Varios amplios estudios publicados en los últimos cinco años demuestran que cuantas más directrices para la prevención del cáncer se siguen, mayor es la reducción del riesgo de cáncer y de la muerte relacionada con el cáncer[21,22]. Por ejemplo, comparadas con las personas que siguen como máximo dos de las directrices, las personas que siguieron entre siete y ocho de las recomendaciones presentaron una reducción del 12% del riesgo de desarrollar algún cáncer y una reducción del 20% de la mortalidad por cáncer[5]. La reducción del riesgo de determinados cánceres fue especialmente elevada, con una reducción del 50% de la incidencia de cáncer colorrectal para quienes siguieron entre siete y ocho de las directrices[5]. En el cáncer de cabeza y cuello el porcentaje es más alto, alcanzando un 63%; en el cáncer de endometrio, un 59%, y en el cáncer de mama, un 22%. Lo mismo es cierto para la mortalidad por cáncer. Cuantas más directrices para la prevención y el control del cáncer sigue la gente, mayor es la reducción de muertes por la enfermedad. En algunos cánceres el impacto es moderado (10% en el cáncer de ovario en un estudio) y en otros cánceres mucho mayor (cáncer de mama, 33%; cáncer colorrectal, 61%).

Las seis áreas del estilo de vida de la Mezcla de Seis (apoyo social, estrés, sueño, dieta, ejercicio y entorno) están interrelacionadas. Cada vez hay más pruebas que demuestran que el éxito en una de las áreas del estilo de vida influirá en el éxito en las demás áreas[23]. Múltiples estudios revelan que el estrés puede sabotear todas las buenas intenciones saludables[24-26]. Los programas que combinan la meditación mindfulness con una intervención en la dieta son más eficaces que los cambios alimentarios por sí solos[27]. En este sentido, la ciencia es clara: es fundamental avanzar en múltiples áreas para mejorar tus probabilidades de sostener un cambio en el estilo de vida y reducir el riesgo de enfermedad o de recidiva de la enfermedad[27,28,29].

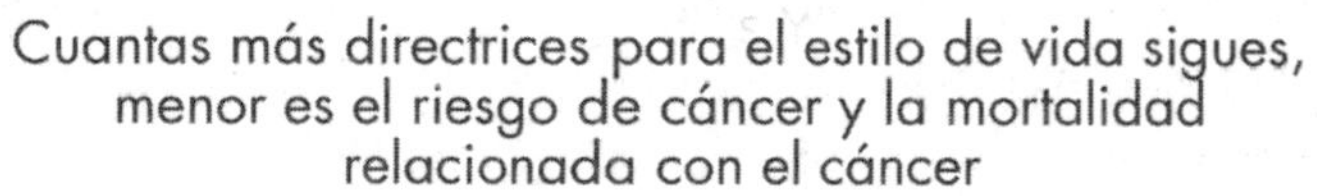

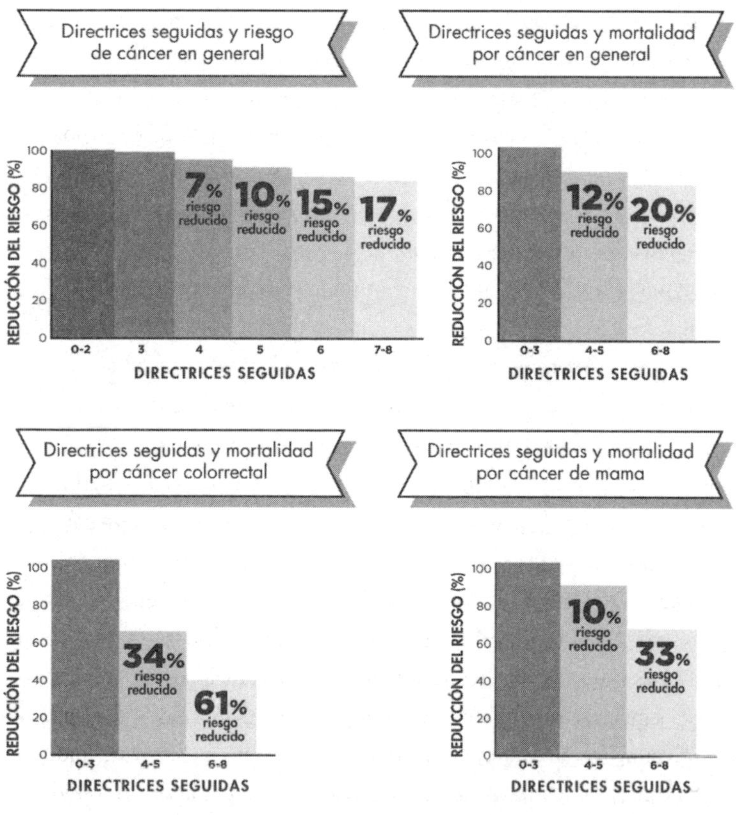

Seguir más directrices en las áreas relativas a mantener un peso saludable, hacer ejercicio regularmente y limitar la conducta sedentaria, seguir una dieta saludable, limitar la carne roja y procesada y moderar la ingesta de alcohol da lugar a una reducción del riesgo de cáncer en general y de la mortalidad por cáncer. La reducción del riesgo es más importante en los cánceres colorrectal y de mama.

Adaptado de: C. A. Thomson, M. L. McCullough, B. C. Wertheim, *et al*, «Nutrition and physical activity cancer prevention guidelines, cancer risk, and mortality in the women's health initiative», *Cancer Prevention Research*, 7, n.° 1 (enero 2014), pp. 42-53.

Adaptado en colaboración con Laura Beckman.

Los pacientes de cáncer suelen percatarse por sí mismos de los beneficios sinérgicos de una vida anticáncer. Lo veo una y otra vez: Los pacientes de cáncer establecen la relación entre vivir bien y sentirse bien porque ven el efecto positivo que los ajustes saludables en el estilo de vida tienen en su tratamiento y su pronóstico. Por ejemplo, una paciente de cáncer de mama que se distancia de las relaciones tóxicas de su vida y que alinea sus valores fundamentales con sus acciones y conductas me comenta que ahora se siente «libre y verdaderamente viva» por primera vez en su vida. La paciente que comienza a seguir una dieta más vegetal, a practicar ejercicio regularmente y a gestionar su estrés ve que ahora duerme mejor, tiene más energía y describe su vida como «infinitamente mejor» que antes de su diagnóstico de cáncer a pesar de haberse sometido a cirugía, a seis meses de quimioterapia y a seis semanas de radioterapia.

Para comprender por qué los factores del estilo de vida tienen un impacto tan espectacular es necesario conocer mejor el cáncer de forma básica. También es útil ver cómo hemos abordado el tratamiento oncológico a lo largo del tiempo, para acabar de entender por qué la mayor parte de nuestros recursos médicos y científicos se destinaron a estudiar cómo tratar el cáncer aisladamente, prescindiendo de la persona en su totalidad y concentrándose poco en la prevención.

Una receta para la esperanza

En mis más de veinte años de trabajo en la oncología integrativa, he visto cómo un paciente tras otro se somete a este brutal pero necesario régimen de tratamiento médico para que le acaben diciendo que, por el momento, está «curado» de la enfermedad y que su atención médica, por así decirlo, termina ahí. Observo cómo estas personas abandonan esta fase inicial médicamente intensiva de su experiencia con el cáncer en un estado de salud y bienestar sumamente comprometidos, sin la información o las herramientas que precisan para irse a casa y empezar la importante tarea de sanar. Pueden estar físicamente desfiguradas, sufrir dolor crónico, padecer dolencias o enfermedades secundarias inducidas por el tratamiento, estar deprimidas, agotadas y sintiéndose de todo menos sanas. Y, sin embargo, para muchas de ellas, la verdadera tarea de sanar comienza en este momento.

Este momento, cuando están en postratamiento pero no bien todavía, es cuando la mayoría de personas llega a una encrucijada fundamental: o bien comprenden que su verdadera sanación y salud duradera está realmente en sus propias manos, o se rinden al durísimo golpe que les ha asestado el cáncer y las secuelas del tratamiento.

Nuestro cuerpo no está diseñado para que le practiquen incisiones, lo atiborren de sustancias químicas o lo expongan a radioterapia sin sufrir consecuencias graves.

Al contrario, nuestro cuerpo está diseñado para mantenerse equilibrado, para mantenerse regulado y para resistir biológicamente las enfermedades, siempre y cuando hagamos elecciones que favorezcan y apoyen este imperativo natural.

Esta predisposición inherente del cuerpo a sanarse a sí mismo es en lo que se basa la vida anticáncer. Se trata de cambiar nuestro punto de vista y adquirir conciencia de que el modo en que vivimos favorece o no la sanación. Y que esto es cierto tanto si tenemos cáncer como si no lo tenemos.

La medicina está en todas partes: el extraordinario camino hacia la sanación de Diana Lindsay

Para ver un vivo ejemplo de los poderes sanadores de los cambios en el estilo de vida, basta con que nos fijemos en Diana Lindsay, la activista en pro de la salud que ha vivido con cáncer veinticinco años, incluidos casi doce años con cáncer de pulmón en estadio IV.

Diana recibió su diagnóstico inicial de cáncer cuando tenía cuarenta y un años. Era 1993, y le diagnosticaron cáncer de recto en estadio I. Esto dio lugar a muchas intervenciones quirúrgicas y, finalmente, a lo que fue calificado de «curación».

Entonces, en 2006, a los cincuenta y cuatro años, Diana fue diagnosticada de cáncer de pulmón en estadio IV. Esta vez el cáncer estaba avanzado y se había propagado desde los dos pulmones a los ganglios linfáticos, el cerebro y, posiblemente, a la membrana que envuelve el corazón. Le dijeron que no cumplía los requisitos para entrar en quirófano y que no había curación, y la enviaron a cuidados paliativos. Sin embargo, su médico tuvo una corazonada. Se saltó el protocolo estándar y le administró Tarceva, un agente dirigido que se utiliza ahora para tratar cáncer de pulmón no microcítico avanzado o metastásico, pero que, por aquel entonces, se estaba probando en ensayos clínicos. También le aplicaron radioterapia con un bisturí gamma en el cerebro. Diana respondió extraordinariamente bien a ambos tratamientos hasta que, dieciocho meses después, un TAC mostró que las células cancerosas volvían a proliferar. Probó entonces radiación estereotáctica experimental (que también forma parte actualmente de las opciones terapéuticas estándares), lo que le dio nueve meses más sin progresión. También incorporó entonces el qigong y el reiki otros nueve meses, hasta que, finalmente, cumplió los requisitos para someterse a una cirugía de pulmón revolucionaria pero exitosa.

Desde el momento del diagnóstico, Diana empezó a realizar cambios profundos en el modo en que vivía. Antes que nada, se tomó un permiso de la empresa propiedad de ella y de su marido, un negocio de comunicaciones de marketing que prestaba sus servicios a multinacionales como Microsoft. Esto le permitió concentrarse en su salud y conservar su seguro médico (por aquella época tener una afección preexistente hacía imposible contratar un seguro médico). Con el tiempo vendió la empresa, lo que le proporcionó una sensación de libertad y le dio acceso a unos recursos que no están al alcance de la mayoría de personas en su situación. Pero como veremos más adelante, Diana dio un uso maravilloso a estas ganancias en el ámbito de su propio aprendizaje y, más adelante, en beneficio de su comunidad.

Antes de dejar la empresa, Diana solía trabajar unas estresantes veinte horas al día. Le robaba horas al sueño, trabajaba demasiado, viajaba mucho y dejaba de priorizar muchas otras cosas, como comer bien y hacer el ejercicio suficiente. Se enorgullecía de su capacidad de «hacerlo todo» (dirigir una empresa, relacionarse con su nueva nieta y participar en su comunidad). Entonces, casi de la noche a la mañana, pasó a no trabajar en absoluto. Tras cierta introspección, y liberada de la tensión mental de planificar, ejecutar y gestionar, vio que era capaz de escuchar más atentamente a sus sueños, su cuerpo y su intuición sobre lo que tenía que hacer para sanar. Como me contó hace poco: «Me comprometí por completo a sanarme, lo dejé todo y me limité a dedicarme totalmente a ello. Aprendí a escuchar a mi cuerpo y a interpretar lo que necesitaba, y lo que creía que debería hacer para mejorar. Y muy pronto descubrí lo siguiente: la medicina está en todas partes».

Desde el punto de vista de sus médicos, las opciones médicas de Diana eran limitadas. Diana había sido educada en la creencia de que sanar empezaba y terminaba con la medicina occidental tradicional. Confiaba en los médicos y respetaba su autoridad sobre la salud humana. Pero en cuanto se percató de que no tenían suficientes respuestas para ella, comenzó a buscar más allá de ese marco. «Empecé a pensar "¡Oye! La alimentación es medicina, y reír con mi familia y mis amigos es medicina, y dar largos paseos es medicina, el aire puro también es medicina, lo mismo que sentirse relajado y sin estrés". La lista de cosas que empecé a identificar como medicina crecía cuanto más me permitía explorar lo desconocido. Sabía que tenía que añadir cosas a lo que ellos pudieran presentarme como lo mejor de la medicina.»

Diana empezó a hacer elecciones diarias de su estilo de vida basándose en un criterio simple y claro: «¿Me hace esto sentirme mejor?» Descubrió que, con el tiempo, era capaz de escuchar lo que el cuerpo le estaba diciendo y proporcionarle lo que necesitaba para estar sano y fuerte.

Cuando le diagnosticaron cáncer en estadio IV, sus probabilidades de sobrevivir cinco años eran del 1%. Su médico pensaba que moriría en tres meses. Diana se dio cuenta de que si quería superar las previsiones y ser ese caso entre cien, el 1% que sobrevivía al cáncer de pulmón en estadio IV, tenía que aprender todo lo que pudiera sobre cómo sanarse a sí misma. Como explica: «Tuve que aprovechar el momento y sacar el máximo partido de lo que tenía».

Eso fue hace doce años. Diana ha encontrado un camino más saludable para vivir una vida más plena y ofrecer su recién descubierta sensación de bienestar a los demás. Hoy en día, Diana puede decir con seguridad que, desde su terrible diagnóstico, su vida ha sido cada día una aventura hacia algo desconocido, fantástico, inmenso y muy sanador. Se sintió llamada a inventar un camino donde se habían abierto pocos senderos.

Diana era excepcional debido a su capacidad de hacer esta clase de cambio vital en relación con su trabajo, algo que naturalmente para la mayoría de nosotros está estrechamente ligado con nuestro acceso y el de nuestra familia a la atención sanitaria tradicional, así como a los recursos con los que explorar alternativas. Su mentalidad abierta, su disposición a aprender y su capacidad de ser flexible y creativa le fue tan útil en su proceso de sanación como lo había sido en su carrera profesional. Su camino no está al alcance de todos, pero utilizó su posición, así como la recompensa por su duro trabajo, para liderar un cambio real y saludable en toda su comunidad.

Lo que hace que Diana sea tan extraordinaria es lo incondicionalmente que confió en su cuerpo para que la condujera hacia la sanación. No dejó que el hecho de que no hubiera «curación» para ella mermara su esperanza o le impidiera intentar hacer cambios que ayudaran a su cuerpo a sanarse a sí mismo. Decidió aliarse con la esperanza y actuó en consecuencia. Se informó por su cuenta y usó lo que había aprendido para elaborar un plan de vida anticáncer propio y único.

Si Diana Lindsay fue capaz de convertir un diagnóstico espantoso de cáncer de pulmón en estadio IV en una aventura de más de una década de vida anticáncer, imagina lo que adoptar estos principios de estilo de vida implicará para quienes todavía no hemos tenido cáncer u otra enfermedad crónica o grave.

La diferencia entre sanación y curación

El cáncer puede ser un maestro excelente. No sólo nos enseña cómo funciona nuestro cuerpo a nivel regulador y celular, sino que también nos permite vislumbrar cómo está formado y diseñado el cuerpo humano para sanar. Puede parecer extraño, puede que hasta cruelmente irónico, hablar de cáncer, que el cuerpo produce, y del concepto de autosanación en la misma frase. Pero lo que he averiguado es que es posible una profunda sanación incluso cuando una curación puede no serlo. Esta mejora radical, y hasta transformacional, de la calidad de vida y la salud de uno es posible al enfrentarse a una enfermedad grave; puede alcanzarse un estado más elevado de bienestar tanto si existe una curación médica como si no.

No estoy sugiriendo que no busquemos una curación. Buscar y seguir el tratamiento médico adecuado es esencial al tratar el cáncer o cualquier otra enfermedad grave. Pero lo que quiero comentar aquí y lo que trataré a lo largo del libro es lo mucho que podemos influir en nuestra capacidad de sanar, lo que puede potenciar o incluso eclipsar el concepto de «curación» o, con toda seguridad, darnos una gran capacidad de actuación sobre lo cerca que podemos llegar de una curación.

Lo que espero es que todos nosotros, especialmente los que estamos en el mundo de la atención oncológica, empecemos realmente a reconocer los elevados costes de plantear «la curación por cualquier medio» a la hora de tratar el cáncer en lugar de ampliar nuestro punto de vista sobre lo que constituye un buen tratamiento y atención. Me gustaría ver que en el mundo de la oncología adoptamos un punto de vista más amplio y tenemos en cuenta la vida del paciente y cómo las elecciones de estilo de vida de un paciente de cáncer influyen o se reflejan en la actividad celular del cáncer o la enfermedad de esa persona. Me gustaría ver que incorporamos hábitos de estilo de vida positivos a planes terapéuticos más amplios, conocedores de que darán lugar a mejores resultados. Para ello, tenemos que ampliar nuestro centro de atención, fijarnos en el paciente en su totalidad e incluir su vida más amplia, en lugar de concentrarnos solamente en el grupo de células descontroladas en el interior de su cuerpo.

Si podemos dejar de concentrarnos un poco en la búsqueda del Santo Grial de una «curación» y nos fijamos primero en la sanación, abordaremos el tratamiento de un modo fundamentalmente diferente. Cuando nos permitimos abrirnos a la posibilidad de que nuestro comportamiento, o como médicos, el comportamiento de nuestros pacientes, importa, puede ocurrir algo realmente transformador. Cuando hacemos hincapié en la sanación en lugar de solamente en la curación, el cáncer se convierte en un problema humano, no solamente científico. Mi buen amigo y colega el doctor Michael Lerner, que ha sido pionero en la distinción entre sanación y curación, especialmente en lo que al cáncer se refiere, lo expresa del siguiente modo: «La curación es lo que un médico busca ofrecerte. La sanación, en cambio, surge de nuestro interior. Es lo que nosotros aportamos. La sanación puede describirse como un proceso físico, emocional, mental y espiritual de discernimiento[30]».

Se trata de una distinción importante, porque lo cierto es que muchos cánceres simplemente no pueden curarse, o por lo menos no puede curarlos la medicina solamente. Sí pueden retrasarse. Podrían controlarse. Pueden tratarse médicamente de una forma que los vuelva indetectables, posiblemente durante un período de tiempo, puede que incluso durante toda la vida. Pero la erradicación total no sólo es relativamente rara, sino que también es costosa en cuanto al efecto que tiene sobre el bienestar físico, emocional y psicológico de un paciente. De hecho, proponerse sólo «matar» un cáncer puede provocar un daño irreparable en la capacidad natural del cuerpo de seguir sanándose a sí mismo, y volver a un paciente vulnerable a un montón de otros problemas de salud. Es entonces cuando una vida anticáncer se vuelve tan crucial: utiliza nuestras defensas naturales para reducir los diversos efectos secundarios del tratamiento y mejora los resultados. Cuando tratamos el cáncer sólo biológicamente y a nivel celular, nos olvidamos de la causa en busca de la curación.

Aprender un nuevo lenguaje

En la comunidad médica, muchas personas han decidido usar un léxico bélico al hablar sobre el cáncer. Puede que exista una creencia bienintencionada pero equivocada de que si nos hacen «luchar», no nos dejaremos vencer por el miedo, que si estamos «equipados» con la «munición» adecuada, podríamos «ganar» esta «guerra».

Pero en mi opinión estas metáforas militares no nos sirven, porque implican que tenemos que luchar contra nuestro propio cuerpo en lugar de disponernos a relacionarnos totalmente con nosotros mismos y con los demás. El lenguaje que se usa actualmente en el mundo de la atención oncológica nos separa de nosotros mismos, distanciándonos de nuestro espíritu y de la perspicacia innata de nuestro cuerpo físico. ¿Cómo podemos sanar si estamos en guerra? ¿Cómo podemos sanar si esperamos estar constantemente alerta y preparados para el combate? Actualmente sabemos que el uso de este tipo de lenguaje no es útil y prolonga la sensación de miedo mientras que dificulta el compromiso y el empoderamiento. En 2014, investigadores de la Universidad de Michigan y de la Universidad del Sur de California aunaron esfuerzos para realizar una serie de estudios sobre el impacto de presentar el cáncer como un enemigo hostil en una guerra en curso. Sus resultados sugieren que las metáforas bélicas hacen que sea menos probable que la gente adopte activamente conductas que ayuden a reducir su riesgo de cáncer[31].

Estar «en guerra» con tu cuerpo no es un planteamiento saludable cuando estás intentando recuperarte de una enfermedad o prevenirla. David Servan-Schreiber señaló acertadamente que todos tenemos células cancerosas en nuestro cuerpo, pero no todos desarrollaremos cáncer[32]. La premisa no es que nuestro cuerpo esté «dando cobijo» al enemigo. O que debamos vivir con el temor de un alzamiento interno. O incluso de que nuestros hábitos poco saludables estén atizando el fuego de la guerra. Al contrario, nuestro planteamiento consiste en descubrir y maximizar los poderes sanadores que hay en cada uno de nosotros; y que pueden mantener nuestro cuerpo equilibrado y permitirle trabajar eficazmente (tal como está diseñado y dotado para hacer) para impedir de entrada que las células cancerosas crezcan y se propaguen.

El cáncer es aterrador porque se origina en nuestro interior. Nos pone asombrosa e íntimamente en contacto con nuestra mortalidad porque no es algo que nos está pasando, sino que está pasando en nuestro interior. Puede vivirse como una forma especialmente cruel de traición. Así pues, ¿cómo podemos confiar en que nuestro cuerpo supere esta cosa si él mismo la creó?

En el Comprehensive Lifestyle Study (CompLife), un estudio que se está llevando a cabo en el MD Anderson, he visto a decenas de supervivientes de cáncer pasar por este proceso y terminarlo comprendiendo mejor qué es el cáncer, y cómo sus elecciones diarias influyen en el hecho de que las células cancerosas crezcan o se debiliten en su cuerpo. Cuando Jan C., participante en el estudio y superviviente de cáncer de sesenta y dos años, terminó la parte intensiva de seis semanas del programa, escribió una nota a las futuras participantes en la que expresaba su gratitud por formar parte del estudio y, a su entender, de un cambio fundamental en el tratamiento oncológico y en la forma en que los supervivientes abordan su vida. «Al principio, quería hacerlo por mi salud. Ya había decidido que, cuando pudiera, cambiaría mi estilo de vida —escribió—. Pero cuando me presentaron el programa, me di cuenta de que era mucho más. Podía ayudar a que los demás en el futuro estuvieran más sanos al mismo tiempo que yo. Ahora que he finalizado mi formación de seis semanas, SEGUIRÉ lo mejor que pueda y voy a compartirlo con todo el mundo que conozco para que también puedan vivir de modo más saludable.»

Mantenerse esperanzado, incluso curioso, es esencial, a pesar de todas las dudas y los temores que acompañan al cáncer. He trabajado con muchos pacientes de cáncer, como Jan, cuya vida se transformó para bien una vez se sobrepusieron al *shock* inicial de ser diagnosticados. De hecho, muchos pacientes me han contado que su experiencia con el cáncer es lo *mejor* que les ha pasado. Y que de resultas del diagnóstico y del tratamiento, finalmente, pudieron permitirse a sí mismos hacer cambios radicales en su estilo de vida y vivir como siempre habían soñado vivir. Aclarar quién eres y qué quieres de la vida puede ser un efecto secundario positivo de un diagnóstico. Conectarnos con nuestro yo más auténtico nos lleva a alcanzar un poderoso estado de sanación y bienestar.

Tomemos, por ejemplo, a Lee C., una psicóloga de sesenta y cinco años a la que diagnosticaron cáncer de mama en estadio III hace cinco años. Antes de que Lee descubriera su estilo de vida anticáncer, estaba pasando por un mal momento. Tenía problemas para dormir y para cuidar de sí misma, y no estaba dispuesta a compartir la carga psicológica del cáncer con sus tres hijos adultos, quienes, según se decía a sí misma: «ya tienen una vida de la que preocuparse». Cuando le presentaron el CompLife Study y lo que conllevaba, Lee se derrumbó y se echó a llorar. «Esto es lo que estaba buscando —nos dijo—. Esto es lo que necesitaba y no conseguía encontrar.»

A Lee, un tratamiento anticáncer que abarcaba su salud física y psicológica la ayudó a estar más activa y le enseñó a usar la meditación y el yoga para relajarse y liberarse. Como consecuencia de ello, empezó a dormir mejor y a apreciar más la vida. Descubrió cómo cocinar alimentos saludables como la col rizada y las espinacas de modo que quedaran sabrosos, unos conocimientos que compartió con sus hijos adultos, quienes, a su vez, cambiaron sus hábitos alimentarios. Su empoderamiento le infundió además el valor para pedir ayuda, tanto a su familia como a su comunidad más amplia. Así es cómo explica su transformación: «Realmente me siento más centrada y completa. El mindfulness me ha ayudado a distanciarme y observar lo que me está pasando. ¿Qué estoy haciendo? ¿Qué tengo que hacer? Eso me ayuda a tener una sensación mucho mayor de control. Realmente me ha ayudado a ser más creativa. Lo estoy utilizando en mi vida diaria y me siento mucho mejor». Semijubilada en la actualidad de su trabajo como psicóloga, Lee ha empezado un trabajo creativo que la llamaba desde hacía años.

Recibo una lección de humildad cada vez que me relaciono con pacientes como Lee, personas que, a pesar de estar en medio de una ronda de tratamiento duro, incluso doloroso, de enfrentarse a una recidiva o de lidiar con las diversas dificultades de la enfermedad, transmiten una fuerte sensación de saber exactamente quiénes son, con qué están lidiando y qué quieren de la vida. En cada uno de estos encuentros, tengo lo que podría llamarse un «subidón por contacto» porque estas personas irradian una energía especial que emana de su profunda aceptación de la vida tal como es. He trabajado con pacientes que nunca habían pensado antes en su salud, pero que una vez diagnosticados de cáncer pusieron todo su empeño en comprender cómo estaba diseñado su cuerpo para resistir la enfermedad y cómo podían respaldar su tratamiento. Un diagnóstico de cáncer suele llevar a la gente a darse cuenta de lo significativo y satisfactorio, incluso placentero, que puede ser cuidarse mucho. Una vida anticáncer nos da acceso a un mundo entero de posibilidades.

No hay nada que me impresione más que ver a los pacientes mejorar su nivel de cuidado de sí mismos en cuanto se les diagnostica. Los hay que parecen saber, intuitivamente, que obtendrán mejores resultados si contribuyen a cuidar de sí mismos y abandonan los patrones y comportamientos de toda la vida, que no les sirven. (Lee es un ejemplo excelente de ello.) Por otro lado, también he conocido a pacientes con cáncer de pulmón, cabeza y cuello que tienen que esforzarse por no consumir tabaco. A sabiendas, mientras se están sometiendo a tratamiento, de que es probable que sus hábitos empeoren sus resultados. He trabajado con mujeres obesas con cáncer de endometrio que son incapaces de priorizar perder peso, aunque se les informe que eso reducirá la probabilidad de reaparición de la enfermedad. Estos pacientes pueden tener dificultades tan arraigadas que se esfuerzan en vano por abandonar conductas que han estado teniendo durante muchos años como estrategia de supervivencia y mecanismo de defensa, incluso cuando esos hábitos han alcanzado su límite en cuanto a cualquier posible beneficio y han empezado a perjudicarlos. A veces utilizamos, acertadamente, el lenguaje de la adicción; pero las adicciones, y la desesperación y desesperanza que las acompañan, están muchas veces estrecha e intrincadamente ligadas a las vías de la enfermedad.

No hay nada que alimente tanto el cáncer o cualquier otra enfermedad como la sensación de desesperanza, porque cuando no tenemos esperanza, dejamos de intentarlo. Aunque tal vez no todos lo dirían públicamente, hace mucho que los oncólogos perciben que la actitud mental y el bienestar emocional son fundamentales para sobrevivir al cáncer. Durante mi primer mes en el MD Anderson, hablé con un cirujano sobre una beca que acababa de recibir para estudiar la importancia del manejo del estrés en los pacientes con cáncer de próstata. El cirujano me respondió: «Mira, cuando un paciente entra en mi consulta y está algo deprimido y triste, es pesimista sobre su tratamiento y su vida, y está solo, sin amigos o familiares que lo acompañen a la visita, sé que a ese paciente no le va a ir bien. Morirá antes que los pacientes que encajan en el perfil opuesto».

Cuando trabajamos con esta clase de paciente desesperado, nos esforzamos por ayudarlo a cambiar su modo de pensar, aunque sólo sea el tiempo suficiente para que dé un paseo por la unidad y beba un vaso de agua pura y fresca. Hasta los breves encuentros con un profesional de la salud afectuoso puede propiciar un cambio. A menudo, una vez han dado un paso, aunque sea pequeño, veo un tenue rayo de esperanza. A veces, basta con un atisbo de creer en sí mismo. Basta con uno o dos momentos en que la desesperación desaparece el tiempo suficiente para realizar una sencilla acción que sea saludable. Para algunas personas, hay barreras psicológicas y emocionales profundamente arraigadas que deben abordarse antes de poder lograr un verdadero éxito. Un paso fundamental en este camino consiste en obtener la clase adecuada de apoyo para empezar a derribar cualquier obstáculo psicológico y tener éxito al lidiar con los problemas más importantes.

Una parte fundamental de nuestro trabajo con nuestros pacientes del CompLife Study consiste en proporcionarles el apoyo social y emocional que precisan para superar sus miedos y sus dudas. Y adoptar acciones significativas y decididas, sea cual sea la fase de la sanación y del conocimiento de sí mismos en la que se encuentren. Reconocemos los miedos que acompañan al cáncer, pero nos concentramos en crear una sensación de ser competentes y capaces entre los participantes de nuestro estudio.

Un diagnóstico de cáncer activa emociones intensas con las que puede que no estemos demasiado familiarizados o no sepamos lidiar. Esto puede provocar sentimientos de aislamiento y soledad en un momento en que lo que más necesitamos es apoyo. En este sentido, el cáncer es parecido a enfermedades mentales corrientes como la depresión o la ansiedad, que pueden dejar al paciente con la sensación de que está ocurriendo algo malísimo pero nada seguro de cómo relacionarse con los demás. Un paciente lo describió una vez del siguiente modo: «Me sentía como si hubiera caído en una de esas trampas ocultas, como las que se ven por la tele, en las que hay un agujero en la tierra cubierto de hojas, y me había quedado sin voz y no podía gritar pidiendo ayuda». En otros pacientes el sentimiento de aislamiento es fruto de una sensación de estigma o de vergüenza en cuanto a su cáncer, o de una reticencia a ser una «carga» para sus seres queridos (como Lee, que no quería molestar a sus hijos, que ya tenían sus propias vidas y preocupaciones). Una colega me dijo que había asistido hacía poco al funeral de una mujer con quien trabajaba como voluntaria. Aunque veía a esta persona varias veces al mes, no tenía ni idea de que padecía cáncer colorrectal hasta que recibió una llamada invitándola al sepelio. «Ojalá hubiera tenido la ocasión de decirle lo bien que me caía y lo mucho que disfrutaba trabajando con ella», dijo mi colega a su hermano en el funeral. «Se me partió el corazón cuando me contó que nadie lo sabía excepto él y su hermana mayor. Parece que mi amiga voluntaria se avergonzaba de tener esta clase de cáncer.»

Aislarse de los demás no sólo es psicológicamente malo para nosotros; también puede tener un efecto perjudicial sobre nuestra salud. Un estudio de 2012 publicado en la revista *Journal of Clinical Oncology* estudió los efectos del apego social de 168 pacientes que se habían sometido a cirugía para tratar un cáncer de ovarios[33]. El estudio estaba dirigido por mi amiga y colega Susan Lutgendorf, de la Universidad de Iowa, una de las principales científicas que se concentran en el impacto del estrés y el apoyo social en la progresión y en los resultados de la enfermedad. Lutgendorf y su equipo se concentraron en dos tipos de apoyo, el apoyo social emocional (relaciones estrechas con los demás) y el apoyo instrumental (personas que proporcionan una ayuda tangible). Descubrieron que las personas que contaban con un fuerte apoyo emocional sobrevivían considerablemente más tiempo tras la cirugía que las mujeres que aseguraban tener menos apoyo. Basándose en estos resultados, los investigadores recomendaron que se cribara a las mujeres que fueran a someterse a cirugía para detectar déficits en su entorno social y que se les ofrecieran actividades y recursos de apoyo como parte de su tratamiento y recuperación.

En *Vida anticáncer*, Alison y yo hacemos hincapié en las relaciones sociales y en un enfoque mindful de la vida porque creemos que estos componentes son la base que permite que se produzcan otros cambios. Como pasarse a una dieta básicamente vegetal y aumentar el ejercicio y la actividad física durante el día. La razón de que la mayoría de propósitos de Año Nuevo y de hacer dieta no dure es que se conciben aislados del estilo de vida en conjunto. La clave para un cambio sostenible es una estructura que refuerce ese cambio y proporcione apoyo cuando la fuerza de voluntad flaquee y estemos tentados de volver a nuestras viejas costumbres.

Una prioridad importante es, por supuesto, informarte bien sobre el camino que te espera. Como señala Meg Hirshberg, del Anticancer Lifestyle Program, el conocimiento es poder, especialmente en lo que al cáncer se refiere[34]. Tenemos que transformar nuestra sensación de agobio en acción, establecer relaciones significativas con nuestros profesionales médicos, fortalecer nuestros vínculos con nuestros seres queridos, y conservar la calma y la atención plena mientras empezamos a comprender lo que está pasando en nuestro interior y lo que tenemos que hacer para sentirnos sanos y bien. Cada decisión tiene que fomentar activamente, y no perjudicar, nuestra salud. Aunque leas libros, hables con médicos y preguntes a tus amigos y seres queridos durante el proceso, siempre encontrarás las respuestas correctas en ti mismo.

Quienes no estén lidiando actualmente con un diagnóstico de cáncer deben aprovechar ahora la oportunidad de analizar su estilo de vida y comenzar a hacer elecciones y ajustes más saludables para aumentar sus probabilidades de vivir sin cáncer. Conservar un peso saludable, hacer más ejercicio, comer más verduras, dormir mejor por la noche son acciones sencillas y directas que tendrán un profundo impacto en la capacidad de tu cuerpo de mantener a raya el cáncer, la cardiopatía, la diabetes y otras enfermedades graves[5,35-39]. A menudo, los buenos resultados obtenidos con estos cambios son lo bastante reforzadores como para acabar siendo transformadores a largo plazo. Ahora bien, si sigues sin conseguir hacer esta clase de ajustes, ha llegado el momento de analizar problemas más profundos. Podría ser fundamental explorar posibles factores emocionales, ya sea de un trauma pasado sin resolver o de una circunstancia actual. Encontrar el terapeuta o la red de apoyo adecuada que puedan ayudarte a resolver cualquier obstáculo emocional o psicológico que dificulte tu bienestar será enormemente transformador; de hecho, será una salvación. Aquí, recuperaría de nuevo el libro de David Servan-Schreiber y recomendaría ser muy honesto al explorar y evaluar la atención disponible. Puede ser necesario probar y equivocarse para encontrar la persona o el grupo que te vea y te trate como una persona completa, en toda su complejidad, belleza e individualidad. No existe una solución universal. Pero por difícil que sea a veces de creer, la ayuda existe; puede encontrarse. Y el compromiso de buscarla forma parte del camino hacia la sanación.

Con o sin cáncer, todos tenemos que dejar el miedo atrás. Aunque muchas personas efectúan primero cambios en su vida basándose en el miedo a las dolencias, lo que hace que un estilo de vida anticáncer sea sostenible es lo que nos ofrece. Ese impacto positivo se convierte en la fuerza impulsora de nuevos hábitos, literalmente de un nuevo modo de vida. Sentirse mejor, hacerse más fuerte, ganar confianza; estos son los efectos secundarios de una vida anticáncer que pueden empezar a decantar la balanza.

3

¿Pero qué causa el cáncer?

Alison y yo viajamos regularmente para dar conferencias sobre adoptar un estilo de vida anticáncer a públicos que incluyen supervivientes de cáncer y personas que esperan que ellas y sus familias jamás tengan que enfrentarse a este enorme desafío. Yo presento las pruebas científicas que relacionan el estilo de vida y el cáncer, y Alison comparte estrategias sobre cómo efectuar cambios permanentes y sostenibles en el estilo de vida, como hace en este libro. Tras una de nuestras charlas recientes, una mujer joven con cáncer de mama se acercó a nosotros, nos estrechó la mano y nos contó su historia. El año anterior, había pasado por un divorcio difícil. Mientras peleaba por la custodia de sus dos hijos, la despidieron del trabajo en una compañía naviera local. Seis meses después, le diagnosticaron cáncer de mama en estadio II. «Nunca había estado en el paro —dijo—. Eso y el divorcio, el estrés de estas dos cosas, es lo que causó mi cáncer. Estoy segura.»

Oímos este nivel de seguridad sobre lo que causó el cáncer de alguien de labios de como mínimo una persona del público en cada presentación que hacemos, con independencia de dónde estemos, de cuántas personas hayan asistido y del tema específico de la conferencia. Lo primero que tendríamos que dejar claro es que si contraes cáncer, da igual de qué tipo o en qué estadio, la causa exacta casi nunca está clara. Si bien se ha demostrado que las recomendaciones de este libro reducen el riesgo de cáncer, especialmente al practicarlas combinadas, nadie es inmune al cáncer, del mismo modo que nadie está predestinado a tenerlo.

Si preguntáramos a una muestra aleatoria de personas cuáles creen que son las causas del cáncer, obtendríamos una amplia gama de respuestas, muchas de ellas correctas. Hay quien diría que los cigarrillos causan cáncer de pulmón, lo que es absolutamente cierto. Otros dirían que la radiación, la contaminación ambiental o la infección de un virus causante de cáncer, cosas que también son, todas ellas, ciertas. Y últimamente, dado nuestro creciente conocimiento de los genes y de cómo funcionan, específicamente en lo relativo al cáncer, cada vez más gente respondería «¡nuestros genes!» con una certeza casi exultante. Naturalmente esta respuesta también es cierta, pero también es en gran parte falsa.

Me explicaré.

Los genes que funcionan mal son evidentemente el mecanismo celular que permite que una célula se convierta en lo que denominamos «cancerosa»[1]. Pero lo que desencadena este complejo proceso es muy a menudo algo *externo* a esa célula. A menudo es algo externo al cuerpo humano. Y esta es la raíz de la confusión sobre si la disfunción génica que provoca el crecimiento celular descontrolado, que da lugar a la formación de cáncer, es fundamentalmente hereditaria o se debe a desencadenantes externos[2-4].

Es justo decir que, dada la cantidad de fondos para la investigación que se destinan a la investigación genética, el gen se ha convertido en el preferido del mundo del cáncer. Desde la secuenciación del genoma humano en 2003, nuestro conocimiento del comportamiento intracelular de los genes y de cómo contribuyen al desarrollo del cáncer ha sido totalmente transformador. Pero nuestro conocimiento del comportamiento de los genes, y especialmente de lo que influye en el comportamiento de los genes, sigue estando en una fase muy inicial. Aun así, existe la idea errónea generalizada de que las mutaciones genéticas heredadas son principalmente responsables de la mayoría de cánceres[5]. La gente cree que hemos nacido con suerte, libres de riesgos de cáncer heredado, o con mala suerte, destinados a contraer ciertos cánceres según la suerte que hayamos tenido en la disposición del ADN. Nada más lejos de la realidad. Y para todos nosotros, incluidos los que tenemos mutaciones genéticas heredadas que aumentan el riesgo de cáncer, esto es una buena noticia.

No estamos «programados» para el cáncer

Sólo entre el 5% y el 10% de todos los cánceres están causados por mutaciones genéticas heredadas[6,7]. La mayoría de expertos cree que la cantidad se sitúa alrededor del 5%. Para la gente nacida con genes que indican un riesgo elevado de desarrollar cáncer (como los genes BRCA1 y BRCA2, que están asociados con un aumento del riesgo de ciertos cánceres de mama y de ovario), contraer cáncer nunca es un destino seguro[8]. Por ejemplo, las mujeres con la mutación BRCA1 tienen entre el 55% y el 65% de probabilidades de desarrollar cáncer de mama a los setenta años (el riesgo para las mujeres con la mutación BRCA2 es del 45%), en comparación con solamente el 12% de la población general[8]. De modo parecido, el índice de cáncer de ovario es del 39% para las portadoras de BRCA1 (entre el 11% y el 17% para las mujeres con BRCA2) frente al 1,3% de la población general[8].

Centrar la atención en la genética y en las mutaciones genéticas oculta también una realidad importante: El 95% de todos los cánceres no están causados por defectos genéticos heredados[6,7]. Algunos son fruto de la casualidad, claro. Pero la mayoría de cánceres están causados por algo que está en nuestras manos controlar, el modo en que vivimos y las elecciones que hacemos todos los días[2,6,7,9].

Blue Cure

En 2010, Gabe Canales estaba en la cima del mundo. Era un joven empresario que vivía y trabajaba en Houston, Texas. Allí, dirigía su propia empresa de marketing y relaciones públicas, entre cuyos clientes figuraban restaurantes prominentes, compañías tecnológicas, inmobiliarias y empresas de educación superior. Tenía éxito, era muy sociable y gozaba de buena salud. Durante una revisión anual rutinaria, le hicieron una serie de pruebas, incluida una para detectar el PSA (antígeno prostático específico). Su médico lo llamó para decirle que sus niveles de PSA eran un poco elevados. Así que regresó para hacerse una segunda prueba, y esta indicó un nivel todavía más alto de PSA. Su urólogo recomendó a Gabe una biopsia, pero cuando Gabe supo que era un procedimiento invasivo (te introducen una sonda por el recto y un bisturí microscópico recoge muestras de la próstata), rehusó hacérsela. El médico insistió: «Sólo será un pellizco. Sólo un pellizco y puede volver al trabajo».

El procedimiento fue mucho más que un pellizco, tal como Gabe explica: «El agente entumecedor tópico y la anestesia local no surtieron efecto, de modo que noté todo el tiempo cómo me introducían la sonda por el recto y me extirpaban un pedacito de próstata. Sentí como si mi cuerpo implosionara. Fue la experiencia más terriblemente dolorosa que había vivido hasta ese momento. Recuerdo haber pensado: "¿Cuándo se acabará esto?" Fue horrible».

Una semana y media después, Gabe estaba saliendo de su casa, vestido para ir al gimnasio, con las llaves del coche en la mano, cuando recibió una llamada del hospital. Su urólogo le dijo que tenía malas y buenas noticias. «La mala noticia es que tiene cáncer de próstata. La buena es que se pondrá bien.» Lo único que Gabe oyó fue: «Tiene cáncer.»

El urólogo de Gabe le dijo que tenía que operarse. «Tenemos que extirparlo.» Los efectos secundarios de la intervención del cáncer de próstata incluían un período de impotencia y de incontinencia. «Ahí estaba yo, un chico de treinta y cinco años con toda la vida por delante. Necesitaba una segunda opinión.»

El siguiente médico dijo a Gabe exactamente lo contrario. Sugirió un planteamiento de «esperar y observar». Gabe imaginó que no podría pensar en gran cosa aparte de si su cáncer crecía y se propagaba por su cuerpo. ¿Tenía realmente sólo dos opciones: someterse a una cirugía que le alteraría la vida o no hacer nada?

Gabe fue al Memorial Sloan Kettering Cancer Center (MSKCC) en la ciudad de Nueva York para obtener otra opinión. El médico del MSKCC, tras una serie de pruebas, también le recomendó una «vigilancia activa». Le explicó que si supervisaban el tumor de cerca, era posible que Gabe no tuviera que hacer nada en cinco, diez o incluso quince años.

Menos asustado, pero todavía no satisfecho del todo, Gabe fue a ver a un médico más, el doctor Aaron Katz, jefe de urología del NYU Winthrop Hospital y catedrático de urología en la Facultad de Medicina de la Universidad de Stony Brook (y también profesor de urología en la Universidad de Columbia). «Entonces mi vida cambió.» El doctor Katz abordó una cuestión que no había salido antes: la nutrición. Recomendó a Gabe que cambiara radicalmente su dieta, que dejara de consumir carne y patatas para seguir un plan vegetal rico en verduras. «No es que me recomendara una dieta descabellada y poco razonable; fue justo lo contrario. Quería simplemente que hiciera un esfuerzo consciente por ingerir menos bistecs con patatas, consumir menos cerveza y bebidas alcohólicas y comer más verduras y frutas frescas, alimentos que, por aquel entonces, no consumía en absoluto. Volví a Houston y decidí seguir su consejo.»

Gabe empezó a informarse, y también empezó a perder peso y a desarrollar masa corporal sin grasa. Cuando acudió a la primera visita de control programada regularmente, su análisis de sangre reveló que su nivel de PSA había descendido. «Tuve un momento *eureka* cuando vi que al modificar mi dieta como el médico que había consultado en Nueva York me había recomendado surtía efecto. Supe, sin lugar a dudas, que podía influir en el desarrollo de este cáncer. ¡Necesitaba saber más! Así que empecé a explorar cómo el estilo de vida y el cáncer podían estar interrelacionados. Una de mis rutinas diarias era beber entre dos y tres vasos grandes de un batido de espinacas, col rizada, cilantro y chiles jalapeños. Es decir, verduras verdes.»

Hoy en día, Gabe es un ejemplo andante de una vida anticáncer y se ha vuelto un amigo íntimo y colega mío (yo estoy en el consejo de administración de su organización sin ánimo de lucro, Blue Cure). Nunca sabrá qué «causó» su cáncer, pero ha encontrado su propósito y goza ahora de mejor salud que nunca. A través de su organización, está transmitiendo el mensaje de una vida anticáncer a los hombres jóvenes y a los muchachos de todo el país, convencido de que la prevención del cáncer de próstata, que afecta a hombres cada vez más jóvenes, es una alternativa mejor que la curación.

Las causas invisibles

Sabemos que las anomalías genéticas heredadas, aunque suponen una enorme amenaza para una parte muy reducida de la población, no son la principal causa en lo que a cáncer se refiere.

Cuando salimos del laboratorio y echamos un vistazo a nuestro alrededor, nos enfrentamos a dos mundos. A lo lejos, distanciándose cada vez más de nosotros, está el inmaculado mundo natural. Antes del comienzo de la Revolución Industrial, la naturaleza podía proporcionarnos todo lo que necesitábamos para vivir bien: aire puro, agua pura y fresca, abundantes fuentes de alimentos y un hermoso medioambiente. Naturalmente, había enfermedades, hambrunas, desastres naturales y otras amenazas para la vida humana, pero también había lo básico para una supervivencia saludable.

Mientras nuestra mente moderna trabajaba mucho para hacernos la vida más fácil y, en lo que a los cuidados médicos se refiere, para priorizar la longevidad, cubrimos sin querer la tierra de una neblina de contaminantes, que no sólo contaminan y perjudican el medioambiente, sino que también interfieren en la capacidad de todos los seres vivos, incluidos los humanos, de alcanzar su plenitud. Es innegable que vivimos más años, pero también que ahora nos enfrentamos a enfermedades que acompañan a la longevidad que hemos conseguido a costa de la prevención de las enfermedades. ¡Qué terrible ironía! El único resquicio de esperanza de todo esto es saber que, puesto que hemos creado las causas de tantas enfermedades, también podemos eliminarlas.

Alison y yo crecimos oyendo el eslogan de un anuncio que prometía vivir mejor a través de la química. «Better Living through Chemistry», esta fue la cancioncilla animada y alegre de la empresa DuPont Chemical Company de 1935 a 1982, cuando finalmente se desechó la parte de la química eliminando «through chemistry». Quienes crecieron durante ese período, saben que se suponía que esa «chemistry» abarcaba todos los beneficios y toda la comodidad que las sustancias químicas y los aditivos aportaban a la vida moderna. Sin embargo, en la década de 1980, cuando el eslogan había pasado a considerarse un reclamo cínico, la mayoría del mundo se estaba dando por fin cuenta de que quizá vivir en un mundo abarrotado de sustancias químicas no era mejor después de todo.

No hay ningún sitio en el que esta ironía sea tan evidente como en el ámbito de los cuidados oncológicos. A lo largo de los últimos treinta años, aproximadamente, hemos establecido un vínculo directo entre los agentes químicos artificiales y la aparición del cáncer[10,11]. Aun así, seguimos tratando mayormente estas enfermedades desencadenadas químicamente con otras sustancias químicas en forma de quimioterapia. Enfermamos debido a sustancias químicas e intentamos ponernos mejor con sustancias químicas. Mientras tanto, el coste para nuestro cuerpo, nuestra salud y nuestra calidad general de vida sigue aumentando.

¿Y si hay un modo mejor?

Actualmente disponemos de los datos científicos necesarios para hacer elecciones que esquiven muchos de los tóxicos químicos industriales y ambientales incorporados a los alimentos que ingerimos, la ropa que vestimos y los productos que usamos diariamente.

A continuación encontrarás unos cuantos datos sobre factores que causan más del 50% de cánceres:

- La dieta, la conducta sedentaria y la obesidad son responsables del 30-35% de todos los cánceres en Estados Unidos[12]. Se calcula que casi 1 de cada 6 muertes por cáncer en los hombres y 1 de cada 5 muertes por cáncer en las mujeres están asociadas con el exceso de peso[12].
- El tabaco es responsable de alrededor de un 30% de todas las muertes por cáncer en el mundo (aunque los índices de mortalidad por cánceres relacionados con el tabaco en Estados Unidos ha descendido considerablemente estos últimos años; las muertes relacionadas con el tabaco siguen aumentando en los países en vías de desarrollo)[12,13].
- Las infecciones virales, como las causadas por el virus Epstein-Barr, el VPH y la hepatitis, representan más del 15% de los cánceres en todo el mundo. (Actualmente existen vacunas disponibles para protegerse frente a la infección de los tipos de VPH que causan cáncer. Además, el virus Epstein-Barr causa cáncer sólo en casos excepcionales[12].)
- Un 10% de cánceres están causados por la radiación. Esto incluye los rayos UV del sol, que causan cánceres de piel, uno de los cánceres que aumenta más deprisa entre los adultos jóvenes[12,13].
- El Programa de Toxicología de Estados Unidos (National Toxicology Program) incluye el alcohol como carcinógeno humano conocido[14]. Cuanto más bebe alguien, más elevado es su riesgo de desarrollar ciertos tipos de cáncer, incluidos el de cabeza y cuello, el de esófago, el de hígado, el de mama y el colorrectal[15,16]. En 2009, aproximadamente el 3,5% de muertes por cáncer en Estados Unidos estaban relacionadas con el alcohol[16].

- Los tóxicos ambientales que se sabe que causan cánceres, como el asbesto, la carbonilla y el formaldehído, por mencionar sólo algunos entre miles, están muy extendidos[10,11,14]. Los científicos no tienen forma de cuantificar la relación entre tóxicos ambientales específicos y la aparición del cáncer, excepto en los casos más evidentes (por ejemplo, los mineros tienen una incidencia superior a la media de cánceres respiratorios como consecuencia de su exposición a carcinógenos presentes en la carbonilla y el asbesto, que causan mesotelioma),

Dejar el cáncer

El consumo de tabaco, por supuesto, es un ejemplo espléndido de una elección de estilo de vida o, si lo prefieres, de un hábito adictivo, que está directamente relacionado con el cáncer. Tanto si es un hábito social, un vicio secreto, una liberación de la ansiedad o una declaración de estilo, hace más o menos cincuenta años que sabemos que el tabaco, que contiene más de 50 carcinógenos, es la causa principal de por lo menos catorce tipos de cáncer, incluidos los cánceres de pulmón y de cabeza y cuello. Solamente el tabaco representa una tercera parte de todas las muertes por cáncer anuales, y más del 80% de todas las muertes por cáncer de pulmón. Lo que pasa exactamente cuando las sustancias presentes en el tabaco interactúan con células sanas es bastante complejo, pero lo que se sabe es que cuando no fumamos, o cuando dejamos de fumar, nuestro riesgo de desarrollar cánceres relacionados con el tabaco se reduce considerablemente. Existen indicios evidentes de que dejar de fumar tiene beneficios inmediatos para la salud y estos beneficios se acumulan a lo largo del tiempo[17].

Los beneficios importantes de dejar de fumar se perciben enseguida. Los perjuicios son tales que a menudo los cirujanos no operan a fumadores activos debido al mayor número de complicaciones y de infecciones posoperatorias. Ahora bien, la mayoría de cirujanos oncólogos podrán operar a alguien que haya dejado de fumar tan sólo una semana antes de la intervención. Tras diez años sin fumar, tu riesgo de muchos cánceres relacionados con el tabaco se reduce a la mitad[16]. Dejar de fumar una vez se ha recibido el diagnóstico de un cáncer relacionado con el tabaco mejora las probabilidades de supervivencia y reduce el riesgo de desarrollar un cáncer secundario. Por ejemplo, un metaanálisis de diez estudios con personas con cáncer de pulmón reveló que quienes dejaban de fumar en el momento del diagnóstico tenían un porcentaje de supervivencia a los cinco años al cáncer de pulmón microcítico y no microcítico del 63% y del 70%, respectivamente, frente al 29% y al 33%, respectivamente, entre quienes seguían fumando[18]. Lo mismo es cierto para otros cánceres relacionados con el tabaco[16].

Lo que es realmente fascinante es lo que ocurre cuando combinas el tabaco con otra elección de estilo de vida, como la ingesta de alcohol. Quienes hemos fumado en el pasado sabemos lo bien que sabe un cigarrillo al combinarlo con una cerveza o un cóctel. Lo que la mayoría no sabemos es que los efectos carcinógenos del tabaco y el alcohol (que están relacionados cada uno por su cuenta con los cánceres de hígado, de mama y los relacionados con el tracto digestivo, entre muchos otros) se potencian al combinarlos[15,19-21].

Dicho de otro modo, existe un efecto sinérgico negativo cuando entra en juego más de un factor del estilo de vida relacionado con el cáncer, y los científicos no pueden determinar qué sustancia es responsable del aumento de los riesgos relacionados con el cáncer al combinarlos. Lo que los científicos saben, en el caso del tabaco combinado con el alcohol, es que el riesgo de desarrollar cáncer se multiplica[19,20,22]. Si fumas, bebes y eres sedentario, tu riesgo de cáncer aumenta. Si fumas, bebes, eres sedentario y sigues una dieta poco saludable compuesta en su mayoría de alimentos procesados, tus riesgos de cáncer aumentan todavía más.

La buena noticia es que hacer cambios en una sola área de tu vida reduce considerablemente tu riesgo de desarrollar determinados cánceres[23-28]. Hacer cambios en más de un área tendrá un impacto sinérgico positivo, y reducirá las probabilidades de desarrollar cáncer o mejorará todavía más los resultados de quienes tienen cáncer[23-28]. Como el doctor Steve Cole, catedrático de medicina en la Universidad de California en Los Ángeles, escribió: «Antes se pensaba que nuestro cuerpo era una entidad biológica estable, fundamentalmente separada del mundo externo. Pero a nivel molecular, resulta que nuestro cuerpo es mucho más fluido y permeable a la influencia externa de lo que nos percatamos[29]».

Aunque puede que nunca sepamos qué causa el cáncer concreto de alguien, ya tenemos la respuesta a lo que reduce nuestro riesgo y qué cambios podemos hacer activamente para retrasar el crecimiento del cáncer y evitar que se propague. Nuestros conocimientos sobre el proceso único del cáncer pueden ayudarnos a avanzar de un modo más lógico, eliminando el velo de miedo que nos impide mirar al cáncer a los ojos. Sabemos suficiente de esta enfermedad para afrontarla directamente y para adoptar medidas que frustren su progreso y nos devuelvan el control de nuestra salud.

4
La búsqueda de inmortalidad de una célula

Una célula. No hace falta nada más. Una célula normal y microscópica se descontrola y se pone en marcha una concatenación de acontecimientos que, con el tiempo, puede dar lugar al cáncer[1]. Cada persona es una constelación andante de 37,2 billones de células complejas y frágiles. Es impresionante, pues, que durante aproximadamente setenta y un años (la esperanza media de vida global) estas células hagan aquello para lo que están diseñadas. Pero como las estrellas en el vasto cielo nocturno, es inevitable que de vez en cuando algunas de estas células dejen de estar alineadas con las demás. ¿Cada cuánto se producen estas anomalías celulares? Se desconoce. Pero es razonable pensar que la corrupción celular, o nacimiento molecular de incipientes células cancerosas, ocurre con más frecuencia de lo que nos imaginamos. Como estrellas fugaces, estas células mutadas aparecen y nuestro cuerpo reacciona: las células anómalas se autodestruyen o son destruidas a través de los mecanismos reguladores adecuados. Mientras tanto, nosotros seguimos con nuestra vida, ajenos a estos complejos procesos internos que nos mantienen libres de cáncer. Hasta que un día, el ADN de una célula se daña, el ADN dañado empieza a replicarse, lo que desencadena más daños en el ADN, y así sucesivamente hasta que este nuevo grupo de células defectuosas arraiga y algo imperceptible empieza a crecer descontroladamente en nuestro interior. Una diminuta célula muta, sin seguir ya las normas del código genético, y podríamos estar enfrentándonos al cáncer. En lugar de morir elegantemente por sí sola o de ser sometida por nuestro sistema inmunitario, la célula prolifera.

No todos vamos a contraer cáncer, pero todos tenemos en nuestro cuerpo células que mutan, no actúan como deben y crecen anómalamente con el potencial de formar la clase de masa que se propaga que denominamos cáncer. ¿Por qué, entonces, si todos tenemos estas células mutantes, no todos contraemos cáncer? La respuesta es compleja, pero todo se reduce a sistemas biológicos internos que mantienen el crecimiento de las células bajo control. Estos sistemas incluyen procesos en el interior de las propias células, las células circundantes y sustancias del microentorno, así como la respuesta de nuestro sistema inmunitario y de otros sistemas del cuerpo[2,3]. Si no se controla, una célula mutante empieza a crear un microentorno que favorece el crecimiento continuado de las células y hace que a las defensas naturales del cuerpo les sea cada vez más difícil hacer su trabajo y mantener el cáncer a raya[4].

La política de espera del cáncer

Lleva tiempo que una célula cancerosa se divida y crezca hasta alcanzar un tamaño detectable: entre cinco y cuarenta años[5]. Así que si el cáncer tarda la mitad de una vida en ser lo bastante grande para ser descubierto, eso implica que el cáncer que nos diagnostican hacia el final de la mediana edad puede haberse ocultado en nuestro interior desde nuestra adolescencia temprana. Yo mismo no puedo hacer otra cosa que desaprobar todas las conductas despreocupadas y arriesgadas que tuve cuando era adolescente, pero el hecho de que el cáncer tenga un período de gestación tan largo me llama la atención porque indica que el cáncer, aunque presente, no era dañino para nosotros cuando nuestro cuerpo era capaz de inhibir su crecimiento.

Siguiendo esta cadena lógica, si el cuerpo contiene células cancerígenas sin resultar dañado, ¿cómo podríamos aumentar su capacidad de realizar los procesos que controlan la capacidad del cáncer de proliferar y crecer? ¿Y si pudiéramos ayudar a nuestro cuerpo a volverse más resistente y hostil con las células mutadas que proliferan? ¿Y si, en lo concerniente al cáncer, una parte fundamental de la prevención significara mantener estable y benigna la conducta del cáncer? ¿Y si eso significara contener de algún modo esas primeras células que fallan como luciérnagas en un tarro?

Detectar pronto el cáncer es importante porque cuanto más tiempo pueda proliferar el cáncer, mayor es el riesgo de que la enfermedad envíe «semillas» a otras partes del cuerpo en un proceso conocido como metástasis (del griego *methistanai*, «cambiar»). Si una célula se desprende de su tejido original, tiene que someterse a un proceso llamado *anoikis*, una forma de muerte celular programada. El término *anoikis* significa «sin hogar». La anoikis se asegura de que las células permanezcan cerca del tejido al que pertenecen. Sin embargo, las células tumorales evitan eficazmente la anoikis, se mantienen vivas y se metastatizan. Una vez las células cancerosas han evitado el proceso corporal natural de la muerte celular y se han transformado en células que se adaptan y circulan libremente, buscan un nuevo hogar que «colonizar». En esta fase, el tratamiento se vuelve especialmente complejo y difícil, puesto que hay que enfrentarse entonces a mutaciones de mutaciones de mutaciones. Cuando el cáncer se ha metastatizado con éxito, es frecuente ver que se vence el cáncer inicial, que desencadenó inicialmente la progresión mortífera, sólo para que el paciente muera de una variante de la enfermedad que se formó después. Prevenir la metástasis es la razón de que las intervenciones tempranas, como los cambios en el estilo de vida y la detección precoz, sean tan cruciales.

Los métodos de detección precoz se sitúan a la vanguardia de este movimiento hacia una contención temprana. A medida que estas pruebas mejoran, lo hacen también los índices de supervivencia de muchos pacientes de cáncer[6]. Muchos laboratorios de todo el mundo están trabajando para desarrollar análisis de sangre que detecten células cancerosas circulantes, proteínas o ADN para una detección mejor y más precoz[7]. Los pacientes en postratamiento también se beneficiarían, puesto que su remisión podría controlarse mediante un sencillo y económico análisis de sangre. Por ejemplo, en la Universidad de Purdue, un equipo está trabajando en una prueba para detectar cáncer de cérvix que usaría una simple tira de papel, como un test de embarazo casero, para revelar la presencia de proteínas vinculadas con este cáncer a menudo mortal y que responde sumamente bien al tratamiento cuando se detecta pronto[8]. Esta prueba se está desarrollando también para usarla en la detección de otros cánceres.

Huelga decir que cuanto antes se detecta un cáncer, más fácil es controlarlo y es de suponer que mejor será el resultado a largo plazo. ¿Pero y si pudiéramos prevenir de entrada el cáncer?

Ha llegado la hora de que la comunidad científica se concentre en lo que tenemos que hacer para impedir que esa única célula solitaria se corrompa o para controlar mejor el crecimiento una vez empieza a formarse.

Una breve historia del cáncer y su tratamiento

Un poco de contexto y de historia muestra cómo hemos llegado a conocer hasta la fecha la biología del cáncer y cómo esto ha cambiado nuestro enfoque a la hora de tratarlo. Es importante conocer el proceso continuo para acceder a lo que espero que sea una época de un conocimiento mucho mayor de lo que es realmente una vida anticáncer. Estamos a las puertas de conocer verdaderamente la influencia personal que tenemos sobre este grupo desconcertante de enfermedades.

Es probable que el cáncer haya formado parte de nuestras vidas desde los albores de la humanidad[9]. El primero que lo bautizó (con el nombre de *karkinos*, que en griego significa «cangrejo») fue Hipócrates, el mismísimo «padre de la medicina moderna», hacia el año 400 a.C. El historiador de la medicina Howard Markel ha señalado que Hipócrates fue hábil al elegir la palabra *cangrejo* para definir estos crecimientos malignos puesto que describe acertadamente el cáncer de varios modos: los tumores cancerosos avanzados, que son grandes masas llenas de células cancerosas, son duros y quebradizos, y a menudo azulados, como el caparazón de un cangrejo; el dolor punzante que causan estas masas al invadir nuestro tejido sano es, según dicen, tan agudo y lacerante como el doloroso pellizco de la pinza de un cangrejo[22]. En tiempos de Hipócrates, los cánceres no solían detectarse hasta que las masas atravesaban la piel de quienes lo padecían. Cuando los médicos y los científicos curiosos empezaron a diseccionar estos tumores graves, observaron que la forma en que los ríos de lava duros de las células contaminadas y los tributarios de los vasos sanguíneos que alimentaban estas células se extendían y se aferraban al tejido sano recordaba la sujeción firme de un cangrejo.

DETECCIÓN PRECOZ: ¿Un arma de doble filo?

La detección precoz tiene un aspecto controvertido, ya que puede dar lugar a tratamientos agresivos nada necesarios para algunos cánceres no letales[10,11]. A menudo estas enfermedades se clasifican de modo más preciso como estados «precancerosos», y no existen pruebas científicas o médicas de que estas anomalías celulares causen daños o contribuyan a la mortalidad de una persona si no se tratan[12]. Por ejemplo, actualmente se están debatiendo los riesgos y los beneficios de la detección precoz del cáncer de próstata[11]. Como la mayoría de cánceres de próstata crecen sumamente despacio, la cirugía, la radioterapia o la quimioterapia no suelen ser precisos[13]. Ahora bien, una vez se ha detectado el cáncer, nuestra «norma» médica consiste en cortarlo, envenenarlo o quemarlo con independencia de las consecuencias que eso tenga para la calidad de vida y la salud general de un paciente[12]. La investigación reciente sugiere que para los hombres con una enfermedad de bajo riesgo, tratar su cáncer de próstata puede no tener ninguna importancia en el tiempo que vivan[14,15]. Pero los hombres tratados vivirán, sin duda, con los efectos secundarios no buscados de la radioterapia o de la cirugía, como el riesgo de disfunción eréctil permanente e incontinencia urinaria[16.17]. Una situación que plantea un desafío parecido está empezando a surgir paras las mujeres diagnosticadas de una forma de cáncer de mama en fase temprana (llamado carcinoma ductal in situ) para el que no disponemos de pruebas sobre si las defensas naturales del cuerpo controlarán la enfermedad o si alguna vez superará el estadio 0[18,19]. De hecho, investigadores británicos y estadounidenses están realizando actualmente un estudio para examinar si es necesario tratar el CDIS de bajo riesgo[20,21]. Algunos especialistas en cáncer de mama están incluso empezando a sugerir que estos cánceres muy tempranos no deben clasificarse en absoluto como cáncer. Quizá una «vigilancia activa» con una receta de un estilo de vida anticáncer se convertirá en un tratamiento de primera línea más estándar para muchos cánceres en fase inicial mientras obtenemos más pruebas de que el estilo de vida puede mantener el cáncer bajo control.

La forma en que el cáncer se ha visto a lo largo de las distintas épocas también nos ofrece una vívida imagen de cómo los enfoques generales con que la medicina ha abordado este grupo de enfermedades celulares ha cambiado a lo largo del tiempo; pero hay algo que no cambia: El cáncer, a pesar de los muchos avances médicos realmente impresionantes efectuados, sigue siendo una de las principales causas de muerte en el mundo. Puede que sea un hecho celular inherente al ser humano pero, dado lo mucho que la medicina moderna se ha esforzado por combatirlo, puede que su persistencia tenga algo que ver con la forma en que la vida humana ha evolucionado en la tierra. Puesto que ciertos índices de cáncer siguen aumentando, especialmente entre los adultos jóvenes y los niños, parece obvio que ha llegado la hora de cambiar el centro de atención y examinar cómo nuestras elecciones diarias podrían hacer que todos seamos más susceptibles a estas enfermedades.

Hace unos dos mil años, en la antigua Grecia, donde vivía Hipócrates, las personas que padecían cáncer estaban preparadas para una muerte dolorosa, incluso cruel. Lo que ahora llamamos cuidados paliativos, el manejo compasivo del dolor y las molestias, eran el principal, y en muchos casos el único, tipo de tratamiento disponible en aquella época. A veces se intentaban curaciones quirúrgicas, pero antes de la aparición de la anestesia a mediados del siglo XIX y antes de conocer la necesidad de utilizar técnicas como la esterilización para prevenir infecciones, la cirugía era simplemente demasiado brutal y demasiado arriesgada. Vale la pena señalar, sin embargo, que algunos registros médicos antiguos encontrados en Grecia muestran que, cuando se intentaba la cirugía, se animaba a los pacientes que sobrevivían a la extirpación de su tumor a modificar su dieta y a adoptar regímenes especiales de ejercicio para acelerar la recuperación. Se trata de la primera prueba de que, incluso antes de la aparición de la medicina moderna, se consideraba que el estilo de vida tenía una influencia positiva en el resultado de un paciente.

La extirpación quirúrgica de tumores se convirtió en el objetivo principal del tratamiento una vez se inventó la anestesia en la segunda mitad del siglo XIX. Esto conllevó un reinado de casi cien años de la cirugía como tratamiento preferente del cáncer, y siguió siéndolo incluso cuando se supo que la mayoría de cánceres, incluso una vez extirpados, volverían a aparecer algún día. Las cirugías oncológicas solían ser radicales. Las intervenciones eran despiadadamente agresivas, y el singular objetivo de la mayoría de cirujanos oncológicos era extirpar rápida y claramente todo el tejido enfermo y circundante posible. La idea era que cuanto más radical fuera la cirugía, menos probable era que el cáncer volviera a aparecer. Por desgracia, no solía ser así. Las pacientes de cáncer de mama, por ejemplo, no sólo perdían la mama enferma, sino también las glándulas, los ganglios linfáticos y músculos y tendones vitales. Para otros pacientes, el cáncer significaba la pérdida de extremidades o quedar mutilados o desfigurados, incapaces de recuperar una significativa calidad de vida. Y aun así, el cáncer seguía volviendo a aparecer.

En los albores del siglo XX, se descubrió la radioterapia, y pronto se supo que era tanto una causa como una curación del cáncer. Como crecían tan deprisa, las células cancerosas eran más susceptibles a los efectos de la radiación que las células sanas. Ahora bien, aunque la radioterapia funcionaba, también conllevaba muchos daños colaterales ya que, inevitablemente, afectaba también a los tejidos sanos que rodeaban el cáncer. Estas primeras radiaciones causaban a los pacientes quemaduras graves, tanto interna como externamente, lo que provocaba un sinnúmero de dolencias secundarias, muchas de ellas bastante graves. Una vez más, la calidad de vida de muchos de estos pacientes se veía terriblemente afectada por las primeras versiones, primitivas y duras, de este tratamiento.

Tras la Segunda Guerra Mundial, cuando se averiguó que el gas mostaza usado en la guerra química mataba las células cancerosas, dio comienzo la era de la quimioterapia, y con ella, una nueva esperanza de prolongar la remisión (el período de tiempo antes de que el cáncer regrese a su lugar inicial) y prevenir la metástasis (cuando el cáncer se extiende a otras partes del cuerpo)[23].

En 1971, en Estados Unidos se aprobó la Ley Nacional del Cáncer, que destinaba 1.500 millones de dólares durante tres años a la investigación del cáncer[24]. Era la primera vez que en Estados Unidos se legislaba sobre el cáncer como una crisis de salud pública nacional, y lo bueno es que ahora disponemos de estudios de larga duración, muchas bases de datos de pacientes y abundancia de datos reales que han contribuido a dar forma al modo en que utilizamos las herramientas terapéuticas que tenemos a nuestro alcance. A lo largo de los últimos cincuenta años, nuestro modo de abordar diversos cánceres está mucho más matizado, con el propósito de minimizar efectos secundarios desagradables o la aparición de dolencias secundarias.

Los siguientes cuarenta años, las tres principales modalidades terapéuticas (cirugía, radioterapia y quimioterapia), que suelen usarse conjuntamente, se convirtieron en el tratamiento estándar. Con la adopción de este enfoque múltiple, se inició una era en que los índices de supervivencia al cáncer aumentaron muchísimo y algunos cánceres, como determinadas leucemias infantiles o el cáncer de tiroides en fase temprana, empezaron incluso a considerarse curables. En la década de 1990, muchos índices de cáncer descendían, aunque algunos, especialmente los cánceres gastrointestinales (de colon, de recto y otros) y los cánceres relacionados con virus (como el cáncer de hígado o los cánceres orales), aumentaban, especialmente entre los adultos jóvenes. A medida que más gente vivía más tiempo con cáncer y hablaba más abiertamente de ello, se ha ido ampliando nuestra percepción de cómo la enfermedad nos afecta.

Ahora, en 2018, a pesar de los muchos avances importantes en nuestros conocimientos de la biología del cáncer, el trío formado por la cirugía, la radioterapia y la quimioterapia sigue siendo el modelo de la mayoría de tratamientos oncológicos. Pero ha habido algunas modificaciones importantes que merece la pena destacar. La aparición de las recién desarrolladas terapias dirigidas y de la inmunoterapia ha transformado el paisaje del tratamiento oncológico. Hasta las intervenciones quirúrgicas han adoptado un enfoque más matizado. Por ejemplo, desde la década de 1990, cuando se hizo evidente que las cirugías menos invasivas, como las lumpectomías, son tan eficaces como los enfoques quirúrgicos más agresivos, el índice de mastectomía radical ha disminuido. Aun así, en comparación con el pasado reciente, se está haciendo finalmente más hincapié en no limitarse a prolongar la vida de un paciente de cáncer, sino en conservar también su calidad de vida.

El comportamiento genético como nuevo objetivo principal del tratamiento

Después de que en 2003 se acabara de secuenciar con éxito el genoma humano, entramos en una apasionante nueva era en cuanto al tratamiento del cáncer[25]. Al fijarnos específicamente en la biología y la función genéticas, podemos abordar el cáncer desde un punto de vista mucho más sofisticado, matizado y, lo que es más importante, personalizado. Ser capaces de «ver» los genes humanos en acción nos ha ayudado a quienes consideramos que no hay dos cánceres iguales y que el trío de opciones que componen nuestro tratamiento estándar es un blanco lamentablemente amplio y poco preciso al que dirigirse. Dicho de otro modo, no sería exagerado afirmar que, presas de la desesperación, hemos estado tratando un fenómeno microscópico con un mazo; pero más bien refleja lo imposible que era para nosotros conocer los sutiles cambios genéticos que hacen posible el cáncer antes de 2003.

Actualmente, sin embargo, gracias a la secuenciación completa del genoma humano, podemos supervisar el funcionamiento de los genes e identificar las actividades específicas de los genes que están relacionadas con muchas enfermedades crónicas distintas, incluidos algunos cánceres. Hoy en día, los científicos saben que la *expresión génica* y la *regulación génica* son responsables de permitir que las células se repliquen de modo ordenado y que una regulación génica defectuosa es un conductor principal del cáncer. También han empezado a descubrir cómo los factores del estilo de vida, incluidos los seis que constituyen la base de una *vida anticáncer*, influyen en la expresión y la regulación génica, e influyen en el proceso mutagénico.

Las mentes más brillantes de la medicina celular se están concentrando ahora en conocer y en delimitar con mayor precisión los procesos biológicos clave que controlan el crecimiento del cáncer. Se trata, por supuesto, de un campo en desarrollo y se están descubriendo nuevos mecanismos y blancos constantemente. Pero revisar algunos de los caminos clave conocidos hasta la fecha nos ayudará a comprender mejor cómo una célula mutada puede convertirse en un grupo de células mutadas y, finalmente, amenazar la vida del huésped. Esto nos revelará también cómo las elecciones de estilo de vida influyen en muchos de los procesos cancerosos, permitiendo a nuestro cuerpo ser lo más hostil posible al crecimiento del cáncer.

En el año 2000, mientras se estaba trabajando en la secuenciación del genoma humano, los investigadores suizos Douglas Hanahan y Robert Weinberg publicaron un artículo que ofrecía una teoría elegantemente simple sobre cómo se desarrollan y progresan las células cancerosas. En su tesis original, Hanahan y Weinberg identificaron seis procesos claves subyacentes para el crecimiento del cáncer, que denominan «Características distintivas del Cáncer»[26]:

1. Mantenimiento de señales proliferativas: capacidad del cáncer de eludir los controles normales y proliferar indefinidamente.
2. Evasión de los supresores del crecimiento: capacidad de burlar los supresores del crecimiento para seguir creciendo sin límites.
3. Resistencia a la muerte celular: capacidad del cáncer de evitar el proceso normal de *apoptosis* celular (suicidio celular).
4. Inmortalidad replicativa: forma que tiene el cáncer de engañar a nuestro organismo mediante la expresión excesiva de una enzima para permitir que una célula se vuelva «inmortal» y siga proliferando (evitando el desgaste de los telómeros, que forma parte del proceso normal de envejecimiento).
5. Inducción de la angiogénesis: formación de nuevos vasos sanguíneos que alimentan el tumor.
6. Activación de la invasión y metástasis: procesos que permiten a las células cancerosas circular libremente por el cuerpo.

Varios años después, Hanahan y Weinberg añadieron dos características distintivas adicionales a su modelo[3]:

- Reprogramación del metabolismo energético: la forma en que las células cancerosas maximizan su utilización de energía.
- Evasión de la destrucción inmunitaria: un proceso que permite que las células cancerosas sigan creciendo y extendiéndose sin someterse al control del sistema inmunitario.

También añadieron dos características habilitadoras[3]:

- Inestabilidad genómica y mutaciones: alteración de las características genómicas de las células cancerosas para protegerlas de los genes «vigilantes».
- Promoción de la inflamación tumoral: capacidad del cáncer de imitar las condiciones inflamatorias que nutren el tumor y le ayudan a seguir creciendo.

Encontrarás más detalles sobre cada área en el apéndice.

Se ha descubierto que cada área de la «Mezcla de Seis» afecta por lo menos a una, y normalmente a varias, características distintivas del cáncer[27-42]. Dicho de otro modo, es probable que las elecciones que hacemos en nuestra vida influyan en los intrincados procesos biológicos que determinan si el cáncer se desarrolla o se debilita en nuestro cuerpo. Además, cuatro de los procesos identificativos que tienen influencia en el crecimiento del cáncer son también procesos para los que existen más datos relacionados con nuestro estilo de vida: Las Señales Proliferativas, la Activación de la Invasión y Metástasis, la Función Inmunitaria y la Inflamación[38-40,43-45]. El objetivo es transformar el microentorno del tumor, el terreno en el que crece el cáncer, tanto si es la primera célula que ha mutado como si es un grupo de células que ya han formado el cáncer, y volverlo lo más hostil posible al crecimiento del cáncer.

El modelo de «características distintivas» sigue cambiando y siendo modificado a medida que aumentamos nuestros conocimientos sobre los genes, la expresión génica y el cáncer. Pero ha sido un modelo muy necesario para que los investigadores empezaran a comprender las características mecanicistas del crecimiento del cáncer que nos han permitido abordar el tratamiento del cáncer con mayor eficacia.

Es importante señalar la falta de consenso existente entre los científicos en cuanto a la importancia relativa de cada una de las características distintivas para los distintos cánceres. Uno de los desafíos del cáncer es que se trata de una enfermedad heterogénea, incluso en los cánceres de un órgano concreto (p. ej. el cáncer de mama). Así, los distintos procesos biológicos pueden desempeñar un papel más o menos importante. También es difícil diferenciar los procesos biológicos, las anomalías genéticas y las funciones genéticas que son las verdaderas «conductoras» de la enfermedad de los procesos que coinciden con el desarrollo de la enfermedad, los «pasajeros». Además, nuestros conocimientos sobre el cáncer están cambiando rápidamente, y lo que antes se consideraba crucial ahora se descarta; lo que se desconocía, ignoraba o rechazaba ahora se acepta; y no paran de descubrirse y explorarse nuevos procesos biológicos a modo de opciones terapéuticas. Es el proceso científico.

Como ejemplo de cómo se traduce esta falta de consenso en la vida real, Judah Folkman hizo un discurso de apertura en la reunión anual de la Sociedad de Oncología Integrativa en 2007, en el que describió cómo fue intentar obtener financiación para su primer trabajo sobre la angiogénesis, que es la capacidad del cáncer de estimular la formación de nuevos vasos sanguíneos para crear un suministro nutricional que lo sustente. Nos enseñó las evaluaciones de su beca que hizo el comité de evaluación de los Institutos Nacionales de la Salud de Estados Unidos (NIH, por sus siglas en inglés), en las que uno de los evaluadores decía: «Sólo hay una persona en el mundo que crea en una idea tan descabellada como la angiogénesis: el investigador principal que solicita esta beca». Huelga decir que los NIH no le concedieron la beca. Pero eso no detuvo a Folkman. Procedió a demostrar que el proceso de la angiogénesis era vital para que varios cánceres prosperaran, y sus descubrimientos dieron lugar al desarrollo de diversos fármacos que tratan con éxito distintos cánceres y otras enfermedades, como la enfermedad cardiovascular y la degeneración macular[46]. Los descubrimientos de Folkman confirieron una credibilidad muy necesaria a la tesis de las características distintivas del cáncer y proporcionaron a la comunidad de investigación del cáncer un modelo espléndido para abordar la investigación del cáncer desde un punto de vista celular, mecanicista.

El reciente cambio a enfoques terapéuticos más dirigidos

Actualmente se están produciendo descubrimientos y avances terapéuticos en muchos frentes a medida que nuestros conocimientos sobre los desencadenantes individuales que causan el crecimiento del cáncer se vuelven más sofisticados. Este enfoque más individualizado es tan importante porque el cáncer es el rey de la variabilidad, y esta es la razón por la que nuestros enfoques terapéuticos universales, especialmente la erradicación, no han logrado su objetivo.

Una nueva gama de farmacoterapias, conocidas colectivamente como terapias oncológicas dirigidas, está resultando de lo más prometedora[47]. Estas terapias funcionan a nivel molecular y ofrecen una clase de tratamiento más preciso ya que se dirigen a anomalías específicas únicas de las células cancerosas para limitar su crecimiento. Es decir, los «blancos» a los que se dirigen son ciertas anomalías genéticas exclusivas del cáncer y las proteínas que regulan el comportamiento genético que son las «conductoras» de ese cáncer. Al estar dirigidas a nivel celular, estas terapias de precisión parecen funcionar sin dañar las células sanas como pasaba con las quimioterapias convencionales. Aun así, hasta estos enfoques dirigidos tienen efectos secundarios no deseados. Desde problemas de poca importancia como afecciones de la piel hasta cuestiones más graves como cardiopatías y trastornos metabólicos[48].

Entre las terapias dirigidas figuran las *terapias hormonales*, que detienen el crecimiento de los tumores que están estimulados por hormonas específicas. Las terapias hormonales son muy prometedoras en el tratamiento de los cánceres de mama y de próstata, aunque conllevan efectos secundarios, como pérdida ósea, dolor crónico, trastorno cognitivo posquimioterapéutico (*chemo brain*), sofocos y aumento de peso[49]. Otros tipos de terapias dirigidas son los *inhibidores de la transducción de señales*, que bloquean las señales de una molécula a otra para interrumpir la transmisión de señales que las células cancerosas necesitan para seguir su incesante división y replicación, y los *inductores de la apoptosis*, que obligan a las células cancerosas a abandonar su búsqueda de inmortalidad y morir[50,51]. Los *tratamientos con anticuerpos monoclonales* se unen a las células cancerosas y favorecen que el sistema inmunitario las reconozca, mientras que los *inhibidores de la angiogénesis*, bloquean con éxito el acceso a los vasos sanguíneos que alimentan el crecimiento tumoral, de modo que lo dejan sin apoyo nutricional[52,53]. A menudo estas terapias dirigidas basadas en las anomalías genéticas del tumor de una persona se combinan con quimioterapias convencionales para obtener un enfoque múltiple.

EL MICROBIOMA Y EL CÁNCER

Otro objetivo principal del interés científico sobre el funcionamiento del cáncer es el conocimiento cada vez mayor de cómo el microbioma, que se refiere a la flora bacteriana que se encuentra en el interior y el exterior de nuestro cuerpo, puede formar parte del rompecabezas del desarrollo del cáncer[54]. Se están desarrollando teorías que sugieren que alterar las bacterias intestinales puede hacer que una persona responda mejor al tratamiento, especialmente a las inmunoterapias[55]. La investigación en esta área sugiere que la microflora de las personas con cáncer es diferente a la de las personas sin cáncer, aunque todavía se desconocen las implicaciones de ello[56]. Además, sabemos que ciertos microbios, como el Helicobacter pylori, son causas conocidas de cánceres, por lo que tiene muchísimo sentido examinar más a fondo si la microbiota bacteriana desempeña algún papel en la carcinogénesis[57]. Desde 2011, ha habido varios estudios que apuntan esta relación, y destaca uno en concreto, realizado en el Laboratorio Europeo de Biología Molecular. En 2014, los investigadores descubrieron que podían detectar la presencia de cáncer colorrectal a partir de la presencia de ciertos tipos de bacterias en las muestras de heces, con casi el mismo nivel de precisión que las pruebas de cribado estándares[58]. Este es tan sólo uno de los diversos estudios contundentes (incluido uno realizado recientemente aquí, en el MD Anderson[55]) que están empezando a arrojar conclusiones significativas sobre la relación causal entre ciertos tipos de bacterias y la corrupción celular que da lugar al cáncer. Encontrarás más información al respecto, y sobre cómo crear un microbioma saludable, en el capítulo 11, «Los alimentos como medicina».

Si bien la terapia dirigida es un campo prometedor, el éxito puede ser limitado si el cáncer no depende de una sola mutación diana[59]. Existen más de cuarenta mil mutaciones genéticas que afectan a más de diez mil genes únicos y 500 genes clasificados como genes del cáncer. Sigue siendo difícil diferenciar los genes anómalos que son los verdaderos generadores de la enfermedad de los que son simplemente pasajeros[60]. Sin embargo, el proyecto Atlas del Genoma del Cáncer (Cancer Genome Atlas) está realizando progresos en esta área, y los nuevos descubrimientos sugieren que en algunos cánceres la cantidad de «mutaciones conductoras» podrían reducirse a tan sólo una o dos. El principal reto para los medicamentos dirigidos contra genes específicos es la capacidad del cáncer de transformarse y expresar nuevas mutaciones, lo que a menudo da lugar a la resistencia o a la recidiva del cáncer en pacientes que se someten a terapias dirigidas[60].

Otro tipo de tratamiento oncológico, las *inmunoterapias*, sobrecargan el sistema inmunitario de modo que este puede destruir con éxito células cancerosas o eliminar los frenos puestos al sistema inmunitario, o una combinación de ambas cosas; lo que da lugar a verdaderas curaciones del cáncer en un pequeño subconjunto de pacientes que anteriormente habrían muerto[61]. Desde fecha reciente se contempla combinar el enfoque de una terapia dirigida con las inmunoterapias, pero la eficacia de este planteamiento todavía no se ha demostrado. Lo que no sabemos aún es cómo identificar a los pacientes que responderán a estas inmunoterapias.

UNA VACUNA QUE PREVIENE EL CÁNCER

El virus del papiloma humano (VPH) es tan frecuente que 9 de cada 10 estadounidenses sexualmente activos lo contraerán en algún momento de su vida[62]. Hace diez años se creó una vacuna que previene la infección de las cepas del virus que son responsables de causar cáncer de cérvix y otros cánceres mortales. El éxito de estas vacunas ha sido realmente asombroso, puesto que los índices de aparición de los virus a los que iban dirigidas se han reducido eficazmente a la mitad[63]. La Sociedad Americana Contra el Cáncer recomienda que se vacune a los niños entre los 9 y los 14 años de edad, antes de que sean sexualmente activos[62,64].

«En los últimos años, diversos estudios han demostrado que la vacuna es más eficaz aún de lo esperado», comentó la doctora Debbie Saslow, directora general de la HPV Related and Women's Cancers de la Sociedad Americana Contra el Cáncer[65].

Hay muchas razones para presuponer que los factores del estilo de vida que afectan al sistema inmunitario podrían mejorar la respuesta a la inmunoterapia, y esta es un área que estamos investigando activamente.

Por otra parte, los tratamientos con vacunas previenen cánceres que tienen una causa vírica, incluidos cánceres asociados al virus del papiloma humano (VPH), como el cáncer de cérvix, de pene, y cánceres de cabeza y cuello, además de los que se sabe que causan la hepatitis B o C, como el cáncer de hígado[62].

Por último, pero no por eso menos importante, están las recientes incursiones en las *terapias génicas* o *biológicas* en las se extraen células de un paciente canceroso, se alteran sus genes y se le reintroducen en el cuerpo[66]. En muy pocos casos, los resultados han sido extraordinarios, pero la carga financiera es increíble y ha resultado difícil repetir este éxito, por lo menos en esta fase tan inicial de nuestros conocimientos sobre el comportamiento genético en las células cancerosas[67]. Tal vez el hecho de no concentrarse en los factores del estilo de vida sea una variable que impida que esta clase de enfoque «personalizado» funcione de modo más amplio.

El mundo médico está virando rápidamente hacia el tratamiento oncológico a nivel intercelular. Hasta los inicios del enfoque dirigido a las células, el objetivo general de la oncología en el desarrollo de fármacos era crear fármacos que pudieran administrarse a una dosis máxima para matar el mayor número de células posibles sin matar al paciente. Los daños colaterales de este planteamiento eran, y siguen siendo, elevados y costosos. El objetivo de este enfoque más dirigido es usar el tratamiento farmacológico para recuperar algo en lugar de destruirlo, y este cambio radical en nuestro modo de pensar sobre los objetivos terapéuticos va a aliviar mucho, y creo que a proporcionar pronósticos y una calidad de vida radicalmente mejores, a innumerables pacientes de cáncer en un futuro próximo. Con cada avance de nuestros conocimientos sobre cómo el ADN y el ARN, y por lo tanto nuestros genes, responden a una señal cancerosa, más cerca estamos de saber cómo prevenir de entrada la aparición del cáncer. Por otra parte, las apasionantes pruebas científicas obtenidas demuestran cómo las modificaciones en el estilo de vida influyen directamente en algunas de las propiedades biológicas de las características distintivas del cáncer y los genes que controlan estos procesos cancerosos de forma positiva, algunas veces del mismo modo que las intervenciones químicas, pero sin efectos secundarios no deseados.

5
La epigenética de la prevención

No hay ninguna duda de que la secuenciación completa del genoma humano ha aumentado, profunda y fundamentalmente, nuestros conocimientos de la biología del cáncer. Lo que, a su vez, nos ha llevado a desarrollar y a utilizar cribados y tratamientos mucho más matizados y menos dañinos. La industria farmacéutica está desarrollando rápidamente nuevas formas químicas de intervención para inhibir o detener la mutación y la proliferación de las células cancerosas. Mientras quienes se concentran en encontrar una curación terapéutica tienen la mirada puesta en el genoma, quienes nos interesamos por la prevención, además de por la erradicación, estamos haciendo grandes progresos gracias a las ciencias emergentes que se incluyen en el campo generalizado de la epigenética. En líneas generales, la epigenética hace referencia a los procesos que dirigen la expresión génica (el comportamiento de los genes), pero que no alteran la secuencia del ADN que alberga ese gen.

Los procesos epigenéticos son naturales y necesarios: Sin ellos, nuestras células estarían literalmente inactivas. Los procesos epigenéticos controlan los cambios mínimos en nuestro ADN que motivan que lo que son células básicamente idénticas actúen de modo distinto. Por ejemplo, ¿por qué una célula actúa como una célula hepática mientras que otra actúa como una célula dérmica aunque ambas células contienen cadenas idénticas de mi ADN? Todas las facetas de la diferenciación celular obedecen al comportamiento de la célula o a los procesos epigenéticos que influyen para que esas cadenas idénticas de ADN actúen de modo distinto. *Epigenética* significa lo que está «sobre» o «encima de» la genética básica: Suele denominarse «la ciencia del cambio» puesto que examina lo que causa variaciones de la expresión génica. La epigenética dirige todo el comportamiento celular: bueno, malo, de todo tipo.

¿Cuáles son entonces los factores epigenéticos que hacen que una célula normal actúe de una forma que le permita crecer descontroladamente y convertirse en cáncer?

Existen factores externos e internos en juego. Se cree que los factores externos pueden tener un papel más importante en estos procesos que los internos[1]. ¿Qué factores externos están dirigiendo la epigenética del desarrollo y la proliferación del cáncer? ¿Son los ambientales (tóxicos), los alimentarios (nutrientes), los conductuales (factores de estrés), los de alguna de las otras innumerables fuentes existentes o alguna combinación de varios de ellos, los que podrían causar, todos o cualquiera de ellos, que una célula se desregule?

Responder esta pregunta, creo, es lo que nos conducirá a la pieza que falta en el rompecabezas de la prevención y el tratamiento del cáncer. Actualmente sabemos que el cáncer muta de un modo tan espectacular e imprevisible que cada nueva célula cancerosa es distinta a la última y que ningún cáncer es nunca igual en una persona en comparación con otra, incluso cuando se les ha diagnosticado el mismo «tipo» de cáncer[2]. A pesar de ello, nos hemos acercado muchísimo a «curar» el cáncer, pero no acabamos de conseguirlo. Incluso cuando somos capaces de erradicar el 99% de las células cancerosas de un tumor, a menudo el 1% de células supervivientes que nos han rehuido volverá a aparecer, esta vez con un impulso mucho más fuerte de mutar y de cambiar mostrando una potente y enorme diversidad que hará que las nuevas farmacoterapias sean igualmente ineficaces.

Estamos viendo ahora avances en muchas disciplinas que relacionan el modo en que vivimos en el mundo con el modo en que actúa nuestra biología celular. Lo que estamos averiguando, cada vez a un ritmo más rápido, es que los factores del estilo de vida influyen directamente en los comportamientos de los genes necesarios para regular el crecimiento celular homeostático y sano, de modo que se conserve un crecimiento celular ordenado y adecuado[3-5]. Estamos viendo que estos factores externos influyen, entre otras cosas, en los procesos de regulación génica de las *características distintivas del cáncer*[3,6-12]. Lo que es tan apasionante sobre todo esto es el control que tenemos sobre estas dinámicas influencias epigenéticas.

Con cada nuevo descubrimiento sobre cómo el estilo de vida influye en la expresión génica, ampliamos una importante clase nueva de mapa genómico: es lo que se ha denominado «epigenoma». La información reunida nos proporcionará la orientación científica que necesitamos para avanzar y empezar a hacer progresos importantes en la prevención del cáncer.

La esperanzadora ciencia de la genómica social

La genómica social es el estudio de cómo las circunstancias de la vida cotidiana influyen en la expresión génica. Nuestras vidas son infinitamente complejas y mudables, pero el trabajo que están haciendo los investigadores en esta área está aclarando cómo ciertos aspectos de nuestro estilo de vida influyen en la prevención o en la proliferación de muchas enfermedades, incluidos los cánceres. La genómica social nos ofrece una forma de ver el comportamiento genético desde una perspectiva increíblemente esperanzada y optimista en lo que al cáncer se refiere, porque los factores del estilo de vida son algo que podemos cambiar, con independencia de nuestras circunstancias actuales. Esta es el área de las diversas investigaciones científicas en la que se basa la vida anticáncer.

Elissa Epel, una renombrada científica social, me describió su interés por la epigenética en una conversación reciente. «Me interesa cómo se transduce el mundo psicológico y social..., cómo se nos mete en el cuerpo..., para afectar a los distintos sistemas de nuestro organismo que regulan nuestra salud, como nuestro sistema inmunitario, nuestro sistema metabólico, nuestra alimentación, hambre y apetito: hay todo un mundo de elecciones personales que realmente influyen en nuestra salud a muchos niveles fundamentales.»

Los científicos sociales como yo mismo, Steve Cole, Epel y muchos otros hemos dedicado nuestras carreras a examinar cómo los factores ambientales (incluidos los factores sociales, físicos y emocionales) influyen en el comportamiento de los genes cruzando de algún modo la barrera entre nuestro yo experiencial y nuestro yo celular para favorecer la buena salud y el bienestar o quizá desencadenar la aparición de diversas enfermedades, incluidos los cánceres. Las investigaciones de mi laboratorio y de otros más están demostrando cómo factores como el estrés y la depresión modulan las vías clave de la expresión génica de una forma que aumenta nuestra vulnerabilidad al cáncer.[13,14] Prácticas como el yoga, el tai chi u otras técnicas de manejo del estrés no sólo mejoran aspectos de la calidad de vida sino que también modifican estas vías de regulación génica, lo que da lugar a un mejor control celular[15-17].

Steve Cole, considerado el fundador del nuevo campo de la genómica social, ha llevado a cabo una investigación extraordinariamente contundente sobre cómo los factores crónicos de estrés afectan negativamente a nuestra salud[18,19]. Cole y su equipo de la UCLA descubrieron que las personas que viven en barrios marcados por la pobreza, un paro elevado, la soledad, el aislamiento social y el miedo (zonas con mucha delincuencia) presentan cambios en su expresión génica que pueden hacer que sean más susceptibles a desarrollar cánceres y otras enfermedades. La buena noticia es que estos efectos, aunque tienen la capacidad de alterar el comportamiento genético a lo largo de varias generaciones, son manifiestamente reversibles[20]. Esto significa que podemos cambiar el rumbo de nuestra propia evolución celular simplemente mejorando aspectos de nuestra vida.

Cole hizo los siguientes descubrimientos:

- Apartar a una persona de un ambiente estresante, incluso a una edad avanzada, permitirá que sus genes recuperen una situación de equilibrio[20]. Esto significa que nuestra salud tiene un enorme potencial para recuperarse.
- Las intervenciones tempranas para mejorar la situación de un niño pueden fortalecerlo de un modo que prepara su cuerpo para una adecuada expresión génica a lo largo del tiempo, aunque estas intervenciones sean de corta duración[21].
- Observar el impacto epigenético de estos factores de estrés en la vida a nivel biológico nos ayudará a identificar cambios que podemos hacer en el estilo de vida que nos permitan actuar antes de que se manifieste una disfunción génica o un cáncer.

Lo que Cole empezó a ver es que tener en cuenta los factores del estilo de vida al examinar la expresión génica significa realmente examinar el comportamiento genético desde un punto de vista completamente nuevo. La suya es una visión maravillosamente unificadora que reconoce que existe un componente psicológico, un componente físico y un componente químico en los procesos epigenéticos que dan lugar al desarrollo del cáncer[18]. Con este conocimiento podemos emprender acciones diarias que fortalezcan la capacidad del cuerpo de mantener equilibrada la expresión génica, o podemos vivir de un modo que debilite esta homeostasis fundamental. La buena noticia, especialmente para aquellas personas que cargamos con factores de estrés que pueden, en la práctica, ser ineludibles, es que las acciones proactivas que adoptemos pueden ser tan simples como admitir que estamos en una situación estresante y adoptar conductas para cambiar o reducir los daños de los factores de estrés. Este tipo de concienciación psicológica puede activar por sí sola la clase de fortalecimiento biológico y regulación sistémica que contribuye a mantener a raya enfermedades, incluido el cáncer.

EL COSTE EPIGENÉTICO DE LAS EXPERIENCIAS EN LA INFANCIA

Los científicos están averiguando cómo el trauma queda escrito en el cuerpo de una forma que tiene un efecto de cascada sobre nuestra salud y nuestro bienestar. Trabajar con la historia de traumas de una persona y con los patrones de pensamiento, conducta y biología que se han desarrollado como consecuencia de ellos puede aportar una nueva base al equilibrio emocional y una nueva mentalidad en cuanto al bienestar.

Los estudios demuestran que quienes sufren experiencias adversas en la infancia (EAI) presentan índices más altos de muchas enfermedades, incluidos los cánceres[22-24]. Encontrar ayuda para superar estos traumas tempranos (abusos, desatención, etc.) es fundamental para adoptar conductas saludables y recuperar una elevada calidad de vida.

La buena noticia es que estos desafíos de la infancia, aunque pueden haber influido en el comportamiento genético a temprana edad, no son sentencias para toda la vida. Son reversibles[20,25]. Los pilares de una vida anticáncer, junto con el tratamiento psicológico centrado, pueden sanar heridas de toda la vida y situarnos en el camino de una libertad y capacidad de actuación reales.

EL HUMAN EPIGENOME PROJECT (HEP)

En 2003, cuando estaba finalizando el Human Epigenome Project (Proyecto Epigenoma Humano), un grupo de científicos internacionales creó el European Epigenome Project para el ámbito europeo[26]. Este grupo, liderado por Andrew Feinberg, genetista de la Facultad de Medicina de la Universidad Johns Hopkins, lanzó en 2005 el U.S. Human Epigenome Project, un proyecto hermano para Estados Unidos que buscaría datos complementarios (más que superpuestos)[27]. Combinados, los dos grupos esperaban crear un mapa exhaustivo de genes relacionado con la actividad y el marcaje epigenéticos, lo que literalmente significa seguir los cambios en la expresión génica que pueden volverse hereditarios, o transmitirse de una célula a una célula hija, sin cambiar en absoluto la secuencia inherente de ADN. Mi excolega en el MD Anderson, el doctor Jean-Pierre Issa, que está ahora en la Universidad Temple y es también miembro fundador del Human Epigenome Project, dijo: «El cáncer, la aterosclerosis y la enfermedad de Alzheimer son enfermedades *adquiridas* en las que es muy probable que el entorno desempeñe un papel importante[28]. Feinberg cree que el cáncer es un proceso celular mucho más simple de lo que las teorías genéticas actuales preconizan. Cree que con todas estas clases de bases de datos, nos estamos acercando a la capacidad de identificar estados premalignos y de influir positivamente en ellos haciendo cambios en el estilo de vida, lo que significaría que podemos detener el cáncer antes de que empiece simplemente haciendo modificaciones en nuestra vida diaria.

Cómo la experiencia queda grabada en nuestros genes

Un estudio fascinante publicado en 2008[29] que examinaba los niveles de estrés en los supervivientes del Holocausto y su descendencia reveló que los descendientes de los supervivientes presentan un perfil único de hormonas del estrés que puede predisponerlos a trastornos de ansiedad en un porcentaje mayor que sus iguales no afectados[29]. Rachel Yehuda, investigadora en el creciente campo de la epigenética y los efectos intergeneracionales del trauma, y sus colegas de la Facultad de Medicina Icahn en Mount Sinai y del James J. Peters Centro Médico de Asuntos del Veterano en el Bronx, midió los niveles de la hormona del estrés cortisol y descubrió que la descendencia de los supervivientes del Holocausto presentaba niveles más bajos de cortisol que el grupo de control[29]. Al profundizar su estudio, descubrieron que este grupo presentaba niveles más altos de una enzima que descompone el cortisol. Informaron que la descendencia de los supervivientes del Holocausto presentaba cambios específicos de los genes relacionados con el estrés vinculados con el trastorno por estrés postraumático (TEPT) y la depresión[30]. Esto indica que las anomalías genéticas heredadas de estas personas en lo relativo a la producción de hormonas del estrés necesitaban reaccionar al trauma, y que pueden haberse visto afectadas de una forma que puede transmitirse de una generación a la siguiente. Este hecho está respaldado por una exhaustiva investigación con animales que demuestra que los efectos negativos de la exposición al estrés se transmite a sucesivas generaciones, incluso a las generaciones apartadas de la fuente original[31]. Estamos empezando a ver el mismo fenómeno con los factores reguladores del gen relacionado con la heredabilidad de la obesidad que influyen en la descendencia hasta siete generaciones apartadas de la fuente original[32-34].

Elizabeth Blackburn, que recibió el Premio Nobel de Medicina en 2009 por su trabajo sobre los telómeros, comentó este fenómeno en 2012, cuando ella y su colega, Elissa Epel, se percataron de que la violencia, la pobreza y los abusos (factores epigenéticos) arrancaban la «cobertura amparadora» que protegía el genoma de una persona[35]. Esto ha suscitado una extraordinaria fascinación e interés por conocer los aspectos evolutivos de la experiencia epigenética en lo relativo a las dolencias y las enfermedades. ¿Es una vía unidireccional en cuanto a los efectos duraderos de esos factores de estrés y los consiguientes factores del estilo de vida?

La respuesta, por lo menos en cuanto a los factores epigenéticos emocionales, parece ser un rotundo no, porque los cambios epigenéticos son lo que consideramos influencias «maleables», o mutables. La epigenética posee un dinamismo que hace tambalear todas nuestras suposiciones sobre el hecho de que el comportamiento genético es fruto de la herencia o de la mala suerte. Conocer la reversibilidad, la variabilidad de la influencia epigenética nos ofrece una forma radicalmente nueva de conocer cómo abordar de un modo distinto el tratamiento de enfermedades como el cáncer cuando nos abrimos a conceptos como la reversibilidad o la redirección en lo que a nuestro comportamiento genético se refiere.

La cuestión de la «reversibilidad» es más compleja en lo que se refiere a las fuentes químicas de la influencia epigenética. Uno de los ejemplos más conocidos de ello es el de las hijas y nietas (y los hijos y nietos) de las mujeres que tomaron dietilestilbestrol (DES), un fármaco a base de estrógenos utilizado para prevenir los abortos espontáneos[36]. En Estados Unidos este fármaco se recetó muchísimo a mediados del siglo xx y los CDC calculan que entre cinco y diez millones de mujeres estadounidenses tomaron este fármaco entre 1938 y 1971, cuando fue retirado finalmente del mercado. Las hijas de estas mujeres que estuvieron expuestas al DES cuando estaban en el útero son propensas a desarrollar una clase particularmente rara de cáncer de vagina y a tener problemas para concebir y para llevar un embarazo a término, mientras que los hijos de estas mujeres que también estuvieron expuestos al DES cuando estaban en el útero son propensos a un conjunto particular de enfermedades, incluidos ciertos cánceres[37]. Y lo que es más asombroso, las nietas de estas mujeres que estuvieron expuestas al DES durante el embarazo presentaban un mayor riesgo de cáncer de ovario[38]. Estos estudios también están respaldados por investigaciones con animales que demuestran que los efectos epigenéticos de la exposición al DES son patentes dos generaciones después, lo que demuestra un evidente efecto transgeneracional transmitido a través de los genes[39,40].

Cambiar la heredabilidad de esta clase de disrupción génica inducida químicamente requiere una intervención médica más concentrada que reducir el estrés o modificar los factores del estilo de vida, pero conocer que ha existido está exposición en la historia médica de tu familia y compartir esa información con tu médico te da la oportunidad de adoptar medidas tempranas de intervención que pueden prevenir la aparición o proliferación de las enfermedades relacionadas con esta clase de exposición a genes moduladores.

Mi colega la doctora Janet Gray, que está en el Vassar College, está fascinada con la investigación de la intersección del entorno y la salud de la mujer, en especial en lo relativo al cáncer de mama. En 2017, fue la autora principal junto con sus colegas de una actualización de las pruebas que relacionaban el cáncer de mama con las exposiciones ambientales[41]. Hace poco, empezó a investigar la relación entre un compuesto plástico, el bisfenol A, o BFA (una sustancia química que estimula el estrógeno), y su papel epigenético en el cáncer de mama.

El cáncer como respuesta revolutiva a la vida moderna

En 2016, en la Universidad de Yale, se hicieron públicos los resultados de un estudio único. La investigación aplicaba las herramientas utilizadas tradicionalmente por los biólogos evolutivos para replantear el modo en que pensamos sobre las metástasis tumorales en el cáncer en un intento de arrojar luz sobre cómo podríamos desarrollar tratamientos más eficaces.

El estudio, dirigido por Jeffrey Townsend, fue publicado en la revista *Proceedings of the National Academy of Sciences*[42].

A partir de la idea que sostienen muchos científicos de que el cáncer es un proceso evolutivo, Townsend y su equipo obtuvieron tejido tumoral de células normales, primarias y tumorales metastásicas de un abanico de personas sin ninguna enfermedad o con diversos tipos de cáncer. Usando metodologías de biología evolutiva, crearon un «árbol» que dibujaría un mapa de la evolución de los cánceres entre este grupo identificando las mutaciones genéticas encontradas en las muestras obtenidas. Lo que descubrieron fue que su mapa revelaba relaciones entre la cronología tumoral y los cambios genéticos. A partir de eso, fueron capaces de identificar tres características distintivas fundamentales que compartían todos los cánceres de los que habían obtenido muestras: La primera fue ser capaces de ver que las metástasis se originaban a lo largo de vías diferenciales en los tumores primarios y se extendían después siguiendo un patrón «ramificado» más que lineal (como suponían los modelos anteriores), lo que sugiere que no es probable que los cambios genéticos sean necesarios o suficientes, por sí solos, para la metástasis. En segundo lugar, descubrieron que este proceso metastásico puede diferenciarse genéticamente mucho antes en la vida del tumor primario de lo que se creía anteriormente, *e incluso producirse antes de que se diagnostique un tumor primario*. En tercer lugar, descubrieron que el proceso metastásico está relacionado con las «mutaciones conductoras» que dan una ventaja selectiva (o evolutiva) a ciertas mutaciones por encima de otras, y esto impulsa el proceso metastásico.

Estos descubrimientos son significativos porque nos permitirán concentrarnos en los genes donde se produce esta clase de mutación «evolutiva» o «conductora» y en terapias dirigidas que detendrán el proceso metastásico, puede que incluso antes de que empecemos a enfrentarnos con el tumor primario.

Finalmente, esto nos ayuda a comprender la tenacidad con la que el cáncer compite por su supervivencia: necesitamos saber, como indica Townsend, «que el cáncer evoluciona simultáneamente a lo largo de varias trayectorias» y que «el oncólogo del futuro va a tener que conocer esta biología evolutiva para ser más hábil que la enfermedad»[43].

Durante décadas, la idea de que el cáncer era ante todo una respuesta evolutiva era una teoría fundamental de la ciencia oncológica. Entonces, en la década de 1970, la revolución molecular hizo que dejáramos de concentrarnos en esta «perspectiva más amplia» para empezar a fijar nuestra atención en lo pequeño, hasta, irónicamente, los últimos avances que hemos efectuado en el proyecto del genoma humano y la revolución genómica en la que estamos inmersos actualmente. Los científicos se están percatando rápidamente de que la única forma de gestionar todos estos datos es utilizar las herramientas de la ciencia evolutiva y una perspectiva evolutiva para alcanzar los siguientes niveles de tratamiento eficaz y avanzar de modo más decisivo hacia la prevención.

Cole también considera la proliferación del cáncer como una adaptación «evolutiva» y lo explica añadiendo la ciencia social a la ecuación señalando que nuestros cuerpos están diseñados para reaccionar a un estrés agudo (piensa en huir corriendo de un depredador o de un edificio en llamas), pero no están diseñados para estar sometidos a un estrés crónico y a las múltiples conductas poco saludables que caracterizan la vida moderna. Comparto plenamente con él este punto de vista y a lo largo de mi carrera he observado cómo ayudar a los pacientes a abandonar su vida poco saludable es fundamental para sanar y recuperar una sensación de salud y de bienestar.

Tenemos que recordar constantemente que las células cancerosas son células que han perdido todo equilibrio y todo parecido con una actuación normal. De hecho, son células que se han programado genéticamente para seguir transformándose y cambiando, con el único propósito de ser capaz de escapar de cualquier tipo de regulación homeostática o de cualquier clase de limitaciones evolutivas, ya sean biológicas o del estilo de vida. Vemos que estas células secuestran también múltiples sistemas de nuestro cuerpo, modificando la expresión génica con la única finalidad de permitirles seguir con vida. Esta es la razón de que tratar los cánceres haya resultado hasta ahora tan desconcertante: las células cancerosas están cambiando constantemente debido a factores que no pueden abordarse con la cirugía, la radioterapia o los fármacos. Simplemente, no dispondremos de un tratamiento eficaz si no ponemos en juego el enorme componente de la causa que es el estilo de vida.

Al parecer, el cáncer ha encontrado la forma de dejar atrás, incluso de burlar, lo que consideramos el comportamiento evolutivo celular normal, y los científicos están empezando a ver un claro paralelismo entre la aceleración de la aparición del cáncer y la serie creciente y cambiante de factores de estrés socioambientales y factores del estilo de vida que nos afectan a todos.

Nuestros genes no son nuestro destino

Visualizar cómo las exposiciones poco saludables acumuladas de la vida moderna aparecen cuando incluimos los aspectos negativos de la epigenética en un gráfico junto con la creciente incidencia de los cánceres en el mundo a lo largo del tiempo invita a una nueva clase de conocimiento y debate. Y eso es necesario para empoderar y activar a nuestros pacientes y a nosotros mismos. Nuestras historias sociales se graban activa y continuamente en nuestro ADN de una forma que podemos llegar a conocer mejor y en la que podemos llegar a influir. De hecho, cambiamos la narrativa biológica al cambiar el modo en que vivimos.

Actualmente estamos averiguando que nuestros genes no son nuestro destino, ni tampoco lo es la evolución en lo que al cáncer se refiere. Hoy en día sabemos que tenemos un enorme poder sobre estos dos factores, mucho más del que jamás creímos imaginable. Esto significa que, a pesar de las probabilidades de prácticamente el cincuenta por ciento a las que actualmente nos enfrentamos, el cáncer no es inevitable. Ahora sabemos que podemos combatir y desafiar las estadísticas.

Para un éxito óptimo en la prevención y el control del cáncer una vez diagnosticado, es necesario que se produzca una reducción del riesgo conductual. Para las personas con cáncer, esto tiene que suceder *junto con* el establecimiento de los genes anómalos como diana y la estimulación del sistema inmunitario. Modificar todos los factores que sabemos que influyen en la expresión génica saludable y equilibrar las características distintivas del cáncer nos ayudará a hacer que nuestro cuerpo sea lo más hostil posible al cáncer. Mientras los estudios multimillonarios de alta tecnología siguen investigando las características distintivas del cáncer y las intervenciones dirigidas, las soluciones de baja tecnología consistentes en llevar una vida más saludable y hacer un cambio total del estilo de vida siguen siendo un antídoto potente y eficaz para evitar o sobrevivir al cáncer. Y no tienes que esperar a que la Food and Drug Administration (agencia del Gobierno de los Estados Unidos para la administración de alimentos y medicamentos) apruebe esta receta ni recorrer medio mundo para encontrar un médico que te ayude a ponerla en práctica.

De hecho, sólo tienes que seguir leyendo.

6

La sinergia y la Mezcla de Seis

En *Anticáncer*, David Servan-Schreiber se concentró en cuatro componentes clave del estilo de vida que sabía que lo estaban ayudando a sanar mientras tenía cáncer. Comprenden la dieta, el entorno (tóxicos), el ejercicio y el estrés. En *Vida anticáncer*, Alison y yo hemos añadido dos nuevos pilares del estilo de vida saludable a estos componentes: el apoyo social y el sueño. El propio David sabía lo crucial que era para su supervivencia su estrecha relación con su familia, y es probable que también supiera lo importante que es dormir bien. Investigadores de todo el mundo están aportando estudios y datos valiosos al creciente banco científico que valida y afina nuestros conocimientos sobre los poderes sanadores de estas costumbres diarias. En resumen, existen seis áreas, que trataré de modo más detallado por separado:

Las relaciones sociales cuentan: Los seres humanos no estamos hechos para estar completamente solos, de modo que formamos, creamos y elegimos familias; encontramos amigos, tribus y aliados; nos incorporamos a equipos, comunidades y grupos; participamos en general en actividades en las que impulsamos nuestra interacción social. Hasta las personas más introvertidas necesitan relaciones, equilibradas con la soledad y la tranquilidad. El compañerismo, en todas sus variantes, nos protege del estrés, la soledad y la vulnerabilidad. Hemos visto una creciente cantidad de investigaciones sobre el poder del amor y el apoyo social para sanar; es tan importante que Alison y yo le hemos dado la máxima prioridad entre los factores del estilo de vida que forman la «Mezcla de Seis».

Libera el estrés: Todos necesitamos cierto tipo de fricción vital que nos lleve a levantarnos por la mañana, pero nuestras vidas tendrían que estar definidas por lo llenos de energía que nos sentimos, no por lo estresados que estamos. Se sabe que el estrés estimula la proliferación del cáncer, además de reducir nuestro bienestar de muchas formas[1-3]. El estrés crónico es corrosivo y socava nuestra capacidad de estar sanos tanto a nivel social como biológico[4]. Es el gran instigador de tantas enfermedades que le hemos dado una prioridad alta en esta exposición.

El sueño como supernutriente: Dormir bien es sumamente sanador: es una «actividad» vital que tenemos que llevar a cabo para fomentar el bienestar. No hay, prácticamente, nada que cambie tanto tu actitud ante la vida y tu capacidad de sanar como el sueño. Y también hay mucho que decir sobre lo que ocurre biológicamente durante esas horas[5-7]. Una vida anticáncer implica priorizar este tiempo extraordinariamente productivo de sanación, y abordar cualquier obstáculo o dificultad. ¡Tu cuerpo te lo agradecerá!

La alegría del movimiento: Nuestro cuerpo está diseñado para moverse. Cuando nuestra vida es sedentaria, los ritmos internos y los flujos de sustancias químicas y de fluidos que rigen los procesos que nos mantienen sanos y robustos pueden obstaculizarse, ralentizarse y perder eficacia. Tenemos que honrar el propósito de nuestro cuerpo y estirarlo, alargarlo, andar, correr; movernos para fortalecer y activar nuestros procesos de sanación innatos. La actividad física es esencial para mantener las dolencias o las enfermedades a raya, y también para recuperarse (contrariamente a lo que podría pensarse a veces)[8]. El cáncer plantea desafíos específicos a la hora de mantener el cuerpo en movimiento. Pero tenemos que pensar en la actividad física como en una modalidad de sanación, como en una fuente de cuidados y placer para nuestra biología. Igual que hay un tiempo para descansar, hay un tiempo para moverse. Es una parte fundamental del equilibrio de la sanación.

Encontrar los alimentos que sanan: El cuerpo humano está diseñado para conservar la salud cuando nuestro peso se mantiene en un nivel que nos permite sentirnos bien, fuertes, ágiles y llenos de energía. Sabemos que tenemos un peso cómodo (lo que significa saludable) cuando dormimos bien, comemos con moderación y podemos participar en todas las actividades que nos gustan. Es un concepto muy sencillo, pero como todos estamos sepultados bajo un aluvión de desinformación, así como de alimentos muy procesados y poco saludables, esta cuestión se ha vuelto de lo más compleja. De modo que vamos a volver a plantearnos comer para gozar de salud y de bienestar.

Atención a los tóxicos: Todos estamos rodeados de tóxicos ambientales que en general no podemos oler, detectar por su sabor ni tocar, tanto en casa como en el exterior. Gran parte de esta exposición escapa a nuestro control, pero no toda. Estamos a las puertas de un cambio radical en nuestra concepción de la toxicidad ambiental; emprender ahora medidas proactivas nos servirá a todos a la larga. Modificar nuestra concienciación en este ámbito es una piedra angular de una vida anticáncer.

Cada área de la Mezcla de Seis ha sido relacionada científicamente con por lo menos una de las características distintivas biológicas clave necesarias para que el cáncer se forme, crezca y sobreviva[9]. La investigación sugiere también que estos factores del estilo de vida interactúan y se refuerzan entre sí de una forma tanto positiva como negativa[9]. Por ejemplo:

- Una sólida red de apoyo refuerza nuestras buenas costumbres. Compartir información, aunar esfuerzos para lograr objetivos relacionados con nuestra salud y el amor sin más activan nuestra biología saludable. Sin ello, solemos flaquear, perder la esperanza y agobiarnos.
- Un estrés elevado *reduce* los efectos beneficiosos de los alimentos saludables a la vez que nos lleva a hacer malas elecciones alimentarias. Y disminuye el interés por el ejercicio y altera el sueño, lo que, a su vez, repercute en nuestras relaciones. Aprende a acabar con este círculo vicioso.
- La alteración del sueño modifica las preferencias alimentarias, cambia las vías metabólicas nutricionales y reduce la energía para la práctica de ejercicio.
- A la inversa, la práctica regular de ejercicio nos ayuda a reducir el estrés, a comer con mayor moderación y metabolizar mejor los nutrientes, y a dormir mejor.
- La exposición a tóxicos ambientales puede estresar en exceso nuestro cuerpo y minar nuestra energía, lo que influye en nuestro peso, en nuestros procesos metabólicos y en nuestra capacidad de cambiar la forma en que nuestro cuerpo y cerebro se desarrollan.

La interrelación entre los factores de la Mezcla de Seis facilita que la sinergia compartida nos sostenga cuando tenemos un «mal día». Por ejemplo, la gente tiene tendencia a castigarse por «saltarse la dieta» no comiendo nada al día siguiente y entra así en el ciclo de culpa y vergüenza. Como alternativa, además de ser más cuidadoso a la hora de elegir los alimentos, también puedes aumentar tus prácticas cuerpomente. Busca alivio para los perjuicios del estrés y la comida poco saludable aumentando la meditación o el yoga. Hacer más ejercicio después de un resbalón así también puede reducir el «daño» de esa elección. Para anticiparte a un resbalón así, y a menudo somos conscientes de ellos con antelación, aumenta la práctica de ejercicio, el manejo del estrés y el sueño saludable antes y después de los inevitables resbalones en tu camino hacia un estilo de vida más saludable. Vuélvete más fuerte y más centrado para poder revisar tu vida con una mayor claridad y conciencia.

Gracias a nuestros pacientes del MD Anderson he observado que experimentar las cualidades autoafirmantes de la Mezcla de Seis cambia a la gente de un modo a menudo sorprendente, único para cada persona, y realmente milagroso. Adquirir conciencia de estos factores del estilo de vida y de las relaciones entre ellos, darse cuenta de que hay tantas cosas bajo nuestro control, nos hace ver el propósito más básico y, aun así, más olvidado, que tenemos en la vida, y que consiste en vivir de modo que nuestro cuerpo goce de la máxima salud y el máximo bienestar. Y hacerlo tanto si el cáncer está presente como si no.

Hashmat E. ha dedicado su vida profesional a cuidar de los demás en su trabajo pro derechos humanos, en concreto con niños discapacitados, en todo el mundo. Su trabajo ha salvado millares de vidas y ha afectado positivamente a muchísimas más. Sin embargo, el precio, algo nada inusual en este tipo de profesiones, ha sido descuidar su propia salud debido a las largas jornadas y al elevado estrés de tener que enfrentarse con unas necesidades tan acuciantes. Mientras trabajaba sobre el terreno, en Pakistán, se encontró un bulto en el pecho. Cuando pudo por fin ir al médico y le diagnosticaron cáncer, el bulto había cuadriplicado su tamaño.

Después de que le diagnosticaran cáncer de mama, Hashmat tuvo que encontrar formas de pensar primero en ella, por primera vez. Como nuestros demás participantes en el estudio CompLife, vio que tenía que concentrarse en la «Mezcla de Seis» y modificarlo prácticamente todo, desde su dieta y su rutina de ejercicios hasta su patrón del sueño y su manejo diario del estrés. En su caso, contaba con una fuerte red de apoyo, y eso demostró ser una buena base para los cambios que tenía que hacer. Primero, modificó su dieta para limitar la ingesta de azúcar ya que había pasado a depender de los tentempiés con alto contenido de azúcar para seguir adelante cuando estaba demasiado cansada debido al *jet lag* o simplemente hecha polvo por trabajar demasiado. Empezó a contar sus pasos y a hacer un seguimiento de su forma física. Para aprender a relajarse, utilizó nuestras clases de meditación y yoga, y me dijo que por primera vez desde hacía años lograba un sueño realmente reparador por la noche.

Entonces se produjo un cambio inesperado: descubrió la palabra *no*. Aprender a decir no, a poner límites a las peticiones y a delegar de modo más eficaz en el apoyo de que disponía fue el punto de inflexión de Hashmat. Ella atribuye a su práctica diaria mente-cuerpo el aumento de su conciencia sobre cómo responder a los demás y a sus necesidades, incluso cuando son urgentes. Según sus propias palabras: «He notado que ahora soy más feliz. Gracias a ello, estoy disfrutando más de la vida. Tengo mejor relación con todo el mundo y puedo pensar. Hasta personas que trabajaban conmigo me han dicho: "¿Qué te han dado en el hospital? Ahora eres más sabia". No reacciono de forma exagerada ante las cosas que solían alterarme».

Para Hashmat, el estrés añadido de su diagnóstico de cáncer y su tratamiento oncológico fue un aviso sobre otras fuentes de estrés en su vida. Gestionar el aspecto emocional de la experiencia del cáncer fue de vital importancia. De hecho, antes de incorporarse al estudio CompLife había tendido a ignorar esos aspectos de su vida. Ahora está empoderada para situar lo que es mejor para su salud en lo más alto de su lista diaria de prioridades. Lo que averiguó fue que esto le permitía satisfacer mejor las necesidades de los demás, aunque ahora lo haga de otra forma. A pesar de todo por lo que ha pasado, afirma que ahora se siente mejor de lo que se había sentido nunca antes de que le diagnosticaran el cáncer. Según me dijo: «Todos los días compruebo mis pasos y eso me hace sentir realmente bien. Me voy a dormir a la hora debida y me digo a mí misma "No pasa nada si esto no se hace hoy. Puede esperar"».

Sanación sinérgica

Ya hace cierto tiempo que sabemos, gracias al trabajo pionero de los principales científicos de todo el mundo, que ciertos ajustes en el estilo de vida afectan profundamente a la trayectoria y al resultado del cáncer. Se ha hecho mucho hincapié en factores individuales del estilo de vida como la dieta, el ejercicio y la reducción de factores de estrés (tanto psicológico como biológico), pero una creciente cantidad de investigaciones demuestra que hacer cambios en más de un área potencia y aumenta los beneficios de cada uno de los factores del estilo de vida[10-12]. Esto es lo que hace que la vida anticáncer sea tan dinámica y, desde el punto de vista de la investigación, algo complicada.

A pesar de estas dificultades, diversos estudios de referencia han demostrado el espectacular impacto de un cambio total del estilo de vida. La investigación dirigida por Barbara Andersen en la Universidad del Estado de Ohio en Columbus examinó los efectos a largo y corto plazo de una intervención total en el estilo de vida en mujeres con cáncer de mama en estadio II o estadio III que se habían sometido a cirugía[13]. Las pacientes del grupo de la intervención asistieron a dieciocho sesiones semanales sobre técnicas para reducir la angustia y mejorar la calidad de vida, mejorar las conductas saludables (dieta, ejercicio, dejar de fumar) y asegurarse de que seguían el tratamiento y acudían a las citas de seguimiento. Andersen y su equipo enseñaron a las pacientes la relajación muscular progresiva y las ayudaron a reconocer el estrés y a reaccionar a él de otra forma. Tras las dieciocho semanas iniciales, el grupo de la intervención tuvo ocho sesiones mensuales para ayudar a las participantes a mantener sus cambios concentrándose en el apoyo social, de modo que identificaran a qué personas de su vida podían pedir ayuda.

Once años después, las mujeres que participaron en la intervención presentaban un riesgo un 45% menor de recidiva de cáncer que las que estaban en el grupo de control, y era un 56% menos probable que hubieran muerto de cáncer de mama que las mujeres del grupo de control. También era un 49% menos probable que las pacientes del grupo de la intervención murieran por cualquier causa[14]. Cuando las mujeres del grupo de la intervención presentaban una recidiva de la enfermedad, vivían más tiempo después de la recidiva que las mujeres del grupo de control[15]. Los resultados indicaban también que las mujeres que participaron en la intervención presentaban resultados psicológicos, conductuales y de salud considerablemente mejores, además de una mejor función inmunitaria, que las pacientes del grupo de control[13,15-17].

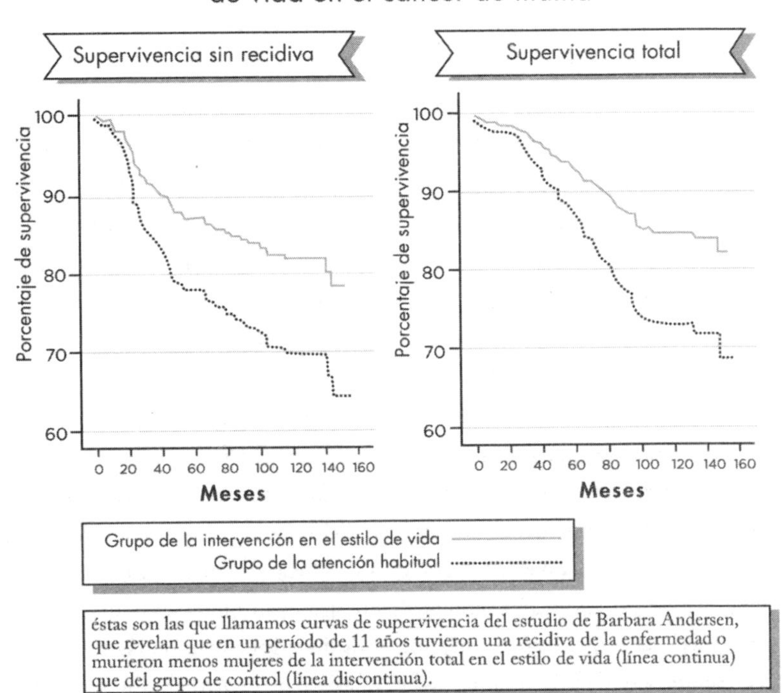

éstas son las que llamamos curvas de supervivencia del estudio de Barbara Andersen, que revelan que en un período de 11 años tuvieron una recidiva de la enfermedad o murieron menos mujeres de la intervención total en el estilo de vida (línea continua) que del grupo de control (línea discontinua).

Adaptado y reproducido con autorización de John Wiley & Sons, Inc.: B. L. Andersen, H. C. Yang, W. B. Farrar, *et al*, «Psychologic intervention improves survival for breast cancer patients: a randomized clinical trial», *Cancer*, 113, n.° 12 (Diciembre 2008), pp. 3450-58.

Adaptado en colaboración con Laura Beckman.

Por otra parte, en el Preventive Medicine Research Institute y en la Universidad de California en San Francisco, el doctor Dean Ornish y su equipo han dado a conocer unos resultados increíbles de estudios que examinaban los efectos de un cambio total del estilo de vida en la cardiopatía y el cáncer de próstata (www.ornish.com). En su revolucionario estudio de 2005, Ornish seleccionó a noventa y tres hombres con cáncer de próstata en fase temprana sometidos a una vigilancia activa, una situación en la que se ha confirmado a los hombres el cáncer de próstata pero en la que es clínicamente adecuado posponer la cirugía[18]. Se eligió al azar a la mitad de los hombres para que efectuaran un cambio intensivo en su estilo de vida mientras que simplemente se supervisó a la otra mitad a lo largo del tiempo sin ninguna intervención. Este planteamiento permitió a los investigadores valorar los efectos de los cambios totales del estilo de vida por sí solos, puesto que el grupo de control aleatorizado no se sometía a ningún tratamiento. Se aconsejó a los participantes en el grupo del estilo de vida una dieta vegetal de alimentos completos bajos en grasas y en carbohidratos refinados, se les animó a hacer ejercicio treinta minutos al día seis días a la semana, a manejar su estrés una hora al día mediante yoga y meditación, y a tomar parte en reuniones semanales de un grupo de apoyo durante un año.

Al final del estudio, los participantes en el grupo de la intervención presentaban un descenso de los niveles de PSA (antígeno prostático específico) del 4% en comparación con el aumento del 6% en el grupo de control[18]. Además, la sangre obtenida de los hombres en el grupo de la intervención suprimía el crecimiento de las células de cáncer de próstata humano un 70% mejor después de la intervención que antes de ella (el grupo de control sólo presentaba una mejora del 9% en la capacidad de la sangre de controlar el crecimiento del cáncer de próstata en una placa de Petri)[18]. Cuando Ornish examinó a todos los hombres en el estudio y clasificó la cantidad de cambio en el estilo de vida, descubrió que cuanto mayor era el cambio, mayor era la reducción de los niveles de PSA, y mejor podían las células sanguíneas controlar el cáncer de próstata in vitro[18]. Pasados dos años, sólo el 5% de los hombres del grupo de la intervención se había sometido a tratamiento convencional para el cáncer de próstata (prostatectomía radical, radioterapia o privación de andrógenos), en comparación con el 27% en el grupo de control[18].

En un excelente seguimiento realizado en 2013, Ornish reprodujo exactamente el mismo estudio, reduciendo la intervención a tres meses[19]. Su equipo descubrió una mayor longitud de los telómeros (reflejo de nuestra edad biológica) en los supervivientes de cáncer de próstata cinco años después de la intervención en comparación con una menor longitud de los telómeros en un grupo de control. Los telómeros más largos reflejan una inversión del envejecimiento celular.

En los dos estudios de Ornish, cuanto mayor era la cantidad de cambios en el estilo de vida, mejores eran los resultados[18,19]. Además, los niveles de telomerasa, una proteína que se encuentra en el núcleo celular y que ayuda a conservar la longitud y la integridad de los telómeros, aumentó de antes a después de la intervención pasados sólo tres meses. Ornish y su equipo practicaron también biopsias de próstata antes y después de la intervención y descubrieron que había 501 genes alterados[20]. Los genes que favorecen el cáncer y afectan a la inflamación crónica y el estrés oxidativo estaban regulados o regulados por disminución, o desactivados, en el grupo de la intervención, mientras que los genes beneficiosos que nos protegen de las características distintivas del cáncer estaban reguladas por incremento o activadas.

Lo que estos resultados iniciales me indican es que un cambio total del estilo de vida mejora los resultados clínicos y afecta considerablemente a las características distintivas fundamentales del cáncer. Según Dean: «Estamos averiguando cada vez más que estos mecanismos son mucho más maleables de lo que habíamos creído. Esto, a su vez, da a muchas personas nuevas esperanzas y les ofrece nuevas elecciones que antes no tenían».

LOS PRINCIPIOS FUNDAMENTALES DE UNA VIDA ANTICÁNCER

- Nunca es demasiado tarde, ni demasiado temprano, para adoptar un estilo de vida anticáncer.
- El plan de vida anticáncer se elabora alrededor de la Mezcla de Seis factores del estilo de vida que afectan más directamente a la capacidad del cuerpo de protegerse contra o combatir enfermedades.
- Los factores de la Mezcla de Seis actúan juntos de un modo positivo, puesto que están todos ellos interrelacionados, y el éxito en un área contribuirá a favorecer y sostener el éxito en otras áreas.
- Tenemos que aprovechar y crear primero nuestra red de apoyo social para sentar las bases para otros cambios en el estilo de vida.
- Puedes alcanzar la salud, la sanación y una mayor longevidad, sin estar curado.
- Las conductas saludables son contagiosas; comparte tus hábitos de vida anticáncer con los demás.
- Te sentirás más libre y más capaz de vivir la vida con alegría y amor cuando hagas elecciones de estilo de vida anticáncer.
- La vida anticáncer es un modo de vida, no una solución rápida, y es dinámica, fluida y única para cada persona.

Un diagnóstico trascendental

Un superviviente de cáncer que es la prueba viviente de los efectos sinérgicos de la Mezcla de Seis es Glenn Sabin, el único paciente documentado que se ha recuperado de una leucemia linfática crónica sin someterse al tratamiento oncológico convencional. Cuando Glenn fue diagnosticado en otoño de 1991, era un hombre sano, físicamente activo de veintiocho años, recién casado. Fue a hacerse una revisión anual y le diagnosticaron un tipo de cáncer de sangre que es considerado incurable pero con expectativas de supervivencia. (Su padre, con quien el médico comentó antes el pronóstico de Glenn, fue informado de que era probable que a su hijo sólo le quedaran seis meses de vida.)

EDUCAR A LOS HIJOS DE UN MODO ANTICÁNCER

Con tres hijos en edad de crecer, Alison y yo nos hemos esforzado por inculcarles los principios generales de una vida anticáncer. Lo hemos hecho sobre todo a través del ejemplo. Como la mayoría de progenitores (especialmente los progenitores de adolescentes) sabe, esta es la única forma de lograr que capten el mensaje. «Haz lo que digo, pero no lo que hago» rara vez funciona. Alison lleva sus técnicas de enseñanza a nuestro hogar e intenta diversos planteamientos para implementar una vida saludable en nuestras vidas diarias, todo desde la «norma de los tres mordiscos» hasta «nada de celulares en la habitación» con mayor o menor éxito. Lo importante desde nuestro punto de vista como progenitores es no dejar de intentarlo. No nos desanimamos si determinado planteamiento no funciona, si otros progenitores sabotean nuestros esfuerzos o si nuestros adolescentes encuentran formas solapadas de conseguir lo que quieren, aunque no sea bueno para ellos. Procuramos no desviarnos del camino, animarlos a hacer elecciones saludables, y hacer esas mismas elecciones nosotros para que nuestro comportamiento anticáncer les sirva de modelo y para estar lo suficientemente alerta, atentos y descansados para enfrentarnos al siguiente desafío como progenitores.

Así que, sirve de modelo a tus hijos sobre cómo actuar en consonancia con la prevención del cáncer. Explica por qué haces determinadas elecciones alimentarias pero haz que sean constantes, y dispón de suficientes para toda la familia. ¡Aleja a todos del azúcar y la comida basura! Diles que quieres que duerman lo suficiente porque el sueño ayuda al cerebro y al cuerpo a combatir enfermedades, lo que conllevará un mejor rendimiento académico y deportivo. Y quieres que estén lo más sanos posibles el mayor tiempo posible, y evita tirarte hasta las tantas viendo la televisión o adopta una hora familiar sin pantallas antes de acostarse. Para captar realmente su atención, ¡diles que quieres desafiar los modelos estadísticos actuales que indican que ellos no vivirán tantos años como tú! Pero intenta no ser demasiado dogmático, y concéntrate en ayudarles a establecer sus propias relaciones entre sus elecciones y cómo se sienten. Puede que tengan cosas sorprendentemente acertadas que decir. Recuerda que la vida no es perfecta, y nosotros tampoco. Y nuestros hijos tampoco.

En el momento del diagnóstico, en el bazo de Glenn, un órgano que filtra la sangre y que contribuye a regular la función inmunitaria, habían crecido tantas células cancerosas que casi había multiplicado por cuatro su tamaño normal y le presionaba visiblemente la piel del abdomen. El bazo estaba tan dañado que tuvieron que extirpárselo, pero aparte de eso, el único tratamiento médico estándar disponible para Glenn en aquel momento era un trasplante de médula ósea. Este procedimiento significaba que tendría que someterse a quimioterapia para eliminar las células cancerosas de su médula ósea, recibir después la médula ósea de un donante y esperar que su cuerpo la «aceptara». Este tratamiento no sólo sería un tanto duro y doloroso, sino que por lo menos el 20% de quienes seguían este procedimiento fallecían. Para Glenn, se trataba de una versión médica de la ruleta rusa que no estaba dispuesto a jugar, así que optó por no someterse a ese procedimiento.

¿Qué opción le quedaba? Según su médico, «observar y esperar». Glenn optó por este planteamiento, pero con una diferencia fundamental: en lugar de observar y esperar pasivamente, empezó a documentarse. Comenzó a informarse sobre la biología de su enfermedad y los cambios que podía hacer en su estilo de vida para que el cáncer permaneciera lo más estable e inactivo posible a la vez que potenciaban su salud general en conjunto. Lo llamó «observación proactiva». Según explica: «Mi meta era intentar ser el paciente de cáncer más sano que pudiera».

Inmediatamente empezó a mejorar su dieta, bebiendo agua lo más pura posible, ingiriendo complementos dietéticos, adaptando su vida laboral para reducir su estrés y aumentando el ejercicio diario, conocedor de que la actividad física mejoraría también su bienestar psicológico y emocional. «Con la ayuda de ejercicios relajantes, como nadar o andar, alivio el estrés y potencio mi sensación de calma», me dijo. También empezó a concentrarse en lograr disfrutar de un sueño profundo y reparador, y está convencido de que su mujer (a quien conoce desde la infancia) le proporcionó la clase de amor y apoyo social que necesitaba para vencer el miedo y la ansiedad que conlleva que te diagnostiquen una enfermedad crónica. Ella le ayudó a estar centrado mientras él avanzaba con decisión por la vía de la vida anticáncer.

Los primeros doce años posteriores a su diagnóstico, el cáncer de Glenn se mantuvo controlado. Aunque seguía siendo detectable, no proliferaba, de modo que sus médicos lo animaron a seguir haciendo lo que estuviera haciendo. Entonces, en 2003, padeció un episodio agudo, que incluyó décimas constantes de fiebre, sudores nocturnos y anemia grave. Su recuento sanguíneo era, según sus propias palabras, «un desastre total». En aquel momento, consultó a más médicos en el Johns Hopkins de Baltimore y el Dana-Farber Cancer Institute de Boston, y la opinión general fue que tenía que tratarse con quimioterapia, esteroides y otros potentes agentes farmacológicos. A pesar de lo enfermo que estaba, Glenn decidió que no quería seguir este camino, dado que estos tratamientos, que van acompañados de efectos secundarios graves, no ofrecían «remisiones duraderas» a la mayoría de pacientes de CLL. En lugar de ello, se tomó un respiro del trabajo y buscó formas en que pudiera mejorar todavía más su nuevo estilo de vida saludable. «Quería ver si podía seguir la sanación que había generado para mí mismo durante doce años, *ver si podía influir en la biología subyacente de mi enfermedad*, y tenía que hacerlo de un modo muy controlado.»

Glenn rechazó el tratamiento, pero no dejó a su espléndido equipo médico. En lugar de eso, llegó a un acuerdo con él. Seguiría retocando ligeramente su estilo de vida y se visitaría regularmente varias veces a la semana para controlar de cerca sus recuentos sanguíneos. «Queríamos observar las tendencias de mi leucemia para ver si podíamos observar alguna "causa y efecto" en lo que estaba haciendo. Me convertí en un experimento n=1; en mi caso, un estudio informal de un paciente que se remontaría décadas, y decidimos que reuniríamos los datos de una forma muy organizada y controlada.»

Aunque la mayoría del tiempo estaba exhausto, Glenn siguió haciendo ejercicio, nadando al aire libre bajo el sol y dando pascos diarios que le ayudaban a recuperar fuerzas y conservar la mente despejada. Pasadas varias semanas, su anemia remitió, los sudores nocturnos cesaron y sus niveles sanguíneos se estabilizaron. Dos meses después, sus recuentos sanguíneos volvían a ser normales.

En 2014, un informe patológico no mostraba ningún indicio de que Glenn hubiera tenido alguna vez un trastorno linfoproliferativo. Como él mismo explica: «Mi médula ósea y mi sangre estaban totalmente limpias. Dicho de un modo sencillo, esto significa que no había ningún indicio de que alguna vez hubiera tenido CLL».

Tras diagnosticarle una leucemia crónica cuando tenía veintiocho años, Glenn Sabin es ahora un hombre de cuarenta y cuatro años libre de la enfermedad. El Dana-Farber Cancer Institute y la Universidad de Harvard documentaron su notable experiencia y extraordinaria recuperación, que ahora forman parte de la literatura médica[21]. Su caso también está recogido en su propio libro *n of 1*, del que es coautor junto con la oncóloga Dawn Lemanne[22]. Pero, curiosamente, lo que es más importante es que Glenn no se considera curado. Lo que sí cree es que el estilo de vida anticáncer que adoptó le ayudó a sanar y a conseguir un elevado nivel de salud y bienestar, a pesar de haber vivido con cáncer casi la mitad de su vida.

Tal como la historia de Glenn ilustra, los cambios en el estilo de vida que se efectúan juntos poseen un efecto sinérgico. A medida que vayas avanzando por los siguientes capítulos, irás viendo que los factores sanadores de la Mezcla de Seis se amplifican. Una vida anticáncer consiste en sanarnos a nosotros mismos. Lograr que la prevención del cáncer sea una realidad en lugar de un sueño imposible es el Santo Grial de una vida anticáncer, y es el motor de todas las investigaciones sobre la medicina del estilo de vida que se están llevando a cabo actualmente en el mundo y en nuestro propio CompLife Study, con pacientes como Hashmat. Nuestro objetivo ha sido obtener los datos que legitimen científicamente la Mezcla de Seis de modo que incluir la medicina del estilo de vida en el tratamiento y la prevención del cáncer se convierta en la atención médica de referencia. Una vez dirijamos nuestra atención a prevenir el cáncer de entrada, pasaremos finalmente de un modelo de cuidados de la enfermedad a uno de verdadera asistencia médica. Este es el objetivo de una vida anticáncer.

SEGUNDA PARTE

La Mezcla de Seis

7

La base es el amor y el apoyo social

Podríamos debatir cuál de los seis pilares tendría que ser el primero porque todos ellos son fundamentales. Aunque hay a quien pueda parecerle una elección inusual, hemos decidido situar en lo más alto el apoyo social. Si bien la dieta y el ejercicio son cruciales, por supuesto (junto con los demás pilares), Alison y yo hemos descubierto que el apoyo es la base sobre la que cualquier otro cambio en el estilo de vida triunfará o fracasará, tanto si es logístico (tener a alguien que cuide de los niños mientras tú vas a una nueva clase de yoga), motivacional (ayudar a superar hábitos alimentarios arraigados) o psicológico (descubrir problemas emocionales profundos que te impiden ser la persona que quieres ser). La gente de quien consigues apoyo es clave para tu éxito. La creación de una red de apoyo eficaz y personalizado es donde comienza la vida anticáncer, no donde termina. Es la raíz necesaria para que el árbol se mantenga en pie, los cimientos sobre los que puede construirse la casa y la estabilidad que te centrará y te equilibrará a medida que avances.

No es así cómo nos enseñan a pensar en nuestras vidas. La cultura occidental tiende a realzar los logros individuales, una actitud autosuficiente que desecha o menosprecia el apoyo que sirvió y empoderó a alguien para que alcanzara sus objetivos. Solemos fijarnos en los resultados, no en el proceso. Lo mismo puede decirse de los cambios en el estilo de vida: la gente suele empezar con lo que cree que puede hacer por sí sola (p. ej. cambiar la dieta, hacer más ejercicio) sin darse cuenta de que esos cambios penden de un hilo si no están respaldados por un sistema sólido de amor y de apoyo. Como el ingrediente mágico de la Mezcla de Seis es el de las relaciones sociales y la sinergia que conllevan, las relaciones entre nosotros nos ayudan a menudo de una forma maravillosa.

Una de las historias más inspiradoras que conozco en relación con el poder del apoyo social es la extraordinaria experiencia de nuestra amiga Susan Rafte, que ha sobrevivido más de veinte años con cáncer de mama metastásico avanzado. Cuando Susan recibió el diagnóstico inicial y el tratamiento para el cáncer de mama ductal invasivo en estadio IIIB en 1995 tenía solamente treinta años y una hija, Marika, de nueve años de edad. En aquel momento, Susan tenía toda su vida planificada. Había dejado su empleo de asistente legal el día que tuvo a Marika y planeaba tener dos hijos más y criar a su familia con su marido en Houston. Cuando se encontró un bulto sensible en el pecho, su padre, pediatra de profesión, le dio el diagnóstico por teléfono. Una biopsia confirmó sus peores temores. Antes de que Susan pudiera procesar totalmente su diagnóstico inicial y recuperarse de él, el cáncer se le había extendido a los huesos y tuvo que someterse a un procedimiento arriesgado que conllevaba la extracción de sus células madre, una dosis elevada de quimioterapia y la reintroducción posterior de esas células en un entorno libre de cáncer. Por fortuna, la cirugía funcionó, pero no fue un proceso fácil y la recuperación distó mucho de ser sencilla. Su familia, cada miembro con su función concreta de cuidador, estuvo a su lado desde el principio y a lo largo de todo el tratamiento y la recuperación. La enfermedad de Susan afectó tanto a su hermana Jane, bailarina en Nueva York, que montó una organización sin ánimo de lucro llamada Pink Ribbons Project para recaudar fondos para la investigación oncológica. Finalmente, Jane dejó Nueva York y se trasladó a Houston para ayudar a su hermana a tiempo completo. En la transición inicial, Jane puso su carrera en suspenso. Cuando Susan recuperó su salud y sus fuerzas, el Pink Ribbons Project cobró vida en Houston. Jane incorporó también sus dotes de baile a su activismo y creó un grupo llamado Dancers in Motion Against Breast Cancer que montó actuaciones y recaudó dinero para la concienciación y la investigación del cáncer.

Susan atribuye al apoyo de su familia y sus amigos su capacidad de sobrevivir al intenso tratamiento y de recuperarse emocionalmente de un miedo persistente a que no viviría lo suficiente para ver crecer a su hija. Pero más allá de su familia y sus amigos, Susan tuvo problemas para encontrar grupos de supervivientes que se concentraran en los desafíos únicos y los factores de estrés emocional a los que se enfrentan las jóvenes madres diagnosticadas de cáncer. «Por aquel entonces, no había grupos de apoyo de este tipo —explicó—. Estaba sentada formando un círculo con un grupo de abuelas pensando: "Tengo una hija. Estoy intentando vivir para ver a mi hija ir al jardín de infancia. Vosotras estáis hablando de vuestros nietos".»

Susan decidió llenar un vacío importante en la comunidad de apoyo para afectados de cáncer en Houston y apoyar a jóvenes madres con hijos, concentrándose especialmente en mujeres con cáncer avanzado. Junto con otra superviviente creó el mostrador de voluntarias del Pink Ribbons en el MD Anderson Cancer Center, que se ha convertido en un grupo de dieciocho mujeres que orientan a las pacientes a lo largo del tratamiento oncológico y de todos los altibajos que conlleva el proceso. «Atendemos a las pacientes en el punto en que están, tanto si están empezando la quimio o simplemente es el primer día que vienen o llegan de fuera y presentan metástasis», explica Susan. El grupo ha sido apodado «las Exhibicionistas» porque, cuando a las pacientes les está costando decidir a qué tipo de cirugía someterse, Susan y otras voluntarias las llevan a veces a un cuarto interior, se quitan la parte superior de la ropa y les muestran el aspecto que deja realmente la cirugía tras diferentes procedimientos.

Como superviviente de cáncer de mama metastásico en estadio IV desde hace veinte años, Susan da esperanza a otras mujeres con su ejemplo y su entusiasmo por la vida. Las pacientes con cáncer de mama metastásico suelen ser un grupo olvidado, porque pocos oncólogos esperan que sobrevivan. Susan y un reducido grupo de pacientes adoptaron medidas importantes para corregir este descuido creando un grupo de apoyo para afectadas de cáncer de mama metastásico. Si bien contraer cáncer de joven era poco habitual cuando fue diagnosticada en la década de 1990, hoy en día no es tan poco frecuente, algo que revela la importancia de hacer todo lo que podemos tanto para prevenir el cáncer como para mejorar nuestras probabilidades de sobrevivir a un diagnóstico de la enfermedad. Muchas de las integrantes del grupo de apoyo metastásico de Susan son mujeres y madres jóvenes con hijos pequeños. La media de edad es de cuarenta años.

Parte de la belleza del apoyo social y su impacto en nuestra salud es que funciona en ambas direcciones: dar y recibir. Lo mismo que tener el apoyo de los demás es vital para los supervivientes de cáncer y el resto de personas, existen cada vez más pruebas científicas que demuestran que dedicar tiempo a apoyar a los demás también nos sostiene física y emocionalmente, y puede aumentar la capacidad de nuestro cuerpo de prevenir y superar la enfermedad[1-4]. Una revisión de cuarenta estudios distintos realizada en 2013 descubrió que el trabajo de voluntariado reducía un 22% los índices de mortalidad prematura[3]. Quienes trabajaban como voluntarios por lo menos una hora al mes presentaban menores índices de depresión y afirmaban que estaban más satisfechos de la vida. Aunque esta revisión no se concentraba en los pacientes de cáncer, y contrariamente a lo que podría pensarse de que una persona que se está enfrentando a un cáncer y a un tratamiento oncológico trabaje como voluntaria y ayude a los demás, sabemos que, si es posible, puede tener un efecto muy positivo en la persona que ofrece su apoyo.

Hacer el bien te hace sentir bien, por supuesto, ¿pero realmente tiene impacto de modo medible en tu salud? Hace varios años, Barbara Fredrickson y su equipo de la Universidad de Carolina del Norte en Chapel Hill se dedicó a averiguarlo. Realizaron un estudio con sesenta y cinco miembros del profesorado y del personal, y descubrieron que las personas que aumentaban su sensación de estar relacionadas socialmente mejoraban su tono vagal[5]. El nervio vago regula el modo en que tu ritmo cardíaco cambia con tu respiración y está relacionado con el sistema nervioso parasimpático, la parte de nuestro sistema nervioso que nos ayuda a relajarnos[6]. El nervio vago también está vinculado a lo bien que la gente se relaciona entre sí: cómo nuestros oídos captan el habla humana y cómo regulamos la expresión emocional[7,8]. En términos biológicos, cuanto mejor es tu tono vagal, mejor es la variabilidad de tu ritmo cardíaco, lo que se ha relacionado con una menor cardiopatía, una mejor función inmunitaria, unos mejores niveles de glucosa y una menor mortalidad por todas las causas[9-11]. En cuanto a nuestras interacciones sociales, cuanto mayor es tu proximidad con los demás y tu conducta altruista, mejor es tu tono vagal[12]. Relacionarte a un nivel profundo con personas que encuentras a través de tu trabajo como voluntario y de tu conducta altruista da lugar a un buen tono vagal, lo que significa que cuando ayudas a los demás estás conservando tu cuerpo bien regulado.

Aunque no he medido el tono vagal de Susan Rafte, imagino que es muy bueno. Gracias a su trabajo como voluntaria (así como a su trabajo profesional con el Pink Ribbons Project), ha encontrado un propósito a su enfermedad, lo que ha aumentado sus relaciones sociales y la ha ayudado a mantenerse positiva y comprometida.

Por otra parte, el Pink Ribbons Project que fundó la hermana de Susan (y que posteriormente presidió Susan) recaudó 6 millones de dólares para la investigación oncológica antes de cerrar finalmente sus puertas en 2016. Parte de ese dinero inicial se destinó al desarrollo de un fármaco llamado Taxotere, que ayudó a mantener el cáncer de Susan en remisión de modo que pudo someterse a su trasplante de células madre en 1997. Así que, a diversos niveles, su red de apoyo social contribuyó a salvarle la vida.

Las células mutantes se dividen y nos unen

El cáncer, dado su diseño biológico, es una enfermedad que quiere separarnos. No hay nunca dos cánceres iguales, de modo que es una enfermedad que, a un nivel muy profundo, sólo puede experimentarlo la persona que lo padece. Cuando intenta, a su modo celular, agresivo y silencioso, acaparar al paciente totalmente, también sirve de llamamiento, de modo que todos los que aprecian al paciente se ponen alerta y se disponen a actuar (como la hermana de Susan Rafte). Todos los efectos del cáncer, empezando por el tratamiento y sus secuelas, tienen el poder de cambiar a todo el mundo que quiere y aprecia al paciente. De esta forma, el cáncer de una persona realmente se convierte en un problema de salud de la comunidad y representa una oportunidad excelente para todos los afectados de evaluar y cambiar sus hábitos de estilo de vida. La información es fundamental, por supuesto. Cuando sabemos por qué algo es útil, o no, podemos hacer elecciones fundamentadas y más saludables. Entonces entran realmente en juego los potentes poderes sanadores y preventivos de la Mezcla de Seis. Cuando uno, o un ser querido, es diagnosticado de cáncer, podemos efectuar cambios en el estilo de vida que favorezcan la salud y el bienestar de todos quienes nos rodean.

Veo este efecto en las vidas transformadas de las mujeres extraordinarias que han participado en el CompLife Study. Tras haber averiguado cómo vivir una vida más saludable, están ansiosas por compartir esta información con las personas a las que conocen y aman para que también ellas puedan sentirse bien y evitar una enfermedad crónica. La vida anticáncer se propaga también en sentido contrario. Los seres queridos de nuestras pacientes del CompLife quieren ayudar a sus madres, esposas o hermanas a sobrevivir, por lo que suelen hacer suya la causa y cambian sus hábitos como forma de mostrar activamente su apoyo y para mejorar su propia salud. Es más, muchas de las participantes en el estudio son, como Susan Rafte, madres de hijos pequeños en edad de crecer, por lo que cambiar los hábitos se convierte en un nuevo modelo de vida saludable que influye en sus hijos y podría durar generaciones. Muchas personas clasificarían erróneamente estos cambios en la categoría de la dieta (si toda una familia cambia el modo en que se alimenta para apoyar a su madre que recibe tratamiento oncológico), el ejercicio (si una pareja empieza a caminar junta después de que hayan diagnosticado al marido cáncer de próstata en fase temprana) o las prácticas cuerpo-mente (si una familia empieza a hacer yoga o meditación por la mañana porque el padre necesita reducir su estrés). Pero en todos estos ejemplos, es importante reconocer y comprender que parten verdaderamente del apoyo social. Es sólo a través de estas relaciones afectivas que estos cambios se afianzan, y la investigación demuestra que esta sólida base es lo que permite que duren. Tanto si te incorporas a un grupo para apoyar a un amigo, aprendes técnicas culinarias saludables de un hermano o intentas manejar tu estrés después de que un colega ha tenido un susto con su salud y decide aflojar su ritmo de vida, un cambio sostenible comienza con la ayuda y la inspiración de los demás.

Para quienes se enfrentan a un diagnóstico de cáncer, el amor y el apoyo social son especialmente fundamentales. Todos sabemos lo mal que nos sentimos cuando nos embarcamos en algo nuevo y aterrador que nos entusiasma. Cuando compartimos nuestras esperanzas y nuestros deseos con los demás, sabemos lo terrible que puede ser que nuestros objetivos se reciban con total indiferencia o, peor aún, con una rotunda crítica negativa. A la inversa, sabemos lo maravilloso que es que nos escuchen de verdad y que nuestros deseos susciten respeto e interés. Sé por experiencia que gestos de apoyo aparentemente insignificantes como un asentimiento con la cabeza, una sonrisa de reconocimiento o simplemente las palabras «Dime qué necesitas» me dan fuerzas para perseguir algo nuevo, complejo y riguroso.

La mportancia de permanecer relacionado

Actualmente disponemos de una cantidad impresionante de investigaciones que demuestran que cuanto más firme se mantiene una persona frente al cáncer, en cuanto a seguir estrechamente relacionada con sus seres queridos, amigos, colegas de trabajo, una comunidad religiosa o redes de apoyo, mejor le irá[13-17]. Un estudio de 2014 con 164 supervivientes de cáncer de mama realizado por investigadores de la Facultad de Medicina de la Universidad del Estado de Ohio en Columbus reveló que las mujeres que afirmaban tener niveles más bajos de apoyo social antes del tratamiento oncológico presentaban niveles más elevados de dolor y de depresión[18]. Además, en los análisis de sangre que les efectuaron antes del tratamiento y seis meses después, presentaban niveles más altos de un gen relacionado con la inflamación, lo que se sabe que está estrechamente vinculado con el crecimiento y la progresión del cáncer[19,20]. Basándose en estos resultados, los investigadores de la OSU concluyeron que «las intervenciones tempranas dirigidas a las redes sociales de las supervivientes podrían mejorar la calidad de vida durante el período de supervivencia[18]». Dicho de otro modo, crear tu equipo anticáncer y acceder a él es fundamental como primer paso en la experiencia con el cáncer, así como es fundamental para todos nosotros hacer cambios que fortalecen nuestro cuerpo y mejoran nuestra vida.

La investigación demuestra que cuando permanecemos relacionados con quienes amamos y con quienes quieren ayudarnos, es menos probable que el cáncer progrese, se prolonga la vida y mejora la salud general. Nuestro cuerpo conserva sus defensas naturales y estamos mejor protegidos frente a la proliferación de células mutantes y la formación y progresión de tumores. Un estudio de 2017 con mujeres con cáncer de mama descubrió que era menos probable que las que poseían más vínculos sociales fallecieran de cáncer y menos probable que presentaran una recidiva[21]. Para este estudio (el mayor de esta clase hasta la fecha), investigadores de la aseguradora sanitaria estadounidense Kaiser Permanente hicieron un seguimiento de la supervivencia y la recidiva del cáncer de mama en pacientes de Estados Unidos y China durante veinte años. En ese período de tiempo, era un 43% más probable que las mujeres con menos relaciones sociales presentaran una recidiva y un 64% más probable que murieran de cáncer de mama.

Pero lo más importante de todo es que, tanto si la enfermedad permanece activa en nosotros como si no, se experimenta una calidad más alta de vida cuando permanecemos estrechamente unidos con los demás[22,23]. Al conseguir que otros nos ayuden a mantenernos presentes, centrados y activos, tenemos, según demuestra la investigación científica, mayores probabilidades de sostener e incluso mejorar la calidad de nuestras vidas, tengamos cáncer o no.

El efecto Roseto

En 1964, un grupo de científicos se trasladó al este de Pensilvania para estudiar la cultura del pequeño pueblo minero de Roseto. ¿La razón? Sus habitantes mostraban un índice mucho más bajo de cardiopatías que la media nacional, e incluso que sus vecinos más cercanos[24,25]. Los investigadores querían averiguar si esta comunidad de inmigrantes italianos seguía una dieta única o si había alguna otra clase de conducta en su estilo de vida que explicara este fenómeno. Lo que descubrieron los impresionó.

Los habitantes de Roseto trabajaban en las mismas canteras tóxicas de pizarra que sus vecinos de las cercanas Bangor y Nazareth, por lo que estaban expuestos a polvo y gases tóxicos, así como a accidentes laborales. También fumaban cigarros enrollados a mano, sin filtro, cargados de nicotina y alquitrán, y bebían vino en las comidas, que solían consistir en albóndigas y salchichas fritas, salami y queso.

¿Qué marcaba pues la diferencia en su salud y bienestar? Sus fuertes vínculos familiares y sociales. La familia lo era todo para los habitantes de Roseto[25]. Vivían, trabajaban, se entretenían y morían juntos. En cada casa vivían tres generaciones, y en esta cultura, la edad y la sabiduría eran valoradas y respetadas. Los habitantes más ricos de Roseto vivían como sus vecinos. No había ninguna ostentación, ninguna discriminación social o de clase. El intenso apoyo social del que disfrutaban reducía su riesgo no sólo de cardiopatía sino también de otras enfermedades[24]. Llevaban una vida tranquila y ordenada que iba de maravilla para *no interiorizar el estrés*.

Con el tiempo, a medida que las generaciones jóvenes empezaron a adoptar un estilo de vida más «estadounidense», el efecto Roseto empezó a desvanecerse. El tejido social de Roseto empezó a desgastarse y, con él, los beneficios para la salud de su estilo de vida centrado en la familia que reducía el estrés.

Las Zonas Azules

Este mismo sustentante tejido social del efecto Roseto puede encontrarse en las llamadas «Zonas Azules», regiones del mundo que tienen el porcentaje más alto de personas centenarias (que llegan por lo menos a los cien años)[26]. Lo que parecen tener en común las Zonas Azules es que son comunidades relativamente pequeñas con fuertes unidades familiares y una comunidad de apoyo estructurada. Tomemos, por ejemplo, Okinawa, en Japón. Los ancianos okinawenses se enorgullecen de poseer no sólo la esperanza de vida más larga sino también la esperanza de buena salud más larga. El Estudio de Centenarios de Okinawa, que se inició en 1975, descubrió que las personas de cien años de la isla japonesa estaban extraordinariamente delgadas, sanas y llenas de energía, y presentaban unos índices increíblemente bajos de cardiopatías y de cáncer, incluido el cáncer de estómago, que es habitual en el resto de islas del archipiélago[27].

Una de las prácticas ancestrales de los okinawenses es la creación y el mantenimiento de *moais*, grupos reducidos de amigos que se comprometen entre sí para toda la vida[26]. La idea surgió entre los agricultores que se reunían para comentar las técnicas de siembra y se comprometían a ayudar a los demás miembros del *moai* si sus cosechas se malograban. Hoy en día, los grupos hacen la función de familias extendidas, aunando recursos, ayudándose entre sí a resolver problemas y gestionar crisis y apoyándose entre sí en momentos de dolor y de pérdida. Cuando la gente envejece, no sólo cuenta con el apoyo de los miembros más jóvenes sino que conserva un objetivo en la vida apoyando a la familia y siendo miembros activos de su comunidad hasta mucho después de la edad tradicional de jubilación.

Tener una comunidad fuerte que va más allá de la casa y la familia más cercana de alguien parece tener un impacto espectacular en la salud y la longevidad humanas. Este efecto también puede entrar en juego en los supervivientes de cáncer que disponen de una red de apoyo más amplia e intensa. Un estudio de 2005 llevado a cabo por investigadores del Centro Médico de la Universidad George Washington reveló que las mujeres con cáncer de mama en estadio II o III que tenían una mayor cantidad de «relaciones fuera de su hogar con las que podían contar» tendían a vivir más tiempo que sus equivalentes con menos apoyos[28]. De hecho, el estudio, publicado en la revista *Journal of Psychosomatic Research*, concluía que era un 60% menos probable que las mujeres con un mayor apoyo fuera de sus hogares murieran de cáncer una década después de su diagnóstico inicial.

Observa y aprende

En 2007, durante una revisión física rutinaria el día que cumplía cuarenta y seis años, la médica de cabecera de Josh Mailman le palpó la caja torácica y le dijo: «Noto algo distinto. No sé qué es, pero me encantaría que se hiciera una ecografía para que pueda averiguar por qué». Como el análisis de sangre y otras pruebas rutinarias que Josh se había hecho eran normales y él se encontraba bien, no parecía urgente. Pero como buen hijo de médico, siguió el consejo y unos meses después se hizo una ecografía. Fue entonces cuando, como dice Josh, «se armó la gorda». Tenía lesiones en el páncreas y el hígado, y tras una biopsia, le diagnosticaron una forma muy rara de cáncer neuroendocrino. Clasificaron el suyo de «subclínico» porque no presentaba síntomas, pero la enfermedad estaba avanzada y tenía un 70% de carga tumoral en el hígado y un tumor del tamaño de una pelota de sóftbol en el páncreas. Josh preguntó después a su médica cómo había «intuido» que algo iba mal, cómo había presentido un cambio interno tan grave cuando él carecía de síntomas. «Tengo una imagen mental del tacto de un hígado sano, y recuerdo que el suyo no parecía estar bien.» Su detección de la enfermedad a ciegas cambió el rumbo de la vida de Josh.

Cuando Josh se apresuró a informarse sobre su enfermedad y averiguar sus opciones terapéuticas, las reacciones y respuestas que obtenía eran siempre negativas. No cumplía los requisitos preoperatorios y el único fármaco disponible en el marcado no estaba diseñado para combatir su tipo de tumores. Parecía que su única opción era no hacer nada y esperar varios meses a que los médicos pudieran observar y comprender mejor la naturaleza de su cáncer único y raro.

Afortunadamente, Josh no se lo tomó como una señal de que debía mantenerse pasivo o aislarse de su comunidad o de los recursos profesionales. Lo derivaron al departamento de oncología integrativa de la Universidad de California en San Francisco, donde conoció al doctor Donald Abrams. En aquellos primeros encuentros, Abrams nunca preguntó a Josh por su cáncer. Se concentraba exclusivamente en la calidad de vida de Josh. Abrams quería saber en qué punto de su vida estaba Josh (era un próspero empresario del sector tecnológico, estaba casado y tenía un hijo pequeño); cuáles eran sus esperanzas y aspiraciones en la vida (vivir una vida larga, productiva y sana), y, sobre todo, qué precisaba su cuerpo para apoyarle mejor mientras llegaban a la raíz de su enfermedad. Gracias a este apoyo profesional saludable y afectuoso (apoyo que se centraba en Josh como persona, no en su cáncer), Josh fue capaz de cambiar su estilo de vida y empoderarse más para sanarse. «Me concentré en mí y no en la enfermedad —me contó—. Con la ayuda de Donald, empecé realmente a concentrarme en lo que estaba comiendo, en cómo estaba viviendo mi vida. Empecé a estar en contacto con mi cuerpo de una forma totalmente distinta y empecé a sentir que necesitaba reequilibrar las cosas en mi vida. Así que empecé a hacer cambios.»

Un escáner realizado tres meses después no mostraba ningún cambio en el cáncer de Josh. Era destacable, dado el estadio avanzado de su enfermedad. Seis meses después pasó lo mismo. Algo parecía estar deteniendo la progresión del cáncer, lo que desafía la naturaleza misma de esta enfermedad. Esto despertó la curiosidad de su oncóloga y su equipo. Querían saber qué clase de cambios estaba haciendo en su estilo de vida. Por su parte, Josh estaba principalmente concentrado en informarse y en averiguar todo lo que podía sobre su enfermedad. Seguía practicando diariamente el ciclismo, había modificado un poco su dieta y había comenzado a tomar probióticos y otros complementos, pero aparte de eso, no había realizado ningún cambio radical. También se había incorporado a un grupo de apoyo, que, según él, lo ayudaba a transformar el «observar y esperar» en «observar y aprender».

«Quería dedicar este tiempo de descanso que me había concedido mi cuerpo a informarme lo mejor que pudiera para que cuando finalmente tuviera que actuar, pudiera hacerlo sin entrar en modo pánico.» Un año después de su diagnóstico, Josh acudió a una gran conferencia internacional de pacientes en Toronto, donde se enteró de una forma de medicina nuclear que se estaba utilizando con éxito en Alemania para captar imágenes y tratar su tipo de cáncer. Habló con el médico que había hecho la presentación y, tres semanas después, fue a Alemania para su primera ronda de un tratamiento llamado Galio[68]. Eso fue en 2008.

En 2009, como su cáncer progresaba, fue hospitalizado brevemente, pero seguía sin haber un tratamiento viable para él en el horizonte. Así que llamó a su médico en Alemania y volvió para recibir tres rondas más de tratamiento. Esto y el hecho de que se concentrara en su estilo de vida mantuvieron su enfermedad estable seis años más. En 2016, volvió para recibir otra ronda de tratamiento y actualmente, en 2017, sigue llevando una vida plena, activa y productiva a la vez que tiene cáncer neuroendocrino avanzado. Si Josh pudo encontrar un tratamiento cuando parecía que no había ningún tratamiento disponible y (contra todo pronóstico) retrasar la progresión de su enfermedad avanzada fue sólo porque permaneció relacionado socialmente y buscó ayuda en lugar de aislarse.

«No soy, ni mucho menos, un ejemplo perfecto de alguien con un estilo de vida anticáncer —me dijo Josh—. Pero me concentro en recentrarme y me concentro en cómo quiero sentirme a la larga. Se trata de equilibrar mi vida, a pesar de la enfermedad. Está aquí, pero no está dirigiendo el cotarro. Es evidente que no la estoy combatiendo; en lugar de eso estoy viviendo satisfactoriamente con ella.»

La historia de Josh ilustra la importancia del apoyo social a múltiples niveles. Los médicos estaban lo bastante abiertos a relacionarse con él con cariño, y como persona.

Escucharon, observaron, validaron y mostraron una enorme empatía mientras permitían tranquila y pacientemente que se revelara la naturaleza de la enfermedad de Josh. Este enfoque aparentemente paradójico es el que, según demuestran los datos y las investigaciones, da lugar a los resultados más positivos posibles, porque el hincapié se hace en sanar a la persona en lugar de en simplemente curar la enfermedad. Josh, por su parte, conservó el interés y la esperanza, y no se aisló de los recursos que lo rodeaban. Al relacionarse con un grupo de apoyo, obtuvo información sobre su enfermedad de primera mano de otras personas que estaban experimentando lo mismo, y también se enteró de la celebración de una conferencia que lo llevó a intentar un prometedor tratamiento nuevo.

ELEGIR EL MEJOR EQUIPO MÉDICO

El momento en que el médico diagnostica un cáncer establece el tono de esta relación crucial, y puede predecir incluso lo bien que un paciente seguirá y responderá al tratamiento[29]. Un médico empático dará la noticia de un diagnóstico a un paciente en persona siempre que sea posible; explicará qué significa de una forma informativa, sincera y amable; valorará cómo da la noticia para adecuarla mejor al grado de comprensión y a la reacción emocional del paciente; se ofrecerá para hablar en nombre del paciente con sus seres queridos. Es probable que un médico que te mira a los ojos en lugar de mantener la cabeza agachada, absorto en los análisis, o que sólo se concentra en las radiografías que tiene en la mano no sea la persona con quien vayas a conectar. Tendrías que elegir trabajar con personas que te infundan una sensación de calma, de disponibilidad y de preocupación por las implicaciones más importantes que la enfermedad tendrá en tu vida.

Incluso cuando un cáncer se detecta pronto, la noticia del diagnóstico puede resultar muy traumática[30]. Desencadena todo tipo de emociones, entre las cuales destaca el miedo. Un médico compasivo lo sabe y formulará el diagnóstico de la forma más realista, y aun así menos amenazadora. «Tengo que decirle algo. Tiene esta enfermedad. Obtendremos información, la compartiré con usted y decidiremos juntos los pasos siguientes.» Un médico que infunde una sensación de calma y confianza piensa siempre en el paciente antes que en la enfermedad. Esto es tranquilizador y empoderador a la vez.

Un buen oncólogo, no subestimará el impacto emocional del diagnóstico, y no apresurará al paciente a tomar ninguna clase de decisión terapéutica angustiado o bajo presión.

De hecho, los mejores oncólogos siempre piensan primero en el paciente, asegurándose de que sean los primeros en conocer cualquier nueva información (resultados de pruebas, nuevas opciones terapéuticas, etc.) y esforzándose por permitir que el paciente lleve la iniciativa en cuanto a tomar decisiones sobre su tratamiento, incluido el hecho de obtener o no una segunda o incluso una tercera opinión, o de buscar incluso un nuevo oncólogo. Un buen oncólogo sabe que no es su vida la que está en juego; es la tuya.

Un componente principal de su éxito es estar rodeado de personas que verdaderamente lo quieren, lo apoyan y nutren su salud y su bienestar. El apoyo que recibió estaba en el centro de los cambios que hizo en su estilo de vida, así como en su tratamiento oncológico de vanguardia. A partir de esta sólida base y con la actitud adecuada en cuanto a recurrir al mundo y no aislarse de él, las investigaciones demuestran que es más probable que Josh siga sobreviviendo y prosperando, a pesar de que siga viviendo con cáncer.

Lo que los médicos pueden hacer

Los médicos pueden y deberían desempeñar un papel fundamental a la hora de ayudar a los pacientes de cáncer (y otros que se enfrentan a un desafío para la salud) a relacionarse con su red de apoyo social para mejorar sus probabilidades de supervivencia y de recuperación. Esto tendría que ser tan fundamental para el tratamiento como programar citas de control o recetar medicación. Los médicos poseen una gran autoridad que pueden utilizar para ayudar a sus pacientes a recurrir a los demás y a no intentar superarlo solos:

- Incorpora la valoración del amor y el apoyo al elaborar un historial médico rutinario. Esto debería incluir quién convive con el paciente, así como los nombres y la información de contacto de uno o dos amigos y miembros de la familia que lo apoyen y en los que se pueda confiar. Pedirles simplemente un contacto para un caso de «emergencia» no basta.
- Di a los pacientes que su tratamiento y su recuperación tendrán en conjunto más éxito si un ser querido que los apoya acude a todas las citas, procedimientos y sesiones terapéuticas. No hace falta que sea la misma persona cada vez, pero tiene que ser alguien que sepa escuchar y favorezca la sensación de bienestar del paciente. A menudo los pacientes están demasiado estresados para asimilar y recordar las recomendaciones y los consejos de los médicos. Que alguien los acompañe a sus citas puede servir para retener y registrar información e indicaciones que contribuyan a mantener a los pacientes por el buen camino para gestionar y conservar mejor su salud.

- Ten una lista actualizada de diversos grupos de apoyo relacionados con el cáncer y ponla a disposición de los pacientes al principio de su tratamiento.
- Proporciona a los pacientes una lista de organizaciones que estén cerca (el centro de oncología, un centro de día, la biblioteca, etc.) que ofrezcan programas que fomenten las relaciones sociales, incluidos clases y grupos que ofrezcan información sobre cómo mejorar el estilo de vida y la salud general.
- Sobre todo, mantén la mente abierta y recuerda que un paciente motivado aportará una información y una percepción inestimables al proceso terapéutico, lo que aumentará la probabilidad de un resultado positivo.
- Determina si un paciente sufre depresión o ansiedad debido a una soledad crónica, y derívalo a un terapeuta o psicólogo para que lo trate. La terapia cognitivo conductual suele dar buenos resultados. Otras terapias como la terapia de aceptación y compromiso o la psicoterapia más prolongada también pueden resultar útiles.

Cómo afecta el cáncer a nuestros seres queridos

Enfrentarse a un diagnóstico de cáncer cuesta tiempo y energía emocional. Muchos pacientes recién diagnosticados están tan angustiados con la idea del cáncer que no saben muy bien cómo comentarlo con sus seres queridos[31]. Muchos pacientes me cuentan que les preocupa que la noticia cause daños emocionales a quienes quieren, así que automáticamente adoptan una actitud estoica, creyendo que eso protegerá a los demás del terror y la incertidumbre de su enfermedad. Pero creer que tenemos que «superarlo solos» puede tener en realidad un efecto adverso sobre nuestras relaciones más importantes, y de forma considerable, en nuestro resultado frente al cáncer[32,33]. El cáncer nos permite a todos enfrentarnos a las realidades y las limitaciones del cuerpo humano, aceptar y honrar el hecho y la realidad de nuestra mortalidad y trabajar juntos para averiguar cómo vivir bien ahora, en lugar de aferrarnos al pasado o preocuparnos por el futuro. El camino que emprendemos no es de los que una persona deba seguir sola.

Tener la charla

Para muchos pacientes de cáncer, mirar a los ojos a un ser querido y decirle «Tengo que decirte algo. Tengo cáncer», es la exposición de los hechos más valiente y vulnerable que vayan a hacer jamás. Lo que sucede tras ese momento es enormemente importante, no sólo para el paciente, sino también para sus seres queridos. Todos tenemos que ser capaces de hablar sobre nuestros miedos, compartir nuestras esperanzas y nuestros sueños, y apoyarnos unos a otros, y cuando tenemos que introducir el cáncer en el diálogo familiar, tenemos una oportunidad única de unirnos más.

Tanto para el paciente como para los miembros de su familia, también es crucial aprender a escucharse bien unos a otros. Todos tenemos tendencia a querer actuar enseguida para mejorar las cosas, pero lanzarse a hablar para infundir ánimos en cuanto se oye la noticia anula la posibilidad de permitir que la noticia se asimile y que esta nueva realidad sea procesada. Esto es especialmente cierto en el caso de pacientes que tienen que dar la noticia a hijos pequeños, ya que la tendencia a empezar con un «¡Mamá estará bien!» puede provocar confusión si es evidente que en realidad mamá está asustada o visiblemente mal. La mejor forma de comentar un nuevo diagnóstico de cáncer con los niños es el mismo que con los adultos de confianza, y consiste en hacerlo con la franqueza adecuada, con empatía y con una curiosidad esperanzada sobre dónde llevará esto a cada miembro de la familia. Cuando un paciente de cáncer empieza un tratamiento y las exigencias que recaen en él cambian, una comunicación abierta evitará que los familiares y los seres queridos tengan que intentar «adivinar» qué clase de apoyo podría necesitar y, por lo tanto, cuál sería la mejor forma de cuidar no sólo del paciente, sino de sí mismos. Así que escucha. Escucha cuando un ser querido te cuenta su experiencia con el cáncer y escucha a los miembros de tu familia cuando quieren hablar contigo sobre su experiencia sobre tu diagnóstico y qué sentimientos les suscita. Y ten los ojos abiertos.

Los actos son más elocuentes que las palabras

Fíjate en si tu ser querido, el paciente, empieza a retraerse. Puede que esté sufriendo los intensos efectos físicos o emocionales de la enfermedad, o ambos. Intervén siempre que puedas y realiza algunas de las tareas de la vida diaria, pero no lo hagas sin consultarlo antes con el paciente. A veces, simplemente reconocer por lo que están pasando basta para infundirles vigor para seguir haciendo algunas tareas de la vida diaria. O tal vez te agradezcan que les ofrezcas ayuda y te pidan que hagas más de lo que habías previsto. En cualquier caso, se trata de comunicarse.

Cuando hay niños implicados, los actos tienen que hablar sin duda más fuerte que las palabras, ya que los niños no siempre son capaces de verbalizar los sentimientos complejos que eso les suscita. Observa cómo tu hijo reacciona a la noticia: pueden volverse más cariñosos o más retraídos, o pueden mostrarse más emotivos que de costumbre. El cáncer nos afecta a todos, no sólo al miembro de la familia que lo sufre, y tenemos que ser amables y tiernos unos con otros cuando nos cambia.

Con tantos sentimientos y nuevas experiencias, incluida, en el caso de los pacientes de cáncer, una probable reducción de los niveles de energía durante el tratamiento, tenemos que validarnos las experiencias unos a otros. No hay una forma correcta o errónea de tener o de abordar el cáncer: la única regla es seguir amándonos unos a otros.

Por último, tenemos que aumentar nuestra empatía. Eso no significa que nos dejemos llevar por la autocompasión o la pena: la empatía en lo que a la vida anticáncer se refiere es lo contrario a permitir que el cáncer nos victimice o nos despoje de nuestro poder y nos vuelva pasivos. Escuchar y prestar una atención verdaderamente empática infunde vigor y empodera. Pone en perspectiva intangibles complejos, como los sentimientos o la preocupación por el futuro, y nos permite estar presentes y comprometidos.

El cáncer es, sin duda, una enfermedad que concierne a toda la familia, pero puede unirnos más y a menudo saca lo mejor de cada uno. Nos da la rara oportunidad de descubrir puntos fuertes ocultos, abordar verdades difíciles y, finalmente, concentrarnos en una vida anticáncer.

Pero el amor y el apoyo de una familia no es la única forma de contar con un fuerte apoyo social que juegue a tu favor: los estudios demuestran que tener el apoyo afectuoso y constante de como mínimo una persona marca la diferencia en el resultado de un cáncer.

En la salud y en la enfermedad

Un estudio de la Universidad de Harvard examinó a 750.000 pacientes estadounidenses que padecían diez tipos distintos de cáncer que habían sido diagnosticados entre 2004 y 2008[34]. Los que estaban casados tenían un 20% más de probabilidades de sobrevivir que los que estaban solteros, divorciados o viudos. Quienes presentaban los mejores índices de supervivencia eran los pacientes casados que tenían linfoma no de Hodgkin o cánceres de cabeza y cuello. El estudio concluye que los pacientes que tienen pareja tienen más tendencia a detectar pronto la enfermedad, recibir el tratamiento adecuado, seguir los protocolos de su tratamiento, informar de los cambios en su salud y efectuar cambios en su estilo de vida que favorecen su salud y bienestar general.

La buena noticia es que no tienes que estar casado para beneficiarte de esta clase de apoyo si tienes cáncer. Un amigo comprometido o un miembro de la familia que conozca tu diagnóstico, te acompañe a tus citas médicas, te ayude a documentarte y se asegure de que estás bien cuidado durante el tratamiento puede tener un efecto igual de positivo en tu resultado y en tu sensación de bienestar general.

La soledad puede ser mortal

La soledad crónica o el aislamiento social contribuyen a la enfermedad y a la muerte prematura en unos índices comparables o superiores a los de la obesidad o de fumar quince cigarrillos al día, según demuestra una investigación que analizó a tres millones de adultos menores de sesenta y cinco años. El estudio, que fue dirigido por la catedrática Julian Holt-Lunstad de la Universidad Brigham Young y publicado en la revista *Perspectives on Psychological Science* enmarca la soledad y el aislamiento social como problemas graves de salud pública, unos problemas que la comunidad médica tiene que abordar[35]. Esto es especialmente cierto cuando la interacción social físicamente directa es sustituida por la comunicación digital en todas las áreas, desde los negocios hasta la educación. Si añadimos a la mezcla fenómenos como el acoso en línea y el troleo en las redes sociales, obtenemos, además, una verdadera fórmula para el estrés.

La soledad puede deberse en parte a una mayor sensibilidad a las pistas sociales. La gente que se siente sola suele interpretar negativamente las pistas sociales ambiguas y, como consecuencia de ello, aislarse todavía más[36]. Hacer que nuestra respuesta por defecto pase a ser positiva en lugar de negativa, que pase a inclinarse hacia la gratitud en lugar de hacia la culpa, la autocrítica o el juicio, se está convirtiendo en un «mantenimiento» básico de la salud mental para muchos de nosotros. Las investigaciones recientes sugieren que esto puede tener un efecto de cascada que influye en nuestra sensación de conexión e integración social. Cuando elegimos por defecto lo positivo, en lugar de lo negativo, nuestra autoconfianza aumenta. Es más probable que recurramos a los demás, que nos relacionemos con las personas a un nivel más profundo y que hagamos elecciones que apoyen más la salud a largo plazo.

Un apoyo social fuerte retrasa la progresión del cáncer

A lo largo de los últimos veinte años, los investigadores han obtenido datos correlacionales que demuestran que los pacientes de cáncer con un fuerte apoyo social sobreviven más tiempo que los que carecen de él[15-17]. Además, se ha descubierto que el estrés que acompaña a la soledad o a la falta de apoyo social desencadena la proliferación de células tumorales que afectan al comportamiento de los genes relacionados con la inflamación, la función inmunitaria y otros genes reguladores del cáncer[32,33,37-42]. Los pacientes de cáncer con un fuerte apoyo social presentan niveles inferiores de hormonas del estrés que activan la producción de células cancerosas, y esto nos está ayudando a conocer mejor los procesos que dan lugar a la proliferación y las metástasis de la enfermedad[43,44].

En su trabajo con pacientes de cáncer de ovario, la doctora Susan Lutgendorf ha realizado estudios en la Universidad de Iowa y con fondos del Instituto Nacional del Cáncer que demuestran la poderosa influencia del apoyo social en la mortalidad[45,46]. Su trabajo reveló que las pacientes con cáncer de ovario que presentan niveles bajos de apoyo social pierden aproximadamente un año de vida en comparación con las pacientes con una enfermedad similar que cuentan con un fuerte apoyo social[47].

Junto con mi colega, el doctor Anil Sood, investigador científico y cirujano del MD Anderson, Lutgendorf descubrió que las pacientes que decían tener niveles más altos de apoyo social presentaban niveles más bajos de dos factores clave en la promoción tumoral: la interleuquina-6 (IL-6), un marcador de la inflamación, y el factor de crecimiento endotelial vascular, o VEGF, un medidor de la angiogénesis[46]. Las relaciones emocionales más fuertes estaban asociadas con niveles menores de IL-6 y de VEGF. Esta y otra investigación relacionan el apoyo social con niveles más bajos de las siguientes características distintivas del cáncer: *mantenimiento de señales proliferativas*, *inducción de la angiogénesis*, *activación de la invasión y metástasis*, *evasión de la destrucción inmunitaria* y *promoción de la inflamación tumoral*[18,28,32,33,38,45,48-57].

Lutgendorf descubrió también que las mujeres con cáncer de ovario que contaban con niveles más bajos de apoyo social presentaban niveles más altos de noradrenalina, una hormona del estrés que ha sido relacionada con la inflamación y el crecimiento tumoral[58]. La investigación reveló aumentos de estas hormonas dañinas y de factores inflamatorios en el lugar mismo del tumor en el momento de la cirugía.

El doctor Steve Cole, de la UCLA, ha trabajado estrechamente tanto con Anil Sood como con Susan Lutgendorf. Cole ha sido capaz de seguir visualmente el modo en que el aislamiento social «ilumina» los genes del cáncer de un modo que estimula la proliferación usando mapas de calor[59-62]. Estos tres científicos estudiaron a las pacientes de cáncer de ovario con el mayor riesgo psicológico: las que no sólo estaban socialmente aisladas sino que además estaban deprimidas. Estas pacientes presentaban una mayor expresión de los genes que apoyaban el crecimiento tumoral que las pacientes con niveles altos de apoyo social y reducidos síntomas de depresión[63,64].

La investigación que se está llevando a cabo en este campo de las influencias sociales sobre la «biología del estrés» está ayudando a los biólogos del cáncer y los oncólogos a empezar a comprender la relevancia crucial de las influencias sistémicas que hay más allá del tumor y su microentorno[65-67]. Cole, Lutgendorf, Sood y otros están realizando investigaciones revolucionarias que están ayudando a quienes tratan con pacientes de cáncer a mirar más allá del microentorno del cáncer y a fijarse en el macroentorno del paciente para comprender cómo las conductas del estilo de vida influyen en la actividad del cáncer. Conocer la influencia del estilo de vida en la progresión del cáncer constituye la base científica de la vida anticáncer y confirma la importancia del apoyo social (así como de los demás factores del estilo de vida incluidos en la Mezcla de Seis) a la hora de tratar con éxito el cáncer y otras enfermedades.

El poder sanador de los grupos

El renombrado psiquiatra David Spiegel y su equipo de la Facultad de Medicina de la Universidad de Stanford son pioneros en el estudio y la comprensión de los enormes beneficios emocionales y psicosociales que experimentan los pacientes de cáncer cuando se relacionan con otras personas que se están enfrentando con un diagnóstico parecido en el marco de un grupo formal[68-70]. Cuando Spiegel empezó a formar grupos de psicoterapia para pacientes de cáncer hace cuarenta años, existía la opinión generalizada de que permitir a los pacientes hablar sobre sus enfermedades exacerbaría su ansiedad y su miedo. Los escépticos creían que reunir a pacientes de cáncer en una habitación comprometería de algún modo su bienestar y el éxito de su tratamiento. Spiegel tenía la corazonada de que pasaría justo lo contrario, y su trabajo ha destacado los importantes beneficios de reunir a pacientes de cáncer para que compartan sus experiencias entre sí. Cuando los pacientes comparten sus miedos y preocupaciones con otras personas, especialmente con las que lidian con problemas parecidos, se observa una mejoría de su salud general, especialmente en lo que a su bienestar emocional se refiere[71-73]. Y en algunos casos, formar parte de estos grupos de apoyo da lugar a una supervivencia más larga al cáncer avanzado[74-76]. Como explica Spiegel: «El poder del apoyo de un grupo me parece muy lógico. Somos animales sociales y el cerebro nos permite establecer relaciones con los demás y crear redes de apoyo que nos ayudan a mantenernos vivos, que nos ayudan a lidiar con las amenazas, que nos ayudan a nutrir a nuestros jóvenes y a crear culturas estables y relativamente seguras. Y creo que esa conexión social, especialmente frente a una enfermedad, es un aliado muy poderoso. Nos ayuda a gestionar nuestras reacciones al estrés, ayuda a nuestros cuerpos a funcionar mejor y sirve para ayudarnos unos a otros a superar situaciones muy graves[77]».

Los grupos de apoyo ofrecen un foro en el que compartir y difundir información de modo regular. Oí a una paciente decir que prefiere llamar a su grupo de apoyo su «equipo de acción» y me contó que la inyección de energía que recibe al estar con sus «compañeros de acción» le proporciona el impulso que necesita para seguir adelante con sus difíciles tratamientos. Para Josh Mailman, formar parte de un grupo de apoyo le permitió enterarse de nuevos tratamientos para su raro tipo de cáncer y le ayudó a evitar posibles escollos basándose en las experiencias de otros supervivientes como él. En lo que concierne a la paciente y sus «compañeros de acción», el grupo le proporciona un apoyo intenso y empático que le ayuda a conservar llenas sus reservas emocionales, lo que hace que sus relaciones en casa con su marido y sus hijos sean más gratificantes. Concentrarse en la información y la acción la mantiene motivada para seguir cuidando de sí misma, tanto mental como físicamente, con independencia del punto de su tratamiento o recuperación en el que esté.

El poder de esta clase de apoyo social único en los grupos de cáncer refleja también la experiencia de nuestra amiga Dorothy P. Larga superviviente de cáncer de mama, Dorothy forma parte de un grupo de supervivientes que se autodenomina la «Pandilla Rosa». Las mujeres del grupo comparten entre sí detalles íntimos sobre todos los aspectos de su tratamiento, y se ayudan siempre que es necesario y en la medida en que son capaces. Han intimado tanto que una de ellas intervino cuando vio que Dorothy se sumía en una depresión después de que diagnosticaran también cáncer a su marido, e insistió en llevarla a clases de meditación. Otra «hermana elegida» regaló a Dorothy un par de sesiones con un terapeuta cuando tuvo claro que Dorothy estaba al borde del agotamiento total. Dorothy asegura que estas intervenciones fueron lo que cambió su vida y la mantuvo en remisión. Y, según confiesa, no es algo a lo que se hubiera mostrado receptiva si hubiera procedido de un familiar o de alguna otra persona vinculada a ella. Recibir terapia fue justo lo que necesitaba para aprender a reducir el ritmo, recuperar el equilibrio y fortalecer su modo de vida anticáncer.

Salud, felicidad y seguridad

En 1976, Michael Lerner fundó junto con dos colegas más una excepcional comunidad sanadora en la escarpada costa del Pacífico del norte de California. Bautizaron su iniciativa Commonweal («bien común»), un nombre que reflejaba su idea de crear una comunidad de aprendizaje que se concentrara en tres áreas clave de una comunidad: la salud y la sanación, la educación y las artes, y el entorno y la justicia[78]. Durante los últimos cuarenta años, Lerner ha experimentado el poder sanador de la comunidad, especialmente en lo que al cáncer se refiere. Una de sus iniciativas ha sido unir el Commonweal Cancer Help Program a un grupo de Healing Circles, o círculos sanadores, unos centros que ofrecen grupos económicos o gratuitos que conforman una comunidad serena y comprometida a quienes están lidiando con cáncer o con cualquier otro problema de salud. El objetivo de estos círculos sanadores es ofrecer un lugar en el que la gente pueda comunicarse abiertamente, compartir información, concienciarse y apoyarse emocionalmente entre sí con el objetivo de que cada persona avance hacia la plenitud y la salud. Diana Lindsay, la larga superviviente de cáncer de pulmón cuya historia compartimos antes, fue cofundadora de uno de estos Healing Circles. Su filial de Healing Circles está en la ciudad de Langley, en la isla de Whidbey, en el Estado de Washington. Su misión es facilitar un acceso constante, abierto y fácil a la comunidad local. Y desde su apertura en 2015, registran una media de seiscientas visitas al mes, a pesar de lo pequeño que es el municipio de Langley (su población ronda los mil habitantes). «Cuando me puse bien, sólo queríamos [Diana y su marido, Kelly] devolver algo a nuestra comunidad. Queríamos crear un lugar donde pudiéramos garantizar que se proporcionara apoyo emocional y social a todo el mundo de nuestra comunidad que lo quisiera. He leído mucha literatura científica que demostraba que contar con un fuerte apoyo social y emocional mejora la salud en muchos ámbitos distintos: demencia, cardiopatía, cáncer, salud mental, todo. Y, a la inversa, el apoyo social negativo es perjudicial para la salud, lo que se ha demostrado estudiando matrimonios buenos y malos.» Y añade: «Consideramos los Healing Circles como un gran experimento comunitario, un esfuerzo consciente por crear fuertes redes de apoyo social. Ha sido muy valioso para mí y sé que este propósito me ha servido de mucho y me ha mantenido viva».

Encontrar comunidades sanadoras en línea

Existen varias formas en las que la tecnología, usada de modo cuidadoso y consciente, nos ayuda a mantenernos conectados con los demás y a encontrar compañeros bípedos no tóxicos, especialmente cuando tenemos cáncer. En Internet puede encontrarse mucha información útil: lo difícil es qué creer y qué descartar.

No creo que sea inteligente intentar autodiagnosticarte repasando al azar páginas web por la noche o leyendo el blog de alguien sobre cómo trató su enfermedad comiendo sólo una fruta o aplicándose incorrectamente enemas de café a diario para guiar tus elecciones. Ya te haces una idea. Pero en Internet hay algunos recursos excelentes que nos permiten mantenernos conectados con quienes queremos, y encontrar apoyo si estamos aislados y solos.

Uno de mis favoritos es CaringBridge, una plataforma en línea sin ánimo de lucro que permite a los pacientes de cáncer documentar su experiencia[79]. Los pacientes invitan a amigos a unirse a la página web y a comprobar sus progresos u ofrecer diversas formas de ayuda. Esto evita que un paciente, que puede estar sometiéndose a un tratamiento riguroso y agotador, tenga que responder correos electrónicos, devolver llamadas telefónicas o gastar sus limitadas reservas de energía repitiendo información importante, relevante, a miembros de su comunidad más amplia. Lo más genial de esta estructura es que está diseñada para animar a la gente a acercarse al paciente en lugar de situar en el paciente la carga de acudir a los demás. De modo parecido, existen apps de calendario que permiten a los amigos y vecinos montar «brigadas de comida» en las que se establecen fechas para llevar comida al hogar del paciente. Estas páginas web permiten al paciente establecer los días que le van mejor (todos los lunes, miércoles y viernes, por ejemplo), explicar sus necesidades y preferencias alimentarias, indicar para cuántas personas se cocina en su casa, etcétera. Esta clase de ayuda y de apoyo comunitario es valiosísima y resulta facilísima para todos los implicados gracias a estas plataformas digitales bien diseñadas.

Existen también foros en línea dedicados a tipos específicos de cáncer en los que los pacientes pueden hacer preguntas y los miembros de la comunidad intervienen y comparten sus experiencias entre sí. Existen páginas web de investigación médica, blogs de pacientes y, naturalmente, muchas páginas web de hospitales, centros médicos, centros de oncología y universidades, que no sólo proporcionan información sobre investigaciones y datos actuales sino que también incluyen enlaces a grupos de apoyo basados en la comunidad, programas educativos, etcétera.

Una vida plena

Las personas que tienen un propósito en su vida tienen tendencia a ser más felices y a estar más sanas que las que no están tan guiadas por un propósito[80]. También tienen tendencia a estar más relacionadas con su comunidad y a establecer vínculos más profundos con sus amigos, lo que las investigaciones demuestran que tiene efecto en su salud a nivel celular[81,82]. Para la mayoría de personas, nuestras relaciones y el apoyo a los demás es un aspecto clave del propósito de nuestra vida. El Harvard Study of Adult Development, un estudio sobre el desarrollo en adultos, ha estudiado a varios centenares de licenciados de Harvard y hombres de clase obrera durante los últimos ochenta años[83-86]. (Es uno de los estudios más largos que se haya realizado jamás.) Uno de sus hallazgos clave es que los participantes más felices y más sanos de ambos grupos eran aquellos que mantenían relaciones más estrechas e íntimas a lo largo de su vida. Como Robert Waldinger, director del estudio, explica: «Cuidar de tu cuerpo es importante, pero cuidar de tus relaciones es también una forma de autocuidado. Creo que esta es la revelación».

El diagnóstico de cáncer, o de cualquier enfermedad grave, suele llevar a la gente a reconectarse con sus seres queridos, a repriorizar sus vidas y a encontrar y definir un propósito claro en su vida. Los pacientes que encuentran un significado a su enfermedad tienen una mejor calidad de vida y menos hormonas del estrés[87]. Uno de los beneficios de las prácticas cuerpo-mente como el yoga y el manejo cognitivo conductual del estrés es que aumentan la capacidad del paciente de encontrar un significado a la experiencia de su enfermedad[88-91]. Igual que sucede con concentrarse en lo positivo y aprender a ser agradecido, dar un propósito a la vida conlleva directamente una mejora de las relaciones sociales y una sensación de pertenencia, dos componentes fundamentales en la elaboración de tu equipo anticáncer.

A lo largo de este libro verás que las historias de pacientes que se concentran en la sanación mientras viven con el cáncer tienden a compartir, todas ellas, un rasgo fundamental: cada uno, a su manera, decidió dejar atrás el miedo y la desesperación, y dedicarse a cultivar un propósito más auténtico llevando una vida anticáncer y *compartiendo lo que habían aprendido con los demás*. Todas estas personas se esfuerzan mucho diariamente por cultivar su salud y su bienestar, y todas ellas tienen un propósito en su vida. Puede ser difícil ver lo positivo en una experiencia que pone en peligro tu vida como el cáncer, especialmente cuando el pronóstico es desalentador. Viktor Frankl, el famoso psiquiatra vienés y superviviente del Holocausto, aborda elocuentemente esta cuestión en su libro *El hombre en busca de sentido* cuando dice: «En cierto modo, el sufrimiento deja de ser sufrimiento en el momento en que se le encuentra un significado»[92].

Susan Lutgendorf y su equipo de la Universidad de Iowa investigaron los diferentes efectos biológicos de dos categorías amplias de bienestar o felicidad: (1) el bienestar eudaimónico, en donde el bienestar de la gente se basa en que la vida tenga un propósito y un significado, participando en actividades que apoyan sus valores fundamentales y se ajustan a su «verdadero yo» o «espíritu» (lo que los antiguos griegos denominaban el *daimon*) y (2) el bienestar hedónico, en donde el bienestar se basa en actividades que maximizan el placer personal[93].

En personas sanas, se ha relacionado una mayor sensación de bienestar (eudaimónico) con unas menores señales de genes inflamatorios en comparación con quienes afirmaron tener niveles más altos de satisfacción inmediata y éxito material (bienestar hedónico), aunque ambos aspectos del bienestar estaban asociados con menores niveles de depresión (véase recuadro, p. 106). En pacientes de cáncer de ovario,

Lutgendorf y sus colegas descubrieron que las mujeres con un mayor bienestar eudaimónico presentaban niveles más bajos de hormonas del estrés en el sitio del tumor[94]. El mismo efecto no se apreciaba en las pacientes que afirmaban tener niveles altos de bienestar hedónico. Este aspecto de la relación social regula por disminución características distintivas clave del cáncer, como *el mantenimiento de señales proliferativas*, *la evasión de los supresores del crecimiento* y *la inflamación*. Dicho de otro modo, tener relaciones más profundas con otras personas y un mayor propósito en la vida podría ayudarnos a prevenir o superar el cáncer.

Muchos de los estudios sobre este punto que demostraban relaciones entre los vínculos sociales y la expresión génica han sido correlacionales. Dicho de otro modo, podemos afirmar que estas cosas están relacionadas, pero no podemos concluir necesariamente que una cosa cause la otra. Sin embargo, un estudio de 2017 de Sonja Lyubomirsky, de la Universidad de California, en Riverside, y sus colegas (entre los cuales, Steve Cole) revela que cierto tipo de amabilidad provoca cambios en el perfil de los genes que están «encendidos»[95]. Lyubomirsky y su equipo asignaron a 159 hombres y mujeres sanos uno de estos cuatro grupos: (1) ser amables con los demás; (2) ser amables con el mundo en general; (3) ser amables consigo mismos, o (4) hacer una actividad neutra de control. Tras realizar las tareas que les habían sido asignadas durante cuatro semanas, sólo surgieron diferencias en la expresión génica de quienes eran amables con los demás en comparación con el grupo de control. Estas personas presentaban perfiles genéticos que reflejaban reducciones de las señales de genes inflamatorios y aumentos de los genes relacionados con respuestas de los anticuerpos. Ahora, por primera vez, disponemos de pruebas científicas de que la amabilidad para con los demás influye en nuestros genes de un modo que podría prevenir enfermedades. Como concluyen los autores: «Estos resultados demuestran un efecto causal de la conducta prosocial en la regulación de la expresión génica de los leucocitos, y se añaden a una creciente literatura que traza el mapa de las vías moleculares que pueden relacionar la conducta prosocial con la salud física.»[95]

Hasta las mascotas nos ayudan a sanar

Cuando estaba en los Continuum Cancer Centers del Beth Israel Medical Center de la ciudad de Nueva York, el doctor Stewart Fleishman lideró un estudio de un solo grupo para ver si incluir perros con fines terapéuticos en las áreas de tratamiento o en las habitaciones del hospital de unos cuantos pacientes que recibían tratamientos intensos y difíciles para cánceres de cabeza y cuello tenía algún efecto beneficioso[96].

Estos pacientes ya estaban padeciendo efectos adversos graves de sus enfermedades, como dolor, fatiga, dificultad para hablar o incluso para tragar. Los tratamientos (quimio y radio simultáneas) provocaban siempre que sus síntomas físicos empeoraran mucho inicialmente. Y normalmente los principales indicadores de bienestar emocional y social seguían una tendencia negativa en paralelo con la intensificación de los efectos secundarios físicos adversos. Al finalizar el protocolo terapéutico de aproximadamente siete semanas, los pacientes que habían recibido terapia con mascotas presentaban los efectos físicos negativos previstos. Sin embargo, el grupo presentaba sorprendentemente un aumento de su bienestar y una mejora emocional después de pasar un rato con los perros terapéuticos y sus adiestradores todos los días. Un paciente llegó a comentar al doctor Fleishman que habría abandonado el duro protocolo terapéutico pero que no lo hizo porque «quería ver al perro». Como hermosa ventaja adicional, el personal del centro que trabajó durante este estudio experimentó también un mejor estado de ánimo y una mayor satisfacción laboral, lo que atribuía a la presencia alegre y relajada de los perros. Fleishman publicó sus hallazgos en 2015 y ahora es frecuente encontrar perros haciendo compañía a los pacientes en los centros de oncología de Estados Unidos. El amor y la lealtad incondicionales que nos ofrecen nuestras mascotas sirven de contraejemplo interesante a las personas, lo que sin duda explica la tendencia cultural a valorar de forma renovada la presencia de nuestros amigos de cuatro patas en nuestras vidas.

¿QUÉ CLASE DE PERSONA FELIZ ERES?

En el primer estudio de este tipo, investigadores del Cousins Center for Psychoneurimmunology de la UCLA y de la Universidad de Carolina del Norte examinaron cómo la psicología positiva influye en la expresión génica humana[81]. Lo que descubrieron es que el origen en el que se basa la felicidad tiene efectos sorprendentemente distintos en el genoma humano.

Las personas con un elevado bienestar eudaimónico (la clase de felicidad que se obtiene de dar un propósito y un significado profundos a la vida, de tener conciencia de los asuntos más importantes de la vida y de participar en esta clase de actividades) presentaban una expresión de los genes de las células inmunitarias favorable, y niveles bajos de expresión de los genes inflamatorios. Además de una fuerte expresión de los genes antivirales y de los anticuerpos[81,94].

Las personas con niveles altos de bienestar hedónico (el tipo de felicidad que se obtiene de las emociones que sentimos cuando hacemos algo placentero y divertido para nosotros) presentaban una elevada inflamación y una baja expresión de los genes antivirales y de los anticuerpos en comparación con las personas con un alto bienestar eudaimónico.

Ningún tipo de felicidad es mejor que el otro, y la gente debería disfrutar de ambos tipos de felicidad. Sin embargo, un tipo de felicidad tiene un efecto mucho más positivo que el otro en cuanto a los genes que se reactivan.

Steve Cole, uno de los autores del estudio, escribió: «Las personas con niveles altos de bienestar hedónico no se sentían peor que las que presentaban niveles altos de bienestar eudaimónico: ambos grupos parecían sentir los mismos niveles elevados de emoción positiva. Sin embargo, sus genomas respondían de un modo muy distinto». Y añadió: «Lo que este estudio nos indica es que hacer el bien y sentirse bien tienen efectos muy distintos en el genoma humano aunque generen niveles parecidos de emoción positiva». Es evidente que la felicidad altruista eudaimónica, de más largo alcance, posee un efecto más saludable. «Al parecer, el genoma humano es mucho más sensible a las distintas formas de lograr la felicidad que nuestra mente consciente.»[97]

En nuestras relaciones interpersonales, podríamos tomar ejemplo de nuestros animales. La gravedad de un diagnóstico de cáncer suele abrirse paso entre los problemas relacionales y nos ayuda a hacer importantes cambios positivos en nuestras relaciones o nos empuja a alejarnos de las que no nos apoyan. Autosuficiencia, antiguos resentimientos y rencores, decepciones y expectativas no cumplidas: el cáncer nos hace replantear todas estas dinámicas y nos ofrece la oportunidad de examinar todas nuestras relaciones, desde nuestras amistades íntimas hasta nuestros conocidos. Alejarnos de los «tóxicos bípedos» de nuestra vida podría ser tan importante para avanzar como elegir nuestro equipo médico y de bienestar anticáncer. Sabemos intuitivamente cómo nos hace sentir la gente. Es importante conectar con esos sentimientos, respetarlos y apostar por lo que favorece nuestra salud y nuestra recuperación.

El poder sanador de las comunidades religiosas

Aunque no se ha descubierto que la espiritualidad influya directamente en los resultados del cáncer, la fe y una sensación de estar conectado más profundamente con el mundo tienen un papel importante en la calidad de vida y la felicidad, y contribuyen a evitar la depresión y el aislamiento social, factores, todos ellos, que han sido relacionados con las enfermedades y con las características distintivas del cáncer. Lo que veo sin cesar en mi trabajo con pacientes de cáncer es una sensación de despertar que acompaña al diagnóstico, hasta el punto de que algunos supervivientes creen que Dios les envió el cáncer en el sentido de que todo pasa por alguna razón, y que su nuevo propósito en la vida es enfrentarse al desafío de su diagnóstico y superarlo. Otras personas que no eran activamente religiosas o espirituales pueden acabar siéndolo más a lo largo de su experiencia con el cáncer. El cáncer suele hacer desaparecer las minucias de la vida y permite a los supervivientes plantearse totalmente un propósito mayor, que suele considerarse un propósito espiritual.

Cuando nuestra amiga Molly M. tuvo una recidiva de su cáncer de cerebro tan sólo seis meses después de su diagnóstico inicial y su cirugía, me dijo que se había enfrentado cara a cara con su propia mortalidad y la había aceptado de un modo extraño y tranquilo al someterse a su segunda cirugía. «Quizá se me haya acabado el tiempo en esta vida», pensó. Los últimos seis meses no habían sido agradables, por no decir otra cosa. Había pasado por períodos de parálisis y sufrido frecuentes (y aterradores) ataques debilitantes. «Recuerdo haber pensado: "Se acabó. De ésta no salgo."»

Pero aquella mañana, a mitad de camino entre la llegada al hospital a las seis de la mañana y la cirugía programada más tarde, Molly sintió que la recorría una oleada visceral. En aquel momento de claridad se dio cuenta de que iba a estar bien. Dijo a su marido que no se preocupara, que iba a vivir. Él estaba estresado pero intentaba aguantar el tipo por ella.

Como en su primera operación, Molly iba a estar despierta durante la intervención. Pidió al cirujano que grabara en vídeo el procedimiento para sus alumnos de biología, pero él le dijo que le había avisado demasiado tarde y no podía hacerlo. Al final de la intervención, Molly quiso levantarse y salir por su propio pie del quirófano. El equipo insistió en sentarla en una silla de ruedas, pero sólo pasó unas pocas horas en la sala de recuperación antes de que le dieran el alta.

Lo que Molly no sabía cuando estaba en la sala de espera es que los 450 alumnos de la escuela donde daba clases se habían reunido en la capilla para enviarle energía sanadora con sus oraciones. Molly está totalmente convencida de que esta energía dirigida hacia ella por su comunidad que tanto la aprecia marcó la diferencia en cuanto a su capacidad de sobrevivir a su segunda cirugía. «Ese día ocurrió algo poderosamente sanador entre mis chicos y yo —dice—. Fue una experiencia muy profunda, y estoy segura de que influyó en mi supervivencia. Consolidó mi creencia en el poder de la mente.»

Fue un momento fundamental en el giro que hizo Molly hacia una vida anticáncer, que es probable que haya tenido un papel en su capacidad de sobrevivir y prosperar los últimos dieciocho años y medio. Decidió hacer lo que pudiera para demostrar que los médicos estaban equivocados, y se esforzó meticulosamente por reconectar su cerebro y reentrenar su cuerpo. Está convencida de que el apoyo de su marido y un equipo de «ángeles» (familia, amigos, asistentes sociales, voluntarios de cuidados paliativos, personal médico del hospital y la clínica de tumores cerebrales, herbolario y masajistas) fue lo que le permitió lograr sus sorprendentes resultados. Como le gusta decir: «¡Los milagros requieren mucho trabajo!»

Molly parte de la creencia fundamental de que donde hay vida hay esperanza. También cree que todos tenemos la capacidad de sanar en nuestra mente. «La mejor forma de llevar una vida anticáncer es adoptar las modalidades de sanación que sean mejores para ti —explica—. Utiliza la mente para centrarte con la forma de meditación que te vaya mejor, a la vez que equilibras el descanso, el ejercicio, un estilo de vida y unas prácticas alimentarias ecológicos y saludables.» Molly cree que siendo positivos, potenciando nuestro sistema inmunitario, incorporando alimentos saludables y usando técnicas desarrolladas por nuestros antepasados hace miles de años, es posible protegernos del cáncer. Las pruebas sugieren que podría ser una adelantada a su tiempo en cuanto a percibir lo profundamente que nuestros pensamientos y nuestras acciones influyen en nuestra salud. Alison y yo nos sentimos continuamente inspirados por su ejemplo. Para nosotros, es la viva personificación de las posibilidades transformadoras de la vida anticáncer.

Molly cree totalmente en la energía sanadora que recibe de su comunidad. Para quienes tienen una conexión más fuerte con una religión más organizada, el lugar de culto puede ser una fuente de comunidad en el caso de no tener familia, por lo menos viviendo cerca. Rabinos, imanes, sacerdotes y pastores proporcionan a los miembros de sus congregaciones una forma de amor y apoyo incondicionales. Para Jana L., una enfermera de sesenta años, su diagnóstico de cáncer de mama en estadio III la llevó a implicarse más en su iglesia, que pasó a formar una mayor parte de su red de apoyo social. Como parte de la celebración de su sexagésimo cumpleaños, Jana se está entrenando para hacer con su hija y su yerno el Camino de Santiago, la peregrinación a pie de un mes de duración por el norte de España que termina en Santiago de Compostela, donde, según la leyenda, están enterrados los restos del apóstol Santiago. Desde nuestro punto de vista, este es un ejemplo excelente porque muestra no sólo la importancia de la espiritualidad, sino también de cómo el apoyo social puede servir de base para hacer otros cambios saludables en el estilo de vida. En este caso, Jana se está poniendo en forma para acompañar a su hija en un peregrinaje espiritual por España. Su fe y su apoyo social están potenciando su buena forma física.

Naturalmente, la fe y la sanación tienen una larga historia, casi tan larga como la historia de la humanidad. Pero en la medicina moderna, que se concentra tanto en los datos, las estadísticas y las pruebas científicas, es difícil incluir la fe y sus efectos sobre los resultados o la sanación del cáncer como un factor en la ecuación general. Pero este no es el caso para todo el mundo.

Church Health de Memphis

En Memphis existe un extraordinario centro de salud dirigido por el doctor Scott Morris, uno de los pocos médicos que conozco que poseen también un máster en Teología por la Universidad de Yale. En Church Health, una organización sin ánimo de lucro que Scott fundó hace veinte años en un edificio ruinoso que alquiló por un dólar al año, él y su equipo han atendido a más de setenta mil personas[98].

Como pastor, hace mucho tiempo que Scott sabe que la salud y la fe están inextricablemente ligadas entre sí. «¿Te has preguntado alguna vez por qué tantos hospitales llevan el nombre de santos o de órdenes religiosas? La llamada a sanar está por toda la Biblia, prácticamente en cada página. Supe pronto que nuestro cuerpo es un verdadero regalo de Dios, y que es responsabilidad nuestra honrar ese regalo y cuidar de nuestro cuerpo como si nuestra vida dependiera de ello, porque depende de ello.»

Church Health es un modelo de cómo llegar a la gente donde esté, lo que, en este caso, es en medio de una comunidad que es «pobre» según la mayoría de estándares pero que hasta la fecha no ha dejado todavía de sorprender a Morris por la abundancia de «capital espiritual» repartido entre sus pacientes, vecinos y amigos. Morris pone objeciones a la idea platónica de que nuestro cuerpo y nuestro espíritu están separados. «Un corazón roto no aparece en una radiografía —me cuenta—. Pero si hago que un consejero o un pastor hable con alguien sobre lo que le aflige el corazón, su tensión arterial puede mejorar, o su falta de aliento puede convertirse en unas lágrimas purificadoras. Las pastillas no llegan donde pueden llegar la relación humana y el reconocimiento de Dios y del Espíritu.»

Morris es un inconformista en lo que al conocimiento del valor de la vida anticáncer se refiere. «En primer lugar, estar sano no consiste en la ausencia de enfermedades —me dice con convicción—. Consiste en ayudar a la gente a vivir una vida bien vivida. ¿A quién le importa si vives dos años más si estás solo en una residencia de ancianos? Todo lo que hacemos aquí se basa en un pasaje de los Colosenses que dice: "Sois los hijos de Dios, y como elegidos de Dios, santos y amados, revestíos de misericordia, bondad, compasión, humildad y paciencia, y sobre todo, de amor, la armonía que lo vincula todo".» Esto me dice que la compasión y el amor están en la práctica de Morris. Él no se concentra en las estadísticas o los «resultados» de por sí, sino en un sentido más profundo de la salud que aborda la persona en su totalidad, no sólo su enfermedad o sus síntomas.

Para lograr el bienestar, Morris y su equipo han creado lo que ellos llaman Model for Healthy Living, es decir, un modelo para una vida saludable. Este modelo se centra en siete componentes de igual importancia: cuidados médicos, fe/vida espiritual, nutrición, movimiento, familia y amigos, emociones y, por último, trabajo.

Morris sabe que todos estos componentes funcionan en una clase de armonía y que la mayoría de ellos se dan cita con mucha fuerza en la comunidad.

«La iglesia, cualquier iglesia, no es sólo un lugar de culto. Es un refugio para la comunidad local. Es donde nos bautizan, donde nos casamos y donde nos hacen el panegírico en presencia de nuestros seres queridos y vecinos —me dice Morris, y luego añade—: Estamos diseñados para estar más sanos cuando compartimos lo mejor de nosotros mismos con los demás. En Church Health sabemos que esforzarse por llevar una vida saludable es una perspectiva para toda la vida, y por ello tenemos programas dirigidos a niños pequeños, en edad de preescolar, y vamos subiendo hasta las personas de la tercera edad. Se trata de educar a la gente y de reunirla para celebrar y realizar elecciones de estilo de vida saludables. Lo veo en todas partes: si comes bien con tu familia y lo cuentas a tus vecinos, ellos lo cuentan, y así sucesivamente. ¿No preferirías pasear por el barrio con amigos y averiguar qué hacen para estar sanos en lugar de estar usando solo una máquina de cinta de correr? Para mí es obvio que lo que realmente nos sana es la comunidad. Y si no me crees, mira la Biblia. Es algo a lo que Dios también da mucha importancia.»

Lo último que quiere que sepa es algo que todos los médicos que realmente quieren formar parte del movimiento de vida anticáncer tienen que reconocer: «Necesito a todas estas personas tanto como ellas me necesitan a mí. Damos vueltas a las pruebas, tomamos decisiones difíciles pero, sobre todo, rezamos. Yo por ellos y ellos por mí. Estamos todos juntos en esto. Nunca me iría de aquí, porque al hacer este trabajo estoy aprendiendo a ser una persona más rica espiritualmente. Me estoy sanando tanto como mis pacientes». Pero rápidamente añade: «Todo el mundo es bienvenido en Church Health. No tengo ningún interés en convertir a nadie o en predicar a no creyentes. Pero realmente creo que la dimensión espiritual de nuestra salud es tan importante como su aspecto físico, puede que más, y no tengo reparos en decirlo. Creo que admitir la plenitud divina de la persona es beneficioso, sin importar lo que se crea».

Sinergia social

Tanto si es el apoyo de Church Health del doctor Morris como la devoción de un miembro de la familia que está a tu lado durante el tratamiento oncológico, el apoyo social juega un papel fundamental en todos los aspectos de los cambios en el estilo de vida, desde el manejo del estrés y el sueño hasta la dieta y el ejercicio. Más aún, los investigadores han descubierto una relación clara entre las relaciones sociales y la salud física en cada fase de la vida, de la adolescencia a la vejez[28,82-86]. El trabajo de Anil Sood, Susan Lutgendorf, Steve Cole, Barbara Fredrickson y otros más ha demostrado que el apoyo social está estrechamente relacionado con el estrés, y parece tener un impacto directo en múltiples características distintivas del cáncer.

Puedes ver la interacción del apoyo social con otras áreas en algunas de las historias que hemos contado. Cuando un miembro de la «Pandilla Rosa» de Dorothy vio que ella estaba desbordada, presionó a Dorothy para que se concentrara más en su salud mental y no sólo en su salud física, lo que a su vez mejoró la calidad del sueño de Dorothy y le permitió dejar de depender de los somníferos. La mayor espiritualidad e implicación de Jana en su iglesia no sólo redujo su estrés sino que la llevó a entrenar para un peregrinaje por España con su hija. Gracias al apoyo social, ha aumentado su actividad física, reducido su nivel de estrés y ha adquirido más conciencia de lo que come y del tiempo que duerme para mantenerse mejor durante su entrenamiento para una caminata de un mes de duración. Como explica Gabe Canales, a quien conociste en la primera parte, el apoyo social juega un papel clave en la responsabilidad y la ayuda a la hora de sostener cambios saludables: «Cambiar hábitos de toda la vida puede ser difícil, y necesitas un fuerte sistema de apoyo: alguien importante, como un cónyuge, amigo, colega o un dietista/nutricionista, un grupo de apoyo, alguien con quien puedas comentar abiertamente lo que estás intentando lograr, alguien que pueda animarte a no desviarte del camino».

Meg Hirshberg, fundadora del Anticancer Lifestyle Program que se ofrece tanto presencialmente como en línea y que presentamos en la primera parte, es un modelo de cómo acercar el mensaje de una vida anticáncer a la población en general[99]. Meg, superviviente de cáncer por partida doble y amiga del difunto David Servan-Schreiber, describe del siguiente modo el poder sanador de los grupos que ha diseñado y dirigido:

> Cuando reúnes a personas en un grupo, pasan cosas milagrosas y empiezan a reír y a establecer vínculos afectivos entre sí, lo que es también una parte realmente importante de nuestro programa. Hacemos todo lo que podemos

para fomentar ese compañerismo. Se indica a los participantes que llamen a una persona diferente cada semana para que puedan relacionarse con cada miembro de la clase uno a uno, fuera del grupo.

A veces se quejan de ello al principio, pero al final, les encanta a todos.

Se trata de personas muy trabajadoras, y muchas veces algunos de los miembros de su familia tienen problemas con el alcohol o las drogas. Ellos están trabajando realmente duro, y ya tienen importantes retos en su vida cuando reciben el diagnóstico de cáncer, que los deja desolados. Como una persona que pasó por nuestra clase dijo: «Cuando me apunté a esta clase, fue como si alguien me hubiera lanzado una balsa salvavidas».

Esta clase de apoyo emocional es muy empoderador, muy importante. Estas clases y este tipo de apoyo entre iguales ayuda a estas personas a planear su futuro con un grado de apoyo y bienestar psicológico del que carecían antes de enfermar. Es impactante ver esta clase de sanación de primera mano.

Rápidamente se está reconociendo que el poder de sanación de los grupos es una piedra angular de la vida anticáncer. En nuestro CompLife Study, hemos sido testigos de cómo pacientes que suelen ser los cuidadores de sus familias reciben por primera vez un verdadero apoyo emocional y psicológico, lo que les permite transformar su vida y, a pesar del cáncer, empezar a prosperar en lugar de simplemente sobrevivir.

Hace poco coincidí con alguien que encaja a la perfección en esta descripción: Michelene H., una de las primeras participantes de CompLife. Tengo que admitir que al principio apenas la reconocí. Michelene había perdido por lo menos veinte kilos desde la última vez que la había visto. Pero eso no era lo único que le daba aquel aspecto tan distinto. Irradiaba energía positiva. Los ojos castaños le brillaban, y asintió con la cabeza mientras yo asimilaba su transformación, como queriendo decir, *Pues sí. Soy Michelene.*

Se había sometido a una doble mastectomía y a una reconstrucción mamaria y llevaba tres años sin cáncer. Michelene me contó que durante su operación controló su dolor usando técnicas de respiración meditativa. Dijo que leía las etiquetas de los alimentos y que evitaba los alimentos enriquecidos en nitratos, y que seguía haciendo ejercicio y meditando todos los días.

Michelene no es alguien que procediera de un entorno donde tales prácticas fueran habituales ni pertenecieran al ámbito de la experiencia cotidiana. Creció en el seno de una familia pobre del norte de Filadelfia y abandonó un violento entorno doméstico en cuanto cumplió los dieciséis años en busca de una vida mejor. Se trasladó a Houston, en parte para alejarse lo máximo posible de la energía tóxica de su familia, decidida a romper el ciclo de abusos y proporcionar a sus hijos una vida más saludable. Formar parte del CompLife Study introdujo a Michelene en todos los aspectos de una vida anticáncer, y tres años después pude comprobar que estaba sana, animada y fuerte.

Michelene trabaja ahora como voluntaria en un programa denominado Cancer Connection y orienta a otras mujeres que se están enfrentando al mismo diagnóstico que ella recibió: cáncer de mama triple negativo en estadio III. Como superviviente de un cáncer triple negativo, Michelene es una voluntaria única e inspiradora. Explica a las demás pacientes de cáncer que hay vida después del cáncer, incluso cuando te enfrentas a un diagnóstico difícil. A su hija, que fue su principal apoyo durante su tratamiento oncológico, le inspiró tanto ver la experiencia de su madre que ha vuelto a estudiar para convertirse en enfermera. Siempre me complace encontrarme con pacientes del CompLife porque, aunque el estudio está en curso, veo en mujeres como Michelene que nuestro modelo funciona. Se trataba de alguien a quien no le iba simplemente *bien* después de un diagnóstico difícil de cáncer, sino que estaba *prosperando*. No se limitaba a cuidar de sí misma, había transformado su aspecto físico y su actitud mental. Rebosaba literalmente de orgullo y de fortaleza. Michelene había adquirido la confianza suficiente para ayudar a los demás, lo que, según las últimas investigaciones, mejora todavía más nuestra salud y longevidad.

Pero hubo otra cosa que Michelene dijo que me pilló desprevenido y que hizo que me diera cuenta de la importancia y el impacto de tener y mantener una fuerte red de apoyo. Una vez terminada la parte intensiva del estudio, después de seis semanas con todo aquel apoyo, se sintió defraudada. Estaba disgustada con nosotros por haberle retirado el apoyo social. Aquí tenía aquel maravilloso equipo que le enseñaba a llevar una vida más saludable y entonces, cuando se estaba adaptando a estos nuevos hábitos más saludables con entrenadores para que no se desviara del camino, la parte intensiva del estudio terminó. Siguió el año siguiente con sus sesiones de asesoramiento, y después, esas sesiones también terminaron, y se quedó sola.

Por supuesto, la pérdida que Michelene sintió es fácil de entender. Como ella dijo: «Al mirar lo lejos que he llegado realmente, a menudo no me doy cuenta de lo poderoso que ha sido mi recorrido hasta que recuerdo el camino, los obstáculos, las bendiciones que viví. Tengo que pellizcarme y preguntarme… ¿realmente he tenido cáncer? Es cierto que en aquel momento tuve esa sensación de abandono, pero el hecho de seguir y de aprender todo lo que pude para llevar una vida más saludable compensa con creces esos sentimientos del pasado. El equipo me enseñó a volver a vivir… mejor que antes del cáncer, ¡y por eso estoy eternamente agradecida!» En nuestra vida, la mayoría de personas jamás formará parte de un programa intenso sobre cambios en el estilo de vida. La cuestión es cómo puedes lograr la misma transformación en tu vida.

Lo que he aprendido de la ciencia y de nuestra experiencia combinada al hacer estos cambios es que el modelo tradicional de los cambios en el estilo de vida es defectuoso. Intentar mejorar nuestra salud haciendo dieta y apuntándonos a media maratón no aborda las cuestiones básicas que influyen en los cambios de nuestras conductas. Antes de eso, necesitas aquello cuya pérdida sintió tanto Michelene: un equipo anticáncer.

GUÍA DE UNA VIDA ANTICÁNCER PARA EL AMOR Y EL APOYO SOCIAL

Muchas personas con las que Alison y yo nos encontramos en nuestras conferencias por Estados Unidos se saltan el paso fundamental de crear una sólida red de apoyo y pasan directamente a la última dieta o rutina de fitness. Pero sin la base del apoyo social para sostener estos otros cambios, es probable que lo que están intentando construir se derrumbe al primer contratiempo. Ha llegado el momento de cambiar nuestra forma de pensar sobre lo que nos mantiene sanos para tener más en cuenta la influencia de nuestros amigos, familias, colegas, profesionales afectuosos, comunidades elegidas y profesores. Ellos están en el centro de un estilo de vida anticáncer sostenible. También es importante realizar actividades que fomentan el bienestar eudaimónico, en el que tu bienestar procede de que tu vida tenga un propósito y un significado. Paradójicamente, esto puede surgir de nuestros desafíos más grandes, como hemos contado en este libro.

Crear tu equipo anticáncer

Antes de empezar a crear un equipo, tienes que identificar y evaluar a las personas que te rodean. Si has formado parte de una comunidad durante mucho tiempo, puedes ser capaz de elaborar una red extensa. Si no, este es el momento de mirar lo que tienes y cómo obtener la ayuda y el apoyo que necesitas. Las relaciones más importantes en lo que se refiere a nuestra salud son las que tenemos con personas que son lo bastante próximas emocionalmente a nosotros para ofrecernos cuidados amplios y empáticos. Si bien es importante tener a alguien que te lleve al médico, o que cuide de tus hijos cuando tú no estás en casa, el apoyo más fundamental podría ser el de esa persona que puede ayudarte a superar la parte emocional de la crisis de salud o del desafío vital al que te puedes estar enfrentando.

CINCO ÁREAS DE APOYO

1. Apoyo Práctico: Aquellos que te apoyan de una forma práctica y tangible. Personas con las que puedes contar en momentos difíciles para que te lleven a tus citas médicas, organicen rotaciones de cuidados, te ayuden a planificar y preparar las comidas, etc.

2. Apoyo Informativo: Aquellos que pueden darte consejo fundamentado y comentar detenidamente contigo tus opciones y decisiones. Personas en cuya opinión confías y que sabes que quieren lo mejor para ti.
3. Apoyo Motivacional: Aquellos que apoyan tu valía en este mundo, ven la importancia de los cambios que estás intentando hacer y te ayudan a estar motivado para no desfallecer. Para las personas con cáncer, se trata de las personas que te recuerdan tus cualidades como una persona en su totalidad, no sólo como paciente.
4. Apoyo Comunitario: Las relaciones grupales y la integración social proporcionan tanto un sentimiento de pertinencia como la capacidad de ayudar a los demás, lo que refuerza tu valía en el mundo.
5. Apoyo Emocional: Aquellos con quienes puedes compartir tus problemas y alegrías más profundos, y que te ofrecen amor y consuelo incondicionales.

Piensa en los distintos tipos de apoyo como en pilares que te ayudan a mantenerte estable a medida que avanzas. *¿En qué áreas son menos estables tus pilares de apoyo? ¿Dónde tienes suficiente ayuda y dónde agradecerías recibir un poco más?*

TRABAJA TUS PUNTOS DÉBILES

- Busca personas y grupos que puedan ayudarte a completar tu equipo y equilibrar tu apoyo. Una persona, aunque sea tu pareja, por más que se preocupe por ti, no puede proporcionarte apoyo en todas las áreas. Diversificar tu base de apoyos es crucial. Además, los cuidadores corren el peligro de acabar exhaustos y hay que equilibrar las necesidades de todo el mundo.
- En cuanto a la integración social: ¿Hay algún grupo al que puedas unirte relacionado con algo que te guste hacer, como un *hobby*, una actividad o un deporte? ¿Podrías unirte a o implicarte más en una iglesia, grupo espiritual, centro de yoga, biblioteca, grupo excursionista, grupo musical, etc.?
- Si no tienes la sensación de dar cuidados o de recibirlos, ¿hay algún lugar donde puedas trabajar como voluntario y ganar fuerzas relacionándote con los demás y ayudándoles, y obteniendo, a tu vez, una ayuda igual?
- Si no tienes a nadie que te proporcione apoyo emocional, ¿podrías encontrar un terapeuta que pueda ayudarte a superar los problemas o un grupo de apoyo que esté formado por personas con quienes compartes unas circunstancias o un problema común?

Cuando evalúes tu comunidad, plantéate con quién estás en contacto y con quién no has hablado en cierto tiempo, o incluso en mucho tiempo. No temas incluir en tu lista a alguien de tu pasado o a alguien con quien has perdido el contacto. Podría terminar siendo la persona más importante de tu red anticáncer.

Potenciar tu bienestar eudaimónico: Primer paso — Descubrir tus valores fundamentales

Los valores fundamentales son las lentes a cuyo través evaluamos todo lo que vemos, sentimos y oímos a nuestro alrededor. No son descripciones de cómo nos ganamos la vida o de cómo logramos nuestros objetivos. Son los valores que sustentan qué hacemos, cómo interactuamos con los demás y qué elecciones hacemos. Es importante identificar y ser conscientes de cuáles son, y de si tus acciones diarias se ajustan a tus creencias. Se trata de un paso importante para dirigirte hacia una vida que tenga un propósito y para lograr que tus decisiones diarias se ajusten a la persona que quieres ser en este mundo. Este ejercicio, que aprendí como parte de la Stagen Leadership Academy, es un primer paso para fomentar el bienestar eudaimónico[1].

Cuando te plantees tus valores fundamentales, piensa en palabras/términos que recojan lo que es más importante para ti como persona y que reflejen tus prioridades más altas en la vida.

Como ejemplo, a continuación te incluyo las expresiones que yo utilizo para explicar mis valores fundamentales:

- Estar presente
- Estar sano
- Tener compasión/Empatía
- Ser honesto/Tener integridad
- Marcar la diferencia
- Conservar la capacidad de asombro

Yo empiezo por cómo quiero estar en el mundo, qué es importante para mí, y sigo con cómo espero influir en los demás. Mis valores fundamentales sustentan el trabajo que hago y la actitud que trato de mantener (estar abierto a nuevas ideas y sentimientos) cuando conozco a nuevas personas y experimento cosas nuevas.

¿CUÁLES SON TUS VALORES FUNDAMENTALES?

Indicaciones:

- Anota palabras que crees que se adaptan a tus valores fundamentales.
- Limítate a veinte palabras clave como máximo.
- Redúcelas a diez y, finalmente, a cinco o seis palabras o expresiones clave como máximo.
- Asegúrate de que cada palabra/expresión se ajusta a tu modo de vida y tu forma de ver el mundo.

APLICA TUS VALORES FUNDAMENTALES

Al ponerlos en el contexto de nuestras vidas, los valores fundamentales se convierten en principios directores que nos ayudan a ser fieles a quienes somos en todo lo que decimos y hacemos, y nos acercan más a llevar la vida que elegimos en lugar de la que nos «conduce» a nosotros. Ahora que has identificado las palabras/expresiones que reflejan tus valores fundamentales, construye frases que expliquen cómo estas ideas cobran forma en tu vida. A continuación encontrarás algunos ejemplos basados en mis propios valores fundamentales:

VALORACIÓN	ACCIÓN
Estar presente	Intento estar conectado con el momento presente y examino quién o qué dirige mis pensamientos y mis conductas.
Estar sano	Ingiero alimentos que conservan la salud y minimizo los alimentos que merman la salud. Ejercito mi corazón y mis músculos a diario. Nutro mi mente para fomentar la calma en mi interior.
Tener compasión/Empatía	Escucho a las personas que están en el momento presente y me conecto verdaderamente con ellas. Mis acciones y conductas tienen a los demás en cuenta.
Ser honesto/Tener integridad	Soy fiel a mi palabra. Soy responsable y formal.
Marcar la diferencia	Dejaré un mundo que será mejor que el que yo me encontré. Me dedico activamente todos los días a ayudar a los demás.
Conservar la capacidad de asombro	Estoy abierto mentalmente a cualquier nueva experiencia. Sigo aprendiendo cosas nuevas y miro el mundo y la experiencia humana de formas nuevas.

¿CÓMO PLASMAS Y EXPRESAS TUS VALORES FUNDAMENTALES?

Indicaciones: Elabora una o dos frases que expliquen cada uno de tus valores fundamentales, qué significan para ti y cómo planeas avanzar en tu vida a partir de esos valores. Consulta tus valores fundamentales cuando tomes decisiones y trata de ajustar tus elecciones y conductas diarias a tus valores fundamentales.

Fomentar tu bienestar eudaimónico: Segundo paso — Proporcionar apoyo a los demás

Tanto si se trata de amigos, familiares, colegas o conocidos, todos necesitamos y nos beneficiamos del apoyo de quienes nos rodean. Sabemos que proporcionar apoyo a los demás es un regalo tanto para quien lo recibe como para quien lo da. Como estamos conectados evolutivamente a beneficiarnos psicológica y biológicamente cuando ayudamos a los demás, ponernos a escuchar y a prestar apoyo es un paso positivo para fomentar el bienestar eudaimónico.

Se ha relacionado el trabajo de voluntariado con una vida más longeva, una vida más feliz y una mayor satisfacción. Una revisión de cuarenta estudios que investigó los efectos en la salud de ayudar a los demás reveló que trabajar regularmente como voluntario reducía un 22% la mortalidad prematura[2]. Y no es necesario que el voluntariado sea el propósito de tu vida para tener impacto en tu salud. Los investigadores encontraron impactos en la salud de los participantes que trabajaban como voluntarios tan sólo una hora al mes. David Servan-Schreiber hablaba sobre el cáncer en términos de terreno y de convertir tu terreno personal en lo más hostil posible para el cáncer. Piensa del mismo modo en el hecho de dar. Estás creando un terreno de positividad que mejorará tu perspectiva sobre la vida y contribuirá a sustentar y a aumentar una red social saludable. Hacer donaciones a organizaciones benéficas y ayudar a los demás abona el terreno de tu apoyo social.

Voluntariado En Línea — Las Naciones Unidas disponen de diversas opciones de voluntariado en línea que pueden conectarte con personas de otros países y otros continentes para colaborar de múltiples formas: desde traduciendo documentos hasta creando vídeos o diseñando infografías. Idealist, la página web de ofertas de empleo, tiene una sección entera de su Volunteer Resource Center dedicada al Voluntariado En Línea, y el grupo Volunteer Match enumera más de seis mil «oportunidades de voluntariado virtual». Las posibilidades de trabajar como voluntario en la era digital son verdaderamente ilimitadas y traspasan cualquier frontera, religión, interés e ideología.

RESUMEN DE LA GUÍA DE UNA VIDA ANTICÁNCER PARA EL APOYO SOCIAL

Crea tu equipo anticáncer

Relaciona las personas de tu red de apoyo que se incluyen en las categorías de apoyo mencionadas en este capítulo y plantéate dónde y cómo podrías encontrar a alguien para crear ese pilar concreto.

Identifica tus valores fundamentales

Piensa en una vida eudaimónica con propósito y plantéate si tu experiencia difiere de ella. Identifica entre cinco y seis palabras o expresiones por las que quieres regir tu vida y formula una o dos frases sobre tus valores fundamentales y sobre cómo podrías ajustarlos mejor a tus acciones diarias.

Haz el regalo del apoyo

No subestimes la vida y los beneficios para la salud de apoyar a los demás y de recibir apoyo a tu vez. Plantéate juntarte con alguien de un grupo o de tu comunidad para trabajar como voluntarios un par de horas al mes.

8

Estrés y resiliencia

Todo lo que sucede en la vida, desde el inicio de una célula hasta el último aliento de cualquier ser vivo, pasando por los acontecimientos diarios, grandes y pequeños, es fruto de cierta clase de fricción, de interacción. A esta clase de estimulación la llamamos *estrés*. Cuando definimos la palabra de este modo, como una forma de energía interactiva, es posible verla con cierta neutralidad, como un elemento de la vida (quizá incluso el elemento central), sin las connotaciones negativas que solemos darle. Es importante hacerlo así porque, a corto plazo, la reacción al estrés motiva la vida, la acción y, sin duda, la interacción. Sin embargo, cuando el estrés se vuelve crónico, cuando los retos de nuestra vida superan nuestra capacidad de sobrellevarlos eficazmente, se vuelve problemático para nuestra salud psicológica, emocional y física. Llegados a este punto, el estrés puede convertirse en una carga constante para nuestro cuerpo, mente y espíritu. Y tiene la capacidad de minar nuestra salud, exacerbar las enfermedades y acortar nuestra vida.

El estrés está entretejido en la trama de la vida y nuestro organismo dispone de una respuesta fisiológica: la respuesta de lucha o huida, que nos mantiene alejados de un peligro inminente. Pero cuando los hechos estresantes nos agobian y pasan de ser algo agudo cotidiano a ser algo crónico, el cambio desencadena no sólo reacciones psicológicas y emocionales negativas sino que también causa daños fisiológicos. No paran de crecer las investigaciones científicas que demuestran que el estrés influye en todos los aspectos de nuestro estilo de vida y todos los aspectos de nuestra salud física.

En cuanto al estrés y el cáncer, actualmente sabemos que el estrés modula procesos biológicos clave relacionados con el riesgo y la progresión del cáncer. Y que el estrés crónico está asociado con peores resultados en las personas con cáncer[1]. De hecho, el estrés crónico altera el sistema inmunitario, reduce las defensas naturales de nuestro cuerpo contra el cáncer y da lugar a un aumento de la inflamación[2]. Al mismo tiempo, el estrés estimula el crecimiento tumoral liberando al torrente sanguíneo proteínas y hormonas que favorecen que el tumor utilice los recursos del cuerpo para el propósito singular del cáncer: crecer[3,4]. Lo más aterrador es que actualmente sabemos que el estrés tiene la capacidad de modular procesos celulares clave, literalmente a nivel del núcleo de cada célula de nuestro cuerpo, y de modificar las vías genéticas que hacen que nuestro cuerpo sea menos hostil al crecimiento del cáncer[5].

Si bien una cantidad creciente de investigaciones apunta a los peligros del estrés para la salud, la buena noticia es que este no es genético. Nadie está condenado a llevar una vida estresante. De hecho, el estrés es algo que podemos controlar y manejar activamente. Investigadores de la UCLA descubrieron que los cuidadores, que suelen enfrentarse a niveles intensos de estrés crónico, eran capaces de cambiar sus perfiles inflamatorios dedicando doce minutos al día a una meditación yóguica especialmente diseñada[6]. Es más, la meditación dirigida tenía un efecto considerablemente mayor en sus biomarcadores en comparación con los cuidadores que descansaban y escuchaban música relajante[6].

En mi propia investigación con supervivientes de cáncer de mama que se someten a radioterapia, he descubierto que el yoga no se limita simplemente a combatir la fatiga y a mejorar aspectos de la calidad de vida (que son importantes para las supervivientes de cáncer que se someten a quimioterapia y radioterapia)[7]. Las pacientes que incorporaron respiración yóguica, técnicas de relajación y meditación a su práctica de yoga mejoraron su salud general a la vez que redujeron sus niveles de hormonas del estrés. Así, si bien el estrés crónico plantea riesgos graves para la salud, la solución está fácilmente al alcance, de modo gratuito, y el único efecto secundario es que además te hace sentir estupendamente bien.

El singular estrés emocional del cáncer

No hay nada que genere tanto estrés agudo mental, emocional y físico como un diagnóstico de cáncer. Estás viviendo tranquilamente y, de repente, todo eso cambia. Muchas personas, especialmente si el diagnóstico es de un cáncer avanzado, adquieren una profunda conciencia de su propia mortalidad. Hay muy pocas cosas en la vida más estresantes que esta.

La conmoción que causa un diagnóstico de cáncer puede ser incluso traumática[8]. Como un tsunami que llega a la costa sin avisar, puede inundar al paciente de una gran ansiedad que invade todos los aspectos de su vida: ¿Voy a vivir? ¿Estarán bien mis hijos? ¿Llevará esto a mi familia a la ruina? ¿Saldrá adelante mi cónyuge o mi pareja sin mí? ¿Podré seguir trabajando? ¿Quedaré desfigurado? ¿Quién se ocupará de mis mascotas? Una oleada de impresiones nos recorre, y puede precipitarnos hacia un verdadero estado de estrés traumático. Como mínimo, nos invaden sentimientos que podemos habernos pasado toda la vida evitando o podemos experimentar sentimientos nuevos y duros por primera vez.

Los psicooncólogos están empezando a estudiar el trauma emocional que acompaña al cáncer. Inicialmente, el trauma emocional que experimentan los pacientes de cáncer es agudo (lo que el *Manual diagnóstico y estadístico de los trastornos mentales*, o DSM, clasifica como «Trastorno por Estrés Agudo», o TEA)[9]. Si se aborda de inmediato, el paciente es capaz de tratar los demás sentimientos que surgen tras el trauma inicial. La respuesta traumática, sin embargo, suele demorarse y se presenta entonces como TEPT, o trastorno por estrés postraumático, de más larga duración[10]. Se ha estudiado el TEPT en pacientes con melanoma, linfoma de Hodgkin y cáncer de mama, entre otros. Tomados colectivamente, estos estudios (que utilizan los criterios diagnósticos del DSM-IV) muestran que entre el 3 y el 4% de pacientes en fase inicial padecen alguna forma de trauma psicológico, mientras que entre el 10 y el 15% de supervivientes de cáncer sufren algún tipo de trastorno del ánimo, definido clínicamente como depresión o ansiedad durante o después del tratamiento[11]. Cuando se utiliza una medida clínicamente menos conservadora de salud mental, como medidas de cribado de depresión que se han relacionado con resultados biológicos y supervivencia, las cifras se disparan, y más de un 35% de pacientes en fase inicial presentan indicios de esta clase de estrés psicológico[11-15].

Abordar con éxito el trauma del cáncer es un primer paso crucial en el recorrido de un paciente: sólo cuando se reconoce y se trata el abrumador estrés psicoemocional de la enfermedad empieza el paciente a trabajar para crear la resistencia emocional necesaria para crear una vida anticáncer.

Las emociones de la mortalidad

Vivimos en una cultura que fomenta la supresión de las emociones, en la que guardar un silencio estoico se valora más que expresar y compartir sincera y abiertamente las emociones. Quizá en ningún sitio sea más cierto que en el contexto de los cuidados oncológicos, en los que se anima a un paciente a «luchar» y «librar batalla» contra la enfermedad y a «ser fuerte» para sobrevivir. Esta expectativa de estar dispuesto a combatir, de cierta clase de dureza emocional, no es el enfoque más beneficioso a la hora de abordar el cáncer, ni es posible siquiera para los recién diagnosticados[16,17]. Sin duda, todos los pacientes de cáncer deben tener el valor de enfrentarse a lo desconocido, pero antes de que haya valor, tiene que haber aceptación, y antes de que haya aceptación, tiene que haber una voluntad sincera de expresar y procesar los complejos sentimientos que acompañan al cáncer.

Es importante que el equipo médico principal de un paciente de cáncer conozca las implicaciones emocionales y psicológicas del diagnóstico. Es aquí donde la oncología integrativa se vuelve tan crucial.

Se debe animar y permitir a cada paciente de cáncer expresar sus miedos, esperanzas y deseos; idealmente antes incluso de que sea necesario tomar ninguna decisión terapéutica. Pero esto no es siempre fácil: ¿Cómo expresa una madre joven su miedo a morir sin asustar a sus hijos pequeños? ¿Cómo pide un hombre soltero apoyo financiero a sus padres mientras tiene que dejar de trabajar durante la quimioterapia? ¿Cómo expresa una mujer su miedo a que su marido ya no la encuentre atractiva tras una doble mastectomía?

Estas preguntas son válidas, honestas e importantes, y es nuestra función como profesionales que tratan con el cáncer ser conscientes de la necesidad de los pacientes de encontrar o desarrollar las herramientas que necesitarán para superar las complejas emociones que suscita la enfermedad. En caso contrario, sentimientos simples como la tristeza pueden transformarse en una depresión crónica, o un miedo no abordado podría convertirse en una debilitante ansiedad crónica. Abordar las emociones auténticas, necesarias y muy humanas que afloran a la superficie no sólo previene la aparición de enfermedades mentales graves, como las que acabo de mencionar, sino que favorece que el paciente se concentre en la sanación.

En primer lugar tenemos que ayudar a los pacientes de cáncer a identificar las emociones que están experimentando. Esto puede hacerlo un oncólogo empático o una enfermera experta y, sin duda, familiares y amigos afectuosos que le den su apoyo. Pero a veces escuchar no basta, y a lo largo de este capítulo comentaré el modo en que los pacientes de cáncer, y el resto de personas, podemos cultivar la tranquilidad, que es un ingrediente fundamental para hacer con éxito cualquier cambio significativo y duradero en el estilo de vida. Cuando identificamos, expresamos y superamos nuestras emociones, podemos conectar con nuestro «instinto», o lo que yo considero la inteligencia innata de nuestro cuerpo, y tomar decisiones teniendo en cuenta esta inteligencia. Esto es especialmente crucial cuando se está abordando una enfermedad grave como el cáncer. Cuando reconocemos y abordamos nuestros sentimientos, nos situamos mejor para tomar decisiones que reflejen nuestros verdaderos valores y deseos, en lugar de tomar decisiones basadas en el miedo y la ansiedad que conlleva el estrés. Estar en equilibrio emocional nos permite hacer elecciones de estilo de vida saludables que potencien nuestra capacidad de sanar.

LAS EMOCIONES DE LA MORTALIDAD

A continuación encontrarás una lista de algunas de las emociones habituales relacionadas con un diagnóstico de cáncer o con otras circunstancias de la vida, que nos ponen en contacto con nuestra inminente mortalidad. ¿Cuáles has experimentado, tanto si has tenido cáncer como si no?

- Ansiedad
- Miedo
- Ira/rabia
- Depresión
- Negación
- Impotencia
- Pesar
- Culpa
- Soledad/alienación
- Desolación
- Vergüenza
- Confusión
- Agobio

¿Hubo alguien a quien pudieras confiar estos sentimientos? ¿Pudiste reconocer, honrar y procesar estos sentimientos para sentirte más integrado emocionalmente y capaz de enfrentar la realidad de tu situación? En cuanto a tu vida emocional se refiere, ¿te sientes comprendido y respetado? Si tienes cáncer, ¿es consciente tu equipo médico de tus sentimientos y trabaja de un modo que incluye tus preocupaciones emocionales? ¿Son conscientes también tus seres queridos de las emociones con las que estás lidiando?

Estos sentimientos que surgen en la vida son duros e intensos, pero totalmente naturales y necesarios. Reconocerlos tú mismo y hacerlo abiertamente ante los demás, te preparará para los inevitables factores de estrés que acompañan a los desafíos de la vida, incluido el diagnóstico de cáncer, de una forma que te proporcionará beneficios duraderos.

Desarrollar la magnanimidad emocional es fundamental para mantener a raya los factores de estrés que, como es sabido, empeoran los cánceres y otras enfermedades. En este capítulo, Alison y yo comentaremos las revolucionarias investigaciones que se están llevando a cabo para relacionar el estrés y la proliferación del cáncer, y te ofreceremos consejos prácticos para reducir el estrés en tu vida de un modo que te ayude a contener el cáncer además de mejorar tu sensación global de bienestar y de salud.

Es importante destacar que los hechos estresantes en sí, los factores de estrés, que parecen inevitables en nuestra cultura y clima actuales, no son lo que causa el daño. Es nuestra reacción a los desafíos que se presentan en nuestra vida lo que provoca el verdadero daño. Para prevenir las enfermedades y vivir del modo más saludable posible es indispensable que aprendamos a manejar el estrés, lo que significa manejar nuestras reacciones a hechos e intercambios estresantes en nuestra vida diaria. Sólo cuando logramos tener cierto control sobre el estrés, podemos hacer la clase de cambios positivos en el estilo de vida que componen una vida anticáncer.

Aceptar la realidad

Algunos supervivientes de cáncer describen haber sido diagnosticados de cáncer como «lo mejor que me ha pasado nunca». Pero no así Molly M., la mujer que ya conoces y que ha vivido los últimos dieciocho años y medio con la forma más letal de cáncer de cerebro. «Contraer cáncer fue espantoso. Pero me obligó a reducir el ritmo y a escuchar realmente a mi cuerpo. Tuve que dejar a mis alumnos y el puesto de docente que tanto me gustaba, pero, irónicamente, mi nuevo trabajo a tiempo completo fue educarme a mí misma, de modo que pudiera sanarme y ayudar a los demás. Jamás describiría el cáncer como lo mejor que me ha pasado, pero diré lo siguiente: Me ha hecho más sabia. Lo fundamental es que pude elegir: podía dejar que el cáncer dirigiera mi vida, o podía hacerlo yo. Decidí que yo era más importante que la enfermedad y ahora dedico una parte considerable del día a la vida anticáncer.» Molly describe la clase de pragmatismo intenso que el cáncer hace aflorar en nosotros. Un pronóstico de cáncer o cualquier otro hecho trascendental tiene la capacidad de centrarnos firmemente de modo que podemos emprender con determinación la vía de una vida anticáncer. Pero antes tenemos que lidiar con nuestros sentimientos y encontrar cierto equilibrio emocional para fortalecernos frente a las inevitables distracciones que la vida intentará poner en nuestro camino. Una vez desarrollamos las aptitudes que necesitamos para mantener el estrés a raya, podemos empezar a hacer elecciones de estilo de vida que prioricen la salud y el bienestar por encima del estrés y las enfermedades.

¿Es útil una actitud positiva?

Una de las fuentes de estrés, realmente sorprendentes, que oigo comentar a los pacientes de cáncer es la presión de familiares y amigos, e incluso desconocidos, bienintencionados. Que te digan simplemente «¡Sé positivo!» o que te despachen con un «¡Esto está superado!» o peor aún, cosas como «He leído que este es fácil de superar», pone una presión (estrés) innecesaria sobre el paciente de cáncer, y también puede hacerle sentir rechazado o subestimado, aunque esto suele ser lo último que deseaba hacer la persona que lo dijo. Pedir a alguien que adopte una actitud animada no es lo mismo que alentarlo a tener una perspectiva optimista. Sé que es una distinción algo sutil, pero he visto a demasiados pacientes de cáncer, especialmente a aquellos que se enfrentan a una recaída, culparse a sí mismos por no tener la adecuada actitud «positiva». Como psicólogo, me he dado cuenta de que no todo el mundo sabe qué decir cuando se entera de que alguien tiene cáncer, y hay personas, incluso amigos íntimos y familiares, que no tienen la capacidad de prestar todo el apoyo o la atención que cabría esperar. Lo importante para los pacientes de cáncer es concentrarse en incorporar a su vida personas que sean capaces de ser más empáticas y de darles más apoyo emocional.

Según el doctor Michael Lerner, que ha estudiado los mensajes sutiles que transmitimos cuando creemos que estamos dando apoyo y siendo prudentes, decir a una persona con cáncer «Lo superarás si eres positivo» hace hincapié en el aspecto equivocado. Obliga al paciente a concentrarse en el cáncer en lugar de hacerlo en crear un estilo de vida feliz y resueltamente saludable alrededor del cáncer[18]. «La gente necesita que le permitan experimentar lo que está experimentando —me dijo hace poco—, tanto si es miedo, ansiedad o depresión como si es que se está abriendo a la belleza del mundo o al amor.» Y añadió: «Practicar estar alegre, ser feliz y estar en contacto con la enorme y misteriosa belleza del mundo es bastante constructivo y puede resultar profundamente transformador. He conocido a gente que se ha enamorado perdidamente por primera vez a pesar de estar muriéndose de cáncer. No se me ocurre una experiencia vital más positiva que esta».

Lerner, como muchos de los que están en primera línea del movimiento de vida anticáncer, hace hincapié en que el optimismo forzado es tóxico y que el objetivo es relajarse y adquirir habilidad para manejar nuestras emociones. Cree que cuando lo hacemos, eso da lugar de forma natural a una perspectiva más positiva sobre la vida, a una mayor intimidad con nuestros compañeros mortales y a una mayor capacidad de vivir el momento presente.

Salir de debajo de la inmensa nube de estrés que parece cubrir nuestro mundo (o lo que Elissa Epel, destacada psicóloga de salud y coautora de *La solución de los teló-*

meros, denomina dejar «la casa del estrés en la que todos vivimos») es un paso clave en el camino hacia una vida saludable[19]. Conlleva mirar hacia nuestro interior (hacia el centro del saber y la calma que todos tenemos dentro) y aceptar conscientemente todos los sentimientos que nuestra mortalidad despierta en nosotros. Como David Servan-Schreiber dice en su autobiografía *Hay muchas maneras de decir adiós*, «Una de las mejores defensas contra el cáncer es encontrar un lugar de calma interior[20]».

Glenn Sabin, el superviviente de cáncer del que hablamos en la primera parte, también atribuye su capacidad de dejar atrás las emociones iniciales de su diagnóstico a su capacidad de encontrar la paz interior. «Que mi estado de ánimo fuera más tranquilo me proporcionó los medios mentales para profundizar más en busca de respuestas sobre cómo podría gestionar mi enfermedad de modo significativo. Sobre cómo podía generar salud a pesar de la enfermedad. La base de mi salud era lograr una mente sin restricciones.»

Lo que es totalmente destacable, y creo que le confiere al diagnóstico de cáncer una clase profundamente humana de «oportunidad», es que cada una de estas extraordinarias personas tomó la decisión de mantenerse esperanzada frente a la enorme incertidumbre de la vida. Esta esperanza permite a una persona (tanto si el cáncer está presente como si no) dejar atrás el miedo y pasar a la acción. Dejar atrás el miedo nos permite abordar la vida con una conciencia y una curiosidad renovadas, y concentrarnos en las recompensas más profundas que la vida todavía puede ofrecernos, con independencia de nuestro pronóstico. Cuando nos rendimos a la realidad de nuestras circunstancias (de nuestra salud) y buscamos respuestas en nuestro interior, somos capaces de conectar con nuestras potentes fuentes innatas de sanación.

Hace poco pregunté a Diana Lindsay cuál era la clave de su milagrosa recuperación. «Debería decir que no lo sé —respondió—. Entré en el mundo de la incerteza y permanecí en el mundo de la incerteza. Pero si tuviera que intentar expresarlo, empezaría diciendo "Lo primero que tienes que hacer cuando te dan un pronóstico como el mío es levantarte del suelo y estar dispuesto a tener esperanza, a arriesgarte a tener esperanza". Me comprometí totalmente a sanar, lo dejé todo y simplemente me dediqué por completo a ello. Aprendí a escuchar a mi cuerpo y a distinguir lo que necesita, y ahora hago todo lo que puedo para ayudar a mi cuerpo a estar bien.»

Control mental monástico

Hace mucho tiempo que las afirmaciones de que la mente puede tener un impacto espectacular en nuestro cuerpo y nuestra salud despiertan la curiosidad a la vez que el recelo de los médicos occidentales. A principios de la década de 1970, el doctor Herbert Benson, médico de Harvard, llevó a un equipo de científicos al norte de la India, donde había oído hablar de un grupo de monjes tibetanos que afirmaba que podía controlar aspectos de su fisiología con la meditación. Por aquel entonces, la creencia predominante en Occidente era que los procesos fisiológicos como la frecuencia cardíaca, la tensión arterial y la temperatura de la piel no estaban sometidos al control de nuestra mente. Lo que el doctor Benson descubrió lo asombró. Los monjes tenían un exquisito control sobre su fisiología. Usando exclusivamente la meditación, eran capaces de reducir su frecuencia cardíaca, reducir su tensión arterial y reducir o aumentar su temperatura corporal en partes concretas de su cuerpo[21].

Posteriormente, Richard Davidson, de la Universidad de Wisconsin, llevó a algunos de estos monjes y a otros al laboratorio para estudiar cómo funcionaba su cerebro[22]. Descubrió que los monjes que habían estado meditando durante períodos considerables de tiempo presentaban un funcionamiento claramente distinto al de la población en general, y que respondían a los factores de estrés de un modo muy diferente que los que no meditaban o los que empezaban a hacerlo, con una menor frecuencia cardíaca, un menor metabolismo y una respiración más lenta[21,23,24]. Controlaban más sus reacciones, tanto psicológicas como fisiológicas, y eran capaces de conservar la calma incluso durante las situaciones más estresantes.

Hace casi cuarenta años, Jon Kabat-Zinn, creador de la Stress Reduction Clinic de la Facultad de Medicina de la Universidad de Massachusetts, inició un programa clínico y de investigación que desarrolló una práctica que él llamó reducción del estrés basada en la atención plena (mindfulness), o REBAP[25]. La REBAP es un programa generalmente de ocho semanas que incorpora una combinación de diferentes prácticas de tradiciones orientales, haciendo hincapié en la meditación Vipassana, una forma de meditación mindfulness. A lo largo de las décadas de su investigación, Kabat-Zinn y su equipo han descubierto que, justo después de ocho semanas de REBAP, los pacientes presentaban cambios evidentes en la actividad eléctrica del cerebro[26]. Las regiones cerebrales que procesan las emociones positivas aumentaron su actividad, y las regiones cerebrales que procesan las emociones negativas redujeron su actividad. Su investigación revela también una correlación directa entre los cambios en el cerebro debidos a la meditación y lo bien que funciona el sistema inmunitario. En un estudio de 2003, Kabat-Zinn, Davidson y sus equipos estudiaron la actividad eléctrica del cerebro en participantes sin experiencia en meditación que se sometieron al programa de ocho semanas de reducción del estrés y la compararon con la de un grupo de control que estaba esperando para participar en el programa. Al final de las ocho semanas, se administró a ambos grupos una vacuna contra la gripe. Las personas que habían participado dos meses en la REBAP vieron potenciada la respuesta inmunitaria que permitía a su cuerpo responder mejor a la vacuna. Es más, los investigadores descubrieron un efecto de respuesta a la dosis en la relación. Dicho de otro modo, cuanto más meditaba alguien, más efectiva era la vacuna[26].

MEDITACIÓN

Hay muchas clases de meditación, pero entre sus características comunes figura la regulación controlada y dirigida de la respiración, y, hasta cierto punto, el control sobre los pensamientos y los sentimientos de uno. No se trata realmente de «control» en el sentido tradicional. La intención es permitir que los pensamientos y los sentimientos afloren sin permitirles alejar tu atención de tu respiración.

Meditación focalizada

Una meditación focalizada suele empezar con la respiración y puede ir seguida de la recitación de una sílaba o expresión, o de una sencilla oración. También puedes concentrar tu atención en una vela encendida o en una imagen que te afecte.

Meditación mindfulness

Con la meditación mindfulness, los pensamientos, sentimientos y emociones pueden ir y venir, pero la clave es no concentrarse en ellos y dejarlos ir y venir libremente. Esto requiere práctica y puede resultar más difícil que la meditación focalizada. Si te distraes o empiezas a fijarte en un pensamiento u objeto, no te disgustes contigo mismo. Vuelve a concentrarte en tu respiración e inténtalo de nuevo.

Meditación basada en la compasión
(También llamada Meditación de la bondad amorosa)

La meditación de la bondad amorosa consiste básicamente en cultivar el amor. Empieza cultivando tus sentimientos de amor y compasión por alguien cercano a ti. Después te envías esa bondad amorosa a ti mismo y fomentas la autocompasión. Después pasas a tu familia, amigos y seres queridos cercanos. En la tercera fase puedes elegir concentrarte en una persona con quien estés teniendo un conflicto o una pugna que suponga un desafío en tu vida. Y finalmente, concéntrate en desconocidos y envía bondad amorosa y compasión a todo el mundo.

La doctora Sara Lazar, de la Universidad de Harvard, llevó más allá la investigación de Kabat-Zinn y valoró, usando imágenes por resonancia magnética, si había algún cambio en la anatomía del cerebro pasadas las ocho semanas del programa de REBAP[27]. Descubrió una disminución del tamaño de la amígdala, la parte del cerebro responsable de la respuesta de lucha o huida, y un aumento del tamaño del hipocampo, la parte del cerebro relacionada con la memoria. Así que, del mismo modo que mejoramos nuestra función cardíaca y aumentamos el tamaño de nuestros músculos, podemos hacer lo propio con prácticas cuerpo-mente: podemos ejercitar nuestro cerebro para cambiar la forma en que funciona.

Los sorprendentes beneficios de la meditación

Las investigaciones publicadas durante los últimos diez años demuestran claramente que la meditación no sólo cambia nuestra vida sino que además modifica la anatomía y el funcionamiento del cerebro, reduce la inflamación, modula procesos biológicos clave a nivel del núcleo celular, cambia la expresión génica, alivia la ansiedad, mejora la memoria y reduce las hormonas del estrés en el torrente sanguíneo[28-33]. En Wake Forest, los investigadores descubrieron que si enseñaban a las personas a meditar, estas podían reducir un 40% la experiencia del dolor (en este caso, una compresa caliente a 120 grados (alrededor de 48 grados centígrados) colocada seis minutos en la pantorrilla derecha)[34]. En comparación, la morfina y otros analgésicos reducen generalmente el dolor un 25%. Actualmente los psicólogos enseñan a los marines estadounidenses a meditar como forma de mantenerse concentrados y alerta en las zonas de guerra. Los investigadores descubrieron que si los marines meditaban doce minutos al día como mínimo, aumentaban su capacidad de mantener la atención y conservar la memoria activa cuando se enfrentaban a situaciones de vida o muerte[35]. Los refugiados africanos con estrés postraumático a los que se enseñaron técnicas de meditación fueron capaces de reducir espectacularmente su ansiedad, lo que reproducía exactamente los hallazgos anteriores que demostraban que la meditación reducía la depresión, el insomnio y la ingesta excesiva de alcohol en los veteranos de la guerra de Vietnam[36-37].

Por experiencia propia, sé que para las supervivientes de cáncer de mama que participan en el CompLife Study, aprender una práctica cuerpo-mente suele ser lo que citan como el beneficio más trascendental que se llevan de la intervención[38]. Como parte del estudio, las pacientes aprenden una forma de meditación sentada y una práctica de movimientos basada en el yoga («saludos al sol» para quienes estéis familiarizados con el yoga Vinyasa). Se pide a las pacientes que aumenten su práctica diaria (a lo largo de seis semanas) hasta doce saludos al sol al día, una breve técnica de relajación y hasta veinte minutos de meditación guiada. En nuestras entrevistas de salida, las participantes señalan constantemente el componente del manejo del estrés como fundamental a la hora de ayudarles a cambiar su actitud, mejorar su calidad de vida, seguir una dieta saludable, hacer ejercicio, cuidar sus hábitos de sueño y sus relaciones.

Estas mujeres no proceden de ambientes privilegiados y no dejaron sus vidas o sus trabajos como forma de encontrar paz. Simplemente cambian su reacción a los factores de estrés a los que se enfrentan a diario. Tomemos a Brucett M., por ejemplo. Brucett trabaja como promotora de ventas en Houston montando expositores en tiendas. Se pasa la mayor parte del día de pie y cuando termina la jornada, regresa a una bulliciosa casa, que comparte con su marido, con el que lleva dieciséis años casada, sus dos hijos adultos y dos adolescentes. Sólo tenía cuarenta y tres años cuando le diagnosticaron cáncer de mama en estadio II. Para Brucett, como para tantas personas que he conocido, encontrar una forma de manejar el estrés era fundamental para su supervivencia de larga duración y para disfrutar la vida. Tenía tendencia a dejar que las cosas la afectaran (encuentros que había tenido durante el día, intercambios con sus hijos que le parecían groseros, momentos en que había deseado decir algo pero no lo había hecho). La meditación hizo que fuera más consciente de sí misma y más consciente de su reacción a los factores de estrés. Me describió el cambio del siguiente modo: «No sé si alguna vez alguien se ha sentido así. Tenía muchas preguntas, pero las respuestas estaban atrapadas en mi interior. Es así como me sentí durante mucho tiempo. Bueno, pues me he dado cuenta de que gracias a la meditación y a una relajación profunda, mis respuestas fluyen. Puedo decir con toda sinceridad que nunca he tenido pensamientos tan profundos sobre mi vida».

YOGA, PRÁCTICAS CUERPO-MENTE Y RELIGIÓN

Muchas prácticas cuerpo-mente tienen su origen en países orientales como la India, el Tíbet y Japón, y en prácticas religiosas (p. ej. el hinduismo o el budismo) milenarias. La tradición cristiana occidental también incluye prácticas como la oración contemplativa. En todas las partes del mundo, los seres humanos han encontrado formas de concentrarse en sí mismos y en sus relaciones con los demás, con un poder superior y con el mundo en conjunto. Una práctica cuerpo-mente sirve para buscar la calma, reduciendo el ritmo y adquiriendo conciencia del momento presente. Fomentar y expandir la espiritualidad y el propósito en la vida de uno es un aspecto importante de lograr una salud y un bienestar óptimos. La gente puede modificar las prácticas para satisfacer sus necesidades individuales y para asegurarse de que se ajustan a sus prácticas religiosas. Nosotros trabajamos a menudo estas cuestiones con nuestras pacientes. Por ejemplo, una de las pacientes del CompLife con profundas creencias cristianas estaba algo preocupada al principio por si el yoga y la meditación estarían reñidas con sus prácticas y sus creencias. De hecho, pasó lo contrario.

Haciendo una sutil modificación del lenguaje usado en el yoga y en la meditación, la paciente expresó más adelante que nunca se había sentido tan próxima a su Dios como en las sesiones mente-cuerpo.

La transformación de Brucett y una cantidad cada vez mayor de investigaciones señalan claramente la capacidad de nuestra mente de ayudarnos a superar los momentos estresantes, como un diagnóstico de cáncer, y a mantener nuestra atención y nuestra determinación al enfrentarnos a cualquier desafío. Sólo me pregunto una cosa: si los beneficios de la meditación son tan amplios y variados, ¿por qué no dedicamos todos nosotros entre quince y veinte minutos al día a concentrarnos en nuestra respiración para rejuvenecer nuestra mente, nuestro cuerpo y nuestro espíritu?

El estrés y el bucle de la proliferación del cáncer

Aunque no existen datos científicos que indiquen que el estrés causa la aparición de cánceres, cada vez hay una mayor cantidad de investigaciones que relacionan el estrés crónico con el crecimiento de tumores cancerosos y con la proliferación del cáncer.

El doctor Anil Sood, mi colega que trabaja en el departamento de oncología ginecológica del MD Anderson, lleva casi veinte años realizando una investigación revolucionaria sobre cómo el estrés crónico, que incluye factores psicosociales como la depresión crónica, la ansiedad y el aislamiento social, influye directamente en la capacidad del cáncer de crecer y extenderse[39-41].

La principal causa de todas las muertes por cáncer es la metástasis, cuando el cáncer se propaga de su lugar inicial en el cuerpo. Cuando se produce la metástasis, las células cancerosas se desprenden de su tumor primario, se desplazan por el sistema sanguíneo, se alojan en distintas áreas del cuerpo, se adaptan, adoptan un nuevo riego sanguíneo y alcanzan su plenitud. Cuando un cáncer ha iniciado este proceso, se vuelve muy difícil de tratar. Los pasos de la metástasis incluyen la angiogénesis, la proliferación, la invasión, la embolización y la evasión de una supervisión efectiva del sistema inmunitario. Las investigaciones realizadas demuestran que un estado afectivo negativo crónico en un paciente está relacionado con una activación sostenida (o crónica) de estos procesos proliferativos[3,39].

Uno de los experimentos más reveladores de Sood incluía un grupo de ratones a los que se inyectó una cantidad específica de células de cáncer de ovario[42]. Expuso a parte de esta población a dos horas diarias de estrés por confinamiento durante tres semanas (los ratones se estresan cuando no pueden moverse) y dejó a los demás moverse libremente. Los animales que estaban confinados presentaron un enorme crecimiento de su cáncer y una enorme propagación de la enfermedad por su cuerpo.

Sood descubrió que el principal responsable del crecimiento y la propagación de los tumores era una hormona del estrés llamada noradrenalina. Cuando bloqueó los efectos de la noradrenalina (él utilizó un betabloqueante habitual llamado propanolol, pero los seres humanos podemos usar la meditación u otras técnicas de manejo del estrés), los efectos del estrés en el crecimiento tumoral desaparecieron por completo. Los animales a quienes se había bloqueado la noradrenalina y estaban expuestos al estrés presentaban el mismo resultado que los animales que no estaban expuestos al estrés[42].

Estos experimentos sobre los efectos del estrés en el crecimiento del cáncer han sido reproducidos en otros estudios con animales y demuestran claramente que el estrés da lugar a cambios biológicos que hacen que el microentorno del tumor se vuelva más favorable al crecimiento del cáncer[3,43-45]. Sood y otros investigadores han demostrado claramente que el estrés crónico, y el consiguiente aluvión de hormonas del estrés, influyen en *TODAS* las características distintivas del cáncer y en los demás procesos biológicos relacionados con el crecimiento del cáncer[1-4,31,42,46-49].

Además, e increíblemente, lo que Anil Sood y otros investigadores han descubierto es que cuando el cáncer prolifera y se propaga, los tumores secretan unos productos inflamatorios llamados citoquinas que afectan al cerebro[50]. Como Sood explicó hace poco: «Piensa en ello. Actualmente sabemos que la gente que experimenta un exceso de estrés presenta niveles más altos de inflamación y, paralelamente, un tumor activo que prolifera libera los mismos factores inflamatorios que estimulan en el cerebro una respuesta al estrés que cambiará el estado bioconductual del paciente, lo que puede dar lugar a un aumento de los síntomas depresivos». Dicho de otro modo, el cáncer no sólo causa estrés psicológico, sino que puede influir en nuestro estado de ánimo a través de los cambios biológicos que provoca en nuestro cuerpo. Como explica Sood: «Hay cierta bidireccionalidad que hace añicos el mito de que existe una desconexión entre nuestro estado afectivo (lo que consideramos nuestro estado emocional) y el estrés crónico y el comportamiento del cáncer». Hoy en día, existen pruebas obtenidas en el laboratorio por Sood y otros investigadores de que los tumores no sólo crean su propia vasculatura para mantenerse nutridos de sangre y que el estrés potencia este proceso, sino que los tumores desarrollan también su propio suministro nervioso. Además, esta neurogénesis basada en el tumor está propiciada por el estrés crónico y la liberación de hormonas del estrés[3,41]. Lo que estas investigaciones nos demuestran, sin lugar a dudas, es que el estrés crónico y el cáncer crean un bucle bidireccional que apoya la proliferación del cáncer y puede influir en el estado de ánimo del paciente[1-4,42,49].

Otra área importante de investigación que demuestra que el estrés crónico llega al núcleo de todas las células y causa daños es el trabajo que comentamos en el capítulo 4 sobre los telómeros y la telomerasa. Los telómeros están situados en los extremos de los cromosomas, que se encuentran en el núcleo de todas las células de nuestro cuerpo. Los telómeros protegen la integridad estructural de los cromosomas. Cuando los telómeros se acortan, desarrollamos lo que se denomina inestabilidad cromosómica. Cuando las células que presentan inestabilidad cromosómica se multiplican, pueden producirse mutaciones. Si no se controla, la inestabilidad cromosómica puede dar lugar al cáncer. En el interior del núcleo de nuestras células poseemos también una enzima llamada telomerasa que ayuda a mantener «sanos» los telómeros. En cada división celular se produce una ligera reducción de la longitud de los telómeros, algo denominado desgaste de los telómeros. Al envejecer, nuestra telomerasa disminuye y nuestros telómeros se acortan. El desgaste de los telómeros forma parte del proceso normal del envejecimiento y se cree que la longitud de los telómeros refleja la edad biológica de una persona.

Las investigadoras Elissa Epel y Elizabeth Blackburn estudiaron a madres de niños sanos y compararon la longitud de sus telómeros con los telómeros de madres que cuidaban de hijos que padecían una enfermedad crónica. Las madres que cuidaban de hijos enfermos presentaban telómeros más cortos y niveles menores de telomerasa[49]. Además, la duración del tiempo que han estado cuidando de sus hijos crónicamente enfermos se reflejaba en la longitud de sus telómeros. Cuanto más tiempo llevaban cuidando de sus hijos, más cortos eran sus telómeros. El estrés crónico estaba literalmente acelerando su proceso de envejecimiento.

CUIDAR DE TI MISMO PARA PODER CUIDAR DE LOS DEMÁS

Como vivimos más tiempo, hay más personas que se ven obligadas a asumir funciones de cuidadoras a pesar de carecer de formación de enfermería o asesoría. Hoy en día los cuidadores informales representan el 80% de la atención de larga duración prestada en Estados Unidos. Los cuidadores se enfrentan a una carga increíble y es fundamental que no lleven esta carga solos[51]. El estrés de cuidar a un ser querido puede volverse crónico y dar lugar a una menor función inmunitaria, a un aumento de la inflamación y a la enfermedad y la muerte prematura del cuidador[52-55]. Si estás prestando cuidados a alguien, a continuación encontrarás algunas medidas que puedes adoptar para manejar y controlar tu estrés para no enfermar tú también:

1. *No pases por ello solo.* El apoyo social es fundamental para mantener tu cordura y tu salud. Esto puede significar recurrir a amigos y seres queridos y/o unirte a un grupo de

apoyo para cuidadores donde la gente puede identificarse con la situación por la que estás pasando. El beneficio adicional de un grupo de apoyo es que puede ponerte en contacto con otros recursos que podrían aliviar algunas de las presiones que sin duda estás sintiendo por ser el principal responsable de la salud y el bienestar de alguien.

2. *Reconoce tus límites.* No puedes ser el ayudante perfecto. Si intentas hacerlo todo, todo el tiempo, acabarás viniéndote abajo. Encuentra formas de darte respiros de los cuidados constantes, aunque eso signifique que otra persona atienda al enfermo tan sólo unos minutos al día o un par de veces a la semana. Aprovecha totalmente ese tiempo libre. No lo uses para ir a comprar comestibles o hacer otras tareas para la persona a quien estás cuidando. Dedícate tiempo a ti mismo y realiza una práctica cuerpo-mente.
3. *Fíjate metas.* Divide las tareas en pequeños pasos y establece una rutina diaria. No asumas cargas añadidas. Di no a personas que te pidan ayuda para algo al margen de tus obligaciones como cuidador. Limita tus compromisos y concéntrate en cuidar de ti mismo.
4. *Acepta ayuda.* La única forma de que reduzcas tu carga es dejar que otras personas te ayuden, aunque no conozcan las costumbres de la persona a quien estás cuidando o no hagan las cosas exactamente del modo en que tú las harías. Aprende a delegar siempre que puedas. Te ayudará a mantenerte fuerte y a prevenir enfermedades.
5. *Ve al médico.* No es bueno mantener a otra persona viva a costa de tu salud y tu bienestar. Lo mejor para los dos es que pienses en ti primero.
6. *Ten comportamientos saludables a diario.* Uno de los problemas más grandes a los que se enfrentan los cuidadores es que tienen tendencia a no cuidarse, ni mental ni físicamente. Encuentra un modo de conservar tu salud, aunque eso signifique hacer ejercicio siguiendo un DVD en tu casa o comer verduras cortadas en lugar de galletas como tentempié. Todo suma. Cuida tu salud haciendo elecciones saludables cada día y siguiendo una dieta saludable, haciendo ejercicio, manejando tu estrés y teniendo buenos hábitos de sueño.

El estrés y el cuerpo

Cuando analizamos los peligros del estrés para nuestra salud, es importante conocer la diferencia entre estrés crónico y agudo. Cuando nos sentimos estresados, es decir, cuando sentimos que estamos en presencia de un peligro inminente o percibido, se desencadena un aluvión de procesos químicos que nos recorre todo el cuerpo. Todos sabemos lo que pasa cuando nos sobresaltamos: nuestro cuerpo se inunda de hormonas del estrés (cortisol, adrenalina y noradrenalina), nuestra frecuencia cardíaca se dispara, nuestra respiración se acelera y podemos empezar a sudar. ¡Se trata de señales biológicas de que estamos preparados para actuar! Lo que nos prepara para la acción es la liberación de hormonas del estrés, como el cortisol, que, gracias al eficiente sistema de reparto de nuestro torrente sanguíneo, se adueñan de nuestros sistemas reguladores hasta que el peligro ha pasado.

¿Pero qué sucede cuando no podemos desactivar esa respuesta de lucha o huida y estamos inundados de cortisol durante una cantidad desmesurada de tiempo? Es entonces cuando nuestro cuerpo empieza a sufrir por la interrupción del servicio regular que está acostumbrado a recibir de esos sistemas reguladores clave a los que se ha dado la instrucción de «parada». Tal vez la siguiente analogía te ayude. Piensa en lo que pasa cuando vas a trabajar en coche y oyes que una sirena se te acerca por detrás. Miras por el espejo retrovisor y ves que una ambulancia con las luces encendidas se te acerca a toda velocidad. ¿Qué haces? Reduces la velocidad y te detienes a un lado. Una vez la emergencia (la ambulancia) ha pasado, vuelves a la calzada y sigues tu camino.

Es así como serían los ataques agudos y breves de estrés, que son inevitables y no causan ningún daño al funcionamiento saludable general de nuestros sistemas biológicos clave. ¿Pero y si, cuando intentas volver a la calzada, resulta que tienes un reventón? La emergencia sigue (aunque puede parecer algo diferente). Cuando sales del coche para cambiar la rueda, empieza a granizar. Ya te haces una idea. Lo que era sólo un momento de estrés se ha convertido en un estrés al que, por lo menos de momento, no se le ve el final (tienes que esperar a la grúa, llegas tarde a una reunión importante de trabajo, etc.). Cuanto más tiempo te recorran las venas el cortisol, la adrenalina y la noradrenalina, hormonas del estrés que fueron liberadas para que prestaras atención, tu sistema digestivo, inmunitario y demás sistemas reguladores estarán en una especie de modo de espera; o peor aún, empezarán a fallar. Esto es lo que provoca estar sometido a estrés crónico. Nos debilita de pies a cabeza.

¿Te has preguntado alguna vez por qué enfermas finalmente el primer día de vacaciones tras un período estresante en el trabajo o por qué, después de haber terminado los exámenes finales en la universidad, sufriste inmediatamente un colapso? En la Universidad del Estado de Ohio, el equipo del matrimonio formado por la psicóloga Janice Keicolt-Glaser y el inmunólogo y virólogo Ron Glaser quiso comprobar si era correcta su corazonada de que esta clase de estrés contribuye a debilitar lo bastante el sistema inmunitario como para causar los resfriados, los dolores de garganta y las toses posexámenes que los estudiantes de medicina de la OSU parecían sufrir cada año académico con precisión suiza[56]. Así que seleccionaron a estudiantes de medicina que les permitieran hacerles un seguimiento y lo hicieron durante varias décadas. Lo que observaron fue un pico de los niveles de las hormonas del estrés y una disrupción del sistema inmunitario que volvía a los estudiantes más vulnerables a los virus y las infecciones.

En otro fascinante estudio de 2013, investigadores de la Universidad del Estado de Ohio valoraron si dar vueltas a hechos negativos, en este caso una mala entrevista de trabajo, aumentaba la inflamación en el cuerpo de mujeres jóvenes y sanas[57]. El experimento adoptó la forma de una entrevista de trabajo simulada. Mientras cada una de las mujeres (todas ellas entre treinta y cuarenta años) se esmeraban por dar a conocer sus talentos, los miembros del equipo investigador «contratante» estaban sentados con su almidonada bata blanca y los brazos cruzados mirando fijamente a las mujeres totalmente inexpresivos y sin mostrar reacción alguna. (¡Me pongo tenso sólo de pensar en ello!) Después de la «entrevista», se pidió a la mitad de las «aspirantes» que pensaran en lo que acababa de pasar y una hora después se les extrajo sangre. Se pidió a las otras «aspirantes» (la mitad de control) que pensaran en algo más neutro antes de extraerles sangre. Los análisis revelaron que las mujeres a quienes se pidió que dieran vueltas a su estrés presentaban niveles más altos de la proteína C reactiva (que favorece la inflamación y está relacionada con lesiones, enfermedades, un aumento de la mortalidad y peores resultados del cáncer)[58-60], mientras que las mujeres que no pensaron en la estresante entrevista de trabajo no mostraron ningún aumento de esta proteína proinflamatoria e inmunosupresora.

En lo referente a los efectos del estrés sobre los resultados del cáncer, en mis investigaciones he descubierto que los pacientes de cáncer de riñón que estaban más deprimidos y experimentaban más estrés en el momento de su diagnóstico presentaban una alteración de la hormona del estrés llamada cortisol, además de una activación más alta de las vías de los genes inflamatorios clave[61]. Cabe destacar que estos pacientes de cáncer de riñón estresados no sobrevivieron tanto tiempo como sus equivalentes menos estresados y menos deprimidos.

La interacción entre estrés y expresión génica

Anteriormente he mencionado los revolucionarios descubrimientos en el nuevo campo de la genómica social humana, que estudia las relaciones entre los factores psicológicos y sociales y el funcionamiento de nuestros genes. Muchas de las facetas de las grandes investigaciones que se han llevado a cabo sobre cómo el estilo de vida afecta a la progresión de las enfermedades se engloban en esta nueva disciplina en la que ahora podemos visualizar cómo el estilo de vida influye positiva o negativamente en la expresión génica, que controla el comportamiento de todas las células y todos los procesos biológicos.

Steve Cole, de la UCLA, está a la vanguardia del estudio sobre cómo los factores de estrés de larga duración, como la pobreza, la soledad, la pena, la exposición a la delincuencia o el diagnóstico de una enfermedad grave como el cáncer tienen un impacto negativo en nuestra salud, de un modo que afecta más profundamente a nuestras células de lo que la mayoría de biólogos (y de oncólogos) había creído[62,63]. Cole ha liderado los conocimientos sobre cómo conductas poco saludables y procesos psicológicos como el estrés y la soledad, aunque no son malos un día, pueden provocar con el tiempo la aparición de problemas graves de salud[64].

Los investigadores que trabajan en este ámbito saben que las conductas sociales prolongadas contribuyen a las dolencias y las enfermedades. Pero también sabemos que estas influencias negativas pueden cambiarse y que los daños que causan pueden invertirse o incluso detenerse. Creo que esta clase de giro de la fortuna, por así decirlo, es lo que vemos en largos supervivientes como el difunto David Servan-Schreiber o Molly M., Meg Hirshberg, Gabe Canales y tantos otros. Para ayudarnos a dar a conocer esto al resto del mundo médico, Cole ha estado trazando el mapa del funcionamiento de los genes, examinándolos cuando hay estrés, soledad y otras conductas de salud[65]. Cole destaca que si esto puede hacerse es solamente gracias a la reciente finalización de la secuenciación del genoma humano. Ahora los investigadores pueden determinar cómo reaccionan genes concretos bajo la influencia de determinados factores de estrés externos. Ahora podemos ver, literalmente, cómo el mundo exterior y el mundo interior «danzan» juntos al ritmo del estrés. Es un avance notable en la medicina anticáncer. Lo que Cole y otros han documentado claramente es que el estrés crónico llega literalmente a nuestras células y aumenta aspectos de la expresión génica que nos vuelven más vulnerables a las enfermedades, a la vez que reduce las vías génicas clave que contribuyen a conservar nuestra salud y nuestro bienestar[65]. Estos análisis genéticos han dado nueva legitimidad científica a los estudios que examinaban el impacto biológico de prácticas cuerpo-mente como el yoga, el tai chi y el qigong. En un estudio de 2014 realizado por investigadores de la UCLA (incluido Steve Cole), se descubrió que una intervención de doce semanas con yoga reducía la expresión de los genes relacionados con la inflamación en las supervivientes de cáncer de mama que padecían fatiga persistente[66]. Otro estudio de la UCLA (en el que también participaba Cole) descubrió que las mujeres con cáncer de mama que practicaban tai chi durante tres meses reducían la expresión de sus genes relacionados con la inflamación[67]. Actualmente se han documentado cambios beneficiosos parecidos del perfil de expresión génica con otras intervenciones con yoga así como con qigong, meditación y programas de terapia conductual[31,66,68].

Resolver lo no resuelto

Lo que nos pasa durante la infancia tiene un impacto en nuestra salud más adelante en la vida, especialmente si las experiencias de nuestra infancia incluyen niveles elevados de estrés y adversidad. Las investigaciones sobre el impacto de las experiencias adversas en la infancia, o EAI, demuestran una relación directa entre los niveles altos de adversidad y diversas enfermedades, problemas conductuales, abuso de sustancias y adicciones, y obesidad más adelante en la vida[69-71].

Los Centros para el Control y la Prevención de Enfermedades de Estados Unidos han definido las siguientes categorías de EAI:

1. Abuso
   a. Abuso emocional
   b. Abuso físico
   c. Abuso sexual

2. Dificultades en el hogar
   a. Violencia contra la madre
   b. Consumo de estupefacientes en el hogar
   c. Enfermedad mental en el hogar
   d. Separación o divorcio de los progenitores
   e. Delincuente en el hogar

3. Desatención
   a. Desatención emocional
   b. Desatención física

Si has experimentado como mínimo una de estas categorías, no estás solo. Los Centros para el Control y la Prevención de Enfermedades (CDC por sus siglas en inglés) se asociaron con la aseguradora sanitaria estadounidense Kaiser Permanente para llevar a cabo una de las investigaciones más grandes sobre los efectos a largo plazo de los abusos y la desatención en la infancia que se haya hecho jamás. El estudio ACE sobre experiencias adversas en la infancia de CDC-Kaiser reveló que casi dos terceras partes de las más de diecisiete mil personas estudiadas informaban que habían experimentado como mínimo una EAI[73,74]. Una de cada cinco afirmaba por lo menos tres EAI, capitaneadas por los abusos físicos y el abuso de estupefacientes. Por otra parte, en el marco de una exhaustiva encuesta telefónica —realizada en Estados Unidos también en la esfera de los CDC— relacionada con la salud, se contactó con más de cincuenta y cinco mil personas de treinta y dos estados, y los resultados fueron parecidos: una de cada cinco personas manifestó haber experimentado como mínimo tres EAI[75].

Las investigaciones más recientes demuestran que la exposición a niveles tóxicos de estrés, especialmente en niños pequeños, afecta no sólo a la estructura y el funcionamiento del cerebro, sino también al desarrollo del sistema inmunitario, los sistemas hormonales, e incluso a la forma en que nuestro ADN es interpretado y transcrito[76,77]. Existe una cantidad cada vez mayor de pruebas que sugieren una relación de respuesta a la dosis entre la cantidad de EAI que experimentamos al principio de nuestra vida y nuestro riesgo de desarrollar cáncer, infartos e ictus, diabetes y enfermedades hepáticas, así como adicciones, problemas de salud mental y problemas conductuales en la edad adulta[78].

La doctora Nadine Burke Harris ha estado al frente del movimiento para educar a la población sobre las EAI. Ella y su equipo del Center of Youth Wellness de San Francisco hacen un cribado de adversidades en la infancia de todos los pacientes y les dan una puntuación EAI para ayudar a valorar su salud de una forma más holística. En un estudio que efectuó en 2011, Burke Harris descubrió que, de los setecientos pacientes que evaluó en su clínica, dos tercios habían experimentado como mínimo una de las categorías de EAI. Era treinta veces más probable que los niños con una puntuación EAI de cuatro como mínimo tuvieran problemas de aprendizaje y de conducta (comparados con niños con una puntuación EAI de cero), y era dos veces más probable que fueran obesos[79].

«Una de las cosas que digo a mis pacientes es que, debido a lo que les pasó, su cuerpo produce más hormonas del estrés que el del paciente medio —explica Burke Harris—. Estamos ayudando a la gente a controlar su respuesta al estrés.»

Del mismo modo que un alcohólico reacciona de una forma distinta al alcohol, alguien con una puntuación EAI alta reacciona de forma distinta al estrés y la provocación, incluido un diagnóstico de cáncer. De hecho, numerosos estudios han revelado que las pacientes de cáncer de mama que habían experimentado un trauma en la infancia revelaban niveles más altos de fatiga, depresión y estrés, y una peor calidad de vida durante el tratamiento[80-83]. Es más, las mujeres con un trauma temprano presentaban una menor función inmunitaria, un aumento de los marcadores inflamatorios y una expresión más alta de los genes relacionados con la inflamación. Lo que eso significa en cuanto a la prevención del cáncer y la supervivencia al mismo es que para quienes han tenido mucho estrés en la infancia, adoptar y sostener una práctica mente-cuerpo y crear una red segura de apoyo podría ser el componente más importante de su estilo de vida anticáncer.

«No hay ninguna pastilla —explica Burke Harris—. Si tuviste EAI, tu respuesta al estrés será más rápida y más fuerte. No hay un día en que pueda decirse: "Bueno, eso ya se ha acabado del todo"». En su libro *The Deepest Well: Healing the Long-Term Effects of Childhood Adversity*, recientemente publicado, Burke Harris nos proporciona una receta para abordar el estrés tóxico. No se ha acabado con él, pero puede manejarse y mitigarse.

Michelene H., a quien ya conociste en el capítulo anterior, se incluye en ese grupo de una de cada cinco personas que ha experimentado como mínimo tres EIA. De niña, Michelene experimentó abusos físicos y emocionales, desatención física y emocional y el divorcio de sus progenitores. Tras marcharse de casa a los dieciséis años y después de muchas vueltas en el camino, Michelene se dio cuenta de que tenía que abordar estos problemas del pasado si quería maximizar con éxito su salud. Tuvo que hacer un largo recorrido para llegar donde está hoy: la única de su familia que terminó la secundaria y tiene un título universitario; además se siente más sana que antes de tener cáncer de mama. Según ella misma dice: «Finalmente comprendí y acepté que haber sufrido abusos no significaba que tuviera que vivir como si hubiera sufrido abusos y que, desde luego, no iba a maltratar de ningún modo a mis hijos». Aceptar estas experiencias de los primeros años de su vida le llevó tiempo, pero tenía que abordar estos problemas de frente para alcanzar la salud de que goza hoy en día.

Las malas experiencias, como las malas costumbres, acaban pasándonos factura si no se abordan. Aunque tengamos tendencia a ignorar o negar cosas que nos resultan demasiado duras o dolorosas, conocer lo que nos ha pasado de niños es un trabajo importante para nuestra salud.

Cultivar un estado de ánimo positivo

Tener una actitud positiva está exclusiva y estrechamente relacionado con nuestra capacidad de crear una comunidad más saludable, pero hacerlo exige dar un giro de 180 grados a nuestro pasado evolutivo. Para los primeros seres humanos ser conscientes del peligro y evitarlo era una técnica de supervivencia fundamental. Pero las investigaciones revelan que dar vueltas a lo negativo es malo para nuestra salud y va contra nuestros esfuerzos por crear un estilo de vida anticáncer sostenible y vigorizante[84,85]. Tenemos una tendencia natural a tomar decisiones para evitar consecuencias negativas. Nos influyen más las noticias negativas que los hechos positivos, y consideramos que las personas que dicen cosas negativas son más inteligentes que las que son positivas. Las investigaciones demuestran asimismo que cuando no estamos haciendo nada, nuestra mente ociosa suele concentrarse en lo negativo, ya sea pasado o futuro, y estar en un estado de «preocupación»[86]. Una concentración excesiva en lo negativo estimula la respuesta al estrés y desencadena procesos inflamatorios fisiológicos[87]. Además de afectar a nuestra salud, nuestra actitud y nuestro punto de vista influyen en nuestra capacidad de utilizar el apoyo social y establecer amistades y relaciones basadas en la confianza y la compasión. Ser empático comienza por reconocer y creer en tu propia valía. Creer en ti significa ver y apreciar lo bueno que te rodea, lo que a su vez hace que seas más feliz, que sea más fácil estar contigo y que sea más probable que formes relaciones más fuertes y más profundas con los demás. Aumentar tu equipo anticáncer empieza por la actitud que estás proyectando consciente e inconscientemente a los demás.

Al abandonar el hospital después de su segunda intervención quirúrgica en el cerebro, nuestra amiga Molly M. empezó un tratamiento de un año y medio con la primera nueva medicación para el cáncer de cerebro que iba a aprobarse en Estados Unidos en más de veinte años. Dijo a su médico que seguiría tomando el fármaco hasta que o ella o el cáncer murieran. Utilizó un tratamiento por estimulación electrónica llamado AccuTherapy para aumentar el recuento de leucocitos para que el médico le permitiera seguir recibiendo quimioterapia, y se esforzó mucho durante todo este proceso por cultivar un estado de ánimo positivo. Su padre le preparó fichas de afirmación positiva para que las hojeara y Molly pegó notas adhesivas por toda su casa, en cajones, espejos, armarios o la nevera. No eran tópicos como «SONRÍE» ni cosas así, sino que transmitían mensajes positivos, llenos de sentido, para recordar como «ESTÁS SANA» o «TÚ NO ERES LA ENFERMEDAD» o «SÉ POSITIVA», que eran desafíos directos al cáncer y a los terribles efectos secundarios del tratamiento. Molly estaba intentando sobrellevarlo. Como ella misma cuenta: «No me hacía ilusiones, ni quería hacérmelas. Quería mantenerme centrada en la realidad, en la vida. Quería recuperar mi equilibrio (lo pierdes completamente cuando te operan el cerebro) y averiguar cómo permanecer equilibrada. Tenía que averiguar cómo conseguir tener esperanza para poder hacer el trabajo difícil de informarme y encontrar formas de dejar atrás el espantoso estrés de la enfermedad. Así que empecé eliminando todo el estrés externo que pude, lo que incluía cosas como ver, oír o leer las noticias, que me hacían sentir mucho peor de lo que ya me sentía». Las notas eran una forma de redirigir sus pensamientos y de alejar su mente de la clase de bucles de pensamientos que dan lugar a la ansiedad, la depresión o la desesperación. Además, desarrolló y mantiene religiosamente una práctica diaria cuerpo-mente que la centra y le permite sentirse segura de su camino.

Cultivar la gratitud

Una de las formas de pasar del pensamiento negativo al positivo en nuestra vida diaria es concentrarnos en aquello por lo que estamos agradecidos. Las investigaciones demuestran que la gratitud, como muchas de las cosas que tradicionalmente pensamos que «están sólo en nuestra cabeza», tiene en realidad un impacto medible en nuestro bienestar físico y mental[88]. En un estudio de 2003, investigadores de la Universidad de California del campus de Davis pidieron a los sujetos que escribieran unas cuantas frases cada semana. Un grupo se concentró en cosas por las que estaban agradecidos, un segundo grupo se concentró en cosas que les irritaban y un último grupo concentró sus escritos en experiencias cuyo impacto no era ni positivo ni negativo[89]. Pasadas diez semanas, el grupo que se concentró en la gratitud reveló un mayor optimismo y autoconfianza. Miembros del grupo también indicaron que hacían más ejercicio e iban menos veces al médico.

Yo intenté hacer una variación de este experimento hace unos años. Tengo que admitir que al principio este ejercicio me resultó difícil y frustrante a la vez. Me di cuenta de que, como académico y científico, había entrenado activamente mi cerebro para concentrarme en lo negativo. Me pasaba el día buscando problemas que había que resolver, ya fuera en estudios, en becas o en documentos, o algún resultado adverso que hubiera que abordar e investigar. Me costó un verdadero esfuerzo conectarme con otro aspecto de las cosas, que estaba, de hecho, a mi alrededor. Y el esfuerzo valió la pena de una forma que no había anticipado. Mientras seguía, día tras día, reconociendo y tomando nota de intercambios positivos (desconocidos que se ayudaban en la calle, mis colegas riendo en los pasillos, mis hijos siendo buenos entre sí), vi que era capaz de conectar con lo bueno que me rodeaba, y mi comportamiento y mi actitud empezaron a cambiar.

Uno de los investigadores principales del estudio de diez semanas sobre la gratitud, Robert Emmons, de la Universidad de California en el campus de Davis, ha recopilado una lista de datos sobre la salud a partir de su propio estudio y de otras investigaciones relacionadas con la gratitud. Las investigaciones han revelado que practicar activamente la gratitud reduce el nivel de la hormona del estrés llamada cortisol y reduce la inflamación, dos biomarcadores relacionados con diversas enfermedades, incluido el cáncer[90,91]. Los estudios demuestran también que la gratitud reduce la depresión y mejora la calidad del sueño[89,92,93].

Cómo gestionar el estrés permite que comience la sanación

Como Jon Kabat-Zinn, el psiconeuroinmunólogo Mike Antoni está a la vanguardia de encontrar formas no sólo de estudiar cómo el estrés influye en nuestra salud, sino de preparar planes de gestión del estrés que nos ayuden a conservarnos sanos y tranquilos, incluso al enfrentarnos con traumas y con enfermedades. Antoni lleva décadas dirigiendo un equipo de investigación que efectuó una serie de ensayos aleatorizados que valoraron lo bien que les iba a largo plazo a las pacientes de cáncer de mama que recibieron un curso de manejo cognitivo conductual del estrés (CBSM, por sus siglas en inglés) en las fases iniciales de su tratamiento[94]. El curso ofrecía técnicas de relajación (como la relajación muscular y la respiración profunda) y técnicas para reducir los pensamientos negativos. El curso se desarrolló en sesiones de grupo semanales durante un período de diez semanas. Antoni quería comprobar si este programa de gestión del estrés podía mejorar la calidad de vida, influir en los procesos biológicos y reducir el riesgo de la progresión de la enfermedad y la mortalidad a largo plazo. Y, de hecho, las pacientes que participaron mostraron un aumento de los índices de supervivencia y períodos más largos de remisión en un seguimiento medio de once años[95]. Esta investigación demuestra que aprender a manejar eficazmente el estrés mejora la regulación de las hormonas del estrés, la función inmunitaria y, más recientemente, la expresión génica, con un descenso regulado en los genes que controlan la inflamación y un aumento regulado en los genes de la función inmunitaria, lo que contribuye a mantener controlado el proceso metastásico[96].

Además, las participantes en el CBSM presentaron una mejor calidad de vida y niveles más bajos de depresión y de ansiedad que las del grupo de control no tratadas, y estos beneficios positivos se mantuvieron también a largo plazo[97].

Lo que resulta tan apasionante de esta investigación, en cuanto a su aplicación a la vida anticáncer, es lo duradero que es el impacto de la intervención temprana en el estrés en la supervivencia y la calidad de vida a largo plazo de estas pacientes de cáncer. Y los estudios actualmente en curso sugieren que este será el caso de cualquiera que realice técnicas de manejo del estrés.

La vida anticáncer comienza cuando termina el estrés

El estrés socava nuestras buenas intenciones y nuestros esfuerzos por comer correctamente, dormir bien, hacer ejercicio de forma adecuada o hacer otros cambios que potencien la salud, entre los cuales el más importante es mejorar nuestra sensación global de satisfacción con la vida. El estrés no sólo inhibe nuestra capacidad de hacer lo correcto. Tiende a impulsarnos a hacer lo contrario, como beber demasiado, fumar, perder los estribos o alejarnos de quienes queremos[98,99].

El estrés saboteará literalmente todas nuestras intenciones saludables. Si llegas a casa estresado y exhausto del trabajo, tienes menos ganas de pasar tiempo cortando verduras para preparar la cena. El estrés te pone en situación de decir: «Hoy no voy a hacer ejercicio» o «Salgamos a comer una pizza». También puede tenerte despierto por la noche, lo que pone todavía más en peligro tu salud al reducir tu sueño.

Última hora: ¡El estrés anula los beneficios de la dieta!

Ahora verás un ejemplo de cómo el estrés sabotea nuestras buenas intenciones de alimentarnos de modo saludable. Un equipo de la Universidad del Estado de Ohio descubrió que el estrés del día anterior eliminaba las diferencias de la respuesta biológica a ingerir una comida rica en grasas saturadas y otra baja en grasas saturadas[100]. Dicho de otro modo, si no se gestionaba el estrés, daba igual lo que la gente comiera: los efectos de la comida saludable y de la no saludable eran los mismos. Todas las mujeres del estudio, treinta y ocho supervivientes de cáncer de mama y veinte participantes sin cáncer, ingirieron una comida rica en grasas saturadas y otro día ingirieron una comida baja en grasas saturadas. A partir de muestras de sangre obtenidas diversas veces a lo largo del estudio, los investigadores examinaron dos marcadores inflamatorios (proteína C reactiva y suero amiloide) de adhesión celular que están relacionados con la placa que se forma en las arterias, la oxidación de grasas y de carbohidratos, la insulina, la glucosa y los triglicéridos así como una medida interesante para valorar el gasto energético en reposo (cuántas calorías quemas en reposo).

Su primer hallazgo fue que haber experimentado más factores de estrés el día anterior daba lugar a un menor gasto energético en reposo después de comer, una menor oxidación de grasas y unos niveles más altos de insulina[100]. En el caso de las mujeres que no habían experimentado ningún factor de estrés el día antes de sus comidas, la comida rica en grasas saturadas daba lugar a un aumento de los marcadores inflamatorios y de adhesión celular, mientras que la comida baja en grasas, no. Pero las mujeres que experimentaron factores de estrés el día antes, no presentaban diferencias en la reacción de su cuerpo a las comidas. Tenían el mismo aumento de marcadores inflamatorios y de adhesión celular después de ambas comidas. Dicho de otro modo, la respuesta de su cuerpo a la comida más saludable fue la misma que si hubieran ingerido la comida poco saludable[100]. La relación entre el estrés y la dieta en este estudio sugiere que el estrés modifica el metabolismo de un modo que puede favorecer la obesidad y aumenta las respuestas inflamatorias, con independencia de lo que comamos. Por eso la gestión del estrés va antes que la dieta y que otros cambios saludables. Si no controlas tu estrés, tus demás mejoras en el estilo de vida pueden ser en vano.

Pero también observamos que los factores del estilo de vida reducen los daños del estrés. Un estudio de 2014 reveló que las mujeres que mantenían un estilo de vida saludable estaban protegidas frente a los efectos del estrés sobre la longitud de sus telómeros[101]. El estudio, en el que Epel y Blackburn participaron, observó el desgaste de los telómeros en 239 mujeres posmenopáusicas en un período de un año y averiguaron que el acortamiento de los telómeros inducido por el estrés se reducía si las mujeres adoptaban conductas saludables, incluida una dieta vegetal, el ejercicio regular y un sueño suficiente. Este estudio reproducía estudios anteriores que demostraban que el estilo de vida saludable amortiguaba el estrés y estaba asociado con telómeros más largos[102-104].

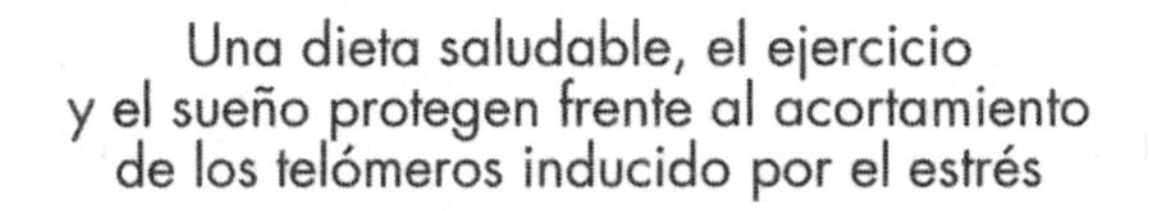

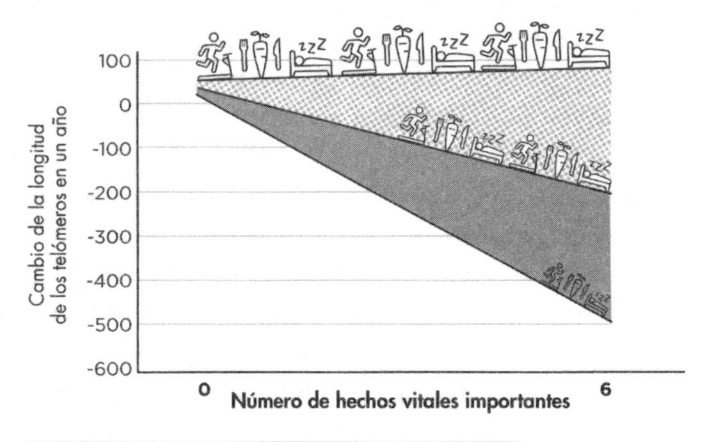

Nivel de compromiso con el ejercicio, la dieta y el sueño saludables: bajo, medio, alto

Aunque el estudio reveló que a lo largo de un año cuantos más hechos vitales importantes tenía alguien más cortos eran sus telómeros, un estilo de vida saludable reducía el acortamiento de los telómeros relacionados con el estrés. La línea superior representa a las mujeres que tuvieron un elevado nivel de conductas saludables en cuanto a ejercicio, dieta y sueño. Con independencia del número de hechos vitales importantes, sus telómeros se mantuvieron inalterados. Sin embargo, para las que tuvieron un nivel medio o bajo, cuanto mayor era el número de hechos vitales importantes acumulados, mayor era el acortamiento de los telómeros.

Adaptado y reproducido con autorización de Macmillan Publishers Ltd: E. Puterman, J. Lin, J. Krauss, E. H. Blackburn, E. S. Epel, «Determinants of telomere attrition over one year in healthy older women: stress and health behaviors matter», Molecular Psychiatry, 20, n.° 4 (Julio 2015), pp. 529-35.

Adaptado en colaboración con Laura Beckman.

Estamos empezando a ver lo importante que es controlar el estrés, tanto en lo que se refiere a su impacto directo en nuestra salud como a su impacto indirecto en todo, desde el sueño hasta la dieta y el ejercicio. La investigación señala que todos nosotros tenemos la necesidad vital de dedicar tiempo cada día a relajarnos y a distanciarnos de las exigencias y las responsabilidades de nuestra vida. Estar en el momento presente, aunque sólo sea unos minutos al día, cambia nuestro punto de vista e influye espectacularmente en nuestra salud. Reducir y manejar el estrés es fundamental para cambiar con éxito nuestra vida en otras áreas y mantener esos cambios a lo largo del tiempo.

La forma que elijas de reducir el estrés crónico en tu vida depende, como todos los aspectos de una vida anticáncer, básicamente de ti. Cuando te conectas con tu intuición y escuchas lo que tu cuerpo necesita, puedes sorprenderte a ti mismo al darte cuenta de que ya no quieres estresarte siguiendo las noticias y mirando fotos de las vidas venturosas de tus amigos en Facebook. Quizá te des cuenta de que finalmente ha llegado el momento de dejar el trabajo que te está minando la energía, abandonar la dieta de baja calidad que te hace sentir tan incómodo que no puedes dormir por la noche o tal vez decidir que ha llegado el momento de poner punto final a un matrimonio o relación infeliz. O, si eres como la mayoría de nosotros, tan sólo necesites aprender a relajarte y a experimentar una clase de naturalidad tranquila que nos es esquiva a muchas personas en este mundo tan dinámico en el que vivimos.

Lo sé por experiencia propia. Yo solía identificar estar bajo una cantidad inmensa de estrés laboral con estar más comprometido o tener más éxito que nadie (sí, sé que no tiene ningún sentido), pero tenía miedo de que si paraba no podría hacer mi trabajo tan bien o me quedaría rezagado en el competitivo mundo de la investigación oncológica. Me llevó mucho tiempo comprometerme a estar menos motivado por el estrés (y el miedo) y más por los beneficios para la salud que obtendría si reducía el ritmo. Poco me imaginaba que cuidar de mí mismo no sólo me aliviaría la ansiedad laboral sino que también me haría ser más productivo y estar más concentrado a pesar de dedicar menos horas al día al laboratorio.

El protocolo de la alegría

Diana Lindsay es una persona que tiene una sintonía excepcional con su mente, su cuerpo y su espíritu. Pero me cuenta que no siempre fue así. «Cuando me diagnosticaron cáncer al principio, no tenía ni idea de cómo sanarme a mí misma, ni tampoco mi médico —explica—. Una noche, justo después de recibir la noticia de que tenía cáncer en estadio IV, tuve un sueño, y la mañana siguiente invité a todos mis amigos a nuestra casa. A nivel práctico, no quería tener que llamarlos uno por uno y decirles que estaba enferma; me parecía demasiado difícil. Así que mis amigos vinieron y cantamos, bailamos y reímos, y nos lo pasamos muy bien. No fue, desde luego, un velatorio ni nada parecido. Fue simplemente una reunión llena de alegría de un puñado de gente a la que quiero. Al día siguiente, cuando fui a enterarme de mis opciones terapéuticas, pregunté. "¿Y la parte de la alegría?" Quería saberlo porque, a pesar de estar tan enferma, era obvio que seguía teniendo la capacidad de estar alegre. Me decidí a seguir lo que considero mi protocolo de la alegría. Me informé de lo que le pasa a tu cuerpo cuando sientes una felicidad intensa y averigüé que tienes un subidón de endorfinas, oxitocina y dopamina, que son, todas ellas, sustancias químicas naturales que hay en el cerebro y que te hacen sentir bien cuando te liberas de tus preocupaciones y estás alegre. Después averigüé que estas sustancias estimulan el sistema inmunitario. De modo que me tomé muy en serio buscar la alegría donde pudiera encontrarla. Estoy segura de que este ha sido un componente principal de que haya superado las previsiones durante tanto tiempo. Es difícil contener a alguien que está disfrutando la vida.»

Que Lindsay aceptara su situación y estuviera resuelta a buscar la alegría frente al cáncer ejemplifica los objetivos de una vida anticáncer. Por eso es tan importante para todos los que trabajamos en oncología integrativa abordar las realidades psicológicas y emocionales de los enfermos de cáncer y ayudar a los pacientes a desarrollar la clase de resistencia mental y emocional que favorecerá su sanación. Cuando nos concentramos en reducir el estrés, una sensación de *calma* y a menudo una renovada sensación de apreciación de la belleza y la alegría de la vida sustituyen la preocupación y el miedo.

GUÍA DE UNA VIDA ANTICÁNCER PARA REDUCIR EL ESTRÉS

Los pensamientos, tanto positivos como negativos, juegan un papel clave en nuestra salud, antes o después de un diagnóstico de cáncer. Gestionar nuestros pensamientos negativos, adoptar una actitud positiva, cultivar la esperanza y la alegría y vivir el presente son cosas que requieren práctica. Del mismo modo que entrenamos nuestro cuerpo para nadar más distancia o para correr más rápido, tenemos que dedicar tiempo a entrenar nuestra mente.

El objetivo: Treinta minutos al día

Empezar una práctica cuerpo-mente es parecido a empezar una rutina de ejercicios; al principio puede parecer difícil, hasta doloroso, pero con el tiempo acabarás disfrutando de la tranquilidad y anhelando este rato tan especial para estar contigo mismo y relajarte. Lo fundamental es superar esa dificultad inicial. Si pruebas alguna de estas prácticas una o dos veces, no verás ningún resultado y puede que pienses que no está hecha para ti. Durante la fase inicial, ten presente el objetivo final. Verás cómo pasadas una o dos semanas de práctica diaria, te sentirás más centrado y las cosas sin importancia no te afectarán como antes. Recuerda que cada vez que realizas tus prácticas de gestión del estrés estás estimulando tu sistema inmunitario, reduciendo el proceso de envejecimiento y mejorando tu actitud mental.

Objetivos de tu práctica cuerpo-mente

- Sentir que se tiene más el control, que las cosas sin importancia molestan menos y que se es más capaz de abordar las cosas importantes.
- Abandonar esa sensación de estar constantemente agobiado.
- Sentirse sin cargas, libre y ligero unos minutos al día.
- Empezar a llevar una vida más activa y menos reactiva.

Técnicas anticáncer para la reducción del estrés

En nuestro trabajo con pacientes de cáncer en el MD Anderson, usamos una serie de técnicas como la terapia cognitivo conductual (TCC), la meditación, el yoga, el masaje, el tai chi, el qigong y otras modalidades de reducción del estrés para dar a los pacientes las herramientas para aliviar el estrés, algo que necesitarán para hacer cambios saludables en el estilo de vida en las demás áreas de su vida. Como mencioné, la práctica cuerpo-mente suele ser lo que, según las participantes del CompLife, tuvo un mayor impacto en su vida y en su capacidad de mantener su estilo de vida anticáncer después de terminar el programa.

BREVE ANÁLISIS DE CADA TIPO DE TÉCNICA DE REDUCCIÓN DEL ESTRÉS

Terapia cognitivo conductual (TCC): Esta terapia de corta duración enseña a los pacientes a cambiar conscientemente su modo de pensar, sustituyendo los pensamientos negativos por pensamientos positivos, y a «restablecer» los parámetros por defecto de su cognición. Los efectos positivos de larga duración aparecen en los mapas de calor de Steve Cole y en los estudios longitudinales con supervivientes[1,2].

Meditación: Durante más de una década, nuestra amiga Molly M. ha comenzado el día con la práctica cuerpo-mente que diseñó ella misma basándose en el Healing Journey Program canadiense. Su práctica diaria contribuye a eliminar cualquier estrés que pueda arrastrar del día anterior y le proporciona una pizarra «en blanco». Se trata de una combinación de relajación, imágenes y meditación. Pero Molly se apresura a señalar que sus imágenes visuales personalizadas no le funcionan a todo el mundo[3]. Es importante encontrar una forma de relajación que te vaya bien y que puedas mantener a diario.

Respiración diafragmática profunda: Puede practicarse muy formalmente o practicarse a la carrera cuando necesitamos sustituir el subidón de las hormonas del estrés por el efecto tranquilizador de oxigenar nuestro cuerpo. Inspirar un par de veces de modo profundo y purificador con el abdomen nos centra y nos mantiene presentes, especialmente cuando estamos en medio de una situación estresante inevitable[4].

Tai Chi y Qigong (y otras prácticas de movimiento formal): Combina el movimiento con la meditación y prácticas de respiración que centran y calman el cuerpo y la mente. Llevé a cabo un estudio clínico sobre el efecto del qigong con casi cien mujeres chinas que se estaban sometiendo a radioterapia para el cáncer de mama[5]. Las que practicaban qigong presentaban menos depresión, menos fatiga, y una mejor calidad de vida en general que el grupo de control. Estos resultados, tal como sucede con la TCC y otras técnicas de reducción del estrés tenían beneficios duraderos[6].

Yoga: Mi abuela, Vanda Scarabelli, era una yoguini legendaria. Empezó a practicar yoga de mayor. Yo viví con ella un año para aprender yoga, por lo que conozco su poder sanador de primera mano. Fue la base de mi investigación inicial, que junto con las investigaciones de otras personas demostró que el yoga proporciona conciencia del cuerpo y flexibilidad, ayuda a los pacientes de cáncer a dormir, mejora el estado de ánimo, reduce la fatiga, aumenta el funcionamiento físico y contribuye a regular las hormonas del estrés en la sangre, entre otros beneficios[7-10]. A nivel más profundo, el yoga aumenta nuestra capacidad de encontrar significado a la experiencia de la enfermedad y contribuye a transformar nuestra vida[11,12]. Vanda solía decirme: «*Stai attento*». Esto puede traducirse de dos formas: (1) ten cuidado o (2) estate atento. Mucha gente diría que, como abuela italiana, se refería a lo primero, adorando a su nieto, pero naturalmente se refería a lo segundo. Hoy en día, usamos el término *mindful*, que significa «sé consciente», pero lo que Vanda quería decir era estate muy involucrado en todos los aspectos de la vida. El yoga es un vehículo que nos ayuda a prestar más atención. Como escribió en su libro *Awakening the Spine: Yoga for Health, Vitality and Energy*: «[El yoga] Es un proceso vivo que cambia de un momento a otro, al observar lo que comemos, cómo comemos, dónde andamos, cómo andamos, qué decimos y cómo lo decimos. Todas estas cosas tienen que estar presentes en nosotros, y tenemos que interesarnos apasionadamente por todas ellas».

Contacto con la naturaleza: Sal y nota el sol en tu piel. La naturaleza es el mayor sanador, el compañero más dulce. Hazte el regalo sanador de pasar tiempo al aire libre caminando y explorando el lugar conscientemente. Hasta las pequeñas dosis de naturaleza obran maravillas en nuestra salud y nuestro bienestar[14].

Tres pasos para una óptima eliminación anticáncer del estrés

1. Desarrolla una práctica diaria de meditación que te lleve por las fases de la introspección y la comunicación.
2. Integra la tranquilidad en tu vida mediante momentos de meditación a lo largo del día.
3. Reflexiona sobre tu estado mental valiéndote de la escritura reflexiva en un diario.

1. DESARROLLA UNA PRÁCTICA DIARIA DE MEDITACIÓN

Cuando la practicas a diario, la meditación reduce el estrés, disminuye el riesgo de enfermedades, mejora el bienestar y ayuda a reconectar el cerebro. Este efecto no se limita a los adultos. Muchos estudios recientes han descubierto que la meditación mejoraba el pensamiento y las dotes de aprendizaje de niños de tan sólo nueve años[15]. Tras ocho semanas de meditación, alumnos de primaria de Corea redujeron su agresividad, disminuyeron su ansiedad social y experimentaron menos estrés[16].

En los pacientes con cáncer, la meditación ha demostrado disminuir los efectos secundarios de la quimioterapia y reducir los niveles de colesterol, así como la inflamación. Las investigaciones revelan que tranquilizar tu mente con la meditación posee considerables efectos posteriores en tu cuerpo y tu salud general.

Respiración diafragmática

Aunque todos respiramos, la mayoría de personas apenas nos fijamos en nuestra respiración en nuestra vida cotidiana. Este ejercicio te ayudará a practicar la respiración abdominal profunda para que estés más relajado y tranquilo en cualquier momento del día, especialmente cuando te sientas estresado, ansioso o enfadado. Cuando respiras con el tórax, tu respiración suele ser superficial y rápida. Cuando respiras con el abdomen, respiras más plena, profunda y lentamente.

Un componente fundamental de las diferentes prácticas de meditación es concentrarse en la respiración. Todas las prácticas fomentan la respiración diafragmática, conocida también como respiración abdominal.

Indicaciones: Siéntate en una silla o túmbate en el suelo o en una esterilla. Al principio, puede que lo mejor sea practicar la respiración profunda acostado, ya que esta posición te permite determinar mejor si estás respirando con el tórax o con el abdomen.

- Para controlar mejor tu respiración, ponte una mano en el abdomen, justo debajo de la caja torácica.

- Inspira profundamente por la nariz y siente que eres capaz de llegar a la parte inferior de tus pulmones; dicho de otro modo, envía el aire hacia abajo lo más profundamente que puedas.
- Si estás respirando con el abdomen, al inspirar tu mano tendría que ascender mientras que tu tórax permanece inmóvil.
- Inspira del todo y espera antes de espirar despacio por la nariz. Si espirar por la nariz te resulta difícil, puedes espirar por la boca, pero frunce un poco los labios para soltar el aire despacio. Espira del todo para dejar más espacio en tus pulmones para la siguiente respiración.
- Inspira mientras cuentas hasta cinco y espira despacio y profundamente mientras cuentas hasta seis. Tu espiración puede ser un poco más larga que tu inspiración.

Esta es una práctica que va de maravilla al despertarte por la mañana y antes de acostarte por la noche. Dedica unos minutos a hacer respiraciones profundas y purificadoras. Intenta hacerlo cinco minutos por lo menos. Cuando te enfrentes a una tarea difícil en el trabajo o en casa durante el día, detente y respira tres veces con el abdomen para centrarte y calmarte antes de empezar. Si tienes hijos, anímales a adoptar esta práctica antes de acostarse o cuando se sientan frustrados. Es una forma espléndida de incorporar la respiración profunda a tu día, pasar un rato tranquilo con los niños y empezar a llenar su caja de herramientas anticáncer con la habilidad para toda la vida de manejar eficaz y fácilmente su estrés.

Empieza con la meditación focalizada: Ahora que ya conoces la respiración diafragmática, el siguiente paso es iniciar una práctica de meditación focalizada. La meditación focalizada consiste en permanecer concentrado en un objeto, real o figurado.

Indicaciones:

- Siéntate en el suelo o en una silla, o encuentra otra postura cómoda que te permita concentrarte en el objeto que has elegido.
- Practica la respiración diafragmática y pásate cinco minutos concentrado en tu respiración.
- Aunque desvíes sin darte cuenta la atención de tu respiración al objeto que has elegido, sigue con la respiración diafragmática.

Recomendamos empezar con la meditación centrada en la respiración. Sin embargo, también podrías concentrarte en la llama de una vela o en un sonido (p. ej., canturrear la sílaba *om*, recitar una palabra poderosa como «calma», «dicha» o «sano», o una expresión poderosa como «Soy fuerte..., soy valioso..., soy un ser pleno»). Durante la meditación, cada vez que tu mente divague o se quede absorta en pensamientos o en asuntos de tu vida, vuelve a dirigir cuidadosamente tu atención a tu respiración y, después, al objeto que has elegido.

Pasa a la meditación mindfulness: Una vez tu práctica de la meditación focalizada esté asentada y hayas llegado a los veinte minutos al día, intenta pasar a la meditación mindfulness. Esta meditación guiada que se hace sentado te ayudará a aprender a tranquilizar la mente y a mirarte a ti mismo y a los demás con ecuanimidad. Los estudios realizados demuestran que practicar meditación mindfulness mejora la función inmunitaria, reduce la depresión y mejora el bienestar general.

Indicaciones:

- Empieza con cinco minutos de meditación centrada en la respiración diafragmática.
- Concéntrate en tu respiración, en las sensaciones del aire que se introduce en tu cuerpo y que después lo abandona suavemente.
- Cada vez que veas que tu mente se aleja de tu respiración, devuélvela cuidadosamente al presente, al momento actual, y sigue observando y concentrándote en cómo fluye tu respiración.
- Al fijarte en tu respiración, puede que observes que de vez en cuando adquieres conciencia de las sensaciones de tu cuerpo. Sin dejar de ser consciente de tu respiración, mira si puedes ampliar el campo de tu conciencia de modo que incluya una sensación de tu cuerpo en conjunto para adquirir conciencia de todas las sensaciones que estás experimentando.
- Sé consciente de estos sentimientos y sensaciones sin juzgarlos ni reaccionar a ellos.
- En lugar de seguir pensamientos concretos, deja que los pensamientos vayan y vengan mientras permaneces sentado, presenciando los pensamientos y limitándote a observarlos. Deja que floten como nubes en el cielo o como pájaros que te sobrevuelan.
- Al concluir la meditación, adquiere lentamente conciencia de lo que te rodea. Trata de conservar el resto del día los sentimientos de calma y de paz que has experimentando al meditar.

Amplía a la meditación de la bondad amorosa/basada en la compasión: La práctica ideal de la meditación anticáncer comienza con la meditación focalizada, pasa a la meditación mindfulness y termina con la meditación basada en la compasión, o meditación de la bondad amorosa. Si te suena demasiado ñoña, piensa en esto: la investigación ha demostrado que la meditación basada en la compasión tiene efectos a corto y a largo plazo sobre nuestra salud, bienestar, actitud, autoconfianza y relación con los demás[17-19]. La meditación de la bondad amorosa se ha usado para reducir la depresión y otros síntomas en los veteranos diagnosticados de TEPT, alivia la migraña y el dolor lumbar y mejora el tono vagal, un marcador fisiológico del bienestar[20].

Indicaciones:

- Empieza con unos minutos de respiración diafragmática.
- A continuación haz cinco minutos de meditación mindfulness.
- Piensa ahora en alguien por quien sientas un profundo amor. Visualiza a esta persona y fíjate en tus sentimientos por esa persona en tu cuerpo.
- Deja de pensar en esta persona, pero conserva la conciencia de los sentimientos que te ha provocado pensar en ella. Piensa en ti mismo con esos mismos pensamientos amorosos. Mientras diriges esos sentimientos hacia ti mismo, repite estas expresiones (o una frase que se te ocurra a ti) en voz alta o en silencio:

  Que sea feliz y dichoso.
  Que esté sano.
  Que viva mi vida con calma y atención.
  Que viva en paz.
- Fíjate en las sensaciones y los sentimientos de tu interior. Permite que esas sensaciones surjan y no las juzgues en ningún sentido.
- A continuación, intenta ofrecer bondad amorosa a alguien que te apoye y que siempre haya «estado a tu lado». Piensa en esta persona, imagínala quizá delante de ti y repite estas palabras dirigidas a ella, en voz alta o para ti mismo:

  Que seas feliz y dichoso.
  Que estés sano.
  Que vivas tu vida con calma y centrado.
  Que vivas en paz.

- Dirige después tu atención a amigos y conocidos, y por último a desconocidos y al mundo en general.
- Piensa en la comunidad en la que vives. Podrías imaginar a tus amigos, tus colegas o tus vecinos. Di o piensa esas palabras, dirigidas a tu comunidad:

  Que seáis todos felices y dichosos.
  Que estéis todos sanos.
  Que viváis todos vuestra vida con calma y centrados.
  Que viváis todos en paz.
- Cuando concluyas esta meditación, piensa en el mundo en el que vives en general. Amplía el círculo para incluir, además de a tu familia, tus amigos y tus colegas, a todas las personas y seres vivos del planeta, sin excepción, incluido tú mismo, y repite:

  Que seamos todos felices y dichosos.
  Que estemos todos sanos.
  Que vivamos nuestras vidas con calma y centrados.
  Que vivamos en paz.
- Dedica un momento a sentir lo que tu corazón está compartiendo. Siente cómo se abre tu espacio interior, tu conciencia como si fuera luz, y la calidez de tu bondad amorosa, compasión y alegría interior.
- Cuando vuelvas a la habitación, adquiere lentamente conciencia de lo que te rodea. Deja que los beneficios de esta práctica se extiendan a todos los aspectos de tu vida.

Lo ideal: La mayoría de estudios que analizan los efectos de la meditación incluyen como mínimo veinte minutos de práctica al día. Aun así algunos estudios han revelado beneficios de una meditación de tan sólo doce minutos al día, incluido un efecto en los telómeros[6]. Si empiezas con una práctica más corta, es difícil adaptarte o valorar los beneficios. Una vez establezcas una rutina de veinte minutos, los períodos de meditación más cortos tendrán un mayor impacto.

Si necesitas más orientación: Puede que te sea más fácil practicar la meditación si es guiada. Encontrarás las meditaciones guiadas que recomendamos en este capítulo en nuestra página web.

2. MOMENTOS DE MEDITACIÓN

Cuando empiezas a montar tu práctica diaria de meditación, es importante que empieces a trabajar esta nueva sensación de calma y paz en tu día, a reconectar con tu respiración y a aumentar tu conciencia. Nuestro amigo íntimo y colega el doctor Alejandro Chaoul nos introdujo a los momentos de meditación, breves interludios que te permiten tomarte un descanso de tu vida y reconectarte con tu respiración para centrarte a lo largo del día:

- **En tu casa o el trabajo:** Extiende los brazos hacia arriba. Al alargar la espalda, inspira profundamente por la nariz hacia el abdomen y espira por la nariz. Baja los brazos y junta las manos, con las palmas en tu regazo. Cierra los ojos y haz unas cuantas respiraciones largas, hondas y tranquilizadoras.
- **Lávate las manos, lávate la mente:** Pega una nota adhesiva en el espejo del cuarto de baño para recordarte concentrarte en tu respiración y purificar tu mente cada vez que te laves las manos. Al concentrarte en lavarte las manos, respira y siente que también te estás aclarando la mente.
- **Encuentra paz al volante:** Pasamos tanto tiempo en nuestros vehículos que es fundamental encontrar momentos meditativos al volante. Un informe de la American Automobile Association reveló que los estadounidenses se pasan más de cien minutos al día al volante, y el equivalente a siete semanas laborables de cuarenta horas a lo largo de un año[21]. Tanto si se trata de llevar a nuestros hijos a citas médicas, entrenamientos o clases, o de ir nosotros a trabajar o a estudiar, todos necesitamos encontrar la calma al volante.

  Cuando el semáforo se ponga rojo, dedica un momento a conectarte contigo mismo; deja el móvil, apaga la radio y detente para respirar en paz. Cuando espires, libera tus pensamientos y tu ansiedad. Mientras el semáforo esté en rojo, inspira pensamientos apacibles y relajantes, y espira sentimientos negativos, irritantes y enojosos.
- **Meditación a pie:** Cuando camines, anda conscientemente un minuto o dos; es decir, concéntrate exclusivamente en lo que haces al andar: movimiento corporal, sensación de los pies al entrar en contacto con el suelo, etc.

3. ESCRITURA REFLEXIVA

Escribe entre diez y quince minutos sobre los temas citados a continuación. No te preocupes por la ortografía, la gramática o la estructura de las frases. Dedícate este tiempo a ti mismo para reflexionar lo más profundamente posible sobre tu vida.

Reflexión sobre la meditación: Al final de tu meditación, reflexiona sobre tu práctica de meditación. ¿Qué observaste? ¿Te resultó más fácil concentrarte que la última vez? ¿Hacia dónde se dirigió tu mente? ¿Se dirigió hacia emociones y pensamientos positivos o hacia ansiedades y sentimientos negativos? Explora algunos de los pensamientos y las emociones que experimentaste en la práctica de meditación.

Reflexión sobre los valores fundamentales: Reflexiona sobre tus valores fundamentales del capítulo 7. ¿Cuánto te alineas con tus valores fundamentales? ¿Cuáles son las áreas que te hacen perder el rumbo? ¿Cómo puede tu práctica cuerpo-mente ayudarte a seguir alineándote con lo que crees y con tus valores? ¿Qué necesitas cambiar para seguir estando alineado?

Reflexión sobre los desencadenantes y las soluciones: Explora lo que desencadena tu estrés. Anota ideas para abordar cada desencadenante. Explora estrategias que te fueron bien para gestionar el estrés. ¿Cómo puedes priorizar tu práctica de manejo del estrés?

RESUMEN DE LA GUÍA DE UNA VIDA ANTICÁNCER PARA REDUCIR EL ESTRÉS

1. **Medita a diario.** Ve aumentando tu práctica hasta lograr hacer un mínimo de veinte minutos que abarque los tres tipos de meditación: guiada, mindfulness y de bondad amorosa.
2. **Practica la escritura reflexiva.** Escribe sobre tu práctica de meditación, tus valores fundamentales y los desencadenantes y formas de abordarlos.
3. **Encuentra momentos de meditación a lo largo del día.** Extiende los brazos hacia arriba unos minutos y respira con el abdomen. Tómate un momento de atención plena al lavarte las manos, cepillarte los dientes o detenerte en un semáforo, o anda conscientemente unos minutos.

El estrés puede ser el área más difícil de abordar, pero también la más gratificante cuando lo haces. Nuestras recomendaciones se apoyan en la investigación tanto con personas sanas como con pacientes y supervivientes de cáncer. Se ha dicho antes, pero vale la pena repetirlo: la mejor práctica cuerpo-mente es la que haces todos los días.

9

La necesidad de descansar y recuperarse

Del mismo modo que la vida tiene un ritmo natural, la salud y la sanación tienen un ritmo natural. El cuerpo humano está diseñado para funcionar como un reloj. De hecho, el cuerpo contiene diversos sistemas reguladores internos que garantizan que nuestros órganos (como el hígado, el páncreas, los riñones, los pulmones y los intestinos), y los sistemas inmunitario, hormonal y químico funcionan bien y rítmicamente equilibrando los períodos de actividad biológica con el descanso. Rigiendo estos procesos complejos hay una estructura a la que llamamos «reloj biológico» o reloj maestro que regula e interacciona con los relojes periféricos «secundarios», algunos de los cuales he mencionado antes[1].

El reloj biológico consiste, de hecho, en dos estructuras situadas en la región del hipotálamo del cerebro anterior en ambos hemisferios cerebrales[1]. En estas estructuras, unos pequeños grupos de neuronas regulan nuestro ciclo sueño-vigilia en aproximadamente el mismo ciclo de veinticuatro horas de la rotación diaria de la Tierra en su órbita alrededor del Sol. De hecho, cada neurona de cada grupo parece funcionar también siguiendo un ritmo de aproximadamente veinticuatro horas, de modo que nuestro reloj biológico está impulsado por miles de «relojes» diminutos que trabajan en armonía con las fases naturales del día y la noche de la Tierra[1]. Los tejidos de todo el cuerpo también contienen relojes[2]. Básicamente, el reloj del cerebro actúa como un director de orquesta, mientras que los relojes del interior de los tejidos mantienen los ritmos localmente, como una sección de cuerda o de viento, que va al ritmo de la orquesta. Estos subrelojes que trabajan con el reloj biológico forman lo que denominamos nuestro ritmo circadiano[2].

Todos sabemos qué pasa cuando no dormimos lo suficiente por la noche: al día siguiente nos sentimos fatal. Y no es extraño, porque cuando estamos cansados por haber dormido demasiado poco, nos volvemos vulnerables a un efecto de cascada de consecuencias biológicas negativas[3]. Podemos estar lentos, mental y físicamente, de una forma que afecta muchísimo a nuestra calidad de vida y nos vuelve más propensos a los accidentes o dolencias, incluidas las enfermedades crónicas[4-7].

Como nuestro reloj biológico lo regula todo, desde las señales para dormir y para comer, la temperatura corporal, la producción de hormonas, la regulación de insulina y la excreción de glucosa, la regeneración celular, la actividad de las ondas cerebrales (la lista es interminable), ignorar sus señales tiene un coste económico (en pérdidas salariales), socialmente (en mala comunicación y estrés interpersonal), mentalmente (al provocar de todo, desde depresión a psicosis, según lo «estropeado» que esté nuestro reloj) y físicamente (en la supresión del sistema inmunitario y el debilitamiento de la capacidad global del cuerpo de protegerse frente a las enfermedades y regenerar la salud[8].)

De modo que aprender a identificar y respetar nuestro extraordinario ritmo circadiano es fundamental para el bienestar y la prevención de enfermedades. Basta con la disposición a escuchar las señales sutiles (y no tan sutiles) que nuestro reloj biológico nos envía a lo largo del día, y adaptar nuestras elecciones de estilo de vida para que reconozcan y apoyen estas señales naturales. Cuando estás en sintonía con los ritmos únicos de tu cuerpo, ves la belleza de esta sincronía. Cuando sigues las indicaciones de actuar o de descansar, tienes una oportunidad de alinear tu cuerpo y tu mente de una forma profundamente sanadora. Empezarás a experimentar un estado de equilibrio que hará que estés más presente y más disponible para la vida haciendo que tu cuerpo esté más sintonizado con la sanación y la prevención de enfermedades. Este es el objetivo de una vida anticáncer: proporcionarte la información que necesitas para tomar decisiones que sincronicen tu biología para lograr una salud máxima.

El descanso y el rejuvenecimiento son componentes fundamentales de la vida anticáncer, y adaptar nuestro estilo de vida para incluir el descanso como una parte activa de nuestro esfuerzo por conseguir el bienestar favorecerá que vivamos una vida mejor y más saludable, tanto si estamos viviendo con cáncer como si no. Como escribió el dramaturgo isabelino Thomas Dekker: «*El sueño es la cadena de oro que une nuestra salud con nuestro cuerpo.*»

Al principio subestimé la importancia del sueño al hacer los cambios en mi estilo de vida anticáncer. Modifiqué mi dieta y después incrementé mi rutina de ejercicios, pero no conseguía encajar eso en mi horario diario. Así que decidí levantarme una hora antes e incluir una hora de ejercicio antes de empezar con el resto de mi rutina diaria. Pensé probarlo seis días a la semana durante un mínimo de seis meses para ver si disfrutaba de la mejora que había anticipado en mi bienestar. Así que cada día (salvo los domingos), me despertaba a las cinco de la mañana, hacía ejercicio, me duchaba y salía de casa con la sensación de haber llevado ya a cabo una parte importante de mi vida anticáncer. Tengo que admitir que al principio estaba muy satisfecho conmigo mismo por lo fácil que me había sido hacer este ajuste, hasta que... unos meses después empecé a obtener algunas reacciones de preocupación de mi familia y mis colegas. En el trabajo estaba más irritable y menos colaborador, y en casa estaba irascible y malhumorado. Además, mi trabajo empezó a resentirse. Recuerdo que la primera hora de la mañana era, normalmente, el momento en que mi «cerebro» era más productivo, y había sustituido aquel tiempo excelente para resolver problemas por una bicicleta elíptica. Finalmente, una noche, después de un día especialmente estresante, Alison me miró y me dijo: «Tienes mal color. Tienes mal aspecto. Creo que tendrías que dormir más». Naturalmente, tenía razón. En lugar de ajustar mi horario para incluir las siete horas de sueño mínimas que necesito para funcionar óptimamente, simplemente había eliminado una hora de mi sueño y había cedido esa hora a mi vida en vigilia. Un gran error.

Sacrificar el sueño para hacer más ejercicio resultó ser contraproducente para mi bienestar global en varios frentes: Hacía menos cosas, de modo que mis niveles de estrés aumentaron. Como estaba estresado, también estaba más nervioso y era menos divertido estar conmigo. En apenas unos meses, pasé de sentirme bien a sentirme fatal y totalmente fastidiado. Lo que no sabía entonces es que dormir una hora menos por la noche me estaba influyendo también negativamente a nivel celular al aumentar la inflamación, reducir la función inmunitaria y modificar el funcionamiento de mis genes. Decidí que tenía que dejar de levantarme a las cinco de la mañana y que tenía que encajar el ejercicio en mis horas de vigilia; algo que comentaré más adelante. Lo que quiero señalar aquí es que una vez di a mi cuerpo el sueño que realmente necesitaba, me sentí inmediatamente mejor y más disponible para mi familia, mi trabajo y el resto de mi vida.

La belleza de nuestro ritmo circadiano

Nuestro cuerpo está diseñado para funcionar óptimamente y evitar las enfermedades cuando estamos en un estado de equilibrio, de armonía incluso, con las oscilaciones de muchos de nuestros sistemas internos. Durante el día, estamos mayoritariamente gobernados por el «sistema de vigilia circadiano», que está marcado por la liberación de la hormona llamada cortisol aproximadamente a las cinco de la mañana o al alba[10]. A medida que avanza la mañana y nuestro nivel de cortisol se eleva, nuestros órganos y células empiezan a consumir combustible, nuestras hormonas fluyen y nuestro cerebro se espabila. Durante el día es cuando, biológicamente, estamos más llenos de energía, e, ideal, mental y físicamente más activos. A medida que el día avanza y el sol empieza a bajar, este sistema da lugar al «proceso homeostático del sueño», y a medida que nuestros niveles de cortisol empiezan a descender, tenemos un deseo natural de dar una cabezada o descansar a primera hora de la tarde (aproximadamente entre las 13.00 y las 15.00). Es cuando muchos de nosotros recurrimos al café, a los dulces o a algún otro estimulante para seguir adelante, por lo menos en Estados Unidos. (En las culturas mediterráneas, como mi nativa Italia, tiempo atrás esta disminución biológica se reconocía y todo el mundo paraba y dejaba sus actividades laborables para echarse una siesta.) A medida que se acerca la noche, empezamos a abandonar el ciclo de estímulo y luz para adentrarnos en uno de descanso y oscuridad, cuando nuestro cuerpo cesa la producción de cortisol y empieza a producir melatonina, una hormona que es un relajante natural. Al caer la noche, nuestro sistema metabólico comienza a reducir el ritmo, nuestra mente empieza a calmarse y nuestro cuerpo empieza a relajarse. Nuestra temperatura corporal desciende, nuestra respiración se vuelve más lenta y cuando nos lo permitimos, nos dormimos. Durante el rato que estamos dormidos con los ojos cerrados y la mente no concentrada en las tareas que tenemos entre manos, se produce una cantidad asombrosa de sanación y reparación. Ya no estamos gastando energía externamente, entonces se gasta toda internamente.

Nuestro reloj biológico estropeado

¿Cuándo fue la última vez que te fuiste a dormir al notar los primeros signos de estar «cansado»? ¿Cuándo fue la última vez que te despertaste sintiéndote verdaderamente como nuevo? A muchos personas nos costaría recordarlo.

Hay miles de razones por las que nuestra conducta ha evolucionado hasta tener muy poco que ver con nuestros ritmos circadianos. Vivimos una vida electrificada, de modo que rara vez experimentamos la oscuridad intensa y envolvente que actualmente sólo encontramos en las partes más remotas del mundo. La electricidad no sólo acaba con la oscuridad que nuestros cuerpos ansían para gozar de un sueño óptimo, sino que nos ha permitido adoptar conductas que minan todavía más el tiempo de inactividad que necesitamos. Entre ellas figura la posibilidad de trabajar día y noche (observamos problemas graves de salud en los trabajadores que hacen turnos, incluidos índices más altos de algunos cánceres); la intrusión de aparatos electrónicos en entornos que antes estaban libres de ellos, como nuestro dormitorio, actualmente equipado con televisor, ordenador, tabletas y el omnipresente cargador del móvil. De hecho, la luz que emiten los aparatos electrónicos suprime la melatonina e interfieren en nuestra capacidad de quedarnos y mantenernos dormidos[11]. Con la electricidad llega la tecnología, y con la facilidad de acceder a la información y el paso a trabajos de oficina, nos hemos vueltos sedentarios, lo que acorta de modo medible nuestra vida. Irónicamente, esta falta de movimiento interfiere también en nuestra capacidad de dormir lo suficiente[12]. Cuesta descansar lo suficiente cuando te tiras horas en el sofá viendo tus programas favoritos, que se emiten veinticuatro horas al día, o dormir sin interrupciones cuando tienes el móvil en la mesilla de noche, vibrando o sonando por la noche al recibir mensajes.

Además de la alteración que supone vivir en un mundo brillantemente iluminado, nuestros hábitos alimentarios (que idealmente están regulados por nuestros ritmos circadianos) también se resienten, lo que a su vez afecta negativamente a nuestro sueño, lo que a su vez afecta a nuestra capacidad de concentrarnos en el trabajo o de estar físicamente ágiles, lo que a su vez afecta a nuestro peso y nuestra salud general. Ya te haces una idea[13-15]. Nuestro reloj biológico está a merced de nuestra ambición e inventiva. La investigación está demostrando que cuando seguimos nuestros ritmos circadianos y descansamos cuando necesitamos descansar y nos movemos cuando necesitamos movernos, se logra una salud óptima[16-20].

El poder sanador del sueño

Nos pasamos alrededor de *una tercera parte de nuestra vida* durmiendo, lo que significa que si vivimos hasta los setenta y cinco años (aproximadamente el promedio de vida de la mayoría de estadounidenses), nos pasamos como mínimo veinticinco años durmiendo.

Aunque a lo largo de los siglos, los aspectos místicos, incluso románticos, del sueño han fascinado a poetas y filósofos, no ha sido sino hasta los últimos cincuenta años, más o menos, que el sueño se ha convertido en objeto de estudio de una especialidad de la medicina. Hoy en día, hay cada vez más investigaciones y datos contundentes que confirman lo que nuestro cuerpo siempre ha sabido: dormir suficiente y profundamente es absolutamente vital para la salud y el bienestar general[21].

Pero admitámoslo, la mayoría de personas dormimos fatal[22,23]. Cuatro de cada cinco personas afirman que se despiertan exhaustas tras haber dormido mal por la anoche por lo menos una vez a la semana[24]. En Estados Unidos, un 35% por lo menos de la población adulta define su sueño como «regular» o «malo»[24]. En el mundo, más del 20% de la población afirma tener algún tipo de problema del sueño[25]. En resumen, la mayoría de personas no obtiene, en absoluto, la cantidad o la calidad de descanso verdaderamente reparador que nuestro cuerpo y nuestra mente necesitan para funcionar óptimamente.

La vida diaria es dura tanto física como mentalmente. Por la noche, nuestro cuerpo tendría que ser capaz de distanciarse de los factores estresantes del mundo y abordar los efectos de esos estreses en nuestros órganos y células. La mayor parte de la gente sabe que el sueño sigue un ritmo regular, con diversas fases de profundidad y actividad que se suceden, regularmente, a lo largo de la noche. Lo que pocos sabemos es que cada noche de sueño pasamos por diversos ciclos del sueño. En el momento más álgido de sanación nocturna, se libera la hormona del crecimiento humano (curiosamente, los huesos de un niño crecen sobre todo durante el sueño), se sintetizan proteínas y se descomponen las grasas para reparar los tejidos[26-28]. La hormona del crecimiento humano (HGH, por sus siglas en inglés), que se libera durante la fase más profunda del sueño, estimula la división y la reparación celular[29]. Los cronobiólogos y otros científicos pueden incluso señalar que el momento máximo de sanación se produce entre las once de la noche y la una de la madrugada., lo que es probable que sea el origen del viejo adagio «Quien se acuesta temprano y se levanta temprano se vuelve sano, rico y sabio», puesto que si queremos cosechar los frutos de este período idóneo de sanación nocturna, tenemos que estar ya dormidos mucho antes de las once de la noche para poder alcanzar esta fase tan deseada y profunda del ciclo del sueño.

Mientras nuestro cuerpo se está reparando a sí mismo, nuestro sistema inmunitario se está reequilibrando después de trabajar duro durante el día para mantenernos sanos. Nuestro sistema inmunitario es el sistema de autodefensa natural del cuerpo, y sólo funciona óptimamente cuando descansamos bien. No descansar bien tiene efectos negativos en factores fundamentales que propician el cáncer, como un *aumento de la inflamación* y un *descenso de la función inmunitaria*, lo que nos hace vulnerables a las infecciones y, tal como demuestran algunas investigaciones, a la exacerbación del crecimiento tumoral[3,30,31]. La investigación incipiente encuentra también algunas asociaciones entre las perturbaciones del sueño y la modulación de los genes clave del ritmo circadiano y otras características distintivas del cáncer (como *activación de señales proliferativas*, *inmortalidad replicativa* y *activación de la invasión y metástasis*)[32-38]. También existen pruebas de mi laboratorio y de otros de que una alteración de veinticuatro horas del ritmo del cortisol, que tendría que ser alto al despertar, descender a lo largo del día y por la noche, y no volver a elevarse hasta que se acercara la hora de despertar, está relacionado con un aumento de la mortalidad de diversos cánceres, incluido el de mama, el de riñón y el de pulmón[39-41].

Dormir lo suficiente fomenta la longevidad al reducir nuestro riesgo de sufrir accidentes durante el día; protegernos de la aparición o exacerbación de problemas de salud mental, como la depresión y la ansiedad; permitirnos sobrellevar y responder mejor a nuestros factores estresantes diarios; mantener controlado nuestro peso, lo que minimiza nuestro riesgo de padecer muchos de los problemas de salud relacionados con el sobrepeso, incluida la aparición de algunos cánceres, y mantener controlada la degradación de los órganos y las células[7,26,42-48].

No son sólo nuestros órganos y nuestras células los que descansan mientras dormimos. Todo nuestro sistema musculoesquelético puede relajarse y rejuvenecer. Durante las fases de nuestro sueño en las que soñamos (lo que denominamos sueño de movimientos oculares rápidos, o REM, por sus siglas en inglés), nos quedamos algo paralizados y nuestros músculos se relajan[49]. Algunos expertos en medicina del sueño plantean la hipótesis de que este estado de atonía está diseñado para mantenernos quietos mientras nuestro cerebro se repone. A nivel más práctico, estar tan quietos disminuye la producción de hormonas no esenciales y reduce la energía que se dirige a procesos metabólicos que no están relacionados con la reparación.

Así que mientras duermes, te estás sometiendo a una ronda profunda de restauración y sanación exhaustivas. Se limpian los radicales libres y se impide que se enlacen con oxígeno y causen daños celulares[50]. Como este proceso tiene lugar muy intensamente mientras descansamos, hay científicos que incluso hablan del sueño como de un antioxidante natural[51]. De hecho, actualmente el mundo médico considera que el sueño es tan básico para bloquear con éxito los daños de los radicales libres y para la reparación celular que algunos científicos han empezado a clasificar la alteración del sueño, especialmente el trabajo prolongado por turnos, como un carcinógeno «probable», dado que está relacionado con un aumento de la inflamación y una reducción de la función inmunitaria, que, como sabemos, ambos están relacionados con el desarrollo y el crecimiento del cáncer[3,52-56].

Todo esto lleva a un hecho importante e irrefutable: la restricción crónica del sueño (horas de sueño inferiores a 6,5 horas de media cada noche en los adultos) está relacionada con un aumento de la mortalidad[6] y se está estudiando ahora como un posible factor de riesgo de cáncer.

En un estudio particularmente revelador de 2013, investigadores de la Universidad de Surrey en Gran Bretaña obtuvieron muestras de ARN en sangre total para examinar los perfiles de expresión génica de más de dos docenas de personas después de que estuvieran una semana durmiendo 8,5 horas cada noche[38]. Compararon esas muestras con sangre de los mismos participantes después de limitar su sueño a 5,7 horas cada noche durante una semana. Descubrieron que el sueño insuficiente afecta a cientos de genes relacionados con el metabolismo, la inflamación y la respuesta inmunitaria; todos ellos características distintivas fundamentales del cáncer.

Otra investigación ha revelado que la restricción crónica del sueño está relacionada con un acortamiento de los telómeros, lo que, como ya hemos comentado, es un factor de riesgo conocido de cáncer. Un estudio de 2012 realizado por investigadores del Reino Unido reveló que los telómeros eran un 6% más cortos de media en hombres que dormían un máximo de cinco horas que los de los que dormían más de siete horas cada noche[57]. El estudio examinó los hábitos de sueño y la correspondiente longitud de los telómeros de más de doscientos hombres sanos de mediana edad en adelante (con una edad media de sesenta y tres años) y descubrió que el efecto se mantenía incluso al tener en cuenta las diferencias de edad, peso, consumo de tabaco, niveles de educación, situación profesional y si los sujetos afirmaban estar deprimidos. Al considerar todos estos factores, su edad biológica parecía verse directamente afectada por la cantidad de horas que dormían.

Además, hoy en día el sueño es objeto de varios estudios que están buscando las relaciones causales entre el sueño escaso o excesivo y el crecimiento tumoral[58,59].

Sueño y rendimiento máximo

La oncología está concentrando cada vez más sus esfuerzos en preparar a la gente de antemano para los problemas de sueño de los tratamientos. Este nuevo modelo de «prehabilitación» se ajusta a la filosofía de la *prevención* frente a la rehabilitación o modelo *terapéutico* tradicional: esperar a que ocurra algo malo antes de intervenir. La prehabilitación tiene como objetivo prevenir que suceda algo malo y, en el caso del tratamiento oncológico, mejorar los resultados con los menores efectos secundarios.

Los deportistas de élite saben algo sobre prepararse para eventos emocional y físicamente exigentes. El entrenamiento se basa en la dieta, el ejercicio y el equilibrio emocional. Muchos grandes atletas de todo el mundo deportivo también se toman el sueño muy en serio. Un ejemplo extraordinario es el nadador estadounidense Michael Phelps, el deportista con más medallas olímpicas del mundo y podría decirse que uno de los mejores atletas de todos los tiempos. Cuando Phelps se está entrenando activamente, nada siete días a la semana, cubriendo entre sesenta mil y noventa mil metros en la piscina[60]. Esto significa estar en el agua entre tres y cinco horas al día, lo que es prácticamente una jornada laboral completa, entrenando al más alto nivel. Para tener la fuerza y la resistencia para hacerlo, Phelps ingiere una dieta rica en nutrientes y alta en calorías. (Los nutricionistas han calculado que necesita aproximadamente mil calorías de combustible alimenticio por cada hora de entrenamiento, o seis mil calorías al día[61]. Pero lo más importante: duerme. Mucho. Cuando entrena, duerme ocho horas cada noche y hace una siesta de entre dos y tres horas cada tarde[60]. Esto significa que Phelps duerme entre diez y doce horas al día cuando entrena. «Realmente no puedo decir que sea suficiente. Creo que la gente no presta realmente la atención suficiente a lo importante que es el sueño», ha dicho Phelps[60]. Y no es el único. Según se dice, LeBron James, el gran jugador de baloncesto, duerme doce horas de media cada noche durante la temporada de la NBA. La estrella del tenis Roger Federer también duerme unas doce horas cada noche, y el ser humano vivo más rápido, Usain Bolt, jura dormir un mínimo de diez horas cada noche, lo mismo que la estrella del tenis Venus Williams[62].

Diversos estudios recientes han demostrado que dormir lo suficiente para estos grandes atletas mejora su tiempo de respuesta, su agilidad y precisión, reduce la probabilidad de lesiones y dolencias, prolonga su longevidad como competidores y también mejora su juego mental[63,64]. La investigación revela que el sueño es vital para el éxito deportivo.

«Si dijeras a un atleta que dispones de un tratamiento que reduce las sustancias químicas relacionadas con el estrés, aumenta de modo natural la hormona del crecimiento humano, potencia el ritmo de recuperación y mejora el rendimiento, querría seguirlo. El sueño hace todas esas cosas», afirmó Casey Smith, jefe de entrenadores de los Dallas Mavericks[65]. Así que del mismo modo que los deportistas aprovechan los poderes potenciadores de la salud del sueño para rendir al máximo, nosotros también necesitamos favorecer el sueño de alta calidad para mantener nuestro cuerpo en las mejores condiciones para conservar nuestra salud y prevenir el cáncer o prepararnos para los desafíos del tratamiento y la recuperación del cáncer.

Los efectos secundarios de la pérdida de sueño

Si usamos el deporte como prueba de que el sueño es un indicador del rendimiento, la mayoría de estadounidenses están en apuros. Una encuesta de Gallup realizada en 2013 reveló que el adulto estadounidense medio duerme sólo 6,8 horas cada noche, lo que supone un descenso de más de una hora a lo largo de los últimos setenta años[66]. En 1942, el año que Gallup tomó como referencia para su análisis, el 84% de estadounidenses dormía entre siete y nueve horas cada noche, la cantidad que los expertos en medicina del sueño coinciden en recomendar para una salud y un bienestar óptimos[67,68]. Pero hoy en día, sólo el 59% de personas alcanza esa cifra, lo que significa que más del 40% no duerme lo suficiente[66].

Y es un problema todavía mayor entre los niños, especialmente los adolescentes. Ello se debe a que el cerebro adolescente está experimentando un proceso inmenso de desarrollo y modelado neuronal. Y mientras eso sucede, el cerebro adolescente funciona en sincronía con un ritmo circadiano único que modifica el día de un adolescente de modo que las indicaciones para dormir (mediante señales hormonales y otras) se producen más tarde que para la mayoría de nosotros, hacia las once de la noche [69,70]. Esto significa que un adolescente que concilia el sueño de modo natural hacia las once de la noche o medianoche tendría que dormir hasta por lo menos entre las siete y las nueve de la mañana, como mínimo, para llegar a dormir las entre ocho y diez horas recomendadas para una salud y un bienestar óptimos. Pero dormir durante este margen de tiempo, esta ventana de once de la noche a ocho de la mañana es, por desgracia, poco realista para la mayoría de los adolescentes ya que los horarios escolares suelen estar en conflicto con este ritmo biológico natural. Los estudios revelan que sólo el 15% de adolescentes estadounidenses alcanzan el objetivo de entre ocho y diez horas, y para el 85% que no lo hace los costes, en lo que se refiere al rendimiento físico, psicológico, emocional y académico, son altos[71]. De hecho, un estudio de 2014 reveló que más del 90% de todos los alumnos de secundaria estadounidenses están faltos de sueño[72]. Saber que tantas enfermedades se gestan largos años antes de aparecer, especialmente los cánceres, que pueden tener «su semilla en el cuerpo» hasta cuarenta años antes de poderse detectar, hace que este hecho me resulte especialmente difícil de soportar, no sólo como profesional del ámbito de la prevención y la atención oncológica, sino como padre de hijos adolescentes. Mary Carskadon, investigadora del sueño y catedrática de psiquiatría y conducta humana de la Facultad de Medicina Warren Alpert de la Universidad de Brown, ha descrito el conflicto entre el impulso biológico adolescente de acostarse tarde y la necesidad de despertarse temprano para ir a clase como una «tormenta perfecta»[69]. Dicho de modo sencillo, las normas sociales sobre el inicio de las horas lectivas chocan con la biología circadiana de los adolescentes.

Un estudio publicado en febrero de 2015 en la revista *Journal of Youth and Adolescence* analizó una muestra diversa de casi veintiocho mil alumnos de secundaria en Virginia[73]. Sólo el 3% de este grupo de adolescentes aseguró alcanzar el objetivo de nueve horas de sueño cada noche, y el 20% indicaba que dormía menos de cinco horas por noche. La media declarada era de 6,5 horas cada noche. A partir de las preguntas hechas, los investigadores dedujeron que con cada hora de sueño perdida, los sentimientos de tristeza o desesperación aumentaban un 38%, los sentimientos suicidas aumentaban un 42% y el abuso de drogas aumentaba un 23%. Naturalmente, en esta clase de estudio no hay forma de concluir que la falta de sueño sea la única causa de un aumento de dolencias de salud mental, pero dado que sabemos que los adolescentes ya están en riesgo de elevados índices de depresión, insomnio y otros problemas de salud mental, estos hallazgos son importantes.

Entonces, si el sueño insuficiente nos está causando una cantidad enorme de problemas psicológicos y físicos a todos nosotros, ¿qué estamos haciendo al respecto?

Cuando no dormimos lo suficiente, estamos aletargados, y para intentar espabilarnos recurrimos a estimulantes como el café, los cigarrillos, la comida, el alcohol o las drogas, que nos ofrecen beneficios a corto plazo, pero a un coste tremendo para nuestra salud a largo plazo. Cuando no dormimos lo suficiente, nos sumimos en un estado crónico de estrés que puede causar un efecto dominó de malas elecciones de estilo de vida, como comer en exceso, movernos demasiado poco, padecer depresión y ansiedad, y muy en particular, hacer que nuestro cuerpo se vuelva vulnerable a las infecciones, la inflamación y las enfermedades.

EL ELEVADO COSTE DE LA PÉRDIDA DE SUEÑO

La medicina del sueño es una especialidad que surgió en la década de 1970, cuando los científicos empezaron a comprender que no dormir lo suficiente era una causa principal de muerte por accidente en Estados Unidos. La mayoría de víctimas mortales en accidentes de tráfico están relacionadas con la somnolencia al volante, y los investigadores han relacionado la restricción del sueño y el hecho de trabajar a unas horas en las que los seres humanos tienen el impulso biológico de estar dormidos con una serie de destacados accidentes catastróficos, como el accidente nuclear de Three Mile Island y de Chernóbil, el encallamiento del petrolero *Exxon Valdez* y la explosión del transbordador espacial *Challenger*[74]. Más recientemente, se han relacionado algunos accidentes ferroviarios de Nueva York y Nueva Jersey, incluido el accidente de 2013 en el que murieron cuatro personas, con maquinistas faltos de sueño[75]. Hoy en día, se calcula que 47 millones de estadounidenses (más del 10% de la población) padecen trastornos del sueño[76]. Y casi 9 millones de personas toman somníferos con receta para intentar ponerle remedio[77].

En 2016, se calculó que la pérdida de sueño costaba a la economía de Estados Unidos 411 mil millones de dólares debido a la pérdida de productividad y a los accidentes laborales[78]. Es una cifra muchísimo más alta que la de cualquier otro país del mundo.

La falta de sueño también cambia el modo en que metabolizamos los alimentos y contribuye a la actual epidemia mundial de la obesidad y la diabetes tipo 2 al cambiar el modo en que nuestro cuerpo regula la insulina y otras hormonas clave[79]. La investigación revela asimismo que, a lo largo de su vida, la gente que duerme menos de seis horas cada noche es más probable que se vuelva obesa, aunque haga ejercicio regularmente[80]. La investigación revela también que no dormir lo suficiente afecta a los niveles hormonales que aumentan el apetito al día siguiente[81]. En un estudio de 2013 con casi mil cuatrocientos adolescentes de escuelas secundarias de las afueras de Filadelfia, los investigadores descubrieron que cada hora adicional de sueño estaba relacionada con una reducción del índice de masa corporal, y que los adolescentes que presentaban la reducción más alta eran los más obesos[82]. En los adultos, se ha relacionado las horas de sueño insuficiente con enfermedades que abarcan desde la diabetes y el ictus hasta la cardiopatía[83,84].

El mejor remedio para el sueño insuficiente es… dormir. Pero hay una forma de dormir bien, que no consiste en escatimarte sueño durante la semana y dormir en exceso el fin de semana. Dormir hasta tarde el fin de semana produce, en realidad, un «*jet lag* social» que no se diferencia demasiado a cruzar varios husos horarios[91]. Los ritmos del sueño son regulares y algo fijos, aunque son únicos de cada persona. Aprende a escuchar, y cuando tu cuerpo y tu mente te envíen señales de que es hora de irse a dormir, hazles caso.

LOS BENEFICIOS DEL SUEÑO EN UNA VIDA ANTICÁNCER

- El sueño regula nuestro apetito, de modo que cuando dormimos bien, comemos bien y somos más capaces de mantener un peso saludable[81].
- El sueño regula procesos biológicos clave relacionados con la obesidad[79].
- El sueño es fundamental para estar en nuestro mejor estado físico. Nuestros músculos y nuestras células necesitan el sueño para regenerarse, eliminar toxinas y sanar[26].
- El sueño es fundamental para una actitud positiva[85]. Descansar bien nos permite responder eficazmente a los factores estresantes a lo largo del día y tener unas relaciones saludables[86,87].
- El sueño es fundamental para nuestro rendimiento mental[88,89]. Tenemos que descansar bien para estar receptivos y evitar accidentes y lesiones[4,90].
- El sueño es el cronómetro de nuestra salud: si dormimos bien, es más probable que prevengamos enfermedades y obtengamos mejores resultados, incluso con el cáncer[23].

¿Qué cantidad de sueño es suficiente?

Como muchas personas estamos condicionadas a creer que el sueño no es una actividad importante, siempre estamos intentando encontrar formas de quitarle horas. Pero como quienes nos hemos arrastrado hasta llegar al final del día sabemos, eso nunca funciona. El sueño es un proceso complejo. Es una serie de hechos fisiológicos que precisan el tiempo suficiente para desarrollarse y llegar a completarse. La idea de que de algún modo podemos piratear este proceso y tomar un atajo no es plausible. A medida que los investigadores del sueño han averiguado más cosas sobre los procesos fisiológicos que tienen lugar mientras dormimos, han ido afinando y ajustando su concepto de lo que constituye una duración óptima del sueño.

Incluimos las recomendaciones siguientes para mostrar por qué nuestra percepción de lo importante que es la duración del sueño está evolucionando. Los científicos son cada vez más conscientes de las horas máximas de descanso y son cada vez más capaces de comprender los procesos biológicos específicos del sueño. Nuestra vida es flexible, por lo que nuestros ritmos biológicos son también algo flexibles. Esto explica por qué la duración óptima del sueño se presenta a modo de franja horaria, pero no es por las razones que la mayoría de la gente cree: de hecho, es tan posible dormir demasiado como dormir demasiado poco, y se calcula que un 30% de la población de Estados Unidos duerme demasiado[92]. Si pensamos la duración saludable del sueño como en una curva, con un 40% que se sitúa por debajo del objetivo y otro 30% que duerme por encima del objetivo, sólo una pequeña porción de personas (aproximadamente el 30%) duerme la cantidad adecuada de tiempo[92,93].

En 2015, la National Sleep Foundation (NSF) de Estados Unidos publicó unas nuevas recomendaciones para la duración del sueño por grupos de edad[67]. Estas nuevas recomendaciones son las siguientes:

Edad	**Cantidad recomendada de sueño**
Bebés de 0 a 3 meses:	14-17 horas al día (restringido de 12-18 horas)
Bebés de 4 a 11 meses:	12-15 horas al día (ampliado de 14-15 horas)
Bebés de 1 a 2 años:	11-14 horas al día (ampliado de 12-14 horas)
Niños de 3 a 5 años:	10-13 horas (ampliado de 11-13 horas)
Niños de 6 a 13 años:	9-11 horas (ampliado de 10-11 horas)
Adolescentes (14-17 años):	8-10 horas (ampliado de 8,5-9,5 horas)
Adultos de 18 a 25 años:	7-9 horas* (*es una nueva categoría)
Adultos de 26 a 64 años:	7-9 horas (sin cambio)
Adultos mayores de 65 años:	7-8 horas* (*es una nueva categoría)

Demasiado de algo bueno

El doctor Michael Irwin, del Semel Institute for Neuroscience de la UCLA, uno de los principales investigadores del mundo sobre la intersección del sueño y las enfermedades, es muy consciente de lo vital que es que nos fijemos el objetivo de dormir esas óptimas ocho horas cada noche.

Según Irwin, generalmente la población que duerme más de ocho horas no disfruta de un sueño de calidad. Quienes duermen mucho son particularmente propensos a enfermedades. Por ejemplo, dormir en exceso puede aumentar casi un 35% el riesgo de desarrollar una cardiopatía[94]. Existen también contundentes pruebas científicas de que dormir demasiado interviene en otras afecciones que afectan a la mortalidad, como la obesidad, la depresión y enfermedades crónicas como la diabetes y los cánceres[6]. Lo que no sabemos es qué va antes: el problema de salud o el sueño de mala calidad. Pero, según Irwin, la cuestión de qué produce qué no es tan importante como cambiar la dinámica. «El sueño de mala calidad, tanto si es demasiado como si es demasiado poco, está relacionado con aumentos de la inflamación, lo que es una vía conocida que ha sido relacionada con una enorme cantidad de problemas de salud, incluida la aparición o la exacerbación de enfermedades graves como los cánceres.» Más adelante, en este mismo capítulo, comentaremos cómo hacer los ajustes necesarios en tu estilo de vida para lograr la cantidad óptima de sueño.

La desenfrenada vida nocturna del cerebro

Cuando pensamos en el sueño y el cerebro, pensamos en los sueños y en Carl Jung, y en la mente como en una abstracción etérea y sin ataduras. Y hasta hace muy poco, realmente no pensábamos demasiado en lo que estaba pasando al conjunto de células, neuronas y vasos sanguíneos que forman este asombroso órgano cuando dormimos.

A pesar de que el cerebro sólo representa aproximadamente un 2,5% de la masa corporal total, utiliza el 25% de la energía que generamos y el 25% del oxígeno que respiramos[95,96]. El cerebro está compuesto por tejido nervioso que depende para funcionar de los aportes de glucosa que produce el descanso del cuerpo. Como centro de mando de todo el cuerpo, puede argumentarse que el resto del cuerpo procesa energía básicamente para alimentar al cerebro.

¿Qué sucede entonces cuando nos vamos a dormir? Sabemos que el sueño profundo nos refresca, despeja nuestra mente y da a nuestro cuerpo el descanso que necesita, ¿pero qué pasa con el cerebro?

En 2013, un equipo de investigadores de la Universidad de Rochester, en Nueva York, exploró una pregunta aparentemente sencilla: ¿Qué le pasa al cerebro durante la noche? Este equipo, dirigido por la doctora Maiken Nedergaard, descubrió que el cerebro experimenta un proceso de limpieza mientras dormimos[97].

Nedergaard y su equipo examinaron el cerebro de diversos ratones mientras dormían. Lo que vieron los sorprendió. Las células cerebrales de los ratones se contraían, de modo que las células gliales podían expandirse y envolver los vasos sanguíneos neurales para llevarse del cerebro los desechos celulares a través del líquido cefalorraquídeo. Nedergaard llamó a esta red de células gliales, y a su extraordinaria retirada de toxinas y desechos neurológicos, «sistema glinfático», ya que reproduce las propiedades básicas de la limpieza del sistema linfático del cuerpo. Lo que su equipo vio es que el cerebro dormido de los ratones no descansaba en absoluto; se iluminaba mientras por esta red única de vasos sanguíneos circulaba rápidamente el líquido cefalorraquídeo que inundaba las células cerebrales y las neuronas[97].

Sorprendentemente, el equipo de Nedergaard observó que durante el día el sistema glinfático no estaba activo. Esta limpieza de las toxinas neuronales que sólo se produce de noche, plantea la pregunta definitiva: ¿es este extraordinario proceso de limpieza del cerebro uno de los motivos fundamentales de que durmamos?

Sabemos, desde luego, lo mucho que una cantidad insuficiente de sueño perjudica el pensamiento crítico, el juicio, los reflejos y otros procesos, y puede que eso se deba a que interrumpimos este proceso natural de limpieza. Hoy en día los investigadores se dedican activamente a estudiar la relación entre el trabajo del sistema glinfático y la presencia de placas proteicas (beta-amiloides) que, como es sabido, están relacionadas con enfermedades como la demencia y el alzhéimer[98-100]. Esto ayudaría a explicar el hecho de que la investigación muestre una relación directa entre el sueño y el funcionamiento cognitivo; y que la pérdida de sueño es un factor de riesgo para la aparición temprana de la demencia y la enfermedad de Alzheimer[101-103]. De hecho, investigaciones recientes revelan que, incluso en el caso de personas que no padecían un trastorno del sueño ni ninguna forma de demencia, las que dormían peor presentaban la concentración más alta de beta-amiloide en el cerebro. Y otro estudio descubrió que si los participantes en el estudio veían alterado su sueño profundo por los experimentos, esto daba lugar a un aumento de la beta-amiloide, incluso después de tan sólo una noche de alteración del sueño[104]. ¿Podrían afecciones como la enfermedad de Alzheimer ser resultado de un sistema de limpieza neural defectuoso, lo que podría ser consecuencia de un sueño de mala calidad? Y si es así, ¿hay otras enfermedades, incluidos algunos cánceres, que se vean afectadas por una falta de limpieza adecuada del cerebro por la noche?

Lo que esta investigación pone de relieve, más que nada, es que el cerebro es algo más que un simple ordenador, un conjunto de neuronas que se activan y desactivan. Es un órgano frágil que hay que cuidar y mantener, y el mejor modo de hacerlo es creando hábitos que favorezcan su salud. Y el principal de estos hábitos es conseguir la cantidad adecuada de sueño reparador.

El sueño y el cuerpo

Solamente cuarenta minutos. Con perder eso cada noche basta para que nuestro cuerpo se vuelva vulnerable a un sinfín de afecciones relacionadas con alguna enfermedad[105]. Está estudiado que dormir menos de siete horas (el extremo inferior de la cantidad saludable recomendada a los adultos) da lugar a afecciones que aumentan la mortalidad. Entre ellas figuran los índices más altos de diabetes, un aumento medible de peso y, la más perceptible, la cardiopatía[106,107].

Cáncer y sueño

Además de estar relacionado con el aumento de peso, la diabetes, las enfermedades cardiovasculares y la enfermedad de Alzheimer, el sueño de mala calidad se ha relacionado en muchos estudios con un aumento del riesgo de cáncer y con peores resultados de los supervivientes de cáncer. Un estudio de 2012 llevado a cabo por investigadores de la Universidad Case Western Reserve de Cleveland reveló que era más probable que las mujeres posmenopáusicas con falta crónica de sueño desarrollaran formas más agresivas de cáncer de mama y vieran aumentado su riesgo de recidiva[108]. El estudio examinó los hábitos de sueño prediagnóstico de más de cien pacientes a las que se había diagnosticado recientemente cáncer de mama y encontró una relación entre la falta crónica de sueño y la reaparición del cáncer de mama con receptores hormonales positivos en fase temprana. Cuantas menos horas dormían los sujetos del estudio, más probable era que su cáncer volviera a aparecer. Esta correlación seguía siendo significativa al ajustar los resultados por edad, antecedentes de fumadora, actividad física y si las participantes tenían sobrepeso o estaban obesas.

En cuanto al cáncer de colon, algunos de los mismos investigadores de la Case Western descubrieron que los pacientes que declaraban dormir menos de seis horas cada noche presentaban un riesgo un 50% mayor de adenomas colorrectales, un precursor del cáncer de colon, en comparación con aquellos que declaraban dormir como mínimo siete horas cada noche, tan sólo una hora más[109]. En ese estudio de 2011 participaron más de mil doscientas personas que realizaron estudios del sueño antes de someterse a una colonoscopia.

Si bien la falta de sueño no ha sido identificada directamente como causa del cáncer, hoy en día está generalmente aceptado que el sueño de mala calidad tras un diagnóstico de cáncer conlleva peores resultados. De modo que la especialidad médica se concentra en gran parte en ayudar a quienes tienen cáncer a descansar lo suficiente, para mejorar sus probabilidades de supervivencia y reducir su riesgo de recidiva.

En uno de los estudios más importantes realizados hasta la fecha, un grupo de investigadores descubrió en Europa que los pacientes con cáncer colorrectal avanzado fallecían antes si su ritmo circadiano se veía alterado durante la quimioterapia (un efecto secundario habitual)[110]. Los investigadores hicieron el seguimiento de los ritmos circadianos de setenta y siete pacientes que recibían quimioterapia y descubrieron que aquellos que eran capaces de mantener patrones normales del sueño sobrevivían considerablemente más tiempo que quienes habían visto alterado su sueño durante el tratamiento. Los investigadores especularon que prevenir la alteración del ritmo circadiano durante la quimioterapia podría reducir la toxicidad del tratamiento y mejorar su efectividad además de mejorar los índices de mortalidad.

Si bien se sigue estudiando científicamente este ámbito, ya sabemos lo más importante: dormir y descansar bien son fundamentales para una buena calidad de vida y salud general, tanto si estamos viviendo con cáncer como si no.

Menos estrés, más sueño

Podría decirse que el principal motivo de que la mayoría de personas no duerma lo suficiente es el estrés psicológico. Cuando reducimos el ritmo y las luces se apagan, tendemos a rumiar nuestros problemas, ya sean sociales, financieros, laborales o de cualquier otra índole. Pero en el caso de quienes están lidiando además con el cáncer, el estrés se multiplica al unir al estrés psicológico o existencial el estrés físico y síntomas como el dolor.

Hablo con muchos pacientes de cáncer que me cuentan que el problema que les resulta más molesto, y que puede ser de larga duración, es el de no poder relajarse y lograr un sueño de alta calidad.

Ello se debe a motivos tanto psicológicos como prácticos. Sin duda, el estrés existencial de saber que tu cuerpo está dando refugio a algo que puede ser letal es agobiante. Por la noche, el paciente de cáncer no tiene más remedio que llegar a cierta clase de paz con su cuerpo a pesar de saber que el cáncer no descansa.

El estrés médico suele empujarnos a enfrentarnos cara a cara con nuestra mortalidad, lo que, posiblemente, sea una de las causas más potentes de insomnio. Cuando descansamos, nuestras defensas psicológicas y emocionales están bajadas, y nos volvemos vulnerables de una forma que nos pone en contacto con el hecho de nuestra fragilidad biológica natural.

La doctora Martica Hall lleva veinte años estudiando la relación entre el estrés y el sueño en la Universidad de Pittsburgh. Su investigación ha apuntado a una relación entre hechos estresantes, como un diagnóstico de cáncer o la pérdida de un ser querido y la alteración del sueño[47,111,112]. Hall y sus colegas han demostrado que el sueño es el vínculo entre el estrés y la mala salud[113-115]. Además, parece que el sueño de mala calidad es lo que permite al estrés adueñarse de nosotros y llegar a nuestras células, volviéndonos más vulnerables a las enfermedades y es posible que a los malos resultados. No podemos eliminar todos los factores de estrés de nuestra vida (aunque sin duda podemos esforzarnos valientemente por reducirlos), pero quizá mejorar nuestro sueño sirva para contrarrestar los daños que, de lo contrario, el estrés hace sufrir a nuestro cuerpo.

He sido testigo de cómo la mejora del sueño en las pacientes de cáncer de mama de nuestro CompLife Study ayuda a esas mujeres a experimentar menos estrés y a recuperar su vitalidad. Cuando Brucett, cuya historia contamos en el capítulo 8, se incorporó al estudio, dormía sólo entre cuatro y cinco horas de media cada noche. Ella lo atribuía al hecho de ser una «agonías innata», y le preocupaba que, como le habían diagnosticado cáncer, no lograría dormir en absoluto. Pero trabajamos estrechamente con ella para que aprendiera a manejar el estrés y vimos que su sueño mejoraba. Ahora, cuatro años después del tratamiento, sigue durmiendo bien y cree que el sueño ha sido una parte importante de su sanación. Hace poco me dijo: «La verdad es que no me estreso como antes. No me acuesto en la cama y me quedo mirando el techo. Ahora me pongo directamente a dormir».

Cuando nos relajamos y nos dejamos ir lo mejor que podemos, nuestra mente y nuestro cuerpo son más capaces de hacer lo que hacen mejor: sanar y fortalecernos. El sueño se convierte en un acto de fe: aprendemos a confiar en los procesos que tienen lugar cuando dormimos, y empezamos a apreciar la naturaleza diurna de la sanación y la prevención de enfermedades.

Tomar pastillas frente a cambiar hábitos

Soy un firme defensor de que los supervivientes de cáncer y otros eviten tomar somníferos. Naturalmente, hay veces en que tomar somníferos puede ser adecuado, bajo la supervisión de un médico, para ayudar a romper un ciclo pernicioso o durante un período limitado de tiempo para ayudar con el *jet lag*. Pero es fundamental comprender que los somníferos no abordan la raíz del problema que da lugar a las alteraciones del sueño. Además, el sueño propiciado por las pastillas no es un sueño verdaderamente reparador. Si bien los somníferos te duermen, las benzodiazepinas y demás fármacos no te hacen recorrer todas las fases del sueño. De hecho, ningún fármaco disponible en el mercado aumenta las fases más profundas del sueño, la parte reparadora del sueño, fundamental para conservar la salud. Así que puede que sientas que has dormido bien por la noche, pero te seguirá faltando la verdadera reparación necesaria para mejorar tu salud. Como dice Michael Irwin: «Existen cambios significativos en la arquitectura del sueño relacionados con el uso de benzodiazepinas, incluida la pérdida del sueño de ondas lentas. Estos resultados suscitan preguntas muy serias sobre el impacto de la benzodiazepina como tratamiento contra el insomnio a la hora de mitigar las respuestas inflamatorias relacionadas con el insomnio, o de ayudar a la persona que padece insomnio a regresar al estado fisiológico homeostático normal». Los adultos mayores que usan somníferos pueden despertarse en mitad de la noche y tener problemas de coordinación que dan lugar a caídas peligrosas[116]. También preocupa el funcionamiento diurno con el uso de somníferos. Como Irwin explica: «Gracias a diversos estudios sabemos que los sedantes hipnóticos tienen consecuencias diurnas como problemas de cognición, de memoria y de las capacidades visoespaciales que influyen en su funcionamiento».

Métodos para mejorar el sueño

Existen diversos enfoques de vida anticáncer para abordar los factores estresantes que inhiben un sueño saludable, entre los que se incluyen los siguientes:

TERAPIA COGNITIVO CONDUCTUAL-INSOMNIO (TCC-I)

Esta psicoterapia breve y concentrada es muy eficaz para tratar el insomnio. En apenas unas semanas, los pacientes aprenden a cambiar sus hábitos de sueño, y la investigación demuestra que es mucho más eficaz que los fármacos con receta a la hora de obtener resultados de larga duración[117-119]. La TCC-I puede hacerse en persona, en formato de grupo, por teléfono o por Internet, y ha demostrado tener beneficios prolongados para mejorar el sueño en los pacientes de cáncer[120-124].

TAI CHI

En su trabajo en la UCLA, Michael Irwin ha realizado una excelente investigación que analiza la eficacia del tai chi a la hora de ayudar a las supervivientes de cáncer de mama que padecen insomnio. Los resultados revelan que el tai chi favorece una «sólida» mejora de la duración y la calidad del sueño, que son comparables a la TCC-I, o psicoterapia, y proporciona los beneficios adicionales de reducir la depresión y la fatiga diurna[125]. Se trata de un hallazgo destacable, en el sentido de que la TTC-I ha sido el patrón de oro del tratamiento no farmacológico estándar contra el insomnio, pero puede resultar caro. El tai chi, en cambio, suele ofrecerse en la comunidad o en centros de día, bibliotecas o parques al aire libre, por poco o ningún coste. Además, existe la ventaja añadida de hacerlo como parte de un grupo, lo que aporta los beneficios adicionales para la salud relacionados con estar conectado a un grupo o red social. Irwin destaca que los movimientos sutiles y rítmicos del tai chi relajan el cuerpo, hacen más lenta la respiración y reducen la inflamación, que está relacionada con la reaparición del cáncer.

El estudio de Irwin contó con noventa supervivientes de cáncer de mama de edades comprendidas entre los cuarenta y dos y los ochenta y tres años. La mitad de las mujeres estaban en un grupo que recibió TCC-I semanalmente, y el otro grupo hizo tai chi semanalmente durante tres meses. Se hizo un estrecho seguimiento mensual a los dos grupos, y quince meses después los dos grupos declararon una continuada mejora del sueño y menos fatiga. El tai chi no sólo fue tan eficaz como la TCC-I para mejorar el sueño, sino que Irwin descubrió que producía una mayor reducción de los marcadores inflamatorios que la TCC-I. También demostró que esta práctica reducía los perfiles de expresión de los genes inflamatorios, un factor clave en la prevención de la aparición o la progresión de enfermedades, incluido el cáncer[126].

Irwin cree que este estudio señala la importancia del sueño en relación a la salud general y la homeostasis (equilibrio interno). «Sabemos que la calidad del sueño es importante para la regulación de nuestro sistema endocrino, el sistema nervioso simpático y el sistema inmunitario, tres sistemas que tienen que estar bien equilibrados para evitar enfermedades graves, incluidos los cánceres. Hacer cambios en el estilo de vida, tales como empezar a practicar tai chi, por ejemplo, reequilibra el ritmo circadiano, y recupera y refuerza una arquitectura saludable del sueño, cosas que se consideran importantes para favorecer la salud y puede que incluso para prevenir la reaparición del cáncer.»

MEDITACIÓN

También se ha demostrado que la meditación favorece un sueño reparador. Irwin y su equipo enseñaron meditación a un reducido grupo de personas de más de cincuenta y cinco años que se quejaban de una alteración moderada del sueño[127]. Se comparó a estas personas que meditaban con otro grupo de control de la misma edad al que se dio una formación básica sobre el sueño. Las personas que meditaban no sólo dormían mejor sino que también presentaban menos depresión y fatiga diurna. También es importante destacar que estudio tras estudio vemos que hacer meditación da también lugar a niveles más altos de melatonina, la hormona que es necesaria para ayudarnos a iniciar y mantener nuestro sueño.

YOGA

En un estudio realizado en la Universidad de Rochester, cuatrocientos supervivientes de cáncer que estaban experimentando alteraciones del sueño declararon que tanto su sueño subjetivo como su sueño objetivo mejoraron después de asistir a dos sesiones de yoga a la semana durante tan sólo cuatro semanas[128]. Además, la investigación que realizamos en el MD Anderson con mujeres con cáncer de mama, que se sometían a radioterapia, reveló que las que practicaban yoga hasta tres veces a la semana durante la radioterapia presentaban al final del tratamiento y un mes después una mejor regulación del cortisol que un grupo de control que realizaba estiramientos suaves[129]. De hecho, los niveles de cortisol de las mujeres del grupo de yoga descendieron diariamente más que las del grupo de control, lo que permitía que su cuerpo se relajara y se preparara para dormir. También hemos descubierto que las mujeres que reciben quimioterapia y practican yoga dos veces a la semana como mínimo declaran también una mejoría del sueño[130]. Aunque se necesita investigar más para demostrar si el tai chi, la meditación, el yoga u otras prácticas cuerpo-mente tienen un impacto duradero sobre la calidad del sueño y la salud, los datos observacionales que hemos reunido son prometedores.

Cáncer y fatiga

Para los pacientes de cáncer, incluso para aquellos que hace años que terminaron su tratamiento y están «curados», la fatiga que acompaña a la enfermedad puede ser perniciosa. Tanto, que tiene su propio nombre: fatiga relacionada con el cáncer (CRF por sus siglas en inglés). La CRF es un síndrome complejo que es consecuencia del tratamiento oncológico y de los niveles altos de estrés tanto de la enfermedad como de los tratamientos administrados a nuestro cuerpo. La Red Nacional Integral del Cáncer define la CRF como «una sensación angustiosa de cansancio o agotamiento físico, emocional y/o cognitivo relacionado con el cáncer o con el tratamiento oncológico que no es proporcional a la actividad reciente e interfiere con el funcionamiento habitual[131]».

Se sabe que los potentes tratamientos médicos, especialmente la quimio y las terapias farmacológicas, por no hablar de la cirugía (particularmente los anestésicos y los sedantes utilizados) alteran nuestro ciclo circadiano e interfieren en los procesos de reparación celular, la modulación endocrina y la función nerviosa[132-134]. Estos sistemas biológicos alterados causan dolor, insomnio y síntomas físicos como sofocos, que pueden hacer que dormir profundamente sea casi imposible. De hecho, los pacientes con CRF presentan niveles más altos de los marcadores inflamatorios que dan lugar a peores niveles de fatiga y calidad del sueño. De modo que cuando el sueño se vuelve físicamente incómodo, ¿qué podemos hacer?

DATOS DE LA CRF (fatiga relacionada con el cáncer)[135]

- La CRF afecta a entre el 25 y el 99% de los pacientes de cáncer.
- La CRF puede persistir hasta cinco años, o más, tras finalizar el tratamiento.
- La CRF no disminuye con el descanso (un aspecto particularmente cruel del síndrome).
- La CRF está relacionada con un deterioro de la calidad de vida tanto durante como después del tratamiento.
- La CRF está relacionada con la reaparición del cáncer y con un descenso de los índices de supervivencia en general.

Hágase la luz

Además de la terapia conductual diseñada específicamente para mejorar la salud del sueño, la terapia lumínica (usando una caja de luz de espectro total, luces LED de flujo elevado o la exposición a la luz natural del sol) es una técnica prometedora que se está estudiando como forma de mejorar el sueño durante la quimioterapia y de reducir la CRF. Y la terapia lumínica es todavía menos cara que el tai chi. De hecho, sólo tienes que salir de casa y disfrutar del sol (sin llevar gafas de sol).

Una de las principales investigadoras en esta área es Sonia Ancoli-Israel, catedrática de la Facultad de Medicina de la Universidad de California en San Diego y directora del Gillin Sleep and Chronobiology Research Center. En su investigación, Ancoli-Israel ha descubierto que las pacientes de cáncer de mama que están expuestas a dosis breves de luz brillante antes y durante la quimioterapia presentan niveles menores de fatiga[136]. «Mi hipótesis era que las pacientes que se someten a quimioterapia están tan fatigadas que nunca salen. Se sumen en este ciclo de estar fatigadas, tener los ritmos del sueño alterados y estar sentadas en casa. La falta de luz hace que todas esas cosas empeoren.»

Ancoli-Israel y sus colegas llevaron a cabo un estudio en el que expusieron a mujeres a una luz brillante durante treinta minutos cada mañana y examinaron los efectos en su fatiga durante la quimioterapia[136]. Las que estaban expuestas a la luz brillante no sufrieron fatiga adicional, mientras que las que estuvieron expuestas a una luz roja menos intensa cada mañana durante el mismo período vieron aumentar considerablemente su fatiga. Las pacientes del grupo de la luz brillante se recuperaron también mejor y más deprisa de los efectos perjudiciales de la quimioterapia.

Ancoli-Israel y su equipo han finalizado ahora un estudio parecido con supervivientes de cáncer y han descubierto que la exposición a la luz brillante reduce la somnolencia diurna, disminuye los síntomas depresivos y mejora la calidad de vida[137]. Más recientemente, ha dirigido su atención hacia el impacto de la terapia lumínica en el quimiocerebro (una disminución de la función cognitiva que es consecuencia del tratamiento de quimioterapia). Esperamos con impaciencia los resultados de este importante estudio.

Después de dos décadas en las que ha estado concentrada en el impacto del sueño y los ritmos circadianos en la progresión de la enfermedad, Ancoli-Israel no tiene ninguna duda sobre la vital importancia del sueño, tanto para las personas con cáncer como para quienes esperan evitar un diagnóstico de cáncer: «Del mismo modo que tienes que comer y del mismo modo que tienes que beber líquidos, tienes que dormir. Sin un buen sueño, es imposible descansar. Todo se viene abajo si no duermes bien».

Escuchar a nuestro cuerpo

Para superar la CRF es necesario tener la voluntad de renunciar a nuestras expectativas sobre lo que podemos hacer a corto plazo y escuchar realmente a nuestro cuerpo, tal vez por primera vez. El cáncer es, sobre todo, agotador, pero aprender a modular tu energía tras el tratamiento oncológico te pone en el camino hacia una verdadera vida anticáncer. La fatiga es un mensajero potente y aprender a escucharlo forma parte de aprender a escuchar lo que el cuerpo necesita para sanar. Todos sabemos que, cuando estamos enfermos, descansar es la mejor medicina. Pero para todas las personas, incluidos los pacientes de cáncer, es importante descansar, pero no demasiado. Ser consciente y prudente en lo que se refiere a tu ciclo sueño-vigilia te ayudará a recuperarte más deprisa y eficientemente.

Mantenerse físicamente activo durante el día es crucial para ser capaz de descansar bien por la noche, y también ayuda a aliviar la CRF[138]. Por supuesto, ir al gimnasio o reincorporarte a tu equipo de baloncesto después de recibir un tratamiento oncológico (o contra cualquier dolencia o enfermedad) no es demasiado aconsejable, ya que tu cuerpo ha estado sometido a una presión terrible. Pero actividades como andar, hacer estiramientos o practicar un yoga suave son ideales. De hecho, diversos estudios han revelado que los pacientes que experimentan CRF se benefician muchísimo de practicar yoga, tai chi y reducción del estrés basada en la atención plena (mindfulness), o REBAP[139-141]. El objetivo es reavivar la memoria muscular y reactivar tu respiración y sistema circulatorio, para ir volviéndote a implicar poco a poco con el mundo. Al ir aumentando tus fuerzas sabrás cuándo ha llegado el momento de volver a una actividad más plena. Hablando de fuerzas, uno de los mayores cambios a los que los pacientes de cáncer se tienen que adaptar es el de aprender a cuidarse de sí mismos en lugar de cuidar a los demás. Hacer este cambio puede ser muy difícil, pero cuando los niveles de energía son bajos, es importante usar sabiamente los aportes limitados de energía y aprender a pensar primero en tu propia salud y sanación. Esta redirección de las energías es un punto de inflexión para muchas personas.

Expertos como Michael Irwin, de la UCLA, y Sonia Ancoli-Israel, de la UCSD, han dedicado su carrera a estudiar y encontrar antídotos para los trastornos del sueño y la CRF porque saben que la sanación no puede producirse cuando el cuerpo está en un estado de restricción constante del sueño. En los Países Bajos, un grupo de investigadores examinó el recuento de leucocitos de quince hombres jóvenes sanos que dormían ocho horas y compararon después estas cifras con los recuentos globulares obtenidos durante veintinueve horas de falta de sueño[142]. Descubrieron que el efecto de la falta de sueño reproducía por lo que pasa el cuerpo durante la respuesta al estrés agudo, desencadenando la producción de un tipo de glóbulos blancos que ayuda al sistema inmunitario a combatir virus y bacterias. Aunque un aumento de las células inmunitarias pueda parecer algo positivo, no es ideal en ausencia de un patógeno contra el cual quieres este tipo de respuesta. De hecho, los investigadores descubrieron que, después de responder a estos repetidos ataques fantasma, las células inmunitarias perdían su típica periodicidad día-noche: su ritmo circadiano natural. Dicho de otro modo, gran parte de la actividad de una persona que está falta de sueño decae, sus glóbulos blancos se ven afectados de modo parecido y, con el tiempo, la pérdida de sueño da lugar a la inmunosupresión y a un aumento de la inflamación.

El objetivo es romper este ciclo y recuperar la sincronía de nuestra cronobiología y nuestro ciclo sueño-vigilia, de modo que nuestro cuerpo pueda hacer lo que hace mejor, que es generar salud y bienestar.

Creo que es muy útil replantearnos nuestra idea del sueño y pasar a considerarlo una actividad vital que fomenta la salud en lugar de un tiempo de descanso pasivo. Sin sueño acabamos lentos, abatidos y enfermos. Me gustaría ver que empezamos a valorar el sueño como valoramos el éxito deportivo, académico o laboral, y que le dedicamos la misma atención y consideración. Una vez conviertes el sueño en una prioridad, la calidad de todos tus demás empeños mejoran, incluida tu capacidad de adaptarte a cambios saludables en el estilo de vida y en todas las demás áreas de la Mezcla de Seis. Tu vida será mejor en todos los sentidos.

GUÍA DE UNA VIDA ANTICÁNCER PARA DORMIR MEJOR

PASOS DE TU ACCIÓN ANTICÁNCER

1. Evalúa la salud de tu sueño.
2. Identifica tus patrones del sueño y qué lo dificulta.
3. Valora si tienes que consultar a un profesional sanitario.
4. Mejora tus días para mejorar tus noches.
5. Usa tus «sentidos» para una salud óptima de tu sueño.

1. Evalúa la salud de tu sueño

Los trastornos del sueño se incluyen en seis categorías principales:

- Problemas para conciliar el sueño
- Problemas para mantenerse dormido
- Despertarse demasiado temprano
- No dormir el tiempo suficiente
- Horario irregular del sueño
- Mala calidad del sueño en general

Dedica un momento a valorar cómo es la salud de tu sueño. ¿Te enfrentas a diversas dificultades del sueño o hay un área concreta que precisa atención? ¿Tienes problemas todas las noches, o son tus trastornos del sueño intermitentes?

Si quieres hacerte una idea más clara de tus problemas de sueño, plantéate llevar un diario del sueño para conocer tus patrones del sueño o utiliza un monitor de actividad que se pone en la muñeca al acostarse. Esta información se descarga y te proporciona una idea organizada de tus patrones del sueño.

Observa lo siguiente con honestidad:

- Hora a la que te acostaste
- Hora a la que te despertaste (¿te despertaste antes de lo necesario?)
- Horas totales de sueño

- Cantidad de tiempo que tardaste en dormirte
- Cuántas veces te despertaste durante la noche
- Cuánto rato pasaste despierto en total durante la noche
- Puntúa la calidad general del sueño del 0 al 10

OBSERVA TUS PATRONES DEL SUEÑO ENTRE SIETE Y TREINTA DÍAS

Puede que haya llegado el momento de que salga a la luz la imagen precisa de tu sueño, incluido lo regulares o irregulares que son tus patrones del sueño. Toma nota de tus patrones del sueño hasta que tengas una imagen clara de la salud de tu sueño.

2. Identifica tus patrones del sueño y qué lo dificulta

Consulta el recuadro de la página 174 para ver las recomendaciones de sueño para tu edad. ¿Qué tal se ajusta tu sueño nocturno a la cantidad de sueño recomendada para tu grupo de edad?

Tu primer objetivo es dormir 6,5 horas como mínimo y, a poder ser, entre 7 y 8 horas cada noche. Una vez duermas lo suficiente, la pregunta que tienes que hacerte es si la calidad de tu sueño es buena. Dicho de otro modo: ¿estás durmiendo bien? Juzgar si tu sueño es bueno es algo subjetivo, pero también fácil de valorar. ¿Te sientes cansado durante el día? Si es así, es probable que no duermas lo suficiente o que la calidad de tu sueño sea mala. Los problemas habituales, junto con dormir demasiado poco, consisten en tardar mucho en dormirse, despertarse demasiado temprano y despertarse repetidamente durante la noche. ¿Sigues un patrón regular del sueño? Si duermes lo suficiente, pero te sigues sintiendo cansado durante el día, es probable que tengas como mínimo uno de estos problemas. Aunque tu cantidad de horas de sueño es buena, la eficiencia de tu sueño no lo es.

Si tienes problemas para conciliar el sueño o si te despiertas en mitad de la noche y no puedes volver a dormirte, prueba la respiración meditativa. Inspira profundamente por la nariz y nota cómo tu abdomen se eleva al hacerlo. Espera unos segundos y espira despacio por la boca. Repite esta técnica el rato que necesites para tranquilizarte y relajarte. La respiración meditativa reduce la frecuencia cardíaca y la tensión arterial simultáneamente, y te ayuda a liberarte de cualquier estrés o ansiedad que pueda mantenerte despierto. Haz todo lo posible por seguir un patrón regular del sueño que no se desvíe más de una hora (no querrás tener *jet lag* de modo regular).

3. Valora si tienes que consultar a un médico

Puede que tu problema de sueño precise que un médico evalúe tus síntomas y te haga recomendaciones. Plantéate si necesitas ayuda profesional. Un experto en sueño describió una alteración más formal del sueño del siguiente modo: si un problema de sueño se produce tres veces a la semana durante tres meses, se considera un problema de sueño clínicamente significativo. Si este es tu caso, plantéate acudir a un profesional para que te aconseje qué hacer. Actualmente se recomienda terapia cognitivo conductual para el insomnio como tratamiento de primera línea contra los trastornos del sueño. Los efectos de la TCC-I son duraderos porque te enseña a optimizar tu sueño. Pregunta a tu médico por esta opción antes de que te recete somníferos. Trata el problema, no sólo los síntomas. También son eficaces otros planteamientos no farmacológicos como el tai chi, el yoga o técnicas de manejo del estrés.

4. Mejora tus días para mejorar tus noches

- **Terapia lumínica:** Sal de casa, sin llevar gafas de sol, media hora todas las mañanas al despertarte. Esto podría suponer un desayuno al aire libre o, mejor aún, un paseo. Si no tienes energías para eso, siéntate fuera, en el balcón o en el jardín (o siéntate cerca de una caja de luz). Al exponerte a la luz brillante a primera hora de la mañana, reduces tu fatiga y mejoras tu energía a lo largo del día.

- **Dormitorio:** Si tienes problemas para dormir por la noche, tu dormitorio tendría que ser exclusivamente para dormir y tener intimidad. Si quieres utilizar el portátil, acurrúcate en el sofá, pero asegúrate de limitar tu exposición a la luz. Si quieres ver la televisión o escuchar las noticias, hazlo en el salón. Si ves que te quedas dormido, levántate y vete a la cama. Una vez empieces a relacionar el dormitorio exclusivamente con el sueño, tu cuerpo y tu mente estarán más receptivos a dormir cuando entres en tu habitación de descanso.

- **Rutina:** Ve a dormir todas las noches a la misma hora. Acostarte a la misma hora, o casi, te ayudará a mejorar la calidad de tu sueño y tus ritmos circadianos. ¡Te sentirás como una orquesta perfectamente afinada!

- **Siesta:** Si haces la siesta, limítala a treinta minutos como máximo, y no la hagas después de las cinco de la tarde. Las siestas más largas alteran tu ritmo circadiano y te impiden conciliar el sueño y mantenerte dormido durante la noche.

- **Ejercita tu cuerpo:** Tan sólo diez minutos al día de actividad aeróbica puede mejorar espectacularmente la calidad de tu sueño. También se ha demostrado que el yoga y el tai chi mejoran la calidad y la duración del sueño. Pero evita las actividades extenuantes y las sesiones de ejercicios cuando falte poco para acostarte.

5. Usa tus «sentidos» para una salud óptima de tu sueño

Lo primero que hay que hacer cuando tratas de mejorar la duración del sueño o la calidad del sueño es una evaluación del entorno donde duermes y de tus hábitos de sueño. Al pensar en la calidad del sueño y en cómo mejorar nuestro sueño, a Alison y a mí nos gusta tener en cuenta nuestros cinco sentidos: olfato, vista, oído, gusto y tacto. Es una forma sencilla de recordar todas las cosas que influyen en el sueño y de identificar cosas que podemos hacer para mejorar la salud de nuestro sueño y las probabilidades de que nuestros tres hijos adolescentes disfruten de un sueño profundo y reparador todas las noches.

TU *NARIZ* LO SABE

- Respira profundamente. Es importante practicar a lo largo del día la respiración diafragmática profunda que aprendiste en el capítulo anterior, y hacerlo especialmente antes de acostarte.
- La meditación puede usarse en toda la Mezcla de Seis. Antes de acostarte la meditación puede ir muy bien para «desconectar la mente del mono», reconectar y liberar. También es una herramienta eficaz para ayudarte a volver a dormirte cuando te despiertas por la noche.
- Utiliza aceites esenciales como el de lavanda para ayudarte a conciliar el sueño. Plantéate vaporizar tu almohada con aceite esencial ecológico de lavanda por la noche (es fresco y te ayuda a conciliar el sueño). También puedes colocar un difusor en tu dormitorio para llenarlo de este olor relajante.

VE EL PROBLEMA

- Reduce la exposición a la luz ambiente en el dormitorio: luces LED, luces en el exterior, etc.
- Limita la exposición al televisor y a todos los dispositivos electrónicos treinta minutos antes de acostarte. Emiten una luz azul que dificulta que tu glándula pineal comience a liberar la melatonina necesaria para iniciar tu ciclo del sueño.
- Tu teléfono no tiene que estar en el dormitorio. Si tienes el móvil junto a la cama estás más tentado a mirarlo en mitad de la noche, especialmente si te cuesta dormir o quieres tachar de tu lista una tarea que acaba de venirte a la cabeza. Desterrar tu móvil a otra habitación es difícil. Queremos estar disponibles y accesibles para nuestros padres mayores y para nuestros adolescentes que salen de noche. Hasta que alguien desarrolle una app que permita establecer un No Molestar Excepto en Caso de Urgencia, nos va a resultar complicado. Plantéate dejar el móvil lo bastante lejos de ti como para oírlo sonar pero no oír ningún aviso de un mensaje de texto molesto a las dos de la madrugada. Plantéate también establecer una hora límite para los mensajes y correos electrónicos. Alison y yo dejamos de mirar nuestro móvil y nuestro ordenador a las nueve o las diez. Tengo que admitir que ha sido complicado que nuestros hijos siguieran esta norma, pero siempre los animamos a apagar, cerrar y desconectar cuando se acerca la hora de acostarse.
- Creo ciegamente en mi antifaz para dormir. Llevo la clase de antifaz que está ahuecada en la zona de los ojos de modo que el antifaz no te presiona el globo ocular ni dificulta el movimiento de los ojos durante el sueño REM. También van bien unas cortinas opacas, pero son sorprendentemente caras. Como alternativa barata, una amiga nuestra compró espuma gruesa y la cortó a la medida de su ventana.
- Viaja con cinta aislante para tapar las luces LED de las habitaciones de hotel. Es espantosa la cantidad de luz que emite el LED rojo del televisor. Esa luz dándole a tu retina en mitad de la noche si abres los ojos puede perturbar tu patrón del sueño.

OYE SOLUCIONES

- Sonido: las voces de tus vecinos, los ronquidos de tu pareja, ruidos del exterior, etc. Los tapones para los oídos son una solución fácil. También puede servir cubrirte la cabeza con una almohada ligera.

- Máquina de ruido blanco. Usar una máquina que emita ruido blanco es una opción que gusta mucho. Enmascara el ruido de fondo al imponer un ruido blanco regular.
- Los ronquidos son un desafío para una pareja. Dormir de costado o boca abajo suele reducirlos. Plantéate dormir en cuartos separados o elevar el lado de la cama del roncador con almohadas.

SABOREA LAS BARRERAS

- Vigila tu ingesta de alcohol. Si bien el alcohol tiene ese efecto sedante que gusta a la gente y ayuda a conciliar el sueño, cuando el alcohol se metaboliza durante la segunda parte de la noche, se convierte en un estimulante que puede hacer que te despiertes o que duermas menos profundamente[1].
- Vigila tu ingesta diurna de cafeína. No bebas café o bebidas con cafeína después de mediodía. El chocolate, aunque delicioso, puede tener el mismo efecto debido a su contenido de cafeína, especialmente el chocolate negro que sabemos que es tan saludable.
- Comer poco antes de acostarte significa que tu cuerpo está ocupado haciendo la digestión cuando se supone que debería estar durmiendo. Si mezclas una comida copiosa con alcohol y azúcar, es probable que tengas dificultades para conciliar el sueño. El ardor de estómago es un motivo habitual de que la gente no pueda conciliar el sueño o mantenerse dormida. Una solución fácil: no ingieras comidas copiosas, cítricos ni bebidas gaseosas cuando falte poco para acostarte.

PALPA EL SUEÑO

La temperatura es importante para conciliar el sueño y mantenerse dormido.

¿Es tu pijama demasiado caluroso o demasiado fresco? Sorprendentemente, esto es muy importante en Houston, donde, dadas las grandes oscilaciones de temperatura, hay que pasar del algodón ligero a la franela de abrigo, a veces de una noche a otra. La cantidad y el tipo de cubrecamas que tengas (y si tu pareja te los quita en mitad de la noche) tienen el mismo efecto.

¿Tienes que ajustar el termostato antes de acostarte? Dormimos mejor en una habitación fresca. Un cambio de un grado de temperatura puede marcar la diferencia entre dormir bien o no hacerlo. Un ventilador es una solución económica.

Tu temperatura corporal fluctúa naturalmente durante la noche[2]. Cuando te sumes en un sueño profundo, tu temperatura corporal desciende. No utilices ropa de cama, como una manta eléctrica, que interfiera en este proceso natural. Los edredones de plumón o similares son ideales ya que se refrescan cuando tu cuerpo se enfría y conservan el calor cuando tu cuerpo se calienta.

¿Son cómodas tu cama y tu almohada o habría que cambiarlas? Los signos de que necesitas una almohada o un colchón mejores: tienes tortícolis, te hundes en el centro de la cama o tu colchón tiene más de diez años.

Hasta que no optimices la salud de tu sueño, no podrás saber por qué tienes dificultades en ciertas situaciones o en otras áreas de tu vida. Hasta que no adoptes un horario regular de sueño y descanses bien por la noche, no podrás dedicarte a abordar otras elecciones de estilo de vida más obvias, como lo que comes y la cantidad de ejercicio que haces.

RESUMEN DE LA GUÍA DE UNA VIDA ANTICÁNCER PARA DORMIR MEJOR

Quienes tengan problemas de sueño encontrarán a continuación un resumen de los posibles planteamientos para volver a disfrutar de un buen sueño.

Durante el día

- Exposición a la luz: sal de casa, sin llevar gafas de sol, media hora todas las mañanas al despertarte.
- Ambiente en el dormitorio: el dormitorio tendría que ser exclusivamente para dormir y tener intimidad.
- Rutina a la hora de acostarse: ve a dormir todas las noches a la misma hora.
- Hora de la siesta: si haces la siesta, limítala a treinta minutos como máximo a primera hora de la tarde.
- Ejercicio: haz ejercicio diez minutos al día por lo menos.

USA TUS SENTIDOS COMO TU GUÍA DEL SUEÑO

1. Olfato

- Respiración diafragmática profunda.
- Meditación antes de acostarte.
- Aromaterapia: lavanda.

2. Vista

- Crea una habitación oscura carente de todo tipo de luz. Plantéate un antifaz acolchado para dormir.
- Limita la exposición a la luz azul (portátiles y tabletas) treinta minutos antes de acostarte.
- Establece un lugar fuera de tu dormitorio para dejar tu móvil por la noche.
- Viaja con cinta aislante para tapar luces LED.

3. Oído

- Tapones para los oídos o almohada ligera.
- Máquina de ruido blanco.
- Ronquidos: dormir de costado o boca abajo suele reducirlos, dormir en cuartos separados o elevar el lado de la cama del roncador.

4. Gusto

- Controla y vigila tu ingesta de alcohol, especialmente antes de acostarte.
- No ingieras bebidas con cafeína por la tarde o por la noche.
- Limita el consumo de chocolate y de azúcar, especialmente por la noche.

5. Tacto

- La temperatura es importante para conciliar el sueño y mantenerse dormido; elige las prendas para dormir teniendo presente la temperatura.
- Controla la temperatura de tu dormitorio: fresco es mejor.
- La temperatura corporal fluctúa por la noche: las colchas nórdicas son ideales para ayudar a regular la temperatura corporal.
- Plantéate cambiar tu colchón y/o tu almohada.

10

Moverse para lograr el bienestar

Me apuesto algo a que cuando leáis esto la mayoría de vosotros estaréis sentados, puede que unos cuantos estéis pedaleando en una bicicleta estática o caminando en una cinta. Y puede que algunos incluso estéis acostados. Leer era antes una de las poquísimas actividades que sólo podía hacerse si estabas sentado. Gracias a las maravillas de la tecnología, ahora podemos escuchar un audiolibro mientras hacemos *jogging* o tener un dispositivo portátil de lectura delante de nosotros mientras contamos nuestras calorías y registramos nuestros pasos en el gimnasio. Pero en gran medida, nos pasamos la mayoría de horas de nuestra vida sentados[1]. Creo que es ahí donde la tecnología nos ha puesto, por lo menos temporalmente, en apuros. Trabajamos sentados, comemos sentados (por supuesto), vemos durante horas la tele sentados (más horas al día que en ningún otro momento de la historia). Vamos sentados en el coche, el avión y el tren. Por eso los científicos han descubierto que estar sentado se está convirtiendo en un lastre importante para la salud. Y que es tan perjudicial para nuestra salud como fumar, comer mal o cualquier otra de las elecciones de estilo de vida poco saludables que nos vuelven vulnerables a las enfermedades[2].

El cuerpo humano, que es una obra maestra de ingeniería biológica evolutiva, está diseñado para estar en movimiento. Piénsalo: somos un recipiente en el que están brillantemente reunidos músculos, huesos, tendones, órganos y fluidos, y que es capaz de moverse con fluidez y rapidez con tan sólo pensarlo. Podemos agacharnos, estirarnos o levantarnos con una precisión y variación exquisitas. La mayoría de nosotros también puede correr, nadar y lanzar cosas, y lanzarlas muy fuerte con una precisión sorprendente, especialmente si practicamos. No es extraño, pues, que disfrutemos de cosas como ver a una joven gimnasta olímpica desafiando la gravedad con elegancia, fuerza y, de modo nada sorprendente, una cantidad de alegría y confianza que rara vez observamos en nuestra vida cotidiana. Pero ¿y si te dijera que puedes conectarte con esta sensación de satisfacción personal simplemente levantándote y dando un paso? Con eso basta.

Moverse más para una mayor sinergia

El movimiento puede ser el elemento más sinérgico en lo que a la Mezcla de Seis se refiere.

La actividad física comprende más cosas que el simple ejercicio. *La actividad física se define como cualquier movimiento musculoesquelético que aumenta el gasto de energía por encima del que se consume en reposo. El ejercicio, por otra parte, se define como una actividad física realizada de un modo estructurado, repetitivo y organizado con la finalidad de cambiar la forma física o psicológica, o resultados relacionados con la salud*[3]. Con esto en mente, vemos que moverse se considera una actividad física. Cuando nos movemos, solemos cruzarnos con otras personas, y cuando lo hacemos, nos enriquecemos no sólo mental o corporalmente, sino también socialmente, y eso nos mantiene sanos. Estar activos nos permite participar con los demás a nivel somático, lo que nos permite experimentar una alegría y una satisfacción mutuas de un modo no verbal.

Reduce el estrés y favorece la salud mental: Se ha demostrado que el ejercicio aumenta de modo medible el rendimiento de neurotransmisores específicos que están relacionados con la agudeza mental y visual, la regulación de la frecuencia cardíaca, la regulación emocional y otras funciones cognitivas[4-8]. Se trata de los mismos neurotransmisores (los mensajeros químicos que facilitan la comunicación entre el cuerpo y el cerebro) que también nos protegen de problemas de salud mental como la depresión y la ansiedad. El doctor Richard Maddock, catedrático de psiquiatría y ciencias del comportamiento de la Universidad de California en Irvine, realizó hace poco un estudio que reveló que el ejercicio enérgico libera los neurotransmisores que favorecen la salud física y mental[4]. «Desde un punto de vista metabólico, el ejercicio enérgico es la actividad más exigente con la que se encuentra el cerebro, mucho más intensa que el cálculo o el ajedrez, pero nadie sabe qué pasa con toda esa energía —dice Maddock—. Al parecer, una de las cosas que está haciendo es crear más neurotransmisores[9].» Y más neurotransmisores significa una mejor salud cuerpo-cerebro. La doctora Jennifer Carter, destacada psicóloga deportiva y profesora adjunta del programa de medicina deportiva Sports Medicine Program de la Universidad del Estado de Ohio, considera que incorporar ejercicio regular y equilibrado al estilo de vida diario de uno es esencial para tratar problemas de salud mental: «Si la persona está deprimida, le informo de que las dos mejores estrategias de autoayuda son el ejercicio y el apoyo social. A una persona ansiosa, le enseño que hacer ejercicio contribuye a reducir la preocupación, el pánico y otros síntomas[10,11]».

Mejora el sueño: En 2011 un equipo dirigido por investigadores de la Universidad del Estado de Oregón examinó una muestra nacional de dos mil seiscientos hombres y mujeres de edades comprendidas entre los dieciocho y los ochenta y cinco años que dedicaban 150 minutos (la cantidad recomendada por el Departamento de Salud y Servicios Humanos de Estados Unidos) a una actividad entre moderada y enérgica a la semana y descubrieron que declaraban menos somnolencia diurna que quienes no hacían ejercicio[12]. La actividad física reajusta nuestros ritmos circadianos, que nos ayudan a dormir mejor por la noche y a estar más alerta y frescos durante el día[13]. Brad Cardinal, profesor de ciencias del ejercicio de la OSU y uno de los autores del estudio, afirma: «Las pruebas científicas son cada vez más alentadoras ya que la actividad física regular puede servir de alternativa no farmacéutica para mejorar el sueño[14]». Cabe destacar que los participantes en el estudio no se sitúan entre el aproximadamente 40% de población estadounidense que afirma tener dificultad para dormir profundamente la cantidad de horas suficientes y mantenerse alerta durante el día. Según los estudios, la actividad física regular mejora también el sueño de esta población, aunque puede llevar más tiempo (varias semanas o más) que los efectos positivos perduren.

Reduce el índice de obesidad: Investigadores de la Universidad Stanford examinaron los resultados de un estudio nacional desde 1988 hasta 2010 y descubrieron que los índices de obesidad aumentaban al mismo ritmo que los índices de inactividad, mientras que el consumo de calorías permanecía constante[15]. Aunque lo catalogaron cuidadosamente de relación correlativa en lugar de causativa (la correlación no es necesariamente un indicador de causalidad), les sorprendió lo mucho que los índices de inactividad habían aumentado. En las mujeres, habían pasado del 19% a más del 50% durante ese período de veintidós años (en tanto que los índices de obesidad aumentaron del 25% al 35%); mientras que en los hombres, los índices de inactividad se elevaron del 11% al 43% (en tanto que los índices de obesidad aumentaron del 20% al 35%). La cuestión es que quemamos más calorías cuando estamos activos que cuando nos mantenemos *sedentarios*. Así que si nuestra dieta permanece constante, cuando aumentamos nuestro índice de quema de calorías debido a la actividad física, es probable que quememos la energía que está almacenada en forma de grasa. Además, la investigación realizada en la Universidad Brigham Young sugiere que el ejercicio diario puede actuar como supresor natural del apetito, ya que libera hormonas que favorecen la sensación de «saciedad percibida»[16]. Pero, como la actividad física enérgica también puede causar que comas en exceso, es importante seguir un plan de alimentación sensato al practicar actividad física de modo que la grasa del cuerpo pueda ser sustituida por masa muscular, más magra y más eficiente energéticamente.

Pasa más tiempo al aire libre: Hacer ejercicio en un gimnasio es fabuloso, pero para la mayoría de personas no hay nada mejor que estar al aire libre, bajo el sol. Estudios realizados sobre los beneficios para la salud de un «entorno verde» en la eficacia del ejercicio son nuevos, pero los estudios observacionales indican que las personas que pasan tiempo al aire libre, de cualquier forma, declaran una mayor sensación de revitalización y un compromiso positivo[17,18]. Estos estudios revelan que el estado de ánimo y la autoestima también aumentan (especialmente los primeros minutos). Por desgracia, ya sea en el interior o al aire libre, casi un 31,1% de adultos están físicamente activos en todo el mundo[19]. Naturalmente, ello se debe en gran parte a los avances tecnológicos, particularmente a la informática y la conectividad digital. Al trasladarse el trabajo de modo tan decisivamente al interior, el ejercicio parece haber seguido su ejemplo, aunque este cambio de ubicación no es necesariamente positivo. Estos estudios revelaron que no sólo el estado de ánimo, o el estado afectivo, mejoran cuando pasamos un rato en un entorno natural y verde; también se producen respuestas fisiológicas beneficiosas. Estudios japoneses que valoraban el efecto fisiológico de andar en entornos boscosos reales (*shinrinyoku*, o baño de bosque) obtenían resultados parecidos[20]. La tensión arterial sistólica y diastólica de los paseantes era considerablemente inferior después de adentrarse en el entorno boscoso en comparación con la misma actividad en un entorno urbano. En la naturaleza, podemos relajarnos, dejar vagar nuestra mente y simplemente ser. Además, la investigación sugiere que el ejercicio puede resultar más fácil si se realiza al aire libre en lugar de en el marco de un laboratorio, y la gente puede tender a esforzarse más[21]. Estar en contacto con la naturaleza, que es donde pasábamos nuestras horas de vigilia antes de la urbanización y la industrialización, nos calma, nos relaja y, aun así, nos vigoriza, despertando el impulso del cuerpo a moverse.

Mover tu cuerpo, mejorar tu salud

Aparte de la obesidad, el sedentarismo causa un sinfín de problemas de salud graves, aunque muy evitables, entre los que tenemos:

- Aumento de la resistencia a la insulina, que es un precursor de la aparición de la diabetes tipo 2, que ha adquirido proporciones epidémicas[22] en Estados Unidos, India, China, México, Brasil y muchos otros países. Los CDC calculan que más de una tercera parte de los estadounidenses padecen de resistencia a la insulina de origen desconocido[23].
- Índices más elevados de infarto y otras enfermedades relacionadas con el sistema cardiovascular[24]. El estudio de salud de las enfermeras (Nurses' Health

Study) reveló que las mujeres que están físicamente activas durante tres horas como mínimo a la semana reducen su riesgo de infarto y de ictus un 50%[25]. Los hombres activos reducen su riesgo de ictus en dos tercios y su riesgo de infarto en un tercio[26].

- Problemas de inmunodeficiencia y dificultad para mantener a raya enfermedades transmitidas por el aire, como resfriados y gripes.
- Un mayor riesgo de depresión y otros problemas de salud mental[28].
- La salud ósea disminuye sin el ejercicio regular necesario para mantener el contenido mineral y la fortaleza suficiente[29]. Lo mismo es válido para la salud muscular[30,31]. Ambas se degradan con mayor rapidez entre los sedentarios que entre quienes están activos[32].
- Deterioro cognitivo y la aparición de enfermedades como la demencia y el alzhéimer.
- Envejecimiento fisiológico general a todos los niveles, desde el celular y vascular hasta un mayor deterioro de los órganos.

Cuando nos acostumbramos a estar tan inactivos, ocurre algo casi paralizante. Las leyes de la física, particularmente la de la inercia, se imponen y empezamos a pensar que nuestro cuerpo está diseñado para no moverse. ¡No es cierto! Tenemos que concentrarnos en movernos para ayudar al cuerpo a lograr su verdadero propósito, que es nutrirse activamente para controlar las enfermedades y funcionar óptimamente.

En mi caso, una vez hube intentado sin éxito añadir el ejercicio como una tarea más de mi ya de por sí cargado día y prioricé mi sueño, decidí probar un nuevo enfoque. En lugar de considerar la actividad física como un aditamento engorroso, empecé a pensar en ella en el contexto de lo que ya estaba haciendo.

Comencé a fijarme en los momentos en que podría suprimir el factor de la «comodidad» (ahí está de nuevo: la palabra que avisa sobre lo que podría estar socavando los objetivos de nuestra vida anticáncer) e incorporar más movimiento a mi rutina diaria. Cuando iba a trabajar por la mañana, en lugar de buscar la plaza de parking más cercana al ascensor, estacionaba cada vez más lejos de él (donde había, por supuesto, más plazas vacías) hasta que acabé recorriendo a pie todo el aparcamiento. También empecé a estacionar en la planta superior y a bajar a pie los siete tramos de escalera. Una vez dentro, empecé a prescindir del ascensor y a subir otro puñado de tramos de escalera hasta mi oficina. Decidí que sólo tomaría el ascensor si iba con colegas, o mejor aún, que intentaría que se unieran a mí. Y me he mantenido fiel a este compromiso el tiempo suficiente como para que subir en un ascensor me resulte ahora realmente extraño y poco natural.

Llegó un momento en que empecé a controlar esta clase de actividad cotidiana con un dispositivo de seguimiento de actividad, y me sorprendió ver que simplemente por el hecho de andar en lugar de utilizar otros medios durante mi jornada laboral, recorría diez mil pasos, sin pensar en ello siquiera. También me percaté de que estaba subiendo, de media, cincuenta tramos de escaleras al día, lo que son muchos peldaños. Y lo que, sinceramente, no haría si estuviera usando un simulador de escaleras en un gimnasio demasiado iluminado.

Estos datos me empujaron a hacer más. Así que empecé a considerar cada aparcamiento como un lugar para andar y, siempre que el tiempo me lo permite, convertir en un juego estacionar lo más lejos posible de mi destino. En los partidos de fútbol de nuestros hijos, Alison y yo empezamos a recorrer el perímetro del terreno de juego en lugar de quedarnos sentados dos horas sin movernos, y pronto se unieron a nosotros otros padres, y esto se convirtió en una forma espléndida de que los adultos nos pusiéramos al día mientras los chavales jugaban.

¿Y la ventaja? No tenía que renunciar a una hora de sueño, escabullirme del trabajo o dejar de pasar tiempo con mi familia. Y los beneficios que obtuve empezaron a verse de una forma sorprendente. Me sentía más tranquilo, más equilibrado y alerta. Observé también que aunque pasaba mucho menos tiempo sentado en mi despacho, estaba haciendo un trabajo de mejor calidad en menos tiempo. Mi sueño y mi dieta se beneficiaban también ya que mi ritmo circadiano natural estaba reforzado.

Me di cuenta de que era un comienzo, pero ¿qué pasaba con el hecho de que mi trabajo es ante todo sedentario excepto cuando voy andando de una reunión a otra? Compré un escritorio para estar de pie en el trabajo y escritorios para portátil para la familia en casa. Aunque sabemos que estar de pie es mejor que estar sentado, ¿había alguna forma en que pudiera estar de pie y moverme también? Busqué escritorios con rueda de andar. Cuando hablé con las autoridades del MD Anderson sobre la posibilidad de comprar uno, expresaron su preocupación por el posible riesgo y responsabilidad. Comprendí su preocupación, de modo que pedí una bicicleta estática en su lugar, pero me la denegaron. (La razón: «Si te permitimos tener una, tendremos que permitir que todo el mundo tenga una», lo que, bien mirado, puede que no fuera tan malo.) Así que dejé de buscar la aprobación de la empresa y fui por libre.

Encontré una bicicleta semirreclinada de 150 dólares que cabía a la perfección bajo mi nuevo escritorio y la situé de modo que podía trabajar y pedalear a la vez. De media, actualmente pedaleo de una a dos horas al día mientras trabajo en mi «escritorio con bicicleta». Pedaleo con la tensión suficiente para encontrar cierta resistencia sin resollar ni sudar demasiado, con el objetivo de sentirme vigorizado, más que de acabar agotado. Cuando no estoy pedaleando, pido a mis colegas, especialmente si vamos a reunirnos sólo dos personas, si podemos celebrar la reunión andando y, si es así, preferentemente al aire libre. He descubierto que nos conectamos más fácilmente cuando estamos uno junto a otro que cuando nos sentamos uno frente a otro en una mesa, y parece que nuestros cerebros creativos se estimulan mejor cuando nos movemos. Durante estos paseos, he encontrado soluciones a problemas del trabajo que dudo que hubiera resuelto si hubiera estado sentado solo y «pensando mucho» en ellos. Obtener vitamina D natural y otros nutrientes del sol me renueva de una forma que no consigo encontrar haciendo ninguna otra cosa, y sé que al incorporar tiempo al aire libre a mi jornada laboral trabajo mejor y soy mejor compañero también.

Ahora predico con el ejemplo en lo que se refiere a saber cómo incluir más movimiento y actividad en mi día sin el inconveniente ni el gasto (tanto en tiempo como en dinero) que exige crear una categoría de trabajo completamente nueva, como la de «hacer ejercicio». Esto no quiere decir que ir al gimnasio sea algo malo o poco saludable (a no ser, de nuevo, que te cueste dinero, sueño o tiempo de un modo que añada más estrés a tu vida). Si eso te funciona, ¡excelente! Simplemente asegúrate de que cuando no estás en el gimnasio, te levantas también de la silla, te mueves todo lo posible y te sientas lo menos posible. Un estudio de 2016 publicado en la revista *Medicine & Science in Sports & Exercise* reveló que incluso para las personas que ya hacen ejercicio, cambiar unos minutos en el sofá o en una silla de la oficina por alguna clase de movimiento estaba relacionado con una menor mortalidad[35]. El estudio incorporaba datos de tres mil personas con edades comprendidas entre los cincuenta y los setenta y nueve años. La autora principal, Ezra Fishman, que forma parte del Population Studies Center de la Universidad de Pensilvania, afirmó que hasta levantarse y lavar los platos o barrer parece influir en la mortalidad. A lo largo de ocho años, era cinco veces más probable que las personas menos activas murieran que aquellas que eran más activas.

Tras un diagnóstico de cáncer, la actividad física es igual de importante, puede que más. Un grupo de investigadores hizo un seguimiento en Canadá a más de ochocientos pacientes de cáncer de próstata durante diecisiete años y midió su ejercicio diario[36]. Los hombres que eran más activos redujeron su mortalidad un 40%. No hace falta que seas un deportista de élite para obtener los beneficios del ejercicio tras un diagnóstico de cáncer. En el estudio canadiense, los investigadores descubrieron beneficios para los supervivientes de cáncer de próstata aunque sólo dieran un paseo diario de treinta minutos. Un estudio publicado en la revista *Journal of the American Medical Association* reveló que las supervivientes de cáncer de mama que hacían ejercicio de forma moderada presentaban un riesgo de recidiva un 50% menor, algo mejor incluso que aquellas que hacían más ejercicio[37]. Los investigadores han descubierto que la actividad física regular crea un entorno más hostil al desarrollo tumoral, tanto en las supervivientes de cáncer de mama como en los de cáncer de próstata; y que una actividad aeróbica hace que los tumores sean más vulnerables a los efectos de la quimioterapia[38-42].

¿Causa cáncer la falta de ejercicio?

Sin duda, uno de los Santos Griales de la investigación sobre la prevención del cáncer es determinar, con suficientes pruebas científicas, si el ejercicio previene o no la aparición de cánceres. Como con la dieta, la investigación, en este punto, es principalmente epidemiológica y observacional, por lo que, según los estándares que deben satisfacerse para establecer una prueba científica, todavía no se ha llegado a este punto. Sin embargo, existen pruebas suficientes, obtenidas en metaanálisis y estudios de cohortes de inmensas cantidades de datos resumidas por el Instituto Nacional del Cáncer (NCI, por sus siglas en inglés) que sugieren que la actividad física está relacionada con una reducción del riesgo de desarrollar ciertas clases de cánceres[43,44]. Hacer ejercicio, incluso moderadamente, tiene un impacto positivo en el riesgo de:

Cáncer de colon: Un análisis efectuado en 2009 de cincuenta y dos estudios epidemiológicos reveló que las personas muy activas físicamente presentaban un riesgo de desarrollar cáncer de colon un 24% menor que las que se situaban entre las menos activas físicamente[45]. En un análisis de otro conjunto de estudios sobre aquellos que realizaban actividades «de ocio», los datos revelaron una reducción del 16% del riesgo de aparición. La actividad física también está relacionada con una menor aparición de pólipos en el colon, lo que se cree que es un precursor del cáncer de colon propiamente dicho. Según el Instituto Americano para la Investigación del Cáncer, en Estados Unidos cuarenta y tres mil casos de cáncer de colon al año están relacionados con una falta de actividad física[46].

Cáncer de mama: Un análisis efectuado en 2013 de treinta y un estudios reveló que las mujeres que realizaban actividad física reducían un 12% su riesgo de aparición[47]. Curiosamente, esto es más evidente en las mujeres posmenopáusicas, lo que indica que el ejercicio es tan importante en las mujeres mayores como en las mujeres más jóvenes en lo que a la prevención del cáncer se refiere[48-50].

Cáncer de endometrio: En un análisis de los datos de treinta y tres estudios, aquellas con una elevada actividad física redujeron un 20% su riesgo de aparición en comparación con aquellas con una escasa actividad física[51]. La posible relación entre la escasa actividad física y la obesidad es interesante en este caso porque el cáncer de endometrio está también muy relacionado con la obesidad[52,53].

Además, en un estudio que examinaba a más de un millón de personas, las actividades «de ocio» se relacionaron con un menor riesgo de aparición de muchos más tipos de cáncer, incluido el de hígado, de riñón, de esófago y de vejiga, y estos resultados están secundados por otros estudios amplios y metaanálisis de conjuntos de datos de origen internacional.

Así que, aunque no podemos afirmar con precisión científica que un estilo de vida sedentario aumenta el riesgo de la posibilidad de desarrollar cánceres, las abrumadoras pruebas que hemos reunido hasta la fecha apuntan, sin duda, en esta dirección.

El valor de añadir la actividad física al protocolo del tratamiento oncológico

El doctor Kerry Courneya, profesor y catedrático de Investigación de la Universidad de Alberta en Edmonton, es uno de los principales expertos del mundo en el impacto positivo que el ejercicio tiene en los cánceres. Cuando Courneya empezó su investigación hace más de veinte años, apenas se pensaba en el efecto que el ejercicio podía tener en la calidad de vida en general de la mayoría de pacientes de cáncer. Courneya examinó los gráficos que mostraban los patrones de ejercicio de pacientes de cáncer, antes, durante y después del tratamiento, y observó que la mayoría de pacientes se sumían en un período de marcada inactividad tras el diagnóstico y durante el tratamiento activo[54,55]. Esto era cierto incluso cuando los pacientes eran físicamente activos antes del diagnóstico. Observó que, cuando el tratamiento había finalizado, se retomaba la actividad física, aunque rara vez a los mismos niveles que antes del cáncer[56]. Dicho de otro modo, el cáncer parecía tener un impacto muy negativo en la actividad física de una persona.

Courneya centró su interés en la zona plana del gráfico de la actividad física de un paciente y se preguntó: «¿Qué pasaría si un paciente realizara un programa estructurado de ejercicio físico justo después del diagnóstico y mientras se somete al tratamiento? ¿Tendría esto algún efecto en la eficacia del tratamiento? ¿Tendría algún efecto en la calidad de vida general de un paciente en adelante?» Lo que descubrió no sólo lo sorprendió sino que, además, cambió fundamentalmente nuestro punto de vista sobre cómo el movimiento y la actividad podían complementar los protocolos de tratamiento oncológico tradicionales. «Durante muchos años, la opinión de los expertos era que durante el tratamiento contra el cáncer había que tomárselo con calma y reposar, pero la investigación está demostrando que ese reposo hace que los efectos secundarios de los tratamientos oncológicos (desde la cirugía y la quimio hasta la radioterapia y las inmunoterapias), incluidas cosas como la neuropatía (dolor nervioso), la fatiga relacionada con el cáncer (CRF por sus siglas en inglés), el dolor generalizado, la neblina mental y muchas otras, empeoren.» *A esto se añade una revisión reciente de múltiples estudios que mostraban que el mejor tratamiento contra la CRF era la actividad física. Y las pruebas demostraron que la actividad física era mejor que ningún tratamiento farmacológico*[57].

Cuando Courneya y sus colegas estudiaron el impacto del ejercicio en la eficacia del tratamiento en el contexto de ensayos clínicos formales, los resultados, contrariamente a lo que cabría suponer, fueron constantes. Era más probable que los pacientes que hacían ejercicio mientras se sometían a quimio o a radioterapia recibieran todos sus tratamientos a tiempo. Y que experimentaran mayor autoestima y funcionamiento físico, menos neblina mental y más claridad mental, menos fatiga y durmieran mejor, menos náuseas y mejor apetito, menos dolor nervioso y entumecimiento de las extremidades, mejor ánimo y menos depresión y ansiedad, estancias más breves en el hospital e hicieran menos visitas al médico. Y, lo más importante, que experimentaran una mejor calidad de vida general[40,58,59].

Courneya también formó parte de un metaanálisis de 2016 que examinó más de veinticuatro estudios. Y descubrió que las muertes por cáncer se reducían más de un tercio cuando los pacientes de cáncer de mama, colorrectal y de próstata hacían actividad física[59]. Estos resultados, publicados en la revista *Clinical Cancer Research*, revelaron también una reducción de los índices de recidiva al comparar los sujetos del estudio que hacían más ejercicio con quienes hacían menos ejercicio.

Uno de los hallazgos más interesantes de la investigación de Courneya es que la actividad física parece facilitar la eficacia de los tratamientos oncológicos. Y este hallazgo captó la atención de los oncólogos en todo el mundo. Hizo surgir la siguiente pregunta: si estar físicamente activo ayuda a que los tratamientos que usamos curen o controlen el cáncer, ¿deberíamos asegurarnos de que nuestros pacientes están informados sobre los beneficios del ejercicio e incorporar a nuestro trabajo alguna clase de seguimiento sobre su actividad física?

Con el tiempo, a medida que se han ido reuniendo más datos, se ha demostrado también que el ejercicio está relacionado con un menor índice de recidiva y un menor riesgo de muerte en varios cánceres distintos, como el de mama, de próstata, colorrectal y de endometrio, entre otros[37,60-63].

Pero es importante darse cuenta de que ahora que conocemos los beneficios del ejercicio, las pruebas sugieren que los supervivientes de cáncer tienen que esforzarse por reducir su conducta sedentaria. Un estudio publicado en la revista *Journal of Clinical Oncology* reafirma tanto los beneficios positivos del ejercicio como los efectos negativos del sedentarismo. Primero, la buena noticia: Los adultos diagnosticados de cáncer de colon no metastásico que caminaron enérgicamente unas 2,5 horas a la semana redujeron más de un 40% su mortalidad en un período de quince años[63]. La mala noticia: Los pacientes de cáncer de colon que estaban sentados más de seis horas al día presentaban un aumento de casi el 30% de la mortalidad en el mismo período, *incluso después de controlar su actividad física*. Dicho de otro modo, aunque fueran físicamente activos, estar sentados períodos prolongados de tiempo seguía siendo perjudicial. En resumen, nuestro cuerpo no está hecho para pasarse sentado períodos prolongadosde tiempo. «La lección de todo ello es que no pases el cáncer acostado —explica Courneya—. El nivel de beneficio en cuanto a la recidiva y la mortalidad puede llegar a ser un 30 o 40% inferior al comparar a las personas menos activas con las más activas. Es muy profundo[64].»

Encontrar la marcha siguiente

Para Glenn Sabin, cuya historia compartimos en el capítulo 5, el «movimiento» es una parte fundacional de su receta. Hace más de veinte años, cuando le diagnosticaron un cáncer incurable, no se sabía gran cosa sobre la relación entre el ejercicio y el cáncer. A menudo le dijeron, como a los demás, que no hiciera esfuerzos; Glenn sabía intuitivamente que el ejercicio iba a ser fundamental para poder controlar con éxito su enfermedad. Antes de su diagnóstico de leucemia linfática crónica a los veintiocho años, Glenn hacía ejercicio de modo intermitente. Levantaba pesas regularmente, pero no hacía otro tipo de ejercicio físico. Todo eso cambió tras su diagnóstico. Después de leer sobre los beneficios para la salud de la actividad física, Glenn se comprometió a hacer ejercicio a diario, un compromiso que ha estado cumpliendo durante veinte años. Incorpora como mínimo una hora y media de ejercicio a su día, de todo tipo, desde pilates y levantamiento de pesas hasta yoga y natación. Pero la parte esencial de su rutina es andar. Glenn camina más de 30 kilómetros a la semana, una práctica que sigue tanto si está en casa como si está de viaje, en alguna conferencia o trabajando con clientes. Da igual dónde esté o qué esté haciendo, Glenn encuentra tiempo para andar. «No sigo un programa de ejercicio físico en sí —comenta—, simplemente ha pasado a formar parte de mi estilo de vida y me hace sentir bien.»

EJERCICIO Y QUIMIOTERAPIA

Oncólogos de la Universidad de Carolina del Norte (UNC, por sus siglas en inglés) han medido directamente el impacto del tratamiento con quimioterapia en el envejecimiento biológico. La doctora Hanna Sanoff, máster en Salud Pública y profesora adjunta de la Facultad de Medicina de la UNC y miembro del Lineberger Comprehensive Cancer Center de la UNC, midió junto con otros colegas el nivel de p16, una proteína que causa envejecimiento celular, en la sangre de treinta y tres mujeres de más de cincuenta años que habían recibido quimioterapia como tratamiento contra un cáncer de mama curable[65]. Se obtuvieron muestras para analizar la edad molecular de las pacientes antes de la quimioterapia, inmediatamente tras la quimioterapia y un año después de que finalizara el tratamiento. *Los resultados revelaron que la quimioterapia curativa causaba un aumento de la edad molecular que equivalía a quince años de envejecimiento cronológico.*

El ejercicio y la actividad física contrarrestan eficazmente el envejecimiento acelerado que causa la quimioterapia, y los beneficios perduran con el tiempo. La investigación del doctor Lee Jones, pionero en la investigación sobre el ejercicio en el cáncer, reveló que el ejercicio podía contrarrestar los efectos cardiovasculares y biológicos negativos de la quimioterapia que documentaron en el grupo de control, de modo que el ejercicio reducía incluso la expresión de los genes inflamatorios[66-68]. Jones, que trabajaba en el Duke Cancer Institute, Centro Médico de la Universidad Duke cuando se llevó a cabo esta investigación y que actualmente trabaja en el Memorial Sloan Kettering Cancer Center, descubrió que gracias al ejercicio los supervivientes ralentizaron su reloj biológico hasta donde tenía que estar, neutralizando los efectos de envejecimiento de la quimioterapia.

Cómo influye el ejercicio en tu biología

Las investigaciones de Courneya y otros investigadores sugieren que encontrar tiempo para una mayor actividad física en nuestra vida, tal como ha hecho Glenn, tendría que formar parte del tratamiento estándar para los pacientes y supervivientes de cáncer (así como parte de la rutina diaria de todo el mundo). ¿Pero qué nos hace el ejercicio para que resulte tan beneficioso? ¿Cambia nuestro cuerpo y nos afecta a nivel celular?

Los resultados de un gran número de estudios indican sí. De hecho, el ejercicio influye en *TODAS* las características distintivas del cáncer y especialmente en el *mantenimiento de señales proliferativas*, el *metabolismo*, la *función inmunitaria* y la *inflamación*[67,69-76]. Como parte de un brillante estudio sueco publicado en 2014, los investigadores básicamente hicieron que todos los participantes en el estudio, tanto en el grupo de intervención como en el de control ejercitaran una pierna y no la otra[77]. Pasados tres meses, los investigadores descubrieron que la expresión génica había cambiado en la pierna ejercitada de una forma que influía en el metabolismo, la respuesta insulínica y la inflamación. Se descubrieron más de cinco mil cambios positivos en los genes de la pierna ejercitada que habían permanecido inmutables en la pierna que no se ejercitaba.

Este mismo impacto genético se ha encontrado en múltiples estudios que analizaban los efectos del ejercicio en hombres con cáncer de próstata y en mujeres con cáncer de mama. La actividad física regula por disminución, o desactiva, genes que favorecen el crecimiento tumoral y regula por incremento, o activa, genes que contribuyen a prevenir el crecimiento tumoral[67,76,78]. Por otra parte, cada vez existen más pruebas de que el ejercicio tiene efectos en el microentorno de los tumores, modificando las vías reguladoras clave[79,81]. Los tumores prosperan en un entorno bajo en oxígeno. El ejercicio bombea oxígeno a los tejidos, lo que podría reducir el crecimiento tumoral[79]. Las últimas investigaciones demuestran que distintos tumores reaccionan de modo diferente al ejercicio, lo que puede significar que pronto dispongamos de distintas intervenciones de ejercicio recomendadas, específicamente diseñadas para un tipo y un estadio concretos de cáncer[81].

Si bien es necesario investigar más para establecer una relación causal directa entre el ejercicio y el desarrollo de tumores, las indicaciones iniciales sugieren que el ejercicio podría ayudar a los supervivientes de cáncer a vivir más tiempo, disfrutar más de la vida y evitar una recidiva. Cabe destacar que ningún estudio ha encontrado reacciones adversas en los supervivientes de cáncer que hacían ejercicio. Así que mientras que el alcance de los beneficios se sigue debatiendo, hacer ejercicio a diario tiene pocas desventajas, por no decir ninguna. Incluso, y puede que especialmente, si eres un superviviente de cáncer.

¿Qué clase de ejercicio es mejor cuando se padece un cáncer?

La doctora Karen Mustian, que destaca en el campo del ejercicio físico que complementa las terapias oncológicas en el Wilmot Cancer Institute de la Universidad de Rochester, en Nueva York, sabe lo difícil que es lograr que los pacientes de cáncer hagan ejercicio. «Hace casi quince años, cuando iniciamos este trabajo, mucha gente creía que hacer ejercicio ni siquiera era seguro para la mayoría de pacientes de cáncer», declaró hace poco. Más del 80% de los pacientes que participan en sus estudios son sedentarios, y observa que la naturaleza agobiante del cáncer y del tratamiento oncológico hace que resulte difícil a los pacientes oír y asimilar la información sobre los beneficios del ejercicio[82]. Así que Mustian (como Courneya y otros) actúa con mucho tiento cuando presenta sus hallazgos a los pacientes. Quiere que sepan que:

- hacer ejercicio no tiene que ser caro. No hace falta comprar un equipo fabuloso ni apuntarse a un gimnasio caro;
- andar es tan eficaz como cualquier otra forma de ejercicio en cuanto a reducir la inflamación y protegerse contra efectos secundarios como el quimiocerebro (deterioro cognitivo que sigue a la quimioterapia) y la pérdida de memoria[83];
- hacer ejercicio va mejor que las medicaciones para reducir la fatiga relacionada con el cáncer, el efecto secundario más habitual del tratamiento oncológico[57];
- el yoga y el tai chi son formas de actividad física suaves aunque eficaces que reducen el estrés, la fatiga, la ansiedad, el insomnio, el dolor y el deterioro cognitivo[84-89], y
- los pacientes ven una mejora en su calidad de vida general tras sólo cuatro semanas de andar regularmente o de seguir un entrenamiento de fuerza con bandas de resistencia que pueden hacer en casa[90].

Lo que va mejor es lo que te va bien a ti

Una de las cosas importantes con las que hay que quedarse de toda esta apasionante investigación es que no hay un programa de ejercicio físico que vaya bien a todos los pacientes de cáncer, ni tan sólo un plan para un paciente de cáncer concreto. Como sucede con todos los factores del estilo de vida que componen la Mezcla de Seis de la vida anticáncer, una persona tiene que escuchar a su cuerpo para determinar lo que le resulta más beneficioso en cada momento. Puede que, tras una intervención quirúrgica, una paciente que jugaba regularmente al tenis precise dejarlo y concentrarse en recuperar la flexibilidad y la fuerza, así como la capacidad de disfrutar de una noche entera de sueño reparador antes de volver a la pista. Practicar yoga puede ser la elección adecuada para ella en esta fase de su tratamiento. Más adelante, cuando su tratamiento haya finalizado y se sienta más fuerte, puede que vea que los beneficios de reducción del estrés que ha obtenido del yoga han mejorado su juego (especialmente su saque) a pesar de un paréntesis de seis meses sin jugar. Los expertos denominan «medicina de precisión» a este planteamiento en el que se utiliza el ejercicio con fines terapéuticos en el tratamiento oncológico, ya que hay que adaptar la actividad física a las necesidades únicas y personales de cada paciente[91,92].

Además, solemos pasar por alto muchas cosas que cuentan como actividad física, especialmente entre la población de más edad, que es, demográficamente, la más afectada por los cánceres. La jardinería es una forma maravillosa de actividad, ya que mantiene el cuerpo ágil y en movimiento a la vez que proporciona la oportunidad de estar bajo el sol al aire libre. Pasear un perro es otra forma excelente de levantarse y salir. E incluso hacer las tareas domésticas cuenta también como actividad física. Se ha demostrado que nos beneficiamos incluso de estar de pie en lugar de sentados, por lo que también es beneficioso hablar por teléfono, asistir a una reunión o ver la televisión de pie.

Superar el miedo bailando

La doctora Deborah Cohan es tocóloga y ginecóloga, y profesora de la Facultad de Medicina de la Universidad de California en San Francisco. También tiene dos hijos pequeños. Y sabe de primera mano lo sumamente sanador que es el movimiento.

En septiembre de 2013, a los cuarenta y cuatro años, le diagnosticaron un cáncer de mama en estadio IIB. Recibió la noticia justo después de dejar a su hija en el colegio, así que llamó a su jefe y se tomó el día libre. Esa tarde, fue a una clase de Movimiento Consciente, una forma de danza consciente, a la que se refiere como su «ritual sagrado semanal». Esa tarde entró en clase llena de un miedo casi abrumador: ¿Dejaría huérfanos a sus hijos? ¿Quedaría desfigurada? ¿Dejaría de ser digna de ser amada? ¿Moriría sola? Pero no fue a distraerse de estos temores; en lugar de eso, dejó que su cuerpo, a través de esta práctica tan transformadora, se sumiera profunda y totalmente en esos temores.

Cohan dejó que su cuerpo sintiera todas las emociones que le suscitaba su diagnóstico y expresó esas emociones a través de la danza. Aunque al principio se sentía entumecida y distanciada de su cuerpo, al final de la clase, estaba en otro lugar, un lugar sorprendentemente alegre. «En efecto, mi cuerpo estaba enseñando a mi mente que podía sentir alegría —explica Cohan—, incluso apenas unas horas después de haber sido diagnosticada de cáncer.»

Cohan se tomó esta experiencia catártica como una señal de que la danza sería su medicina. Su cáncer se convirtió en un aviso para que priorizara cuidarse a sí misma y prestara atención a su salud física, emocional, mental y espiritual. Empezó a bailar cada día para ayudarse a superar las complejas emociones que suscitó su diagnóstico y que no podía expresar solamente con palabras. Sus amigos, que la estaban ayudando con los niños y la llevaban en coche al médico, no dejaban de preguntarle: «¿Puedo hacer algo más?» Cohan se percató de que lo que quería más que nada era estar rodeada de alegría y amor, así que pidió a sus amigos que bailaran con y para ella. Encontró una canción de Beyoncé titulada «Get Me Bodied» que le pareció inspiradora y pidió a todos sus amigos que se grabaran bailándola para que pudiera verlos bailar mientras se recuperaba de la cirugía. Creó una página en los medios sociales e invitó a todos sus amigos a unirse a su fiesta de baile virtual. Después, Cohan dio un paso más hacia delante. Le preguntó a su anestesiólogo si podía entrar en el quirófano bailando «Get Me Bodied». Él estuvo de acuerdo. El día antes de su intervención, Cohan alquiló un estudio y bailó con una amiga íntima la canción de Beyoncé hasta que, según dice, «la alegría que sentía se había grabado en mi cuerpo».

Al día siguiente, entró en el quirófano sin medicación y tranquila. Cuando empezó a sonar «Get Me Bodied», la alegría grabada llenó su cuerpo y bailó con todo el personal quirúrgico, llena de sentimientos de alegría y libertad. El anestesiólogo grabó en vídeo la performance en el quirófano y una de las amigas de Cohan lo colgó en YouTube mientras la estaban operando. «Cuando me desperté, se había vuelto viral», explica Cohan. Hasta la fecha, el vídeo de Cohan de todo el personal quirúrgico bailando una canción de Beyoncé antes de su intervención cuenta con más de ocho millones de visualizaciones.

Cohan se convirtió en una especie de famosa al instante, y utilizó esta nueva plataforma para hablar sobre la naturaleza multidimensional de la sanación y sobre cómo encontrar paz y alegría a través del movimiento es una medicina muy potente. Siguió bailando durante las cuatro rondas de quimioterapia posteriores a su cirugía. En 2014, creó la Foundation for Embodied Medicine, un programa sin ánimo de lucro, filial del Commonweal (el programa de Michael Lerner) para ofrecer la práctica de la danza y del movimiento a pacientes, cuidadores y profesionales médicos para que experimenten la sabiduría y la orientación sanadora innata del cuerpo[93].

Comparaciones negativas

En un estudio de 2017 publicado en la revista *Health Psychology*, la doctoranda Octavia Zahrt y la psicóloga Alia Crum, de la Escuela de Negocios de la Universidad de Stanford, examinaron datos de la Encuesta Nacional de Salud y la Encuesta Nacional de Salud y Nutrición, y descubrieron que «era más probable que las personas que creían que eran menos activas que las demás personas de su edad murieran, con independencia del estado de su salud, de su índice de masa corporal, etcétera», afirmó Crum[94]. Lo que descubrieron es que existe una especie de efecto placebo negativo que se produce cuando la gente se compara con los demás, incluso aunque sus percepciones no sean reales. La cantidad de ejercicio que tú creas hacer no es tan importante para tu salud a largo plazo como tu nivel real de actividad física, pero es destacable que pueda tener consecuencias negativas medibles. Parte de lo que puede «poner nerviosa a la gente» es la presión que siente si alguien le dice que tiene que hacer ejercicio. Sentirnos presionados, incluso intimidados, nos hace sentir fatal y socava nuestros esfuerzos por efectuar cambios en el estilo de vida para llevar una vida anticáncer. Lo más importante es que realices actividades que te proporcionen placer y te hagan sentir bien. Estos son indicadores potentes de que estás dando a tu cuerpo exactamente lo que necesita, ya sea un paseo ocioso, un recorrido de 160 kilómetros en bicicleta o una hora alucinante de entrenamiento a intervalos de alta intensidad.

En las Zonas Azules, donde los residentes llegan rutinariamente a vivir más de cien años, Dan Buettner observa que estos no diferencian entre vida y actividad; son una misma cosa[95]. En estas pequeñas bolsas de salud, el quid de la cuestión es moverse con libertad y naturalidad.

¿Qué cantidad es suficiente?

La Sociedad Americana Contra el Cáncer recomienda que los pacientes de cáncer aspiren a realizar 150 minutos, o 2,5 horas de actividad física a la semana[96]. Repartida entre siete días, esta cantidad de tiempo equivale a unos veintidós minutos de media al día. Visto así, es un objetivo increíblemente fácil de alcanzar. Y lo que es todavía mejor es que ni siquiera es necesario hacer esos veintidós minutos de golpe. De hecho, la investigación sugiere que las tandas cortas de ejercicio pueden tener mayores beneficios para la salud que las sesiones de ejercicio más largas que ponen a prueba tu resistencia[97]. Un estudio de 2016 de Martin Gibala y sus colegas de la Universidad McMaster reveló que, en personas anteriormente sedentarias, las tandas de ejercicio breves, pero intensas (diez minutos en total, con sólo tres episodios de veinte segundos de esfuerzo máximo) tres veces a la semana durante doce semanas daban lugar a mejoras de las medidas fisiológicas y biológicas de su estado físico parecidas a las de quienes hacían cuarenta y cinco minutos de ejercicio a la semana durante doce semanas[98]. La investigación anterior había descubierto el mismo efecto al comparar tres paseos de diez minutos con un paseo de treinta minutos en adultos con prehipertensión[99]. Los paseos más cortos tenían el mismo efecto en la tensión arterial, pero a diferencia del paseo de treinta minutos, también reducían los picos de tensión arterial, por lo que tenían mayores implicaciones para la salud general. También sabemos que pasar menos rato sentado y moverse más es el planteamiento ideal, ya que la investigación sugiere que: andar más y estar menos rato sentado es más saludable incluso que hacer una hora de ejercicio al día si te mantienes sedentario catorce horas;

sustituir treinta minutos de sedentarismo por una actividad ligera reduce el riesgo de mortalidad, y las tandas breves de actividad dan lugar a una reducción de la inflamación[63,100-104].

Alison y yo creemos que tu cuerpo es el mejor entrenador, así que escucha a tu cuerpo y responde a sus peticiones y necesidades. Si te sientes fuerte, equilibrado, flexible y seguro, es probable que vayas por buen camino. Es importante practicar regularmente ejercicio aeróbico (que eleva tu frecuencia cardíaca), puesto que conserva fuertes tus músculos.

Aunque la mayoría de estudios sobre el efecto del ejercicio en los resultados del cáncer se ha centrado en pacientes de cáncer de mama, Gabe Canales, cuya historia comentamos en el capítulo 3, trabaja activamente para cambiar ese aspecto. En Estados Unidos, septiembre es el mes de la sensibilización sobre el cáncer de próstata y, a través de la Blue Cure, su organización sin ánimo de lucro, Gabe y su equipo están creando programas y eventos que no sólo conciencien más sobre este tipo de cáncer, que es la tercera causa principal de muerte en América (le será diagnosticado a uno de cada sietes hombres en algún momento de su vida), sino que también enseñen a la gente a prevenir el cáncer de próstata mediante cambios en el estilo de vida[105].

La bici de Gabe Canales

Cuando hablamos hace poco, Gabe, que tiene ahora cuarenta y dos años y presenta unos niveles de PSA más bajos que antes de ser diagnosticado a los treinta y cinco (y cuyo cáncer ha permanecido inactivo), me contó que manejar el estrés que acarrea saber todos los días que está viviendo con cáncer ha sido su mayor desafío. Eso lo llevó también a dirigirse a hombres mayores y jóvenes de un modo único y muy eficaz accediendo a lugares donde los hombres se reúnen, lo que significa llevar el mensaje sobre la prevención y el estilo de vida anticáncer a terrenos, pistas y estadios deportivos de todo el país. La Blue Cure cuenta con deportistas profesionales en su junta directiva, y organiza carreras nocturnas y campamentos de baloncesto, y se ha asociado con el fútbol profesional y la AAU (la Amateur Athletic Union) para difundir los hábitos de un estilo de vida saludable para ayudar a prevenir la aparición y mejorar los resultados del cáncer de próstata.

Cuando Gabe inició su trabajo, cambió por completo su vida: Vendió su mansión en las afueras de Houston y se compró un piso de una habitación en la ciudad para estar más cerca de las oficinas de la Blue Cure. Los años iniciales de la organización fueron muy difíciles. (Renunció a un sueldo impresionante como presidente de su propia empresa de relaciones públicas para pasar a no cobrar nada en las fases iniciales de la fundación de una organización sin ánimo de lucro.)

Recuerda un momento fundamental cuando iba a firmar un contrato de arrendamiento de un nuevo Chevy Tahoe. Tenía el bolígrafo en la mano y estaba a punto de estampar su nombre en el contrato, cuando empezó a pensar en lo estresado que estaba cuando conducía, en que siempre estaba enviando mensajes o hablando por teléfono, siempre corriendo de una reunión a otra. Al pensar en estas cosas, notó que aumentaba su estrés, el corazón le latía con fuerza y su respiración se volvía superficial. Con todo por lo que estaba pasando, Gabe comprendió en ese momento que había encontrado una forma de estar más centrado y reducir su estrés, y que arrendar un nuevo Chevy Tahoe no era un paso en esa dirección. Dejó el bolígrafo y se levantó: «¿Sabe qué? No voy a hacerlo». El concesionario miró a Gabe y le preguntó: «¿Qué va a hacer?» A lo que Gabe respondió: «Voy a comprarme una bicicleta».

Tres años después, Gabe recorre cerca de veinticinco kilómetros al día en bicicleta. Hasta ahora, el cambio no sólo ha modificado su actitud y mejorado su salud, sino que también ha tenido un impacto publicitario positivo para su organización, al mostrar que, en lo que a una vida anticáncer se refiere, lo de Gabe no son sólo palabras. «Si voy a pie a una reunión con el casco de ciclista bajo el brazo y ropa de *sport*, la gente lo pilla —explica—. Estoy promoviendo un estilo de vida anticáncer y creo que ver que la estoy viviendo de verdad realmente ayuda a la gente a subirse a bordo.»

Como el ejemplo de Gabe ilustra, nada nos hace sentir más cómodos en nuestro cuerpo que comprobar su potencial físico. Estoy convencido de que cuando intentamos cualquier tipo de actividad nueva, pero especialmente algo que nos pide que nos movamos, estamos activando nuestros sentidos de un modo que influye positivamente en todos los aspectos de la Mezcla de Seis de la vida anticáncer. Se trata de alcanzar un estado de equilibrio saludable y de longevidad libre de enfermedades.

GUÍA DE UNA VIDA ANTICÁNCER PARA EL EJERCICIO

El ejercicio como parte de un estilo de vida anticáncer consiste en volver a situar el movimiento en tu jornada: más tiempo de pie y moviéndote, menos tiempo sentado y estando ocioso. Aunque esto parece bastante simple, en nuestra cultura estar activo te exige no sólo moverte sino también ir a contracorriente.

Controla tu movimiento diario

Empieza valorando o evaluando sinceramente tu actividad física. Nos gusta este paso porque tienes que saber dónde estás para saber dónde quieres ir. Simplemente lleva la cuenta de cuántos pasos das y cuántas horas estás sentado de media cada día:

- Controla tus pasos; la mayoría de móviles incluyen un programa para contar los pasos, o plantéate comprarte un dispositivo de seguimiento de actividad. Es realmente la mejor forma de saber cuántos pasos das al día.
- Junto con tus pasos, lleva la cuenta del tiempo que estás sentado durante una semana.

Tras controlar tu actividad durante una semana, responde las siguientes preguntas:

- ¿Qué puedes hacer para estar más en movimiento cada día?
- Si ya tienes una rutina de ejercicios, ¿qué puedes hacer para que el resto de tu día estés más en movimiento?
- Al estar más en movimiento, aumentas los pasos que das al día. No existe una cantidad mágica de pasos necesarios. Es sencillamente una cantidad superior a los que dabas antes. Hay quien aspira a diez mil pasos (ocho kilómetros) al día, pero esta práctica consiste en aumentar tus niveles de actividad personal.

Pasa menos tiempo sentado

Basándonos en múltiples estudios, te animamos a reducir el tiempo que pasas sentado como mínimo levantándote:

- No lo hagas de vez en cuando, sino cada hora.
- Estar de pie te parecerá extraño al principio, pero persiste. Como ocurre con la mayoría de hábitos, una vez tu cuerpo se acostumbre a estar de pie, empezarás a preferirlo a estar sentado mientras trabajas.
- La tabla de planchar es un sustituto ideal (y barato) de un escritorio para trabajar de pie en casa y te permite extender tu material de trabajo.
- Procura ver de pie la televisión o los programas en tu ordenador.
- Plantéate comprar un escritorio para portátil (que en Estados Unidos se venden a partir de cuarenta dólares) y pueden llevarse fácilmente al trabajo y de vuelta a casa.
- Piensa en tus hijos. Los niños en edad escolar necesitan escritorios para trabajar de pie. Se pasan la mayor parte del día sentados y al llegar a casa están sentados la mayoría de la tarde haciendo deberes, jugando a videojuegos, cenando o viendo la tele.
- Adquiere la costumbre de estar de pie cuando asistas a algún evento o salgas fuera. Quédate de pie en el fondo de la sala de conferencias, levántate durante el intermedio de una actuación, permanece de pie en las reuniones, anima a los demás a estar de pie después de reunirse durante un período prolongado, haz que tus amigos y colaboradores estén más de pie y anden más.

Camina en lugar de estar sentado

- No lo hagas ocasionalmente, hazlo todos los días, por lo menos una vez cada una o dos horas, aunque simplemente sea dar una vuelta por tu casa, a la manzana o por la oficina.
- Sube las escaleras en el trabajo, en el cine, en el aeropuerto, al ir al médico; usa las escaleras cada vez que subas o bajes.
- Haz reuniones andando. Lleva una tablilla con sujetapapeles para tomar notas. Si alguien quiere comentar una idea en el trabajo, proponle salir a caminar mientras habláis.
- Aparca lejos de tu destino y camina unos cuantos pasos adicionales.
- Ve andando al trabajo si es posible, o hazlo en bicicleta.

- Camina después de comer con las personas a quienes aprecias; eso os da tiempo para poneros al día y relacionaros. Andar después de una comida (especialmente de una comida copiosa) ayuda a tu cuerpo a procesar los alimentos y podría impedir que la gente mayor desarrollara diabetes.
- Escucha un audiolibro mientras andas.

Desarrolla una rutina de *fitness*

- Cuando estés preparado para un entrenamiento aeróbico y de *fitness*, te sugerimos que busques a un amigo que lo haga contigo. Para Alison, tener un compañero de ejercicio es fundamental para mejorar su forma física ya que la ayuda a seguir motivada y a ser responsable ante alguien más aparte de ante ella misma.
- Empieza con algo fácilmente accesible que sea compatible con tu horario y con tu temperamento. Alison admira a las personas que pasan por delante de nuestra casa haciendo *jogging* cada mañana y cada tarde, pero no le apetece ser una de ellas. Sé sincero contigo mismo sobre lo que quieres hacer y lo que puedes sostener. No tienes que correr una maratón. Sólo tienes que encontrar una forma de moverte más que te funcione. Establece una breve rutina de ejercicios que puedas hacer con un amigo, *online* o con un DVD.
- Trabaja tu flexibilidad y tu amplitud de movimientos. Nuestras articulaciones están en espléndidas condiciones al usarlas y lubricarlas. Haz actividades que favorezcan muchos movimientos de amplitud total, como la natación o el yoga.
- Adquiere fuerza y resistencia. El trabajo de resistencia es ideal para ganar masa muscular y proteger la salud ósea. Y tu cuerpo es tu mejor fuente de resistencia. Un ejercicio casi perfecto es la plancha anaeróbica, un ejercicio isométrico de torso. Activa los grupos musculares grandes y aumenta la fuerza de los brazos. Puedes incluir mancuernas o bandas de resistencia para crear más tensión para los músculos.

Intercala en tu día series rápidas de ejercicios

- Haz breves tandas de ejercicio para fragmentar tu día en lugar de sesiones largas en el gimnasio para trabajar tu resistencia. Tres paseos enérgicos de diez minutos ayudan a fragmentar un largo día sentado.
- Si te gusta correr, una serie de breves *sprints* quema más calorías que un largo recorrido haciendo *jogging*.

- Plantéate realizar una intensa sesión de entrenamiento de entre siete y diez minutos que puedas ir repitiendo de modo constante. Esto no sólo ayuda a tus músculos sino también a tu corazón. Los modelos que más gustan precisan sólo de una silla e implican una serie de ejercicios hechos uno tras otro con treinta segundos de descanso entre cada uno de ellos.

Modela un estilo de vida activo

- Incorpora el movimiento a tus planes familiares.
- Cuando te estés tomando un respiro de la rutina o celebrando un logro personal, incluye el movimiento físico, tanto si se trata de una salida al parque como de un día en la playa.
- Diviértete. Correr con tus hijos o darle patadas a un balón de fútbol con un grupo de viejos amigos el fin de semana también cuenta. Estar activo es sinónimo de ser sociable, y ambas cosas combinadas elevarán tu cociente de vida anticáncer.

Viaje activo

Para muchas personas, viajar forma parte de nuestro trabajo. Encontrar formas de mantenerte activo cuando tu rutina normal se ve alterada puede ser todo un reto, pero si adoptas unas cuantas medidas sencillas, te asegurarás de que no abandonas tus hábitos saludables ni siquiera cuando estás lejos de casa.

Sigue moviéndote al viajar

- Lleva contigo prendas y zapatillas de deporte. Ya sé que parece obvio, pero no te imaginas la cantidad de veces que he llegado a algún sitio donde podía hacerse una excelente excursión a pie o a un hotel con un gimnasio sorprendentemente bueno y ha resultado que no había metido la ropa adecuada en la maleta. No dejes que la ropa o la falta de calzado adecuado te impidan mantenerte en forma al viajar.
- Levántate periódicamente durante los vuelos largos. Yo me levanto y me pongo a hacer cola para ir al baño aunque en realidad no tenga que ir, porque a menudo es la única forma de estar de pie durante un vuelo sin dar la impresión de ser una amenaza para la seguridad de los demás pasajeros.

- Lleva contigo tu rutina. Hace poco tuvimos un invitado en nuestra casa de Houston que llevaba una hoja de papel con su sesión de ejercicios de 7 minutos. Ponía una silla en el salón y, en menos de diez minutos, hacía su rutina y trabajaba todos los grupos musculares de su cuerpo a la vez que aumentaba su frecuencia cardíaca.
- Las bandas de resistencia son fáciles de llevar en la maleta y pueden usarse en cualquier lugar.
- Viaja con una esterilla de yoga para seguir realizando tu práctica matutina.

No tienes que ser un atleta de resistencia para notar los beneficios del ejercicio físico. De hecho, estar más activo (estar menos rato sentado y hacer pausas regulares levantándote cuando estás sentado) es más importante que esforzarte por correr más o más rápido. Da pequeños pasos. Empieza hoy. La investigación demuestra que seguir con nuestras rutinas sedentarias nos está matando lentamente. Adquiere un hábito que sea bueno para ti y que te permita seguir levantándote durante años.

RESUMEN DE LA GUÍA DE UNA VIDA ANTICÁNCER PARA EL EJERCICIO

1. Lleva un registro diario de tu actividad física durante una semana.
2. A lo largo del día, arréglatelas para hacer caminatas para no estar todo el tiempo sentado.
3. Interrumpe el tiempo que estás sentado levantándote cada hora. Interrumpe tu día con series cortas y rápidas de ejercicios.
4. Desarrolla una rutina de *fitness*.
5. Incorpora la actividad física a los eventos familiares, los ratos que pasas con los amigos y los viajes.
6. Planea hacer ejercicio y encuentra formas de mantenerte físicamente activo cuando viajas.

11

Los alimentos como medicina

¿Por qué comemos como lo hacemos, en nuestro lugar y momento concretos? ¿Qué relación tiene el modo en que nos alimentamos con nuestra salud y nuestro bienestar? La comida es el combustible con el que funciona el cuerpo humano. Este es el hecho biológico básico. Pero a partir de ahí, una red compleja de factores, que abarcan desde las tradiciones culturales hasta la conveniencia, afectan a nuestras decisiones diarias. Muchas de ellas distan de estar tomadas de forma consciente y se han convertido en hábitos automáticos, ayudados e incitados por las industrias alimentaria y publicitaria. Pero nuestro cuerpo, y la investigación científica actual, nos dicen otra cosa: que ha llegado el momento de ser mucho más conscientes de con qué y cómo nos estamos alimentando. Tanto si eres un *gourmet* como un aficionado a la comida rápida, ha llegado el momento de sintonizar con una cantidad creciente de investigaciones y de opiniones sobre la alimentación y la sanación, y concentrarnos colectivamente en cómo alimentamos nuestro cuerpo.

Reconocer el poder sanador de los alimentos

Después de que le diagnosticaran un cáncer de mama agresivo en 1998, Dorothy P. (a quien conociste en el capítulo 7) se sometió a un año de tratamiento intensivo que incluía tomar corticosteroides, que se usan durante la quimioterapia para ayudar a prevenir náuseas y vómitos. Un efecto secundario habitual de los corticosteroides es el aumento de peso. Durante su tratamiento, Dorothy ganó casi diez kilos. Cuando hubo terminado su tratamiento y se dispuso a perder ese peso extra, Dorothy tuvo que enfrentarse a una realidad: no podía hacerlo como antes. Simplemente, no podía ayunar para perder peso o comer sólo ensaladas. No se trataba de entrar en el traje de novia o de tener buen aspecto en bikini; era algo más profundo. Necesitaba alimentos que la ayudaran a recuperarse, es decir, alimentos saludables. Como ella misma dice: «Tenía que empezar a pensar en la comida como en mi amiga». Esto cambió de un modo fundamental su relación con la alimentación.

Todas las noches, en la cena, sus hijos, de once y nueve años, jugaban a contar cuántas frutas y verduras distintas podían formar parte de los ingredientes en una sola comida. Se convirtió en un reto. Dorothy empezó a leer las etiquetas. Evitaba los aceites hidrogenados, los azúcares y las sustancias químicas, así como los alimentos procesados de muchos tipos, y empezó a comprar frutas y verduras ecológicas. Con el tiempo, eso dio lugar a un cambio profundo y sostenible. Ya no hacía dieta, sino que comía para vivir.

A resultas de sus nuevos hábitos alimentarios, Dorothy perdió peso, no rápidamente, sino de una forma que le ha permitido no recuperar ese peso a lo largo de los años transcurridos desde su diagnóstico inicial. Y lo que es más importante, ha mejorado su salud y ha proporcionado a su cuerpo los nutrientes que necesita para mantenerse sano y fuerte. Otro efecto secundario destacable: Dorothy ha transmitido sus hábitos de alimentación saludable a sus hijos, que ahora son adultos con familia propia, así como a su padre texano de noventa años, que se pasó la mayoría de la vida siendo asiduo comedor de carne y patatas. Sus cambios han tenido un efecto de cascada en su familia.

El cáncer como aviso

Tal como ocurre con otras áreas del estilo de vida, al cáncer se le da muy bien sortear la confusión cultural y permitirnos ver con claridad cómo las decisiones diarias influyen en nuestra salud. Pero todos nosotros, tanto si tenemos cáncer como si no, necesitamos reconectarnos con el verdadero propósito de los alimentos, que es nutrirnos, sanarnos y sustentarnos. Según las Directrices Dietéticas más recientes publicadas conjuntamente por el Departamento de Salud y Servicios Humanos y el Departamento de Agricultura de Estados Unidos, aproximadamente la mitad de los adultos estadounidenses padecen una enfermedad crónica relacionada con una mala dieta o con la falta de ejercicio, y más de dos terceras partes de los adultos tienen sobrepeso o están obesos[1]. Sólo uno de cada cuatro estadounidenses come una fruta al día, y sólo uno de cada diez consume la cantidad recomendada de verduras[1]. De hecho, los estadounidenses ingieren tan pocos alimentos ricos en antioxidantes que la cerveza representa la quinta fuente principal de antioxidantes en la dieta estadounidense estándar[2,3]. En cambio, la cantidad media de col rizada que un estadounidense come a la semana es de media cucharadita, a pesar de la recién adquirida popularidad de las verduras en algunos círculos.

Las participantes de nuestro CompLife Study se enfrentan a la tentación de ingerir alimentos poco saludables tanto en los pasillos del MD Anderson como en otros hospitales, cuyas cafeterías ofrecen pollo frito, patatas fritas y porciones de pizza de cadena de restaurantes. Unos cuantos hospitales pioneros han introducido innovaciones como plantar huertos ecológicos *in situ*, lo que aporta numerosos beneficios para toda la comunidad[4].

Durante la parte intensiva de seis semanas de nuestro CompLife Study, las participantes se reúnen semanalmente con dietistas-nutricionistas titulados y reciben lecciones sobre cómo comprar alimentos saludables y cómo cocinar esos alimentos para potenciar al máximo su valor nutricional y hacer que sepan deliciosos. Cuando vuelven a casa, lo que para muchas de ellas significa una población pequeña y unida de Texas o Luisiana, las participantes se encuentran a menudo el refrigerador y el congelador abarrotados precisamente de los alimentos que les hemos estado diciendo que no coman. Están aquí intentando hacer cambios sostenibles en el modo en que se alimentan (para muchas, el componente más duro del programa), y al regresar a casa se encuentran cantidad de guisos, lasañas y pasteles, «comida contra la depresión», preparados a menudo por amigos afectuosos y empáticos. De modo que procuramos resolver también este problema. Los amigos y familiares quieren verdaderamente ayudar, y con unas cuantas directrices, lo que está aguardando en el refrigerador puede ser saludable y nutritivo además de delicioso y reconfortante.

La idea de que la comida que es mala para nosotros nos hará sentir mejor es una idea extraña, pero está muy arraigada en nuestra cultura. Y no sólo nos estamos pasando la dieta occidental unos a otros, sino que también exportamos nuestra dieta poco saludable al mundo. No es ninguna coincidencia que el cáncer y otras enfermedades crónicas se estén afianzando en los mismos lugares en los que la dieta occidental se adopta con mayor facilidad[5]. De hecho, los índices de cáncer están aumentando en países que anteriormente tenían los índices más bajos del mundo (cáncer de mama en China e India, y cáncer de colon en Japón)[6]. Es más, el aumento de la incidencia se concentra en los centros urbanos, donde la gente está más expuesta a la comida rápida y a los alimentos muy procesados[7,8].

Los peligros de exportar los hábitos alimentarios estadounidenses quedaron espectacularmente plasmados en un estudio de 2015 en el que se hizo que un grupo de afroamericanos y una tribu rural de Sudáfrica intercambiaran su dieta[9]. Stephen O'Keefe, catedrático de la Facultad de Medicina de la Universidad de Pittsburgh, quería saber por qué los sudafricanos tienen un colon tan sano y presentan un riesgo tan bajo de cáncer de colon, mientras que los afroamericanos poseen el mayor riesgo de cáncer de colon de todas las razas en Estados Unidos. O'Keefe y sus colegas hicieron que veinte personas en cada país intercambiaran su dieta durante dos semanas. Los sudafricanos ingirieron una dieta rica en grasas, baja en fibras y rica en proteínas animales que incluía cosas como tortitas y salchichas en el desayuno, hamburguesas con patatas fritas en el almuerzo y pastel de carne y arroz en la cena. Mientras tanto, los afroamericanos del estudio siguieron la típica dieta baja en grasas y rica en fibras de los sudafricanos: alimentos como arepas de maíz y croquetas de salmón en el desayuno; tacos de pescado, Tater Tots (una fritura de patatas) caseros y rodajas de mango en el almuerzo, y quingombó, tomates, alubias carilla, y piña en la cena. Después de sólo catorce días con la nueva dieta, los investigadores observaron cambios profundos en cada grupo. Los participantes afroamericanos experimentaron rápidos cambios en su biología intestinal y su microbioma (el equilibrio bacteriano en los intestinos). Factores de riesgo asociados con el cáncer de colon, como la inflamación, descendieron. Mientras tanto, los sudafricanos presentaban cambios en sus intestinos asociados con un aumento del riesgo de cáncer de colon. Estos resultados fueron confirmados por un estudio reciente que resumía los hallazgos de investigaciones que incluían a más de 800.000 personas y que reveló que quienes seguían una dieta que se caracterizaba por causar inflamación presentaban un mayor riesgo de cáncer colorrectal (51% en los hombres y 25% en las mujeres)[10].

Es desconcertante hasta qué punto una dieta poco saludable forma parte de nuestra cultura occidental, pero eso no tiene que ser algo permanente. Como ilustra gráficamente el estudio sudafricano, pasarse a alimentos más saludables que nutren el cuerpo tiene un impacto espectacular, y el efecto puede arraigar deprisa. Como explica O'Keefe: «En sólo dos semanas, un cambio en la dieta consistente en pasar de una composición occidentalizada a una dieta tradicional africana rica en fibra y baja en grasas, redujo estos biomarcadores de riesgo de cáncer, lo que indica que probablemente nunca es demasiado tarde para modificar el riesgo de cáncer de colon».

Gestionar tu microbioma

Uno de los resultados más destacables del estudio de la dieta sudafricana es lo rápido que los cambios nutricionales (tanto buenos como malos) podían influir en el ecosistema de bacterias, hongos y virus que viven en nuestro cuerpo y en su interior y reciben el nombre de microbioma. Aunque te bañes a diario, te cepilles los dientes y te laves las manos, vas por ahí acompañado de tu ecoesfera única de microbios, aproximadamente cien billones de bacterias, algunas buenas, algunas malas. De hecho, estas células no humanas superan en una cantidad de diez a uno a nuestras células humanas. Como sucedió en el proyecto de secuenciación del genoma, actualmente se está trabajando a nivel mundial para secuenciar el microbioma[11-13].

Un microbioma poco saludable ha sido relacionado con múltiples enfermedades y afecciones, como la infección por Clostridium difficile, la psoriasis, la esofagitis por reflujo, la obesidad, el asma infantil, los trastornos gastrointestinales, dolencias neuropsiquiátricas como la depresión y la ansiedad, los microorganismos multirresistentes, las enfermedades cardiovasculares y el cáncer. Las investigaciones apuntan también una relación entre las bacterias intestinales y dos hormonas clave, la grelina y la leptina, que regulan el apetito[14,15].

Uno tras otro, los estudios demuestran que cuanto mayor es la diversidad de nuestro microbioma, mejor son los resultados de la salud[16-18]. Un aumento de la diversidad está también relacionado con una menor grasa corporal en general, con una menor resistencia a la insulina y un menor perfil inflamatorio, una de las características distintivas del cáncer y un perfil relacionado con un menor riesgo de cáncer[16-18]. Las investigaciones revelan una clara relación entre el microbioma y varios cánceres distintos, incluido el de colon, hígado, páncreas, pulmón y mama; lo mismo que los datos que se van obteniendo en cuanto al melanoma[19-21].

Si bien los estudios con seres humanos no han demostrado de forma concluyente una relación causal entre el microbioma y el cáncer, los estudios con animales han sido capaces de establecer una relación más directa. Existen múltiples mecanismos que relacionan el microbioma y el cáncer[22,23], uno de los cuales es un aumento de los procesos inflamatorios[22]. El sistema inmunitario está estrechamente relacionado con el microbioma. De hecho, los científicos creen que aspectos importantes de nuestro sistema inmunitario y nuestra respuesta inmunitaria residen en nuestro intestino[24,25]. La microbiota intestinal desempeña un papel fundamental a la hora de activar, entrenar y modular la respuesta inmunitaria[25,26]. Es probable que el microbioma influya en la carcinogénesis a través de mecanismos adicionales que todavía están por descubrir. Por otra parte, es probable que la desregulación inmunitaria nos proporcione percepciones importantes sobre cómo nuestro microbioma influye en el desarrollo del cáncer y en los tratamientos oncológicos.

Puede parecer obvio, pero es importante destacar que lo que comemos tiene un impacto directo en nuestro microbioma, y cada vez hay más pruebas que indican que crear y mantener un microbioma saludable podría desempeñar un papel importante en la eficacia del tratamiento oncológico. Una de mis colegas en el MD Anderson, Jennifer Wargo, está a la vanguardia de la investigación del microbioma. En un estudio de 2017 con pacientes de melanoma avanzado, Wargo descubrió que la diversidad y la composición de las bacterias del intestino de una persona afecta a lo bien que esta persona responde a la inmunoterapia[27]. Sus hallazgos sugieren que el sistema inmunitario cuenta con la ayuda de ciertos microbios al responder a los fármacos de la inmunoterapia. Aunque es necesario investigar más antes de que la gente salga corriendo a comprar probióticos con la esperanza de mejorar su respuesta al tratamiento oncológico, las investigaciones apuntan a que mantener un microbioma saludable proporciona claros beneficios. Cuanto más diverso es el microbioma, menor es la inflamación en el cuerpo y más saludable el sistema inmunitario.

Adoptar la dieta vegetal

La clave para crear un microbioma saludable sin pasarte con pastillas y complementos no probados es alimentar las bacterias buenas de tu cuerpo y desplazar a las malas siguiendo una dieta basada en los vegetales y rica en fibra, en cereales integrales y en carbohidratos complejos[28,29]. De hecho, un estudio de referencia con animales publicado en *Science* en 2013 reveló que cuando se alimentaba a los ratones con la dieta estadounidense estándar y se trasplantaba un microbioma saludable a su intestino, la microbiota no colonizaba[30]. Reconocía su nuevo entorno como un lugar poco idóneo para vivir y crecer.

La dieta que ha demostrado ser más beneficiosa en lo referente a la salud y la resistencia al cáncer es la dieta mediterránea, como también observaba David Servan-Schreiber en *Anticáncer*[31]. Como hijo de padres de origen italiano y estadounidense que escribieron dos exitosos libros sobre cocina mediterránea en la década de 1980, una dieta rica en verduras, aceite de oliva, cereales integrales y frutos secos ocupa un lugar especial en mi corazón. Cuando era adolescente, tuve la fortuna de hacer de catador de una variedad increíble de sopas, entrantes y guarniciones vegetarianos. Hace mucho tiempo que las investigaciones han relacionado la dieta mediterránea con un menor riesgo de enfermedad cardiovascular y diabetes. Estudios más recientes señalan posibles impactos en el riesgo de cáncer y relaciones con la salud del cerebro[32-37]. Un estudio de 2015 que analizaba la dieta de más de cinco mil mujeres italianas descubrió que aquellas que seguían más rigurosamente la dieta mediterránea presentaban una reducción del 57% del riesgo de cáncer de endometrio[38]. También informaba de un efecto de respuesta a la dosis. Quienes seguían más rigurosamente la dieta presentaban una reducción considerable del riesgo de cáncer, mientras que quienes seguían la dieta menos estrictamente sólo presentaban una reducción moderada del riesgo.

Un estudio de 2017 realizado por investigadores en los Países Bajos reveló una clara asociación entre la dieta mediterránea y el riesgo de cáncer de mama posmenopáusico[39]. Los investigadores utilizaron datos del estudio de cohortes realizado en los Países Bajos en el que participaron más de sesenta y dos mil mujeres con edades comprendidas entre los cincuenta y cinco y los sesenta y nueve años a las que se hizo un seguimiento de los hábitos alimentarios y de estilo de vida a lo largo de veinte años. Descubrieron que, en el cáncer de mama con receptores de estrógeno negativos, que generalmente tiene un peor pronóstico, seguir una dieta mediterránea reducía aproximadamente un 40% el riesgo en comparación con aquellas que no seguían una dieta mediterránea. Además, en el cáncer de mama con receptores tanto positivos como negativos, cuanto más estrictamente se seguía la dieta mediterránea, menor era el riesgo de cáncer de mama.

POR QUÉ SON MEJORES LOS ALIMENTOS QUE LOS COMPLEMENTOS

Decidí conscientemente renunciar a añadir complementos al protocolo del CompLife Study, del mismo modo que ahora te sugiero que empieces tu dieta anticáncer sin ellos. Los alimentos están diseñados específicamente para aportar nutrientes al cuerpo del modo más eficiente y útil. Eso no quiere decir que los complementos no estén a veces justificados (por ejemplo, yo mismo animo a las pacientes con una baja vitamina D, puesto que sabemos que eso está relacionado con la aparición de ciertos cánceres, a ingerir vitamina D adicional)[40]. Pero tenemos tendencia a confiar demasiado en las pastillas y los elixires en lugar de confiar en que los alimentos (nuestra dieta diaria) nos darán, con el tiempo, todo lo que necesitamos. Estoy convencido de que la mayoría de nosotros podemos obtener todo lo que necesitamos si afinamos nuestras aptitudes para elegir la variedad más amplia posible de alimentos ricos en nutrientes. Para personas que están recibiendo tratamiento oncológico, lo ideal es consultar a un dietista-nutricionista titulado que esté especializado en oncología.

Un aspecto clave de la dieta mediterránea es el consumo de frutas y verduras. En lo que a la ingesta de frutas y verduras se refiere, las pruebas sugieren que podría ser mejor más cantidad. Un metaanálisis de noventa y cinco estudios de cohortes prospectivos reveló que las personas que comían regularmente diez porciones de fruta y verduras al día presentan un riesgo considerablemente menor de enfermedades crónicas, incluida la cardiopatía y el cáncer[41]. Los investigadores descubrieron que por cada 200 gramos adicionales de frutas y verduras consumidos (dos porciones), el riesgo de cáncer descendía un 3%. Concluyeron que 7,8 millones de muertes prematuras por cáncer, cardiopatía, ictus y todas las causas podrían haberse prevenido si la gente hubiera ingerido diez porciones de frutas y verduras al día. A estas pruebas se suma un asombroso estudio de 2017 que demuestra que la calidad de la dieta en la adolescencia y en los primeros años de la edad adulta predice el riesgo de cáncer de mama más adelante en la vida[42]. El estudio, realizado por Karin Michels y sus colegas de la UCLA, hizo un seguimiento a más de cuarenta y cinco mil mujeres que participaban en el estudio de salud de las enfermeras II (Nurses' Health Study II) a lo largo de veintidós años. Los investigadores puntuaron las dietas según lo *inflamatorias* que eran. Al compararlas con las mujeres cuyas dietas tenían una puntuación inflamatoria baja, aquellas con las dietas más inflamatorias durante sus años de adolescencia presentaban un riesgo un 35% más alto de cáncer de mama. De modo parecido, las del grupo inflamatorio más alto durante los primeros años de su edad adulta presentaban un riesgo de desarrollar cáncer de mama un 41% más alto que las mujeres que afirmaban ingerir alimentos más antiinflamatorios cuando eran más jóvenes.

Estos estudios fueron observacionales. Pero un gran estudio aleatorizado controlado, realizado en España y publicado en 2013, examinó los efectos de una dieta mediterránea complementada con aceite de oliva virgen extra frente a una dieta mediterránea complementada con frutos secos comparados con una dieta moderadamente baja en grasas en hombres y mujeres con riesgo de cardiopatía para ver si podrían reducir la incidencia de eventos cardiovasculares importantes. El estudio funcionó, e informaron en la revista *New England Journal of Medicine* de que ambos grupos de la dieta mediterránea presentaron menos ictus a lo largo de un período de seguimiento de cuatro años[43].

A partir de este mismo ensayo clínico, los autores han informado de que la dieta mediterránea conllevaba una reducción de peso, índices más bajos de diabetes, una reversión del síndrome metabólico, una reducción del estrés oxidativo y niveles más bajos de la proteína C reactiva (una medida general de inflamación sistémica)[44-47]. Lo más importante para los que estamos en el mundo del cáncer es que las mujeres que fueron asignadas aleatoriamente a la dieta mediterránea rica en aceite de oliva virgen extra redujeron su riesgo de cáncer de mama más de un 70% a lo largo de cinco años con respecto al grupo de control que ingería la dieta moderadamente baja en grasas[48]. Por lo que parece que es probable que lo que es bueno para el corazón sea también bueno para la prevención del cáncer[49].

También existen cada vez más pruebas de que es importante adoptar una dieta vegetal tras el diagnóstico de diversos cánceres distintos. Un estudio de 2015 reveló que era más de un 50% menos probable que los hombres diagnosticados de cáncer de próstata murieran de la enfermedad si seguían una «dieta prudente», rica en frutas, verduras y cereales integrales, y baja en grasas, azúcar, colesterol y sodio[50]. Por otra parte, el mismo estudio, en el que participaron más de veintidós mil médicos varones, reveló que era 2,5 veces más probable que quienes seguían una típica dieta occidental murieran de cáncer de próstata.

Una de las razones de que la dieta mediterránea, o la dieta prudente, muy parecida a ella, se relacionen estudio tras estudio constantemente con la buena salud puede atribuirse en parte a las modificaciones de las características distintivas del cáncer, como descensos de la angiogénesis, mejoras de la función inmunitaria y descensos de la carga inflamatoria total. Las verduras de hoja oscura, como las verduras crucíferas, los cereales integrales y otros alimentos ricos en fibras son grandes fuentes de micronutrientes y fitoquímicos, y están relacionados con niveles inferiores de múltiples marcadores inflamatorios[51-54]. Las frutas y las verduras no sólo son ricas en vitaminas y minerales, sino que también contienen antioxidantes, que pueden tener un papel a la hora de prevenir los estadios iniciales del cáncer[55-57]. Es importante que las verduras crucíferas en concreto posean un elevado nivel de compuestos de indol como los sulforafanos, unos fitonutrientes que han resultado ser eficaces para combatir el crecimiento y el desarrollo del cáncer gracias a un descenso de la proliferación celular, la inflamación y los biomarcadores epigenéticos[58-60]. Los demás beneficios de una dieta rica en verduras son su bajo contenido de calorías y carbohidratos, y su reducido índice glucémico, que están relacionados con una menor inflamación. De hecho, los factores dietéticos influyen en todas las características distintivas del cáncer; ya sea de modo favorable cuando nos alimentamos para estar sanos y para reducir procesos tumorígenos o cuando comemos de un modo poco saludable que aumenta los procesos tumorígenos[55,60-77].

La dieta mediterránea refleja también una interacción más natural y relajada entre los seres humanos y el entorno inmediato en el que viven. Históricamente, las culturas mediterráneas se alimentan de lo que está fácilmente a su alcance, lo que significa que consumen lo que se cultiva en cada temporada, lo que puede capturarse en el mar, lo que puede criarse en un pequeño terreno (incluidas las gallinas) o lo que puede recolectarse cerca. Naturalmente, esto ha cambiado cuando la agricultura industrial se ha extendido hasta los rincones más remotos del mundo. Pero, por suerte para nosotros, los principios fundamentales de la dieta (y la cultura) mediterránea permanecen intactos.

Lo mismo puede decirse de la mayoría de dietas saludables de todo el planeta: la dieta mediterránea, la dieta asiática o la dieta rural sudafricana. Existen similitudes entre todas estas dietas, basadas en gran parte en alimentos de origen vegetal: incluyen verduras, frutas, frutos secos, semillas, cereales integrales y otros alimentos ricos en fibra, así como raciones mínimas de proteínas animales, alimentos procesados y azúcares añadidos. Comer de esta forma facilita que nuestro microbioma esté bien alimentado. Aunque los nombres y los detalles puedan diferir, los principios básicos de estas dietas son, en líneas generales, los mismos.

Dietas saludables, nombres distintos

Un ejemplo excelente de este patrón general de las dietas saludables se ve claramente en las Zonas Azules[78], comunidades esparcidas por todo el mundo cuyos residentes llegan frecuentemente a vivir hasta los cien años de edad, con poca o ninguna incidencia de enfermedades. A primera vista, los residentes de las Zonas Azules no podrían ser más diferentes: En Loma Linda, California, la comunidad, que gira en torno de la Iglesia Adventista del Séptimo Día, sigue una dieta vegana. En Cerdeña, Italia, la dieta estándar es rica en aceites y grasas, pero en los aceites y grasas saludables que se encuentran en los frutos secos y las aceitunas. Los costarricenses que viven en Nicoya siguen una dieta que incluye carne pero que es rica en verduras, especialmente en las florecientes raíces tuberosas autóctonas. En Okinawa, Japón, el hincapié se hace en el pescado fresco y en las verduras y las féculas, como el arroz, pero es baja en grasas. En

Icaria, Grecia, la dieta es la que más se aproxima a la mediterránea clásica. Si bien, en apariencia, las dietas de estas cinco Zonas Azules parecen considerablemente distintas, tienen en común que ponen el acento en los alimentos integrales, frescos y locales, y en una ausencia prácticamente total de alimentos procesados. Dicho de otro modo, comparten los mismos principios de la dieta mediterránea pero con opciones alimentarias que ejemplifican mejor lo que tiene a su alcance, según su cultura, clima y entorno locales. Aunque no puede afirmarse con absoluta certeza que estos hábitos alimentarios reduzcan el riesgo de desarrollar cáncer o de mejorar los resultados de quienes padecen cáncer, las abrumadoras pruebas obtenidas hasta la fecha apuntan sin duda en esta dirección.

Hace poco hablé con el doctor David Katz sobre las similitudes entre las distintas dietas saludables. Y me comentó que había hecho una observación parecida al asistir a una reciente reunión de expertos en la conferencia Oldways Common Ground. Hubo sesiones temáticas sobre diversas dietas, cada una de ellas pregonando los beneficios concretos de centrarse en un área. El defensor de la paleodieta habló sobre proteínas animales, mientras que el grupo vegano debatió sobre la inflamación relacionada con los productos lácteos, y los de la sesión sobre la dieta mediterránea oyeron hablar sobre grasas saludables. Cuando se hizo la pausa para almorzar, Katz se fijó en que sus platos eran casi idénticos. Todo el mundo tenía muchas verduras y ensaladas, una pequeña ración de proteínas, algo de grasas y algo de cereales. «Al final, todos pensábamos lo mismo temáticamente y eso me pareció la conclusión fundamental —explicó Katz—. En el terreno de la dieta nutritiva hay mucho ruido pero no tiene por qué haberlo. Me di cuenta de que creamos una gran confusión cuando todos aspiramos sencillamente a lo siguiente: tenemos que comer *alimentos saludables combinados de modo sensato.*»

Este saludable patrón dietético centrado en los alimentos de origen vegetal, con independencia de cómo lo llames, va en contra de lo que fomenta la cultura y lo que a menudo es la elección más sencilla en cuanto a lo que comemos y bebemos. Durante la mayor parte de mi vida, participé en una cultura alimentaria adictiva que alimenta nuestras ansias de azúcar, sal y grasas. Una vez, en una conferencia sobre el cáncer, me preguntaron sobre esta forma de comer y respondí: «Esas son las normas para los pacientes de cáncer. Nosotros no tenemos cáncer». Pero me he dado cuenta de que debemos abordar la alimentación saludable de modo más proactivo si esperamos reducir nuestro riesgo de cáncer y mejorar nuestras probabilidades de sobrevivir a un diagnóstico de cáncer. El mantra de David Servan-Schreiber sigue siendo cierto: el cáncer vive en todos nosotros, pero no todos nosotros tendremos cáncer. Podemos reducir las probabilidades de que esas células se activen y se multipliquen según las elecciones de estilo de vida que hagamos cada día, y nuestras elecciones nutricionales son fundamentales.

Desenchufar la máquina de los dónuts

Corría el verano de 2015 cuando un colega me envió por correo electrónico una foto de la máquina de dónuts con el siguiente tema: «BUENA PARA EL NEGOCIO». Cuando me percaté de que aquel artilugio estaba en las instalaciones del MD Anderson, fui inmediatamente a verlo por mí mismo. El aroma a dónuts recién hechos me llegó antes de vislumbrar siquiera un carrito de vivos colores con un cartel que decía: «TE LO AMASAMOS SOBRE LA MARCHA», rodeado de una multitud de personal del hospital con uniforme sanitario y de pacientes con niños entusiasmados. El carrito estaba situado en la pasarela elevada que une el estacionamiento con el hospital principal y el edificio del personal/profesorado. Ese sitio queda directamente frente al hotel del piso superior donde los pacientes se alojan con sus familias durante el tratamiento oncológico.

Fue un momento surrealista para mí. En el MD Anderson nos enfrentamos a muchas normas y reglas. Si quieres servir zumo de verduras recién exprimido en el campus, ni te imaginas la cantidad de comités a los que tienes que pedir permiso ni la cantidad de detalles que hay que solventar (de hecho, lo intentamos, pero al final la preocupación por los riesgos de los alimentos sin pasteurizar nos lo impidió). Pero si alguien quiere introducir rodando una máquina de dónuts en la vía principal que transitan los docentes, el personal, los pacientes y sus familias al ir y venir de sus coches, al parecer puede simplemente enchufarla, ponerla en marcha y el espectáculo puede comenzar.

El hombre que manejaba la máquina, el jefe de cocina de la cadena hotelera de al lado, sonreía orgulloso. Cuando le pregunté si iba a ser un elemento fijo del hospital, respondió: «Es una máquina muy cara. Tenemos que vender muchos dónuts si queremos que esto dure». Sin duda, imaginó que volvería corriendo a mi despacho y convocaría una reunión urgente del personal: «Esto es importante, chicos. ¡Tenemos que comer todos más dónuts!» Por lo que se veía, esta era, de hecho, la respuesta que estaba obteniendo hasta el momento ese primer día. Y tengo que admitir que me sentí derrotado. Todo el mundo parecía muy feliz. La cara sonriente del jefe de cocina, que entregaba bolsas rosas llenas de dónuts recubiertos de azúcar a la velocidad con que podía prepararlos, y los ojos como platos del personal y de los pacientes del hospital que aguardaban auguraban un éxito rotundo de una dosis diaria de grasas, carbohidratos y azúcar.

Tras tomar algunas fotos, regresé a mi despacho pero, en lugar de animar a consumir dónuts, envié de inmediato un correo electrónico al doctor Ron DePinho, que por aquel entonces era presidente del MD Anderson. Tengo que decir que no tengo la costumbre de mandar correos electrónicos corriendo al presidente del hospital.

Pero no podía quedarme de brazos cruzados sabiendo lo que sé sobre la relación entre la dieta y la enfermedad. En la actualidad, sabemos que la obesidad está relacionada con trece tipos de cáncer y que es responsable de uno de cada cinco cánceres en total[79,80]. Si añades un estilo de vida sedentario a una dieta poco saludable, el riesgo de cáncer aumenta más del 30%[81]. Eso significa que casi una tercera parte de todos los cánceres podrían prevenirse si la gente siguiera una dieta saludable y se mantuviera activa. De hecho, el Instituto Nacional del Cáncer calcula que si cada adulto de Estados Unidos redujera su índice de masa corporal (IMC) un 1% (perder aproximadamente un kilo cada uno), se evitarían cien mil nuevos casos de cáncer (del medio millón de nuevos casos previstos para 2030 en Estados Unidos)[6,82-85].

A pesar de estas increíbles estadísticas sobre la cantidad de cánceres que podrían evitarse si la gente ingiriera más verduras y menos dónuts, la tendencia dominante es culpar del cáncer a cosas que escapan a nuestro control inmediato: nuestros genes, los alimentos modificados genéticamente, la carne inyectada con hormonas, la contaminación atmosférica, etcétera. El último Cancer Risk Awareness Survey del Instituto Americano para la Investigación del Cáncer demuestra que menos de la mitad de los estadounidenses son conscientes de que una dieta baja en frutas y verduras aumenta el riesgo de cáncer y sólo la mitad conoce la relación entre la obesidad y la enfermedad[86]. Sólo uno de cada tres sabe que seguir una dieta rica en carne roja o procesada se ha relacionado repetidamente con el cáncer de colon.

Así que mientras se siguen acumulando las pruebas sobre la relación entre la dieta y el cáncer, lo que llega a la población es confuso y fragmentado. Podría ser que el personal del hospital que hacía cola en el carrito de los dónuts estuviera debatiendo sobre sus pacientes o hablando sobre sus rondas diarias sin la menor sensación de contradicción ni ironía. Podría ser que los pacientes se hubieran estado lamentando de su siguiente ronda de quimioterapia sin la menor sensación de que lo que iban a comer podía contrarrestar el efecto deseado de la quimioterapia consistente en reducir el tamaño de su tumor antes de la cirugía.

Pero con la imagen de todos aquellos rostros sonrientes ante mí, redacté mi mensaje sin demasiadas esperanzas de ser escuchado.

Para mi sorpresa, cuando regresé de unas vacaciones, la máquina de dónuts había desaparecido. El presidente me había escrito para darme las gracias por «ser tan buen guardián», pero imagino que mucha más gente me consideraba un aguafiestas. Lo cierto es que no quiero ser ninguna de esas cosas, pero en las circunstancias actuales, suelo encontrarme desempeñando estos papeles. Cuando te enfrentas a los intentos de las industrias multimillonarias de convertirnos en adictos a productos potencialmente letales, desterrar la máquina de dónuts fue para mí algo más que una simple victoria simbólica.

No tan dulce: los peligros del azúcar

Un ejemplo de las fuerzas poderosas a las que nos enfrentamos se puso de manifiesto en un estudio que llevaron a cabo investigadores de la Universidad de California en San Francisco en 2016 y que examinó documentos internos de la industria azucarera de las décadas de 1960 y 1970. Los documentos revelaron una campaña de desinformación, que guarda un parecido sorprendente con los esfuerzos de la industria tabacalera por restar importancia a los peligros del tabaco. Hace cincuenta años, la industria azucarera patrocinó un programa de investigación para poner en duda el papel del azúcar en el riesgo de cardiopatía y presentar las grasas como las responsables alimentarias[87]. Además, los estudios que relacionaban el azúcar con el cáncer no vieron la luz[88]. La campaña tuvo mucho éxito y dio lugar a una serie de recomendaciones basadas en el papel de las grasas y el colesterol en las cardiopatías mientras se restaba importancia al papel de la sacarosa.

Pero aunque el consumo de grasas ha disminuido, la epidemia de cardiopatías y otras enfermedades crónicas, incluido el cáncer, ha seguido aumentando[89,92], junto con nuestra ingesta de enormes cantidades de azúcar añadidas a los alimentos para sustituir las grasas. El estadounidense medio consume actualmente alrededor de veintitrés cucharaditas de azúcar al día, más del doble de la ingesta diaria recomendada por la Organización Mundial de la Salud y más de tres veces la cantidad que la American Heart Association recomienda a las mujeres[93].

Aunque muchos oncólogos siguen poniendo en duda la idea de que «el azúcar alimenta el cáncer» por considerarla una simplificación excesiva, las investigaciones realizadas durante los últimos diez años sugieren una clara relación entre los niveles altos de azúcar en sangre y ciertos tipos de cáncer[94-100]. En un estudio de 2011, investigadores del Albert Einstein College of Medicine de la ciudad de Nueva York analizaron los datos sanitarios de cuatro mil quinientas mujeres posmenopáusicas a lo largo de un período de doce años y descubrieron que era dos veces más probable que aquellas que presentaban los niveles más altos de azúcar en sangre desarrollaran cáncer de colon[101]. En un estudio de larga duración publicado en 2012, investigadores suecos demostraron que los hombres que bebían un refresco de 12 onzas (lo que equivaldría a un refresco de 330 ml) al día aumentaban un 40% su riesgo de cáncer de próstata[102]. En ese estudio, los científicos hicieron un seguimiento de la salud de más de ocho mil hombres con edades comprendidas entre los cuarenta y tres y los setenta y cinco años a lo largo de quince años. También averiguaron que el aumento del riesgo estaba relacionado con formas de cáncer de próstata de crecimiento muy rápido, que es más probable que sean mortales.

Aunque es necesario investigar más para demostrar una relación directa entre el cáncer y el azúcar, la relación entre la ingesta de azúcar y la explosión internacional de la diabetes tipo 2 está más allá de toda duda. La diabetes tipo 2 afecta a más de 420 millones de personas, casi uno de cada diez adultos de todo el mundo[103,104]. Y es casi dos veces más probable que las personas con diabetes sean diagnosticadas de cáncer de colon y de páncreas[105]. Así que, aunque sigas sin estar convencido de los peligros implícitos del azúcar, es difícil ignorar o restar importancia al camino hacia el cáncer a través de la diabetes como una tendencia real y peligrosa[106].

EL DILEMA DEL ALCOHOL

El Programa de Toxicología de Estados Unidos (National Toxicology Program) ha incluido el alcohol como un carcinógeno humano conocido[107]. Cuanto más bebe alguien, más elevado es su riesgo de desarrollar ciertos tipos de cáncer, incluido el de cabeza y cuello, esófago, hígado, estómago, mama y colorrectal[108-112]. Se calcula que un 3,5% de las muertes por cáncer en 2009 estaban relacionadas con el alcohol[113]. Las últimas investigaciones sugieren que incluso la ingesta moderada de alcohol aumenta el riesgo de cáncer y el riesgo de muerte por cáncer[107,113,114]. Un estudio publicado en 2013 reveló que quienes consumen como mínimo tres copas al día representan la mayoría de muertes por cáncer relacionadas con el alcohol[113]. Pero el estudio, en el que participaron investigadores de Estados Unidos, Canadá y Francia, concluyó también que quienes beben como máximo 1,5 copas al día representan más de una tercera parte de las muertes por cáncer relacionadas con el alcohol. De modo que, en lo que al cáncer se refiere, cuanto menos bebes, mejor, y tal vez sea prudente eliminar este factor de riesgo por completo.

Si tu cáncer no aparece en la lista de los que tienen relaciones identificadas con el alcohol, piensa que el alcohol es azúcar, y el azúcar causa inflamación; y sabemos que el cáncer es una enfermedad inflamatoria. Si consumes alcohol, el Instituto Americano para la Investigación del Cáncer (AICR, por sus siglas en inglés) recomienda como máximo una copa al día a las mujeres y como máximo dos al día a los hombres. Y para reducir el pico de azúcar, asegúrate de no beber con el estómago vacío. Si bebes alcohol, lo mejor es consumirlo como hacen los europeos, en las comidas.

Reducir tu carga glucémica

El azúcar no es el único responsable de los picos de azúcar en sangre. Los alimentos muy procesados y refinados como el pan blanco, el arroz blanco, los cereales para el desayuno y las galletas saladas poseen lo que se denomina un elevado índice glucémico[115]. Eso significa que el cuerpo digiere esos alimentos y los convierte rápidamente en azúcar, literalmente momentos después de haberlos consumido. Así que, igual que comer dulces o beber refrescos, comer alimentos con un elevado índice glucémico genera picos de azúcar en sangre, lo que da lugar a la liberación de insulina y al aumento de la ß-catenina, una proteína de la que se sabe que es un factor importante en el desarrollo de ciertos cánceres[116,117]. Un estudio de 2016, dirigido por mi colega del MD Anderson el doctor Xifeng Wu, descubrió que era casi un 50% más probable que los pacientes que ingerían alimentos con un índice glucémico más alto desarrollaran cáncer de pulmón que aquellos con el índice glucémico más bajo[118]. En el caso de personas que nunca habían fumado y tenían el índice glucémico más alto, su aumento de riesgo de cáncer de pulmón era superior al 80%[118]. Existen datos parecidos sobre una relación entre el azúcar, la carga glucémica y el riesgo de cáncer de próstata, mama, ovario, colon y endometrio[94-96,122,123].

SUSTITUTOS DEL AZÚCAR

En cada charla que Alison y yo damos y en la que comentamos los perjuicios del consumo excesivo de azúcar, invariablemente alguien pregunta: «¿Y qué pasa con los azúcares sin calorías y sin carga glucémica?» Esos edulcorantes no calóricos se incluyen en dos categorías principales: (1) sustitutos naturales del azúcar como la estevia, el xilitol y algunos otros alcoholes de azúcar, que también se presentan de forma procesada, como por ejemplo, el eritritol, o (2) sustitutos artificiales del azúcar como la sacarina, el acesulfamo, el aspartamo, el neotamo y la sucralosa. Existen investigaciones contradictorias sobre la relación de los sustitutos artificiales del azúcar con un aumento del riesgo de cáncer. Hasta la fecha, no ha habido estudios que relacionen los edulcorantes obtenidos de forma natural con el cáncer. Por desgracia, limitarse a usar un edulcorante, ya sea artificial o real, como sustituto puede no ser tan eficaz como nos gustaría en cuanto a la pérdida de peso. (Esta es la razón, después de todo, por la que la mayoría de gente recurre a edulcorantes: para obtener el sabor dulce sin las calorías o el aumento de peso.) De hecho, estos sustitutos del azúcar podrían insensibilizar la respuesta de recompensa del cerebro, lo que da lugar a un aumento de la ingesta de alimentos[119-121]. Esto significa que engañar al cerebro con edulcorantes sin calorías podría resultar contraproducente. Algunos sustitutos del azúcar han sido asociados con el aumento de peso, la intolerancia a la glucosa e incluso la diabetes[119-121]. El enfoque ideal consiste en reeducar tu afición a los dulces y dominar tu adicción al azúcar.

Dado el alcance de las investigaciones y los crecientes conocimientos sobre el papel de los carbohidratos muy procesados y del azúcar en el riesgo y los resultados del cáncer, ¿por qué parece tan normal, incluso reconfortante, encontrarse caramelos de regalo en la consulta del médico o dónuts en la cafetería de un hospital? ¿Por qué no está llegando el mensaje sobre el azúcar y los carbohidratos refinados a la población, o penetrando siquiera en las oficinas de nuestros principales centros de oncología?

Los peligros de las carnes rojas y procesadas

Aunque los mensajes que nos llegan diariamente sobre nuestra dieta y sobre lo que es y no es saludable parecen cambiar sin parar, a estas alturas es obvio que la carne roja y la carne procesada están relacionadas con el cáncer. De hecho, se ha relacionado el consumo excesivo de carne roja con más de doce cánceres, incluido el de mama, próstata, colon e hígado[124,125]. Básicamente, si comes beicon cada mañana, hamburguesas cada noche y un bistec los fines de semana, podrías estar creando un entorno de inflamación crónica, y sabemos que la inflamación estimula el crecimiento del cáncer.

En 2015, el Centro Internacional de Investigaciones sobre el Cáncer y la Organización Mundial de la Salud clasificaron la carne procesada como carcinógeno y la carne roja como probable carcinógeno[124,126]. Un grupo de investigadores de la Universidad de Cambridge concluyó que si los hombres redujeran a la mitad su ingesta de carne procesada, se produciría una reducción del 12% de cáncer de colon[124,126,127]. Otros estudios han relacionado el consumo de carne roja con un aumento del riesgo de cáncer de próstata, colorrectal y de mama[127,128].

Un factor que relaciona la carne roja con el cáncer hace referencia a los carcinógenos que se liberan durante el cocinado. Estos compuestos se forman cuando se cuece la carne a altas temperaturas o se chamusca[128-132]. Por desgracia, también se forman cuando se cuece la carne a temperaturas normales, incluido al freírla o al asarla a la parrilla[128-131].

Otro factor que aumenta los perjuicios de la carne roja es fruto de la comida con que se alimenta a los animales para cebarlos y lograr que los ganaderos obtengan más beneficios. Las vacas que pastan todo el día en los campos y se alimentan de hierba hasta el momento en que son sacrificadas para obtener su carne poseen un buen equilibrio de ácidos grasos esenciales omega-6 y omega-3; aproximadamente en una proporción de cuatro a uno o de dos a uno. Sin embargo, las vacas criadas en una unidad de engorde y alimentadas con maíz y/o soja, aunque sólo sea la última parte de su vida, carecen de ácidos grasos omega-3 cuando son sacrificadas[133]. Las terneras criadas en unidades de engorde son básicamente portadoras de omega-6. El omega-6 es un ácido graso esencial, lo que significa que lo necesitamos en nuestra dieta, pero también lo necesitamos en el equilibrio adecuado junto con los ácidos grasos omega-3. Un exceso de ácidos grasos omega-6 en nuestra dieta, lo que es el caso de la mayoría de personas que ingieren carne criada de modo convencional, aumenta la inflamación, lo que está relacionado con el cáncer[134]. También están surgiendo otras teorías sobre la relación entre la ingesta de carne roja y el cáncer, pero es necesario investigar más para confirmarlas en los seres humanos[135,136]. Se sabe menos sobre si los perjuicios del consumo de carne roja se reducen al consumir carne ecológica de animales de pasto. En teoría, esta carne tendría una mejor proporción entre omega-6 y omega-3. Pero, hasta la fecha, nadie ha realizado estudios con animales o con seres humanos para determinar los riesgos relativos.

Que tengan donde elegir

A pesar de los peligros conocidos del azúcar y las carnes rojas y procesadas, la mayoría de cafeterías de los hospitales sirven cantidades excesivas de todos estos alimentos: que tengan donde elegir, dicen. Pasillo abajo, los pacientes y sus familias pueden terminar su comida carcinogénica, rica en grasas, con una copa rebosante de helado espolvoreado de crujientes ingredientes dulces. Aunque la máquina portátil de dónuts ya no recorre las pasarelas del MD Anderson tentando a los supervivientes y al personal de hospital con la fragancia de la masa frita y del azúcar en polvo, las cafeterías de nuestro hospital, como nuestra cultura en general, están repletas de tentaciones diabéticas, obesogénicas y carcinogénicas.

La explicación con la que me he encontrado repetidamente en el MD Anderson y en otros sitios es que ofrecer una opción saludable (y a menudo sólo una) justifica la abundancia de cosas poco saludables. Si incluyes una ensalada o un *smoothie* en la carta, ya has cubierto la categoría de saludable y puedes ofrecer una plétora de hamburguesas, patatas fritas y postres dulces. Esto me parece una falsa elección (por no hablar de un evidente desequilibrio entre las opciones saludables y las que no lo son). Sabiendo lo que sabemos sobre las cualidades adictivas de los alimentos ricos en sodio, azúcar y grasas[137-139], no tendríamos que ofrecer ningún plato que mermara la salud de nuestros pacientes y personal. O, a modo de acuerdo, ¿por qué no ofrecer una opción poco saludable y que el resto sean opciones saludables? El argumento de que la gente quiere estos alimentos y sólo estos alimentos es también engañoso. Como se ha documentado en el New Milford Hospital, en Connecticut, cuando se ofrecen opciones saludables, los pacientes y el personal las valoran. «A menudo, cuando les damos el alta, los pacientes preguntan si pueden quedarse a almorzar», afirma el chef

Kerry Gold[4]. ¿Cuántos hospitales pueden jactarse de eso? Todos hemos sido prisioneros demasiado tiempo de falsos argumentos.

Curiosamente, las investigaciones demuestran que los alimentos muy procesados producen en el cerebro el mismo efecto que drogas como la cocaína y la heroína. Un estudio de 2015 realizado por científicos de la Universidad de Michigan reveló que la propensión de la gente a darse atracones de alimentos poco saludables estaba directamente relacionada con lo mucho que esos alimentos estuvieran procesados[140]. Los alimentos muy procesados, como la pizza y el helado, tienen la capacidad de anular la voluntad y tapar las señales biológicas relacionadas con el hambre[141]. (Es decir, sigues comiendo aunque estés lleno.) Los alimentos saludables como el brócoli y el salmón no desencadenan la misma respuesta en el cerebro. Nadie tiene la tentación de darse un atracón de coles de Bruselas o de zanahorias. Eso no se debe a que las coles de Bruselas y las zanahorias no sean ricas. Se debe a que estos alimentos saludables no inducen la misma respuesta de nuestros centros de recompensa neuroquímicos. Sé por experiencia propia, a raíz de cuando era estudiante universitario con una creciente adicción a los Doritos, y hace menos tiempo, de mis ganas de comer palomitas de maíz condimentadas con mantequilla artificial en el cine, que las adicciones alimentarias no son ninguna broma. Cuando te das cuenta de que ciertos alimentos generan adicciones, y que muchas personas somos adictos o adictos en recuperación, la idea de que las cafeterías de los hospitales sirvan pizza o de que las consultas de los médicos ofrezcan caramelos de regalo se vuelve todavía más perturbadora.

La relación entre peso y cáncer

Como los estudios que examinan la relación entre el peso y las enfermedades han sido mayoritariamente observacionales, durante muchos años a la comunidad médico-científica le fue fácil descartar estos datos por carecer de la clase de especificidad (y, lo que es más importante, la reproducibilidad) que hacía que valiera la pena promocionarlos. Pero con el tiempo, la consistencia de las relaciones y las tendencias que se estaban observando acabaron siendo sencillamente innegables. Por ejemplo, hemos podido hacer el seguimiento de cómo un cambio en la dieta afecta la vulnerabilidad de una persona a las enfermedades al controlar los índices de aparición de cáncer en personas de Asia o de África que migran a países occidentales. Ha quedado claramente demostrado, gracias a los datos recogidos a lo largo de décadas, que quienes emigran de esas culturas experimentan un aumento de los índices de obesidad y un pico de las enfermedades asociadas con una dieta occidental (que es rica en grasas trans, en azúcar y en alimentos muy procesados), incluido un aumento de la incidencia de muchos cánceres en un porcentaje mucho mayor que en sus países de origen que (tras una sola generación) refleja los porcentajes de su nuevo hogar[142-144]. Es decir, las personas que se desplazan aquí se integran de un modo que no siempre es beneficioso para su salud. Y la dieta occidental con platos fáciles de preparar es, claramente, una de esas adaptaciones poco saludables. Como se comentó anteriormente, hemos tenido bastante éxito exportando nuestra dieta de comida rápida y procesada a otras naciones, y sus índices de obesidad están aumentando, lo mismo que las enfermedades occidentales. En un país en desarrollo como Brasil, en un pasado no muy lejano, debido a la pobreza, la gente pesaba menos de lo que debía y se esforzaba por conseguir las calorías necesarias. Pero un estudio de 2011 reveló que el 48% de la población brasileña tiene actualmente sobrepeso, lo que, según se cree, es debido al aumento del consumo de comida rápida y alimentos procesados; alimentos que son poco nutritivos. Los brasileños, como millones de personas en todo el mundo hoy en día, pueden ser una población con sobrepeso aunque desnutrida debido a la mala calidad de los alimentos que ingiere la gente[83].

Existen muchas variables y factores en juego en lo que se refiere al establecimiento de una relación directa entre un índice de masa corporal (IMC) elevado y las enfermedades[145,146], pero las investigaciones demuestran claramente en la actualidad que el sobrepeso o la obesidad:

- aumenta los niveles de insulina y la producción del factor de crecimiento insulínico tipo 1, que se cree que contribuyen a la proliferación del cáncer;
- favorece la inflamación crónica, que está relacionada con el riesgo de cáncer;
- aumenta la producción de estrógenos en el tejido adiposo (se sabe que el estrógeno incita la proliferación de algunos cánceres como el cáncer de mama y el de endometrio), y
- multiplica las células adiposas que parecen afectar a los procesos que regulan el crecimiento de las células cancerosas.

Corres un mayor riesgo de padecer estos trastornos metabólicos si pesaste mucho al nacer, has ganado peso de adulto o has ganado o perdido peso repetidamente a lo largo del tiempo[147-149]. Al envejecer, aumenta tu riesgo de desregulación metabólica, y es necesario prestar una atención especial a esta área.

Una paciente rara vez se siente bien apoyada cuando se le indica que tiene sobrepeso. Pero si comentáramos a nuestros pacientes, especialmente a nuestros pacientes de cáncer, todas las razones por las que tener un exceso de grasa pone en peligro su salud, no sólo haríamos mejor nuestro trabajo sino que también veríamos mejores resultados. ¿Y si se dice a la paciente que perder peso le servirá, por ejemplo, para reducir su hipertensión, tal vez la libere de su dependencia a la insulina (debido a la diabetes tipo 2 que desarrolló entre los cuarenta y los cincuenta años) y/o mejorará el pronóstico de su cáncer? Si averigua esto, es probable que no sólo escuche atentamente sino que es probable que también empiece a interesarle mucho cuidar de sí misma. Si su médico va un paso más allá y le dice que puede cambiar fácilmente su dieta y que, cuando lo haga, su cuerpo reaccionará de una forma que mejorará todos los aspectos de su vida, puede que se sienta totalmente inspirada. Sé por experiencia propia que cuando he proporcionado a una paciente la información que la ayuda a pasar a la acción, empiezan a suceder cosas realmente buenas.

Hace poco mi colega del MD Anderson Anil Sood me contó una historia inspiradora sobre una paciente llamada Verna G. que experimentó un cambio radical. Cuando Sood conoció a Verna, esta padecía obesidad, hipertensión, diabetes adulta y cáncer de endometrio metastásico que se había extendido a otras partes de su cuerpo. Su estado era tan delicado que no era posible operarla inmediatamente. «Mi primera reacción fue: a esta persona le queda más o menos un año de vida», explica Sood. Verna se sometió a quimioterapia, después a radioterapia para tratar el cáncer que se le había propagado a la pelvis. Sood habló con ella sobre los cambios en el estilo de vida que podría hacer para mejorar su calidad de vida y su salud. «No sé cómo fue, pero siguió a rajatabla nuestras recomendaciones», afirma Sood. Verna perdió peso y su tensión arterial se estabilizó. Pudo dejar la medicación para la tensión arterial y, significativamente, nunca recayó. Ocho años después, Verna está viva y bien. «Ha superado todas las previsiones —explica Sood—. ¿Puedo decir que se deba totalmente a los factores del estilo de vida? Jamás lo sabremos, pero sin duda perder peso y sanarse de los demás problemas de salud ocasionados por el hecho de estar obesa contribuyeron a que lograra un resultado increíblemente positivo.»

Cuanto mayor es tu peso, mayor es tu riesgo de cáncer

Uno de los principales pioneros en la creación y el análisis de los datos obtenidos de amplios estudios epidemiológicos longitudinales sobre la dieta humana es el doctor Walter Willet, «el Padre de la Nutrición», catedrático de Epidemiología y Nutrición de la Facultad de Salud Pública Chan de Harvard. Willet revolucionó nuestros conocimientos sobre la relación causal entre el peso y la salud cuando sus datos revelaron la relación entre tener sobrepeso y la aparición de la diabetes[150], una enfermedad que actualmente afecta a más de cien millones de adultos estadounidenses según un estudio reciente publicado por los Centros para el Control y la Prevención de Enfermedades (CDC, por sus siglas en inglés) en julio de 2017[151]. Willet afirma: «Rectificar la dieta de los estadunidenses puede marcar la diferencia entre estar sano o enfermo». Este avance a la hora de relacionar el peso con la diabetes llevó a Willet y a otros investigadores de Harvard a estudiar cómo una elevada masa corporal podría influir en otras enfermedades, incluidos los cánceres. Muchos expertos consideran ahora que el hecho de ser sedentario combinado con tener sobrepeso es una amenaza mucho más grave para la salud de una persona que fumar[152-154]. Entre las afecciones en las que la obesidad tiene un impacto negativo figuran la cardiopatía, el ictus, la hipertensión arterial, la diabetes tipo 2, problemas óseos y articulares, trastornos de la respiración y del sueño, síndrome metabólico, problemas sociales y emocionales, y muchos tipos de cáncer[153,154].

Los investigadores han sacado conclusiones fiables de las enormes cantidades de datos obtenidos a partir de estudios que han evaluado en todo el mundo a millones de personas con sobrepeso u obesidad. En lo que se refiere a la aparición de cánceres, los resultados son sorprendentes, con más de doce cánceres relacionados con el sobrepeso o la obesidad. A continuación te presentamos algunos ejemplos sobre cómo el exceso de peso aumenta tu riesgo de desarrollar ciertos cánceres[82]:

- **Cáncer de mama:** En mujeres posmenopáusicas (la edad más propensa para este tipo de cáncer), el riesgo de desarrollar cáncer de mama aumenta entre un 20 y un 40% en las mujeres con sobrepeso.
- **Cáncer colorrectal:** Las personas con sobrepeso presentan un riesgo de desarrollar cáncer colorrectal un 30% mayor que sus equivalentes con peso normal, y el riesgo de los hombres es ligeramente superior al de las mujeres.
- **Cáncer de endometrio:** Las mujeres con sobrepeso presentan un riesgo entre dos y cuatro veces mayor de desarrollar este cáncer; y las mujeres sumamente obesas presentan un riesgo siete veces mayor. El riesgo aumenta todavía más en mujeres con sobrepeso que han recibido terapia hormonal para aliviar los síntomas de la menopausia.
- **Cáncer de hígado:** Es dos veces más probable que las personas con sobrepeso contraigan cáncer de hígado que las que tienen un peso normal. Igual que en el cáncer colorrectal, los hombres obesos presentan un riesgo ligeramente mayor que las mujeres obesas.
- **Cáncer de páncreas:** Si tienes sobrepeso, la aparición de este cáncer se multiplica por 1,5.
- **Mieloma múltiple:** Existe un aumento de entre el 10 y el 20% del riesgo de desarrollar mieloma múltiple si tienes sobrepeso.

La obesidad está relacionada con un aumento del riesgo de mortalidad de las formas más frecuentes de cáncer en los hombres (próstata, riñón, colorrectal, esófago, estómago, páncreas e hígado) y en las mujeres (colorrectal, ovario, mama, cérvix, riñón, endometrio)[155-157]. Curiosamente, esta relación es cierta incluso en lugares donde la relación entre la obesidad y el riesgo de cáncer es menos evidente, incluido un aumento del 75% de la mortalidad en las mujeres premenopáusicas diagnosticadas de cáncer de mama. Por otra parte, es más probable que los hombres obesos desarrollen un cáncer de próstata más agresivo y que su enfermedad esté más avanzada en el momento del diagnóstico.

Según las investigaciones más actuales, existen numerosos mecanismos y vías que están activados o suprimidos en las personas con sobrepeso u obesidad, y que crean una oportunidad para que el cáncer se desarrolle. Entre ellos figuran los siguientes:

- **Inflamación crónica:** Las personas obesas suelen padecer inflamación crónica leve, una afección que, con el tiempo, puede dañar el ADN y propiciar el crecimiento de células cancerosas[158].
- **Producción excesiva de estrógeno:** El tejido adiposo produce estrógeno y eleva los niveles de estrógeno de partida de una persona de una forma que se ha asociado con el cáncer de mama, ovario, endometrio y otros cánceres[159].
- **Resistencia a la insulina:** Junto con el aumento de riesgo de desarrollar diabetes tipo 2, las personas obesas son más propensas a presentar niveles altos de insulina, lo que se ha asociado con los cánceres de colon, riñón, próstata y endometrio entre otros[159,160].
- **Interferencia en las hormonas:** Las personas obesas presentan un riesgo mayor de alteraciones hormonales que favorecen la proliferación de células cancerosas cambiando la regulación del crecimiento celular e incluso la estructura celular[159].
- **Interferencia en las señales proliferativas y los supresores del crecimiento:** Las células adiposas liberan adipoquinas, proteínas de señalización celular secretadas por la grasa que pueden estimular o inhibir el crecimiento celular. Las células adiposas también pueden producir efectos directos e indirectos en los reguladores del crecimiento tumoral[159].
- **Respuesta inmunitaria reducida:** Se sabe que las personas obesas producen menos hormonas del estrés, lo que, a su vez, debilita nuestras respuestas inmunitarias a las enfermedades[159].
- **Aumento del estrés oxidativo:** El exceso de grasa corporal produce un desequilibrio entre los oxidantes y los antioxidantes, lo que impide que el cuerpo neutralice los efectos perjudiciales de los radicales libres, o subproductos muy reactivos al oxígeno[161]. (Se ha relacionado el estrés oxidativo a un sinfín de afecciones, incluido el párkinson, el alzhéimer, la cardiopatía, el síndrome de fatiga crónica y el cáncer[162].)

Afortunadamente, tener sobrepeso es algo reversible, y hemos visto una extraordinaria reducción de todos estos factores de riesgo en nuestras pacientes, que saben que esforzarse por alcanzar o mantener un peso saludable no sólo las ayuda a combatir su enfermedad sino que también recupera su calidad de vida. De hecho, las investigaciones demuestran que vale la pena perder esos kilos de más. Los datos del estudio Women's Health Initiative (Iniciativa para la Salud de la Mujer) sugieren que la pérdida de peso a lo largo de tres años está relacionada con un menor riesgo de cáncer de endometrio diez años después[163]. Las mujeres que perdieron más del 5% de su peso redujeron un 29% el riesgo de cáncer de endometrio, y las mujeres obesas con una pérdida intencionada de peso redujeron un 56% su riesgo de desarrollar cáncer de endometrio. Por desgracia, lo contrario también era cierto. Las mujeres que ganaron más de diez libras (alrededor de cuatro kilos y medio) durante el período de tres años aumentaron su riesgo de cáncer de endometrio. Y sabemos que la obesidad interfiere también en los objetivos de la actividad física y reduce las probabilidades de que hagamos ejercicio.

Nella A., una de nuestras participantes en el CompLife, se incorporó a nuestro estudio en su primer día de radioterapia, en la primavera de 2017. Hacía poco que le habían diagnosticado cáncer con receptores hormonales positivos en estadio III y le habían extirpado quirúrgicamente veinticuatro ganglios linfáticos (doce de los cuales eran cancerosos). Su oncólogo, del MD Anderson, la animó a trabajar con nosotros porque su tipo de cáncer tiene tendencia a crecer despacio, y si se concentraba en realizar cambios saludables en su estilo de vida (incluida una reducción de su IMC) podría retrasarse todavía más. Cuando se incorporó a nuestro estudio, Nella no tenía demasiado en cuenta el impacto que podía tener en su salud lo que comía. «Sólo me preocupaba por las calorías y es así cómo había intentado perder peso toda mi vida, una forma que, por cierto, nunca funcionó», cuenta. Como tiene un doctorado, Nella se enorgullece de ser una persona instruida, pero le asombró averiguar lo poco que sabía sobre los efectos que diversos alimentos tienen en el cáncer. Si bebía té verde, reducía el crecimiento de los nuevos vasos sanguíneos que los tumores necesitan para crecer y extenderse. El brócoli y el repollo podían impedir que las células precancerosas empezaran a desarrollar tumores. Las bayas y el chocolate negro tenían el potencial de retrasar el crecimiento tumoral. De repente, su dieta pasó a centrarse menos en las calorías y más en protegerse a sí misma y en proporcionar a su cuerpo las sustancias que necesitaba para sanar y mantenerse sin cáncer. «Ahora ingiero toneladas de verduras, algo de carne pero nada de pescado, ni de queso, ni de productos lácteos, ni de azúcar, ni de sal ni de aceite», explica Nella, que añade: «Y lo bueno es que mi dieta se ha ampliado enormemente». Nella ha perdido kilos. Pero lo más importante es que su nueva dieta la ha reconectado con su cuerpo de una forma positiva. Ahora nota que está alimentando su cuerpo con lo que este necesita para sanar. «Ahora trabajo al unísono con mi cuerpo, no lucho contra él, y le doy alimentos que proceden de la tierra, no de una fábrica, porque sabe qué hacer con alimentos integrales y auténticos», explica. Ahora que su cuerpo cuenta con el apoyo de su dieta, ha alcanzado una plenitud que Nella no esperaba. «Todavía me falta mucho, pero mi cuerpo es muy distinto: la grasa que antes era incapaz de perder en las caderas, por menos calorías que ingiriera, ha desaparecido. ¡He visto cómo mi porcentaje de grasa corporal disminuía a la vez que mi porcentaje de musculatura aumentaba! Es como si mi cuerpo se estuviera reorganizando alrededor de principios más saludables. Es increíble.»

Igual que Dorothy P., Gabe Canales y muchas más personas (incluidos Alison y yo), Nella dejó de comer lo que era cómodo y empezó a comer lo que era sano. Esta es la base de la alimentación anticáncer.

¿Pero y si mi IMC es correcto?

Por desgracia, que sigas una dieta saludable no significa que no contraigas cáncer. Cuando Cynthia Thomson, que dirige el Canyon Ranch Center for Prevention and Health Promotion del Cancer Center de la Universidad de Arizona, fue diagnosticada de cáncer colorrectal en 2003, a los cuarenta y cuatro años, toda su familia se quedó estupefacta. Thomson era la que lo hacía todo bien: practicaba ejercicio, seguía una dieta saludable. ¿Cómo podía contraer cáncer? Thomson, que había estado investigando la relación entre la nutrición y el cáncer durante una década, no lo veía igual. Se percató de que su vida saludable le permitiría recibir un pronóstico mejor y tener mayores probabilidades de sobrevivir a su diagnóstico, lo que actualmente lleva quince años haciendo.

Otra cosa de la que se dio cuenta al someterse a cirugía y despertarse rodeada de ramos de flores es que sus amigos y su familia creían que iba a morir. Las personas que le regalaron flores temían que un diagnóstico de cáncer significara inevitablemente que iba a fallecer. Thomson había trabajado con suficientes supervivientes de cáncer e investigado lo suficiente como para saber que podía sobrevivir, y que era fundamental para su supervivencia que retomara la actividad física lo antes posible y que recuperara su dieta saludable.

La investigación de Thomson revela que comer bien reduce el riesgo de recidiva de cáncer. En 2011, fue la autora principal de un estudio de seguimiento que contó con más de tres mil supervivientes de cáncer de mama que habían participado en el estudio Women's Healthy Eating and Living (WHEL) sobre alimentación y vida saludable de las mujeres[164,165]. Los resultados del estudio WHEL inicial fueron considerados decepcionantes porque no mostraban una relación clara entre la ingesta de verduras y el riesgo de recidiva del cáncer de mama[165,166]. Pero lo que Thomson y su equipo descubrieron en sus análisis de seguimiento fue que, al comparar las mujeres que ingerían la menor cantidad de verduras con aquellas que consumían más, las mujeres que consumían más presentaban un riesgo un 31% menor de recidiva de la enfermedad[167].

Recidiva del cáncer de mama con una elevada ingesta de crucíferas y una ingesta de verduras variadas en general

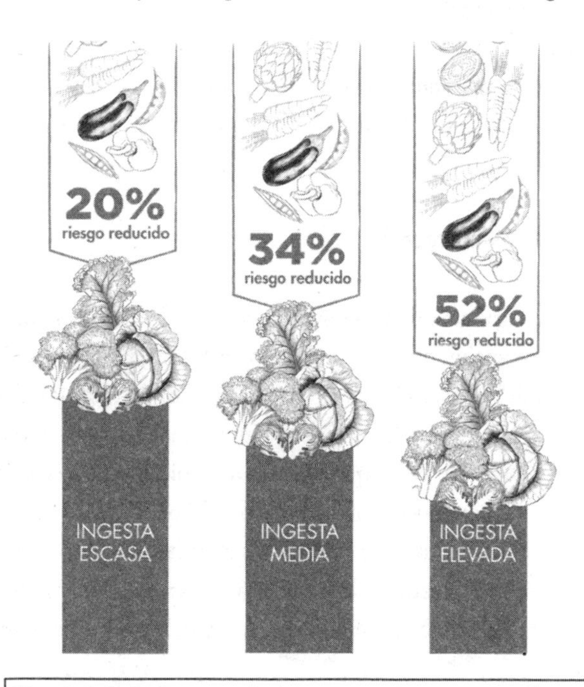

El estudio de Cynthia Thomson reveló que cuantas más verduras comía una mujer tras un diagnóstico de cáncer de mama, menor era el riesgo de recidiva. Las que consumían las cantidades más altas de verduras crucíferas presentaban un riesgo todavía menor. Lo que muestra este gráfico es que incluso para las mujeres que consumían la mayor cantidad de verduras crucíferas, la reducción del riesgo de recidiva aumentaba para aquellas que también consumían una variedad de otras verduras.

Adaptado de: C. A. Thomson, C. L. Rock, B. J. Caan *et al*, «Increase in cruciferous vegetable intake in women previously treated for breast cancer participating in a dietary intervention trial», *Nutrition and Cancer, 57*, n.° 1 (mayo 2007), pp. 11-19.

Adaptado en colaboración con Laura Beckman.

Y la reducción del riesgo era todavía mayor en las mujeres que tomaban tamoxifeno e ingerían una gran variedad de verduras, que incluía también verduras crucíferas como el brócoli, la col rizada y las coles de Bruselas[167]. Cuando una dieta más saludable (cinco frutas y verduras al día como mínimo) se combinaba con actividad física (treinta minutos de andar rápido seis veces a la semana), el riesgo de morir de cáncer durante el período de hasta once años de seguimiento se reducía a la mitad con respecto a las mujeres que no ingerían frutas y verduras y no hacían ejercicio[168]. De hecho, las mujeres que modificaron sólo la dieta o la actividad física presentaron resultados de supervivencia parecidos a las mujeres que no cambiaron ninguna de las dos conductas. Esto refuerza nuestro mensaje de que la Mezcla de Seis es más eficaz cuando se aplica sinérgicamente en lugar de limitarse a esta dieta concreta o ese ejercicio o práctica cuerpo-mente concretos. Los cambios en el estilo de vida tienen un mayor impacto cuando se realizan simultáneamente.

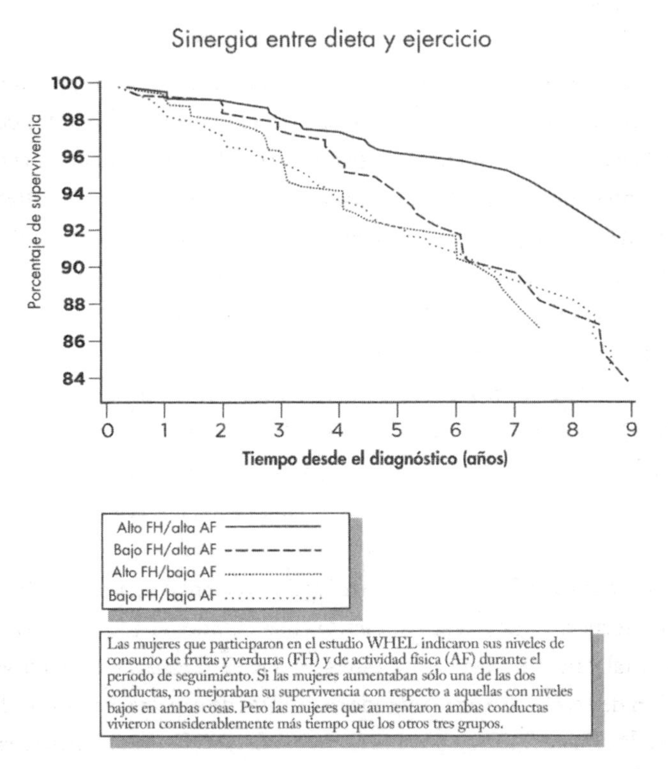

Las mujeres que participaron en el estudio WHEL indicaron sus niveles de consumo de frutas y verduras (FH) y de actividad física (AF) durante el período de seguimiento. Si las mujeres aumentaban sólo una de las dos conductas, no mejoraban su supervivencia con respecto a aquellas con niveles bajos en ambas cosas. Pero las mujeres que aumentaron ambas conductas vivieron considerablemente más tiempo que los otros tres grupos.

Reproducido con autorización. © 2007 American Society of Clinical Oncology. Reservados todos los derechos. Pierce JP *et al*, «Greater survival after breast cancer in physically active women with high vegetable-fruit intake regardless of obesity», *Journal of Clinical Oncology*, 25, n.° 17 (junio 2007), pp. 2345-51.

Adaptado en colaboración con Laura Beckman.

En la actualidad, Thomson está dirigiendo el mayor estudio de su clase que se concentra en los efectos de la dieta y la actividad física en las mujeres con cáncer de ovario[169]. También está investigando el papel de los «alimentos con alta densidad calórica» y el riesgo de cáncer[170,171]. En lo que se refiere a la investigación en busca de la dieta ideal contra el cáncer, cree que el tradicional planteamiento reduccionista es la antítesis de la forma en que funciona la nutrición. «Todo el mundo está buscando la panacea, ya sea la vitamina E, los betacarotenos o la curcumina [el ingrediente activo de la cúrcuma] —explica—. Este planteamiento está predestinado al fracaso porque no tiene en cuenta las reacciones y las interacciones con los demás alimentos que ingerimos así como las demás conductas saludables que se sabe que modifican el riesgo. La dieta es como una dosis baja de veinte mil compuestos que, a lo largo de los años, nos protegen de la enfermedad.»

Sinergia nutricional

Ya hemos señalado en los capítulos anteriores la forma en que otras áreas de la Mezcla de Seis afectan a la dieta y viceversa. Comer copiosamente poco antes de acostarse altera tu sueño porque tu cuerpo sigue procesando activamente tu cena tardía. Pruebas recientes sugieren también que comer poco antes de acostarse altera el ciclo sueño-vigilia de tu reloj circadiano y da lugar a un aumento de peso[172]. Beber cafeína puede mantenernos en vela por la noche y aumentar nuestro estrés durante el día. La falta de sueño modifica también la regulación de la insulina, la grelina y la leptina, alterando las señales del cuerpo que nos indican cuándo tenemos que comer y cuándo estamos llenos[173,174]. Por otro lado, seguir una dieta saludable contribuye a aliviar el estrés y está relacionado con el sueño[175-177]. Las verduras de hojas, como las espinacas, son ricas en folatos, que ayudan al cuerpo a producir serotonina y dopamina, hormonas que nos relajan. Por otra parte, como la falta de sueño, el exceso de estrés y la depresión están igualmente relacionados con la obesidad y la desregulación de las señales de la grelina y la leptina, lo que da lugar a la sobrealimentación[178,179]. Las investigaciones recientes relacionan también la salud de nuestro microbioma con nuestra salud mental y nuestros niveles de estrés, ya que el intestino es rico en serotonina y la liberación de esta serotonina depende de la salud de nuestro intestino: el eje cerebro-intestino[180]. Puede que esta sea una razón por la que el estrés interfiere en la salud de nuestro tracto gastrointestinal y modula el modo en que procesamos los alimentos, tanto si son alimentos saludables como si no. En cuanto al ejercicio, ingerir los alimentos adecuados contribuye a mantener altos los niveles de energía a lo largo del día y nos sostiene a lo largo de la actividad física.

Lo que es más sorprendente en cuanto a la sinergia dietética es la forma en que los alimentos interactúan entre sí para estimular la prevención de enfermedades y favorecer la salud. Las investigaciones realizadas demuestran que los nutrientes de los alimentos funcionan mejor juntos que por separado. Un estudio con más de mil mujeres chinas reveló que cuantas más setas comían, menor era su riesgo de cáncer de mama[181]. Los investigadores descubrieron efectos parecidos para el té verde. Pero los efectos de ambas cosas, es decir beber té verde y comer setas, reducía todavía más el riesgo de cáncer de mama. La sinergia entre los alimentos saludables también se produce entre las diversas verduras. Lo ideal es tener un arco iris en el plato (verduras de distintos colores) para lograr la comida lo más saludable posible. La variedad de verduras se ha asociado con un menor riesgo de cáncer de mama, incluso cuando las mujeres son portadoras de la mutación BRCA, que las predispone genéticamente al cáncer[41,182-184].

GUÍA DE UNA VIDA ANTICÁNCER PARA LA NUTRICIÓN

Los alimentos son algo muy serio. Tienen el poder de nutrirnos y darnos energía o de dejarnos debilitados y exhaustos. Es fundamental que dejemos de tomar tan a la ligera nuestras decisiones diarias sobre lo que comemos y bebemos. No pienses en lo que te apetece comer, piensa en lo que tu cuerpo necesita. A la hora de beber en las comidas o entre las comidas, elige agua por defecto. Supera tus deseos (y posiblemente adicciones) inmediatos y plantéate qué elecciones dietéticas empoderarán a tu cuerpo para que se mantenga sano y resista o supere enfermedades.

Cada mordisco tiene el poder de contribuir positiva o negativamente a nuestra salud. Para mí, la mejor manera de recordarme mis prioridades y mantenerme por el buen camino consiste en concentrarme en la ciencia. Pero soy algo obseso en este sentido. En tu caso, lo que te lleve a conservar o mejorar tu salud podría ser una persona para la que quieres vivir, o algo que esperas hacer (o ver) algún día. Como dijo Nella, ella no quiere dar al cáncer ninguna ventaja, de modo que todos los días come teniendo eso presente.

Valoración dietética

Como en otras áreas de la Mezcla de Seis, empieza evaluando tu dieta actual. Cuando empezamos a diseñar el CompLife Study, nos asociamos con Zoe Finch Totten, fundadora y directora general de Full Yield, Inc., una innovadora empresa que abarca las industrias sanitaria y alimentaria[1]. Nos centramos en imaginar que todo lo que comes y bebes a lo largo de un día representa un 100%, y preguntamos qué porcentaje de estos alimentos y bebidas conservan la salud y qué porcentaje la merman. Lo ideal es un 90% de alimentos que conservan la salud y un 10% de alimentos que merman la salud. (Un 100% saludable es, por supuesto, todavía mejor, pero una proporción de noventa a diez es un buen objetivo, más manejable y más fácil de alcanzar.)

EJEMPLOS DE ALIMENTOS QUE CONSERVAN Y QUE MERMAN LA SALUD

Alimentos que conservan la salud	**Alimentos que merman la salud**
verduras frutas	alimentos con un alto índice glucémico (arroz blanco, pan blanco, patata blanca, etc.)
proteínas vegetales (tofu, etc.)	alimentos con azúcares añadidos
lentejas y demás legumbres	carnes rojas y procesadas
pescado, capturado en su medio natural	refrescos o bebidas azucaradas
pollo y pavo ecológicos/campero	alimentos fritos
frutos secos y semillas	patatas chip, otros refrigerios muy procesados y refrigerios con una lista exagerada de ingredientes
cereales integrales	golosinas
aceite de oliva	galletas y otros postres ricos en azúcar y muy procesados

Indicaciones:

- Lleva un registro de todo lo que comes durante un período de tres a siete días.
- Al final de esta autoevaluación, observa detenidamente la descomposición entre alimentos saludables y no saludables.

  Resalta todo lo que contiene azúcar añadido.

  Resalta todo lo que es blanco (pan, pasta, etc.) o que contiene mayoritariamente alimentos blancos.
- ¿Cuántas raciones de verduras ingieres al día?

  Recomendadas entre cinco y seis raciones al día.
- ¿Cuántas raciones de frutas ingieres al día?

  Recomendadas dos raciones al día.

- Vuelve atrás y examina el porcentaje que calculaste de alimentos saludables frente a no saludables.

  ¿Sobreestimaste la cantidad de frutas y verduras que consumes?

  ¿Subestimaste la cantidad de alimentos no saludables en tu ingesta diaria?

  ¿Cuánto te acercas al porcentaje de noventa a diez al día?

Tu primer paso es añadir alimentos de una vida anticáncer a tu dieta, no limitar ni suprimir nada de lo que comes. Esta sencilla acción positiva va desplazando poco a poco los alimentos que merman tu salud. Reentrenar tu paladar requiere tiempo, pero una vez que eres consciente de cómo aumenta lo bueno, elegir eliminar alimentos y bebidas adictivas se vuelve más fácil y se ve reforzado por tu saludable paladar. Notarás entonces que pequeñas cantidades de esas anteriores «adicciones» se vuelven más gratificantes. Por otro lado, una vez tu paladar se vuelva más sensible, estos anteriores antojos te sabrán demasiado dulces o demasiado salados cuando te los permitas.

Rediseña tus platos

Lo más difícil para Alison y para mí cuando nos pasamos a una dieta vegetal fue imaginar un plato sin carne (o pasta) como parte central a cuyo alrededor reunir todo lo demás. El punto de partida para planificar las comidas familiares era identificar la carne o los carbohidratos centrales y pensar después el resto del plato organizado a su alrededor. La diferencia es que ahora pensamos en las dos o tres verduras y proteínas de origen vegetal que vamos a ingerir y organizamos el plato a su alrededor. Esto es lo que significa seguir una dieta vegetal: reimaginar tus platos con verduras como parte central, como plato principal, la estrella del espectáculo, no simplemente un secundario. Encontrarás detalles sobre la dieta por grupos de alimentos en el Apéndice B.

Empieza con el desayuno: Si tu meta es ingerir entre cinco y ocho raciones de frutas y verduras al día, con más verduras que frutas (la pirámide nutricional diaria japonesa, en forma de peonza, sugiere entre cinco y seis raciones de verduras y dos de frutas, en un porcentaje de tres a uno)[2], hay que empezar con el desayuno:

- Si vas a comer huevos, añade perejil y calabacín a la mezcla. Las cebolletas son también excelentes para tu salud y combinan bien con los huevos, lo mismo que un buen puñado de col rizada o espinacas.

- Si te apetece comer avena cortada, añade algo de fruta e incluye verduras como guarnición. La avena cortada está menos procesada que los copos de avena y se incluye en la categoría de cereales integrales. Un estudio de Harvard que combina datos de catorce estudios de larga duración con más de 786.000 personas reveló que era un 20% menos probable que las personas que ingerían más cereales integrales (como la avena, el arroz integral, la cebada y el centeno) fallecieran de cáncer[3]. Por cada ración adicional de 16 gramos de cereales integrales, el riesgo de muerte por cardiopatía descendía un 9% y el riesgo de muerte por cáncer descendía un 5%.
- Si te apetece comer fruta como plato principal, prueba con una granola que contenga frutos secos y yogur (pero asegúrate de que el yogur no contenga montones de azúcar añadido). Las bayas, como los arándanos azules y las frambuesas, y las manzanas y las peras son ricos en flavonoides, un compuesto natural que se ha relacionado con un menor riesgo de cardiopatía, cáncer y diabetes[4]. Es mucho mejor comer frutas enteras que beber zumo de fruta, que es rico en azúcar y no contiene la fibra. También es importante acompañar una fruta de una proteína, de modo que los azúcares de la fruta se liberen más despacio[5].

Planifica las comidas: La clave para rediseñar los platos de tu desayuno, almuerzo y cena es planificar las verduras. Concéntrate en las verduras, ya que prepararlas lleva tiempo y suele ser lo que la gente elimina primero al planificar una comida debido a las limitaciones de tiempo y los niveles de energía:

- Cuece los cereales integrales (arroz integral, quinoa, etc.) y las alubias por la noche una vez la cena esté lista y la cocina, limpia. Pon la olla al fuego y pasa tiempo relajándote con tu familia. Puedes guardarlo en el refrigerador, a punto para el día siguiente.
- Prepara las verduras por la mañana. Lávalas y córtalas para prepararlas para cocerlas por la noche.
- Si es posible, haz que tu familia participe mientras ve la tele limpiando coles de Bruselas u otras verduras.
- Llévate el almuerzo al trabajo para evitar comer demasiadas veces fuera.
- Cuando vayas al trabajo, lleva tentempiés saludables como una bolsita de almendras para evitar caer en la tentación de los dónuts que alguien deja siempre en la sala de descanso.

Llama a cenar: Para muchas familias, la cena es una importante reunión social, y es importante cenar como familia sin dispositivos o televisores para poder relacionarte con tus seres queridos. Se trata de una ocasión excelente para introducir un plato anticáncer que se concentre en las verduras. Alison y yo solemos recurrir a Internet para encontrar nuevas recetas que incorporan una verdura que no solemos cocinar. A medida que vayas avanzando con tu cocina vegetal, prueba una verdura nueva cada semana.

VENCER LA RETICENCIA A LAS VERDURAS

Muchos niños (y adultos) creen que no les gustan las verduras porque nunca las han tomado preparadas de forma apetitosa. Nunca han vencido su reticencia a las verduras.

En nuestra casa, practicamos la norma de los tres mordiscos. Pruébalo tres veces. Si sigue sin gustarte, no pasa nada. Volverás a encontrártelo en el plato, pero no hoy ni cocinado del mismo modo. Hemos visto que una vez los niños dan tres mordiscos, no es tan difícil lograr que se terminen las verduras. Además, la actitud de «acábate las verduras» ya no encaja con la forma en que nos planteamos e interactuamos con la comida. Ingerir alimentos nutritivos es una parte importante de nuestra salud, no simplemente una forma de comer postre. La idea de que tienes que comer «alimentos horrorosos» (verduras) para llegar a los alimentos ricos (postre) es contraproducente.

La guía de una vida anticáncer para la alimentación da la vuelta a esta idea. En primer lugar, todo lo que está en el plato es bueno para ti. En segundo lugar, las verduras como acompañamiento y como plato son el plato fuerte de la comida. Hacemos muchas cosas para que las verduras resulten apetitosas, desde cocinarlas con el condimento suficiente hasta decorar el plato con un arco iris de colores. Lo fundamental es la preparación y la presentación. Las verduras no tienen que (y no deberían) parecer acabadas de salir de una lata. Incluso las verduras al vapor pueden aderezarse con hierbas aromáticas, aliñarse con un poco de aceite de oliva y pimienta recién molida.

También tenemos una norma de «quince veces antes de tirarla a la basura». Eso significa que serviremos una verdura concreta quince veces de formas, en estilos y con recetas diferentes, antes de decidir descartarla.

VERDURAS Y COCINA DIARIA

La pesada tarea diaria de preparar la comida puede ser agobiante. Una estrategia útil a la hora de cocinar verduras es trabajar de tres en tres al prepararlas: una verdura que requiere preparación y dos que no. Intenta incluir entre dos y tres verduras distintas en la comida. Prepara grandes cantidades y úsalas el día siguiente solas, con huevos por la mañana, en una ensalada en el almuerzo, en tacos para cenar.

Busca el «arco iris» de colores en el plato. Asegúrate de incluir diariamente verduras crucíferas:

- Coles de Bruselas (precisan preparación): se limpian y se cortan sin esfuerzo mientras se mira la tele
- Remolachas: hervidas o asadas, es ideal cocinarlas al arreglarse por la mañana
- Espinacas: se cocinan deprisa salteadas con aceite de oliva y ajo
- Espárragos: se cocinan deprisa al vapor o asados con aceite de oliva
- Zanahorias: asadas o salteadas, añádeles espinacas o garbanzos para darles el toque final
- Col lombarda: cortada muy fina para comerla cruda, o cortada y salteada con cebolla, ajo y hierbas aromáticas frescas
- Brócoli: se cocina deprisa al vapor o asado
- Coliflor: se cocina deprisa al vapor o asado
- Col roja: lava y quita los nervios por la mañana, prepara una ensalada (aderezada con una pizca de sal) o cocínala al vapor con una rebanada de pan tostado multicereales frotada con ajo y aliñada con aceite de oliva

DESCUBRE AL AMANTE DE LAS VERDURAS QUE LLEVAS DENTRO

No puedes comer más saludable hasta comprar comida más saludable. Puede parecer obvio, pero te sorprendería saber cuántas personas se deciden a cambiar su dieta y vuelven a hacer sus compras habituales en el súper: alimentos procesados, comida preparada, pizza congelada, etc. Comprueba las recetas antes de subirte al coche. Haz una lista de todas las verduras que necesitarás. Comprueba las especias que tienes en la despensa. Una vez compras verduras, tienes que comerlas o se estropearán. Es una forma de animarte por la vía económica. Pagaste por esas verduras. Tendrías que sacar partido a ese dinero y comerlas.

LEE LAS ETIQUETAS

La próxima vez que vayas al súper y tengas la tentación de comprar un alimento procesado o una bebida que solía formar parte de tu rutina regular, detente un momento y lee los ingredientes. No deja de sorprenderme (aunque no tendría que ser así a estas alturas) la cantidad de azúcar que contiene cualquier producto imaginable del súper. (Cuatro gramos equivalen a una cucharadita.) Además de leer las etiquetas de lo que solías comprar, observa los ingredientes y las calorías, las grasas y el contenido de azúcar de cualquier cosa nueva que te estés planteando comprar. De hecho, lee la etiqueta de todos los tarros/latas/paquetes/botellas que adquieras.

COMER FUERA

El estadounidense medio sale a comer entre cuatro y cinco veces a la semana[6]. Como todos sabemos, es más difícil controlar lo que comemos y saber de dónde procede la comida cuando la compramos preparada en restaurantes, bares y cafeterías. Es mucho más difícil valorar la cantidad de azúcar, sal y grasas añadidas a nuestros alimentos y bebidas, y hacer elecciones saludables. Según el Centro Nacional de Estadísticas de Salud de los CDC, en un día determinado, un 30% de los niños comen comida rápida[7].

Las celebraciones no tendrían que hacerse siempre saliendo a comer fuera. Nosotros sugerimos recompensas y celebraciones basadas en las actividades. Hasta ir de pícnic es mejor que salir a comer fuera, porque sabes qué hay en los alimentos que ingieres y puedes gestionar la cantidad de azúcar, sal y grasas.

EVITAR EL AZÚCAR

En la actualidad, evitar el azúcar no es tan fácil como parece y, desde luego, no lo es como debería. Existen más de sesenta nombres distintos para los azúcares, como sacarosa, azúcar cristalizado, azúcar de caña, edulcorante de maíz, sirope de maíz, sólidos de sirope de maíz, dextrosa cristalina, jugo de caña evaporado, fructosa, concentrados de zumos de frutas, sirope de maíz alto en fructosa, malta de cebada, dextrosa, maltosa, sirope de arroz y muchos, muchísimos más.

También querrás evitar todos los ingredientes artificiales en la medida de lo posible. Si hay una opción saludable para lo que necesites, elígela. Si no existe ninguna opción saludable, procura encontrar un sustituto a ese producto. La clave es pensar siempre activamente en tu salud y en la salud de tu familia.

PARA QUIENES SE ESTÁN SOMETIENDO A UN TRATAMIENTO ONCOLÓGICO

Conservar tus fuerzas es todavía más importante cuando la quimioterapia, la radioterapia o la cirugía desgastan tu organismo. Los pacientes sometidos a un tratamiento oncológico activo deben intentar mantener una ingesta de proteínas equivalente a 1,2 gramos por kilogramo al día[8]. Cuando no estén en tratamiento, deben reducir a 0,8 gramos por kilogramo al día[9]. Así, una mujer que pesa 59 kilos sometida a tratamiento oncológico activo necesita ingerir 70 gramos de proteínas al día (1 taza de almendras = 30 gramos de proteínas; 1 taza de semillas de soja cocidas = 30 gramos de proteínas; 1 taza de pechuga de pollo = 43 gramos de proteínas). Cuando no está en tratamiento, la misma mujer de 59 kilos necesita 47 gramos de proteínas. Es importante que las personas que estén sometidas a un tratamiento activo trabajen con un dietista-nutricionista titulado, que esté especializado en oncología, para asegurarse de que satisfacen sus necesidades dietéticas.

SUSTITUTOS DEL AZÚCAR

Ya comentamos con detalle los peligros del azúcar y las incógnitas de muchos sustitutos del azúcar. Si no puedes dominar tu afición a los dulces, te recomendamos consumir una pequeña cantidad de edulcorantes naturales como la miel o el sirope de arce. La miel tiene propiedades antiinflamatorias y antimicrobianas, y ha demostrado mejorar la función inmunitaria. Diversos estudios realizados los últimos cinco años han indicado que la miel posee propiedades anticáncer en modelos con animales y cultivos celulares[10]. Por otra parte, otros estudios han demostrado que los compuestos fenólicos del sirope de arce causan un lento aumento de la glucosa en sangre y pueden tener un efecto anticáncer[11].

Aunque David Servan-Schreiber afirmaba que el néctar de agave era un edulcorante saludable con un bajo índice glucémico, investigaciones recientes han suscitado preguntas sobre el agave. Aunque parece natural, el agave está muy procesado y contiene cantidades sumamente altas de fructosa, que se introduce en el torrente sanguíneo más despacio que la sacarosa y permanece más tiempo en él. Se han relacionado los niveles altos de fructosa con la resistencia a la insulina, la hipertensión y la cardiopatía[12].

PRODUCTOS LÁCTEOS

Los productos lácteos causan inflamación[13]. El cáncer es una enfermedad inflamatoria. Exhaustivas investigaciones epidemiológicas han relacionado el consumo de productos lácteos con una mayor incidencia de cáncer de próstata[14]. Cuando consumas productos lácteos, plantéate pagar la pequeña diferencia que cuestan de más las opciones ecológicas obtenidas de animales alimentados con hierba. De esta forma, estás reduciendo el desequilibrio omega-3/omega-6 que se ha vuelto generalizado debido a la cría intensiva de animales alimentados con una dieta compuesta principalmente de maíz, soja y cereales. Plantéate leches vegetales como la de soja, la de almendras, la de nueces, la de anacardos, etcétera.

SOJA Y CÁNCER

Se ha demostrado que la soja contribuye a reducir el riesgo de cáncer y de recidiva. Durante años, se advirtió a los supervivientes de cáncer, especialmente a las mujeres con cáncer de mama, que evitaran la soja. Gran parte de esa reacción se debía a las investigaciones con animales, que demostraban que las dosis elevadas de extracto de soja causaban el crecimiento de tumores de mama en ratones[15]. Pero una serie de grandes estudios epidemiológicos han descubierto un menor riesgo de cáncer de mama y mejores resultados cuando las mujeres consumen soja, aunque presenten las mutaciones genéticas que las sitúan en un mayor riesgo de padecer cáncer de mama[16]. Un estudio de 2012 que analizó a más de nueve mil quinientas supervivientes de cáncer de mama en Estados Unidos y China reveló que era un 25% menos probable que las mujeres que ingerían 10 miligramos de isoflavonas de la soja al día como mínimo (el equivalente a un tercio de taza de leche de soja o a un cuarto de taza de semillas de soja) sufrieran una recaída[16]. Otro estudio con mujeres chinas reveló que era más probable que las mujeres que consumían más soja sobrevivieran a un diagnóstico de cáncer de pulmón[17].

Como la soja es un fitoestrógeno (un estrógeno de origen vegetal), muchos profesionales sanitarios y supervivientes de cáncer consideran que cualquier producto de la soja, o cualquier fitoestrógeno en realidad, estimula la formación y el crecimiento de los cánceres sensibles a las hormonas. Pero es importante saber que hay dos tipos de receptores de estrógeno en el cuerpo: los alfa y los beta[18]. El estrógeno presente de forma natural en el cuerpo, liberado por los ovarios e incluso por el exceso de grasa, se une, preferentemente, a un receptor de estrógeno alfa; y la estimulación de los receptores de estrógeno alfa en el tejido mamario aumenta la proliferación celular y constituye un factor de riesgo de cáncer de mama[19]. Ahora bien, la activación de los receptores de estrógenos beta tiene el efecto contrario y se cree que contrarresta los efectos proliferativos de la estimulación de los receptores de estrógeno alfa[20]. Es importante saber que el efecto fitoestrogénico de la soja se produce a través de uniones a los receptores de estrógeno beta[21]. Esto significa que los efectos fitoestrogénicos de la soja pueden contrarrestar los efectos negativos del estrógeno endógeno en el tejido mamario y dar lugar a disminuciones de la proliferación celular, una de las características distintivas del cáncer.

El estudio más reciente sobre este tema, un estudio multicéntrico publicado en 2017 en el que participaron 6.235 mujeres con cáncer de mama inscritas en el Breast Cancer Family Registry de Estados Unidos y Canadá, un registro de familias afectadas por el cáncer de mama en estos dos países, reveló que las mujeres que consumían una mayor cantidad de isoflavonas de la soja (1,5 miligramos diarios, equivalentes a tan sólo unos cuantos edamames al día) habían reducido un 21% la mortalidad por todas las causas durante los diez años de estudio con respecto a las mujeres que ingerían menos cantidad de soja[22]. Este resultado estaba limitado a mujeres que presentaban tumores con receptores hormonales negativos y que no recibían terapia hormonal para tratar su cáncer de mama. Ello sugiere que las isoflavonas de la soja eran especialmente beneficiosas para las mujeres que no recibían ningún tratamiento adyuvante contra su cáncer de mama, pero no eran perjudiciales en absoluto para aquellas con cáncer con receptores de estrógeno positivos. La Sociedad Americana Contra el Cáncer recomienda consumir soja como parte de una dieta saludable como alimento integral, no como complemento[23]. La soja es una fuente rica en proteínas y fibra, y puede reducir el riesgo de cáncer y mejorar los resultados en mujeres con cáncer de mama. Aunque no existe una opinión clara sobre los aspectos positivos de las semillas de soja no transgénica frente a la transgénica, muchos creen prudente intentar seguir con la no transgénica comprando productos ecológicos.

ALCOHOL

El Programa de Toxicología de Estados Unidos (National Toxicology Program) clasifica el alcohol como un carcinógeno humano conocido[24]. Cuanto más bebe alguien, mayor es su riesgo de desarrollar ciertos tipos de cánceres, incluidos los de cabeza y cuello, esófago, hígado, estómago, mama y colorrectal[25,26].

Si consumes alcohol, limítate a beber una copa al día como máximo si eres mujer, y dos al día como máximo si eres hombre. Sin embargo, como el alcohol es un carcinógeno conocido, tal vez sea prudente suprimir este factor de riesgo y no beber en absoluto. Para reducir el pico de azúcar que produce la ingesta de alcohol, si bebes, no lo hagas con el estómago vacío. Tómate una cerveza, cóctel o copa de vino con la comida.

TEMPERATURA DE COCCIÓN

Algunos aceites, al cocerlos a altas temperaturas, liberan una sustancia química llamada aldehído, que se ha relacionado con el cáncer[27]. Los aceites más peligrosos en este sentido son los de maíz y girasol, especialmente cuando se mantienen niveles de calor de 180 grados o más durante veinte minutos o más. Los aceites saludables para cocinar son los de canola, oliva, coco y nuez (aunque el aceite de nuez es caro). Pero no cocines con aceite de oliva a altas temperatura, ya que tiene un bajo punto de humeo (el punto en el que el aceite empieza a emitir humo), y se oxidará y dejará de ser saludable. Los aceites saludables para cocinar a temperaturas más altas son el de canola y aguacate[27].

CÁNCER Y COMPLEMENTOS

Autorrecetarse complementos puede ser peliagudo y peligroso. ¿Conoces cuáles son tus déficits de vitaminas y minerales? Si te falta cierta vitamina o mineral, ¿puedes obtener la cantidad correcta de los alimentos completos? En algunos casos, como en el de la vitamina D, puede ser necesario tomar un complemento. Recuerda también que algunas vitaminas y algunos minerales son liposolubles y hay que tomarlos con comida, del mismo modo que la vitamina D y otras deben tomarse con el estómago vacío. Los complementos deberían considerarse fármacos. Toma una pastilla cuando sea necesario porque un médico ha identificado una deficiencia concreta o una razón concreta. Pero siempre es mejor satisfacer tus necesidades nutricionales, las vitaminas y los minerales necesarios que necesitas, a través de alimentos completos y de una dieta bien equilibrada.

CÁNCER Y BEBIDAS

Cuando decidas qué beber en las comidas o entre las comidas, decántate por defecto por el agua. El agua es el botón de la cisterna para todas las toxinas que se acumulan en el tracto digestivo[28]. El agua produce la saliva usada para la digestión; mantiene unos niveles adecuados de humedad en las membranas; favorece el crecimiento, la supervivencia y la reproducción de las células; expulsa los residuos (principalmente en forma de orina), y lubrica las articulaciones[28]. Contribuye asimismo a la producción de hormonas y neurotransmisores en el cerebro, controla la temperatura corporal a través del sudor y la respiración, protege la integridad estructural del cerebro y la médula espinal, convierte y descompone los alimentos en nutrientes y distribuye el oxígeno por todo el cuerpo[28].

FORMAS DE FAVORECER LA INGESTA DE AGUA

- Añade uno o dos chorritos de limón o naranja, un trocito de citronela, una ramita de menta fresca o una rodajita de pepino.
- Compra una botella de acero inoxidable o de cristal y llévala contigo durante el día.
- Empieza siempre el día con un vaso de agua.

La regla de oro es ingerir como mínimo ocho vasos de un cuarto de litro al día[28]. Dedica un momento a pensar en lo que eso representa en un día concreto: ¿cuántas veces tengo que llenar la botella de agua? Los médicos indican también que una forma idónea de valorar mejor tu consumo de agua necesario es mediante el color de tu orina[29]. Eso te permite controlar lo que es demasiada (orina clara sin color) y demasiado poca agua (orina amarillo oscuro). Mantén el color de tu orina entre amarillo claro y transparente y estarás adecuadamente hidratado.

¿Deberías filtrar el agua del grifo? Eso depende de dónde provenga el agua y de los contaminantes que contenga. En Estados Unidos, el Environmental Working Group ha reunido millones de análisis del agua para crear una base de datos del agua potable, la National Drinking Water Database (www.ewg/tapwater). Para los estadounidenses, buscar en ella su municipio es una forma espléndida de empezar. Aparte de esta base de datos, puedes pedir a tu suministradora local de agua su último informe anual de calidad del agua. (A veces están disponibles en línea.)

Una vez sepas qué contiene tu agua, podrás identificar el filtro que se adapta mejor a tus necesidades y a tu presupuesto. Existen seis tipos de filtro:

- Jarras
- Montados en el grifo
- Integrados en el grifo
- De encimera
- Debajo del fregadero
- Para todo el hogar

Estos distintos estilos se dividen generalmente en dos tecnologías destacadas:

- Filtros de carbono, que reducen los contaminantes habituales como el plomo.
- Sistemas de ósmosis inversa, que son más costosos, pero que eliminan contaminantes, como el arsénico, que escapan a los filtros de carbono.

La clave consiste en identificar a qué contaminantes estás expuesto a través del agua de grifo y decidir el sistema de filtrado mejor para esos contaminantes a un precio que puedas permitirte.

TÉ VERDE

El té contiene polifenoles y flavonoides, ambos potentes antioxidantes. El té verde contiene tres veces más catequinas que el té negro. Las catequinas son flavonoides que se están estudiando por su potencial anticáncer. En estudios de laboratorio se ha demostrado que el té verde retrasa o previene el crecimiento de las células cancerosas en el colon, el hígado, la mama y la próstata[30,31]. Diversos estudios que han hecho el seguimiento de las dietas de personas durante múltiples años han asociado el consumo regular de té verde con un menor riesgo de cánceres de colon, vejiga, estómago, esófago y páncreas[30]. Es importante destacar que si compras té verde embotellado, la concentración de catequinas varía mucho. Un estudio de la revista *Men's Health* en 2010 reveló que el té verde con la mayor cantidad de EGCG (un tipo de catequinas) oscilaba entre 215 miligramos por botella y apenas 1 miligramo[32].

CAFÉ

Las últimas investigaciones demuestran que el café es más beneficioso que perjudicial en lo que al riesgo de cáncer se refiere[33]. En un informe publicado en 2016 en la revista *Lancet Oncology*, el Centro Internacional de Investigaciones sobre el Cáncer de la Organización Mundial de la Salud concluyó que no era probable que el café causara cáncer y que el consumo regular de café podía proteger frente a los cánceres de útero e hígado[34]. Para llegar a esa conclusión, el centro reunió a veintitrés científicos internacionales para examinar los resultados de más de mil estudios. Descubrieron que beber café producía fuertes efectos antioxidantes, y en estudios de laboratorio, el café favorecía la muerte de células cancerosas[34].

RESUMEN DE LA GUÍA DE UNA VIDA ANTICÁNCER PARA LA NUTRICIÓN (VÉASE LA DIETA POR GRUPOS DE ALIMENTOS DEL APÉNDICE B)

1. Controla todo lo que comes y bebes durante una semana. Basándote en tus hallazgos, aumenta tu ingesta de alimentos saludables para desplazar así los alimentos poco saludables. Tu objetivo debe ser una dieta que sea un 90% saludable.
2. Rediseña tus platos para que cada comida incluya un surtido de verduras y una pequeña cantidad de fruta. Las verduras deberían ser el plato fuerte de tu comida, no una mera guarnición.
3. Haz que comer saludable sea más cómodo. Prepara las verduras con antelación. Multiplica la receta por dos para que las sobras te alcancen para una segunda comida durante la semana.
4. Compra productos saludables. Busca previamente las recetas y compra según tu lista. Lee las etiquetas y sé consciente de los azúcares añadidos (4 gramos equivalen a 1 cucharadita).
5. Celebra con actividades, no con comida. No pienses en las bebidas y en los postres como recompensas. Para recompensarte por algo, da un paseo o practica tu deporte favorito.
6. Si tienes que usar un edulcorante, utiliza miel o sirope de arce en lugar de azúcar o de sustitutos del azúcar.
7. Limita los productos lácteos. Plantéate ingerir leches vegetales, como la de soja o la de nueces.
8. Limita tu ingesta de alcohol.
9. A la hora de beber, elige agua filtrada por defecto.
10. Encuentra un tipo de té verde ecológico que te guste y bébelo a menudo: tres tazas al día como mínimo.

12

El entorno y la búsqueda de la salud

A estas alturas ya sabes que creo firmemente que cada persona tiene una influencia increíble en la capacidad del cuerpo de sanarse a sí mismo, pero también soy realista. Existe un aspecto de los seres humanos y el cáncer que sólo estamos empezando a debatir, y que es el elefante blanco en el salón de una vida anticáncer: al aceptar el espejismo de las comodidades de la vida cotidiana y dedicarnos a aplicar la ciencia en lugar de seguir su estela hacia una mayor sabiduría en beneficio de la humanidad, hemos creado una infraestructura industrializada que ha contaminado nuestro aire y nuestra agua, y que ha desprovisto a nuestra tierra de sus recursos. Hoy en día es evidente que mientras nos apresurábamos a dominar, a controlar y a beneficiarnos de la naturaleza con productos químicos y venenos más potentes, nos hemos envenenado a nosotros mismos.

Hace tanto tiempo (varias generaciones ya) que vivimos una vida llena de sustancias químicas, que simplemente ya no tenemos conciencia de ello hasta que se produce una catástrofe, como el huracán Harvey que golpeó Houston, mi ciudad natal, en setiembre de 2017 y empezó a afectar diariamente a nuestra salud[1]. Entonces, cuando se liberan tóxicos al agua que bebemos y al aire que respiramos, la exposición química pasa a ocupar los titulares de las noticias. Desde la década de 1970, es decir, en menos de cincuenta años, se han aprobado más de ochenta y siete mil productos químicos para su uso comercial[2]. Pero de esos miles y miles de productos químicos que hemos desarrollado y lanzado al mundo, apenas algo más de mil han sido formalmente examinados y clasificados por su potencial carcinogénico[3]. De esos mil, más de quinientos han sido clasificados de la siguiente forma: 120 productos químicos han sido identificados como carcinógenos «conocidos»; otros 81 han sido identificados como «probables» carcinógenos, y otros 299 como «posibles» carcinógenos, según análisis publicados por la Organización Mundial de la Salud (OMS)[3].

¿Pero y los demás 86.600 productos químicos (más o menos) que los humanos estamos inhalando, tragando o absorbiendo por la piel de una cantidad inmensa de combinaciones que fluctúan y se modifican con la misma frecuencia con la que cambia la dirección del viento? ¿Cómo diablos captamos datos sobre estas sustancias invisibles y averiguamos si tenemos que añadirlas a la lista principal de carcinógenos posibles o conocidos? ¿Y qué pasa con las sustancias químicas que tal vez no sean directamente carcinogénicas, pero que modifican nuestra biología interna e intervienen en la aparición de enfermedades graves, incluidos los cánceres?

Es sencillamente imposible librarnos de nuestra exposición a los productos químicos artificiales. Pero podemos hacer muchas cosas para moderarla. En su mayoría, depende de nosotros adquirir más conciencia sobre las sustancias químicas a las que estamos expuestos en el aire que respiramos, el agua que bebemos, los muebles de nuestras casas, la ropa que vestimos y los productos que nos aplicamos en el cuerpo todos los días. Si bien una única exposición a las sustancias químicas suele considerarse «segura», muchos de estos productos se utilizan todos los días, y los efectos de una exposición prolongada, especialmente al combinarla con otros productos químicos, no se ha estudiado en gran parte y es mayoritariamente desconocida. Depende de nosotros manejarnos ante todo con precaución por este mundo cargado químicamente en el que vivimos. Puede que algunas personas no consideremos óptima esta situación y decidamos pasar a la acción a nivel local o nacional. Sin duda, las catástrofes importantes que afectan a miles de personas pueden contribuir a un cambio real en el modo en que vivimos con estas sustancias. Aunque es difícil ver un resquicio de esperanza en ello, puede que estemos en esta situación.

Nuestras casas están repletas de sustancias químicas

Hay tantas sustancias químicas en los distintos tipos de productos de limpieza para el hogar que es imposible nombrarlas todas. Cada botella con pistola pulverizadora llena de un potente producto de limpieza contiene sustancias químicas que se sabe que son problemáticas dada su relativa toxicidad[4,5]. Puede que sea irresistible observar cómo actúan esas «burbujas limpiadoras», pero tal vez merezca la pena que te cuestiones si son realmente convenientes.

Los tóxicos químicos no sólo se encuentran bajo nuestro fregadero. Están en champús, geles de ducha, lociones, geles antisépticos, perfumes, colonias, *aftershaves* y maquillajes, incluso en nuestros dentífricos y colutorios[6]. Simplemente, no podemos escapar de ellos, a no ser que hagamos esfuerzos conscientes y continuados por identificarlos y encontrar alternativas. Y aun así, puede ser difícil ya que los fabricantes de productos químicos han captado nuestro deseo de «ser ecológicos». Y se han vuelto expertos en hacer creer que los productos tóxicos son menos perjudiciales de lo que son en realidad. Por ejemplo, ¿te has preguntado alguna vez a qué ingrediente corresponde una palabra como «fragancia»? Resulta que es una mezcla de sustancias químicas que el fabricante no tiene que revelar y que a menudo incluye compuestos disruptores endocrinos, que con el tiempo afectan a nuestros niveles hormonales[7]. ¿Has comprado alguna vez artículos de cocina cuya etiqueta indica «sólo con fines decorativos»? Eso significa que es probable que la pintura o el acabado del bol o el plato contenga plomo u otra sustancia tóxica, por lo que no debería utilizarse para guardar alimentos[8,9]. Ni siquiera se libra el comprobante de caja que te has guardado en el bolsillo; contiene bisfenol A o BFA (que es lo que hace que los números impresos se adhieran al papel), un conocido disruptor endocrino. Las investigaciones demuestran que tendrás un pico de BFA en tu organismo si te frotas la cara o comes inmediatamente después de tocar un comprobante de caja[11].

Evidentemente, una gran parte de la vida anticáncer consiste en convertirse en un consumidor reflexivo, y en destinar el dinero ganado con el sudor de tu frente a productos y compras que reduzcan la cantidad de tóxicos a los que tú y tu familia estáis expuestos a diario. Como sucede en las otras cinco áreas, los pequeños pasos contribuyen a limitar tu exposición a los tóxicos. En muchos casos, sustituirlos es fácil y rentable.

¿Es el cáncer una enfermedad industrial?

Un equipo de investigadores de la Universidad de Manchester, en Inglaterra, examinó los índices de cáncer a lo largo de los milenios Sus resultados indican una fuerte relación causal entre la industrialización y la aceleración del cáncer como la causa principal de muerte. Los profesores Rosalie David y Michael Zimmerman, coautores de un artículo publicado en 2010 en la revista *Nature Reviews Cancer*, estudiaron la línea de tiempo de la prevalencia del cáncer. Analizaron los restos de momias egipcias aquejadas de cáncer y los datos reunidos desde entonces[12]. Descubrieron «una sorprendente escasez de tumores malignos en los antiguos restos físicos [que] podría indicar que el cáncer era raro en la Antigüedad. Lo que plantea preguntas sobre el papel de los factores ambientales carcinogénicos en las sociedades modernas». Dicho de otro modo, el cáncer (o por lo menos la prevalencia del cáncer) está directamente relacionado con nuestra evolución hacia una sociedad industrializada. Las implicaciones de este estudio son lo que yo y otras personas del ámbito de la oncología integrativa situamos al frente de nuestras investigaciones y recomendaciones cuando pensamos en el mundo en el que vivimos: ¿cómo afectan los tóxicos ambientales a nuestro cuerpo y a nuestra capacidad de evitar enfermedades?

Una de las formas en que hemos podido rastrear la relación entre el cáncer y la industrialización es observar los grupos de cáncer y averiguar qué nos indican sobre los lugares donde nuestra conducta como sociedad está socavando nuestra capacidad de curar o incluso de prevenir la aparición de cánceres.

La geografía del cáncer

Los CDC han definido un grupo de cáncer como «una cantidad superior a la esperada de casos de cáncer que se produce en un grupo de personas de un área geográfica a lo largo de un período limitado de tiempo»[13]. Con frecuencia están relacionados con el trabajo, como el cáncer de escroto que fue identificado en los deshollinadores del Londres del siglo XVIII, o la elevada incidencia de osteosarcoma (un tipo de cáncer de huesos) entre las «chicas del radio», que recubrían esferas de relojes con pintura luminiscente a base de radio en tres fábricas distintas de Estados Unidos a principios del siglo XX[14,15]. Existen famosos casos judiciales relativos a causas de cáncer presuntamente provocadas por el hombre. Como el caso del agua contaminada de Hinkley, en California, que se hizo famoso gracias a Erin Brockovich, que descubrió que la PG&E (Pacific Gas & Electric) había vertido más de 1.600 litros de aguas residuales contaminadas con cromo en depósitos no impermeabilizados[16]. El agua subterránea quedó saturada de cromo hexavalente, una sustancia química usada para inhibir el óxido. Brockovich y el bufete de abogados para el que trabajaba como asistente jurídica demandaron a PG&E en 1993 y ganaron lo que fue el juico más importante contra una empresa contaminante por aquel entonces. Los siguientes veinte años, los limitados datos científicos sobre este tipo de contaminación del agua fueron utilizados para mantener intacta su consideración a pesar de que se documentaron más casos de cáncer y de otras enfermedades relacionados con el vertido de cromo. Finalmente, en 2014, después de que la zona contaminada con cromo hexavalente se hubiera extendido centenares de kilómetros y hubiera llegado a otros suministros de agua, esta sustancia química fue reconocida formalmente como carcinógeno conocido[17]. Hoy en día, Hinkley, en California, es una auténtica ciudad fantasma.

Un destacado grupo de cáncer más reciente es el que sigue creciendo tras los ataques del 11 de septiembre de 2001 en Estados Unidos. Hasta junio de 2016, el Programa de Atención Médica del World Trade Center de los CDC ha contabilizado más de cinco mil cuatrocientas personas diagnosticadas de cánceres que se cree que son debidos a la exposición a carcinógenos y contaminantes tras los ataques[18]. Y con el paso del tiempo, la cantidad de apuntados se ha disparado: La última inscripción *triplica* la cifra de personas que se habían inscrito en 2014, cuando sólo figuraban 1.822 cánceres relacionados. A lo largo de los últimos tres años, más de 1.500 personas se han añadido anualmente a la lista. Y esta cifra sólo incluye a aquellas que han dado el paso de inscribirse en este programa de atención médica federal[19]. El grupo más castigado es el de los primeros que respondieron, con 4.692 personas que reciben actualmente atención y control médico a través del programa. Los demás son personas que vivían, trabajaban o iban al colegio cerca del World Trade Center. Casi la mitad de los 5.441 inscritos tienen edades comprendidas entre los cincuenta y cinco y los sesenta y cuatro años[18]. En total, los inscritos en el programa representan 6.378 incidencias distintas de cáncer, lo que indica que a algunas de las personas se les ha diagnosticado más de un tipo de cáncer desde su exposición a un polvo tóxico compuesto por una variedad de tóxicos que incluía asbesto, plomo, PCB, hidrocarburos aromáticos policíclicos (HAP), fibras de vidrio y dioxinas, por nombrar algunos[20].

Una de las pocas cosas útiles de poder identificar estos grupos de cáncer es la oportunidad que da a los científicos de investigar la posible correlación entre el entorno afectado y la aparición de cánceres. Esto nos ha dado la posibilidad de identificar carcinógenos conocidos y empezar a actuar social y legislativamente para limitar nuestra exposición a ellos. A pesar de las tácticas, a menudo agresivas, que utilizan muchos fabricantes de productos químicos para socavar estas investigaciones científicas; y para evitar reconocer su papel en la intoxicación del medioamiente de una forma que va contra nuestros esfuerzos por prevenir cánceres y otras enfermedades. Más inquietantes son las exposiciones de bajo nivel a carcinógenos que afectan a todo el planeta en el aire que respiramos. Un artículo de 2017 publicado en la revista *New England Journal of Medicine* reveló que en Estados Unidos los niveles de contaminación atmosférica, incluso en concentraciones por debajo de los actuales estándares nacionales, estaban asociados con un aumento de la mortalidad[5].

Aunque las muertes por cáncer en Estados Unidos han descendido más de un 20% entre 1980 y 2015, examinar los registros del National Center for Health Statistics de ese país ha permitido a los investigadores «ubicar en el mapa» áreas regionales en las que los índices de muerte por cáncer no han seguido esta tendencia[21]. Por ejemplo:

Existe un corredor de ciento treinta y seis kilómetros de longitud a lo largo del río Misisipi, entre Nueva Orleans y Baton Rouge, en Luisiana, que se conoce como el «Cancer Alley», es decir, callejón del cáncer[22]. En esta extensión de parroquias (condados) pobres se sitúan más de 150 fábricas y refinerías, y un sinfín de enfermedades propiciadas por la contaminación, cánceres incluidos.

A lo largo de la frontera del oeste de Texas con México, se ha producido un enorme pico de aparición de cánceres de hígado, aunque los investigadores todavía no han sido capaces de determinar la causa[23].

Se preveía que Florida, donde se sitúan setenta y siete lugares incluidos en el programa Superfund (zonas de vertidos de peligrosos tóxicos ambientales), alcanzara en 2016 la segunda posición en la cantidad de nuevos casos de cáncer[24]. Un reciente estudio publicado en la revista *Statistics and Public Policy* examinó los índices de aparición de cáncer en Florida entre 1986 y 2010, y descubrió una fuerte relación entre la presencia de estos lugares tóxicos y los crecientes índices de cáncer[24].

La ardua batalla de la protección ambiental

Organizaciones como el Environmental Working Group en Estados Unidos lideran el movimiento para aconsejar a la población y seguir analizando sustancias químicas y su impacto en los seres humanos. Y para presionar para obtener la implicación de los legisladores para aumentar la responsabilidad de los fabricantes de productos químicos en lo que se refiere a la salud pública. El EWG fue fundado por Ken Cook en 1992, y en los últimos veintiséis años, Cook y su personal han presionado al Gobierno de Estados Unidos para que se alinee con los intereses de los ciudadanos por encima de las empresas fabricantes de productos químicos[25]. Para ilustrar lo despacio que se producen las reformas ambientales, basta con ver la Ley de Control de Sustancias Tóxicas de 1976 (TSCA, por sus siglas en inglés). Esta ley fue pensada para regular la introducción de nuevas sustancias químicas o valorar si las sustancias químicas existentes eran «seguras» antes de ser comercializadas. Sin embargo, cuando se aprobó la ley en 1976, se consideró que todas las sustancias químicas existentes eran seguras para su uso y fueron «eximidas». Esta ley no fue revisada hasta 2016; y los cambios que se hicieron entonces, cuarenta años después, fueron mínimos. En un artículo publicado en mayo de 2016, Ken Cook advirtió que la ley revisada hacía demasiado poco para «proteger a los estadounidenses de sustancias químicas que causan cáncer y trastornos del sistema nervioso, problemas de fertilidad, disfunción del sistema inmunitario y muchos otros problemas de salud»[26]. Destacó especialmente lo que él denomina los «Siete Tóxicos Mortales» que siguen estando en circulación, a pesar de que sabemos (desde hace décadas en algunos casos) lo peligrosos que son para la gente. Estos tóxicos están identificados a continuación:

Asbesto: A pesar de que se ha establecido científicamente la relación directa entre el asbesto y el cáncer de pulmón y otras enfermedades respiratorias, en

Estados Unidos sigue siendo legal y es utilizado a pesar de estar prohibido en más de otros cincuenta países[27]. Todavía puede encontrarse asbesto en techumbres y en materiales de vinilo, pastillas de frenos y otras piezas de automóvil como el embrague, y hace poco fue detectado incluso en lápices de color.

Formaldehído: Esta sustancia natural se vuelve carcinogénica a dosis elevadas y se encuentra en moquetas, suelos de madera, alisadores del pelo, esmalte de uñas, pinturas y barnices, y productos de limpieza para el hogar. El formaldehído puede dañar el ADN, y se sabe que con el tiempo la exposición, incluso a dosis bajas, aumenta el riesgo de cáncer[28].

PFC: Los productos químicos perfluorados son antiadherentes, impermeables y resistentes a la grasa, y se usan en baterías de cocina, prendas exteriores impermeables y envasados de alimentos. Aunque una clase de estos productos químicos conocidos como C8 (el 8 indica la cantidad de átomos de carbono) ya no se fabrica en Estados Unidos, los C6 se siguen produciendo y utilizando. Estos han sido relacionados con el cáncer y con enfermedades de la tiroides, entre otros problemas de salud[29].

Retardantes de llama: Los retardantes de llama clorados se usan para pulverizar muebles tapizados y muchos productos hechos para niños, incluidas las sillitas de coche. Están relacionados con el cáncer y la disrupción hormonal[30].

Cloruro de vinilo: Se utiliza para producir plásticos de PVC y muchos productos para el hogar, como cortinas de ducha. La exposición al PVC en el aire afecta al sistema nervioso y la exposición prolongada puede causar daños hepáticos[31].

Bisfenol A (BFA): Este compuesto se encuentra en recipientes de alimentos y bebidas, y en las personas, incluidos los bebés en el útero. En 2015, California dio el paso de incluir el BFA como tóxico para la reproducción femenina[32].

Ftalatos: Estos compuestos hacen que los plásticos sean más flexibles y se utilizan en plásticos de PVC, disolventes, suelos de vinilo, adhesivos y detergentes. Son disruptores endocrinos y han sido relacionados con la diabetes, la obesidad y con problemas de reproducción y de tiroides[33,34].

Por desgracia, se está haciendo demasiado poco para ayudar a reducir la inmensa carga química a la que estamos expuestos diariamente. La doctora Margaret I. Cuomo, autora de *A World Without Cancer: The Making of a New Cure and the Real Promise of Prevention*[35], habló conmigo sobre los desafíos a los que nos enfrentamos en esta área. Aseguró que el primer paso es la concienciación, y que una población informada estaría en mejor posición para contribuir a exigir un cambio: «Creo que si los consumidores supieran que seguramente una crema facial u otros productos de cuidado personal comprados en California es menos tóxica que un producto parecido adquirido en Connecticut o Nueva Jersey, exigirían productos más seguros en general». Y añadió: «Estarían indignados, y la presión sobre las empresas marcaría la diferencia. Estoy convencida de ello, pero el primer paso es informar a los consumidores». Cuomo cree que todavía estamos viviendo con una mentalidad de la década de 1950 en lo que se refiere a la regulación ambiental de los productos de cuidado personal y productos alimentarios. «En general, los consumidores no son conscientes de lo dañinos que son muchos ingredientes químicos de los productos de cuidado personal y su profundo efecto en nuestro sistema endocrino, en la fertilidad y en todo, desde la obesidad hasta la conducta. No es ninguna tontería. Es un asunto muy serio.»

Tóxicos ambientales y alteraciones causadas por los disruptores endocrinos

En los últimos veinte años aproximadamente, ha surgido un nuevo campo para investigar cómo los tóxicos ambientales causan alteraciones endocrinas u hormonales. En lugar de estar relacionados directamente con la aparición de cánceres concretos como los conocidos cincuenta y cuatro carcinógenos identificados por la Agencia de Protección Ambiental de Estados Unidos (como el asbesto, que ha sido relacionado directamente con la aparición de cáncer de pulmón y mesotelioma, un tipo de cáncer de pulmón), los disruptores endocrinos influyen en nuestra salud de un modo distinto al imitar, potenciar o cambiar la regulación metabólica[36]. La mayoría de personas está sometida a una exposición diaria y continuada a un cóctel de tóxicos ambientales a un nivel relativamente bajo de exposición. Una clase de estos tóxicos, los denominados compuestos químicos disruptores endocrinos (EDC, por sus siglas en inglés), puede encontrarse en nuestros alimentos, nuestro entorno y en los productos que nos aplicamos en el cuerpo. Estos compuestos interfieren en la producción y el metabolismo hormonal de un modo que puede, especialmente a largo plazo, crear las condiciones biológicas que nos vuelven más susceptibles al cáncer y a otras enfermedades[35,37,38].

Los disruptores endocrinos no funcionan como funcionan los carcinógenos clásicos, sino que funcionan como nuestro sistema endocrino (nuestro sistema hormonal natural), pero a niveles extremadamente bajos que afectan a la fisiología del cuerpo en momentos distintos de la vida e interfieren en el desarrollo normal. Los carcinógenos causan daños y mutaciones celulares, mientras que los disruptores endocrinos alteran el desarrollo en general. Se observa, por ejemplo, una pubertad adelantada tanto en niños varones como en niñas cuando están expuestos a ciertos (aunque a menudo distintos o excepcionalmente combinados) disruptores endocrinos en el entorno, en los alimentos o en los productos de consumo que utilizan esos niños. Un estudio de los Centros para el Control y la Prevención de Enfermedades de Estados Unidos reveló que las niñas expuestas a niveles elevados de un disolvente usado en desodorantes para el inodoro y ambientadores tenían su primer período menstrual siete meses antes que aquellas con niveles de exposición más bajos[39,40]. Esa investigación de 2012 es la culminación de una serie de estudios que sugieren que los tóxicos ambientales, especialmente los que imitan las hormonas, podrían ser responsables de provocar cambios en los seres humanos. La sustancia química de este estudio concreto, el diclorobenceno, está presente en el cuerpo de casi todas las personas analizadas en Estados Unidos[41].

Por otra parte, un equipo de investigación liderado por Lawrence Kushi de la aseguradora sanitaria estadounidense Kaiser Permanente ha estado estudiando si la exposición a sustancias químicas ambientales da lugar a la pubertad adelantada en más de mil doscientas niñas prepúberes en tres ciudades de Estados Unidos: Nueva York, Cincinnati y Oakland. Tras hacer un seguimiento de las niñas durante doce años, Kushi y su equipo relacionaron el desarrollo mamario precoz con dos sustancias químicas: el triclosán, que está presente en la pasta de dientes entre muchos otros productos, y el 2,5 de diclorofenol, un producto químico usado en pesticidas y en el agua clorada[42,43]. Esos dos productos químicos estaban relacionados con que las niñas se desarrollaran entre cuatro y nueve meses antes. Aunque Kushi me comentó que él y su equipo «apenas han arañado la superficie» de los datos reunidos hasta ahora, el Instituto Nacional del Cáncer rechazó una petición de financiación adicional para el estudio.

Diversos estudios de 2011 y 2012 revelaron que en Estados Unidos los niños varones maduraban entre seis meses y dos años antes que en la década de 1970[44,45]. Los investigadores no saben con certeza por qué está pasando eso. En el caso de las niñas, culpan a sustancias químicas parecidas al estrógeno presentes en el entorno, como el diclorobenceno o el BFA. Pero los niños varones expuestos a las mismas sustancias químicas deberían sufrir el efecto contrario: un retraso de la maduración sexual. Una posible razón de la pubertad adelantada en los niños varones podría ser un aumento de los índices de obesidad, que alteran los niveles hormonales del cuerpo. Por desgracia, el riesgo de cáncer de mama y de próstata aumenta con la pubertad adelantada[46-48].

Lo que hace que distinguir los efectos de los distintos EDC y carcinógenos ambientales sea tan complicado es lo fluida e integralmente que están entretejidos en prácticamente todas las facetas de nuestro estilo de vida. La doctora Janet Gray, profesora de neurociencia del Vassar College, ha dedicado los últimos quince años a estudiar los disruptores endocrinos. Explica que nuestro sistema hormonal natural contribuye a mantener la «homeostasis», que es el equilibrio hormonal sistémico. Pero, con el tiempo, los disruptores endocrinos y las sustancias químicas que imitan las hormonas causan un desequilibrio en este delicado sistema[37]. «Creemos que cuando esto sucede más adelante en la vida, después de que nuestros órganos se hayan desarrollado por completo, puede influir en problemas de la salud del cerebro y, sin duda, en la aparición de cánceres, como el de mama —explica Gray—. Cuando la disrupción endocrina afecta a un embrión o un feto en el útero, las consecuencias a largo plazo pueden ser más funestas. Además, transmitimos esta clase de disrupción endocrina a las futuras generaciones, lo que añade un elemento totalmente nuevo al nuevo campo de la epigenética. Por ejemplo, actualmente disponemos de muchos estudios que demuestran la correlación entre mujeres que desarrollan cáncer de mama y la exposición de sus familiares femeninas al DDT décadas antes.»

Las investigaciones sobre compuestos disruptores endocrinos revelan los efectos duraderos de la exposición a niveles bajos de disruptores endocrinos (mientras que cuando se eliminan los carcinógenos, los daños se contienen relativamente)[49]. La exposición a los EDC parece grabar cambios en la futura expresión génica (en contraposición con la mutación genética, que es el efecto atribuido a los carcinógenos clásicos). Por ejemplo, en 2014 un grupo de investigadores de Chicago descubrió que cuando los fetos de varones eran expuestos al bisfenol A (BFA), esta sustancia química reprogramaba su próstata en desarrollo y los volvía más susceptibles a enfermedades de próstata más adelante en la vida[50].

Esta clase de avance en nuestros conocimientos sobre el impacto persistente de los disruptores endocrinos tendría que llevarnos a todos a actuar con extrema precaución a la hora de decidir a qué sustancias químicas nos exponemos, especialmente dado lo «imperceptibles» que suelen ser las dosis de estas sustancias, y la aparición a menudo latente de los efectos a largo plazo.

Una encuesta realizada por el Environmental Working Group en 2015 reveló que el adulto medio usa nueve productos de cuidado personal al día, con 126 ingredientes químicos únicos[51]. El estudio, que encuestó a más de dos mil trescientas personas, reveló que uno de cada cinco adultos están expuestos todos los días a *todas* las siete principales impurezas carcinogénicas que habitualmente se encuentran en los productos de cuidado personal, incluido el formaldehído, que (como mencioné) está clasificado como carcinógeno conocido tanto por el Centro Internacional de Investigaciones sobre el Cáncer como por el Programa de Toxicología de Estados Unidos (National Toxicology Program)[3]. El estudio reveló que las mujeres se exponen todos los días a 168 sustancias químicas, alrededor del doble que los hombres. El hombre medio encuestado afirmó utilizar entre cinco y siete productos de cuidado personal al día[51]. Esto incluye cosas como desodorantes, dentífricos, champús, fijadores para el pelo, cremas de afeitar, *aftershaves* y lociones. La mujer media usa entre nueve y doce productos. La adolescente media usa diecisiete[52].

Para los progenitores de una niña de catorce años, esta noticia es especialmente inquietante. Cosméticos como el maquillaje, las cremas hidratantes y los productos capilares contienen a menudo parabenos o ftalatos, que son disruptores endocrinos. Se ha relacionado los ftalatos con el cáncer de mama, la obesidad, la infertilidad y el asma. En 2014, la Comisión de Seguridad de Productos del Consumidor de Estados Unidos (U.S. Consumer Product Safety Comission) recomendó que se prohibieran varios ftalatos en los juguetes infantiles porque diversos estudios con ratas han relacionado la exposición con anomalías del tracto reproductor masculino. La relación es tan clara que el trastorno se llama «síndrome del ftalato»[53].

Por otra parte, al usar productos que prometen protegernos de los microbios podría ser peor el remedio que la enfermedad. Muchos jabones antibacterianos, geles antisépticos y productos de limpieza contienen triclosán. Así que mientras tú te imaginas que estás eliminando microbios peligrosos de tu cuerpo o de tu casa, podrías estar incorporando xenoestrógenos a tu torrente sanguíneo y a tu entorno. Un estudio de 2013 reveló que el triclosán, como varias sustancias químicas más que hemos mencionado, imita el estrógeno y podría causar el crecimiento de ciertos tipos de cáncer de mama[54].

Aunque gran parte de la gente sigue sin ser consciente de ello, nuestros conocimientos están avanzando a grandes pasos, y nuestra conducta está empezando a cambiar.

El aspecto más brillante de un tema sombrío

Gracias en parte a una mayor concienciación y a nuestra mayor capacidad de medir los contaminantes y de establecer más relaciones directas entre exposición y enfermedades, algo está empezando a cambiar en cuanto a los tóxicos ambientales y nuestra capacidad de reconocerlos y evitarlos. Por ejemplo, hoy en día es posible encontrar en los supermercados (especialmente en las tiendas de comestibles y en las cooperativas más ecoconscientes) versiones sin sustancias químicas de prácticamente todos los productos de limpieza y de belleza. En Estados Unidos están empezando a aparecer salones de manicura sin tóxicos como una alternativa natural a lo que ha sido un segmento muy tóxico de la industria de la belleza. A medida que aumenta la sensibilización de la población sobre los peligros de los productos químicos del lavado en seco, van abriendo sus puertas más tintorerías «verdes» que ofrecen alternativas ecológicas.

Por otra parte, la agricultura ecológica está en auge. En Estados Unidos la venta de productos ecológicos se elevó un 23% de 2015 a 2016 y alcanzó los 7.600 millones de dólares[55]. Se trata de una buena noticia para nuestro medioambiente y para nuestros hijos. La agricultura ecológica ha demostrado mejorar la calidad del agua en zonas del Medio Oeste americano con un altísimo riesgo de contaminación con residuos agrícolas. Un estudio de 2015 con cuarenta niños de California, que cambiaron a una dieta ecológica durante una semana, reveló que los niveles de pesticidas en su orina descendieron casi un 50%[56].

Los reportajes de investigación relacionados con peligros ambientales también han dado lugar a cambios espectaculares en varios mercados. Un reportaje del programa *60 Minutes* de 2015 reveló que el suelo laminado de la cadena Lumber Liquidators contenía niveles altos de formaldehído, lo que dio lugar a un acuerdo civil y penal multimillonario[57]. En 2014, una bloguera gastronómica llamada Vani Hari señaló que Subway usaba una sustancia química presente en las colchonetas de yoga como blanqueante y acondicionador de la masa en sus panes. La consiguiente protesta de los consumidores obligó a Subway a dejar progresivamente de usar *azodicarbonamida*[58]. Por otra parte, después de que varios estudios relacionaran el colorante marrón de los refrescos con un aumento del riesgo de cáncer, muchos fabricantes de refrescos están empezando a eliminar progresivamente el colorante artificial que contiene *4-metilimidazol*. En 2011, California exigió que cualquier alimento o bebida que contenga más de 29 miligramos de 4-MEI incluya una etiqueta de advertencia[59].

California se ha situado a la vanguardia de la protección de los derechos de los ciudadanos a conocer los ingredientes químicos y la exposición a ellos. En octubre de 2017, el gobernador Jerry Brown firmó la California Cleaning Product Right to Know Act, una ley que exige que los productos de limpieza industriales y domésticos relacionen los ingredientes, incluidos los que se incluyen en palabras aparentemente tan inocentes como «fragancia», tanto en la etiqueta como en la información que se proporciona en Internet[60]. En Nueva York, el gobernador Andrew Como está impulsando el Household Cleaning Product Information Program, un programa que exigiría que los fabricantes de productos de limpieza revelen los ingredientes en Internet[61].

Por otra parte, algunas compañías no esperan a que haya nuevas normas estatales para aumentar su transparencia. En 2016, SC Johnson lanzó en Estados Unidos una gama de ambientadores que relaciona todos los ingredientes, incluso los incluidos en la palabra «fragancia» (*fragance* en inglés)[62]. Este año Unilever anunció planes para crear una etiqueta inteligente que permita a los compradores acceder a la información sobre los ingredientes a través de una aplicación móvil[63]. Y en 2017 Procter & Gamble lanzó una página web que contiene información sobre todos los conservantes de sus productos[64]. Como respuesta a la presión de una coalición de grupos a favor de la salud ambiental, Campbell Soup Company anunció que había logrado eliminar todo el BFA de sus latas de sopa a mediados de 2017[65]. Lo que no se ha acabado de aclarar en el caso de Campbell es con qué sustituyó la empresa el BFA de las latas.

EL HALIFAX PROJECT: Getting to Know Cancer

El Halifax Project: Getting to Know Cancer es una investigación científica de colaboración mundial sobre el efecto de las combinaciones de sustancias químicas a bajas dosis en la salud humana. Fue inspirada por un hombre, Leroy Lowe, un educador canadiense. Lowe desafió a los científicos a pensar de otra forma sobre el potencial carcinogénico de estos disruptores endocrinos y pidió a los científicos que examinaran cómo las «sustancias químicas no tóxicas», a las que estamos expuestos todos los días a dosis bajas, podrían alterar acumulativamente múltiples sistemas relacionados con el proceso carcinogénico[66].

El proyecto se llevó a cabo entre 2012 y 2015, y en él participaron más de 350 investigadores y científicos oncológicos de 31 países[67]. Los resultados arrojan luz sobre la relación entre el entorno físico y el cáncer. Como concluye el informe del grupo: «Nuestro análisis sugiere que los efectos acumulativos de sustancias químicas individuales (no carcinogénicas) que actúan en distintas vías, y una variedad de sistemas, órganos, tejidos y células relacionados, podrían conspirar de modo plausible para crear sinergias carcinogénicas».

La información reunida sobre los riesgos para la salud general que plantea la exposición prolongada a niveles bajos de disruptores endocrinos ha fijado un nuevo rumbo para los investigadores oncológicos en cuanto al examen de los tóxicos ambientales como factores que contribuyen al cáncer y otras enfermedades. Y los artículos que se han escrito, gracias a este proyecto, han servido para informar a la población de una forma no amenazadora y orientada a la acción.

Rebajar la histeria

A cualquier paciente de cáncer le resulta casi imposible evitar preguntarse si puede haber habido algo en su entorno que haya contribuido a su enfermedad. David Servan-Schreiber se preguntó si podrían haberle afectado los pesticidas (concretamente la atrazina) con que fumigaban los campos agrícolas en los que jugaba cuando era pequeño cerca de Normandía, en Francia. Tenía dos primas que también jugaron ahí y comieron los productos cultivados en esos campos. Ya adultas,, ambas tuvieron cáncer de mama. Se ha descubierto que la atrazina convierte las ranas macho en ranas hembra[68]. Penetra en el suministro de agua y ha sido relacionada con la pubertad tardía, la inflamación de la próstata y el cáncer de mama en estudios con animales[69,70]. Las investigaciones han revelado una asociación entre la atrazina y el cáncer de próstata, pero son necesarios más estudios para establecer una relación directa[71].

Pensar en todos los pesticidas, venenos, EDC y tóxicos que hay en nuestra vida no es tarea fácil. El Anticancer Lifestyle Program de Meg Hirshberg incluye una clase de tóxicos ambientales a la que los participantes llaman en broma la clase de «¡Menuda Mierda!»[72]. Aunque es importante informarse sobre las sustancias químicas a las que estamos rutinariamente expuestos en nuestro entorno, es igual de importante, puede que más, no dejar que esos conocimientos nos paralicen a la hora de limpiar el ambiente de nuestro hogar comprando menos productos que contengan productos químicos disruptores hormonales y haciendo cambios proactivos en nuestra vida para limitar nuestra exposición a los tóxicos. Si bien la clase de Menuda Mierda es necesaria, Hirshberg sabe que agobiarse no es la finalidad. «Muy deprisa, pasamos a la información práctica y empoderadora para que los participantes puedan convertirse en consumidores más informados. Realmente rebajamos la histeria», explica.

Es importante que todos sepamos qué podemos cambiar y qué no en lo que se refiere a los tóxicos ambientales y la vida anticáncer. Tenemos que adquirir colectivamente conciencia de los principales tóxicos conocidos que están presentes en nuestro aire, agua, alimentos y demás productos de consumo (productos de belleza, ropa, materiales de la construcción y artículos del hogar).

Por ejemplo, la mayoría de personas no tiene ni idea de lo que hay en nuestro suministro de agua; simplemente abrimos el grifo y bebemos. Pero, en Estados Unidos, debido a algunos hechos horribles que captan la atención de los medios de comunicación nacionales, estamos empezando a fijarnos. La crisis del agua en Flint, Michigan, captó la atención nacional cuando una bacteria peligrosa, residuos industriales y plomo contaminaron el suministro de agua[73]. Aunque muchos puedan considerarlo un hecho aislado y nada relevante para el país en conjunto, el EWG reveló en un informe reciente que se había detectado un disolvente industrial clasificado como probable carcinógeno, que es también una impureza habitual en los cosméticos y en los productos de limpieza del hogar, en suministros de agua potable de casi 90 millones de estadounidenses en cuarenta y cinco estados[74].

Se diría que disponer de agua libre de impurezas y de microrganismos o sustancias nocivas para la salud tendría que ser algo normal para la mayoría de personas, pero no es tan fácil como cabría pensar. La mayoría de botellas de agua hechas de plásticos liberan sustancias químicas poco seguras como el BFA[75], si bien actualmente muchas ya no contienen BFA. Aunque una empresa haya eliminado una sustancia nociva, puede haberla sustituido por otra sustancia igual de nociva o más. Por ejemplo, se ha eliminado el BFA de muchos productos y se ha sustituido por bisfenol S (BFS), una sustancia química que causa daños iguales o peores que el BFA[76]. Un estudio de 2013 de Cheryl Watson, del Centro Médico de la Universidad de Texas en Galveston, reveló que hasta pequeñas concentraciones de BFS alteran el funcionamiento normal de una célula, lo que podría dar lugar a los mismos riesgos asociados con los efectos disruptores endocrinos del BFA[77].

Cuando Glenn Sabin decidió no someterse al tratamiento convencional tras ser diagnosticado de LLC (leucemia linfática crónica), uno de los primeros cambios importantes que hizo en su estilo de vida fue cambiar el sistema de filtrado del agua de su casa y su oficina. «Instalé una unidad ablandadora para todo el hogar para filtrar la mayoría de cloro y otras cosas, y un sistema de ósmosis inversa para el agua potable.» Glenn considera que haberse concentrado intensamente en una hidratación limpia y libre de toxinas, junto con la alimentación anticáncer, el sueño y una vida con un profundo propósito, son partes fundamentales de su plan sinérgico de vida anticáncer.

Actuar con precaución

Cuando te das cuenta de hasta qué punto vivimos en un entorno cargado de sustancias químicas, puedes volverte paranoico. No queremos paralizarte, pero queremos que seas más consciente del posible impacto de una exposición prolongada a una variedad de sustancias químicas en tu salud. Es probable que la mayoría de tóxicos ambientales jamás se vincule concluyentemente al cáncer, pero la lista de los que sí lo han sido va creciendo y no tenemos razones para creer que no siga creciendo a medida que dominemos más la forma de detectar las sustancias químicas y estudiar sus efectos en el cuerpo humano a lo largo del tiempo.

Dada la laxa regulación de las sustancias químicas y el enfoque reaccionario de los reguladores gubernamentales, depende del consumidor ser diligente a la hora de leer las etiquetas y tomar decisiones saludables para limitar la exposición a las sustancias y los tóxicos químicos. En nuestra familia, hemos adoptado el Principio Preventivo. Hasta que no se descubre que una sustancia química es inofensiva, intentamos no usarla. En lo referente a productos de cuidado personal, cualquier cosa que relacione como ingrediente palabras como «fragancia» incluye sustancias químicas, que probablemente son disruptores endocrinos, de modo que lo devolvemos al estante y buscamos productos que contengan ingredientes que reconocemos, sin los parabenos o los ftalatos que imitan a las hormonas de nuestro cuerpo. Lo de mejor prevenir que curar es el único planteamiento que en el actual entorno desregulado reduce tu contacto con carcinógenos conocidos y presuntos carcinógenos que están presentes en todo, desde el sofá ignífugo en el que te relajas por la noche hasta los disruptores endocrinos del champú y otros productos de cuidado personal que usas por la mañana.

Sinergia ambiental

La relación entre exposición ambiental y otras áreas de la Mezcla de Seis no está clara, pero los datos que se están obteniendo apuntan a relaciones que, investigando más, podrían llegar a ser más definitivas:

- **Obesidad:** Un estudio de 2014 reveló que era más probable que los niños expuestos a sustancias químicas usadas para ablandar el plástico fueran obesos y presentaran un mayor riesgo de diabates[78]. Investigadores de la Universidad de Nueva York analizaron la orina y la sangre de más de setecientos cincuenta adolescentes y descubrieron un aumento de la resistencia a la insulina, un precursor de la diabetes, en adolescentes con niveles elevados de ftalato de bis(2-etilhexilo) o DEHP[79]. Por otra parte, los niveles altos de BFA han sido relacionados con el sobrepeso o la obesidad. Los índices de obesidad eran el doble de altos en los adolescentes con los niveles más elevados de BFA que en aquellos con los niveles más bajos[80]. Los investigadores especulan que el BFA añadido podría acabar con el equilibrio hormonal y alterar el metabolismo pero señalan que son necesarios más estudios para demostrar una relación directa[81,82].
- **Sueño:** Un estudio de 2016 encontró relaciones entre los niveles de BFA y el sueño[83]. Los investigadores examinaron datos obtenidos entre 2005 y 2010 como parte de la Encuesta Nacional de Salud y Nutrición. Descubrieron que los niveles más altos de BFA medidos en muestras de orina se correspondían con los participantes de la encuesta que afirmaban que dormían menos de seis horas por la noche. El sueño insuficiente ha sido relacionado con la obesidad, la diabetes, el síndrome metabólico, la cardiopatía y el cáncer.
- **Ejercicio:** Un estudio de la Universidad de Misuri en 2015 reveló que los ratones hembra expuestos a BFA o a etinilestradiol, el estrógeno de las píldoras anticonceptivas, eran menos propensos a realizar actividad física[84]. Los investigadores expusieron los ratones a las sustancias químicas cuando estaban en el útero y de nuevo durante el destete a través de la leche materna. Descubrieron que los ratones expuestos mostraban menos actividad por la noche, cuando generalmente los ratones están más activos. Los ratones expuestos se movían

más despacio, bebían menos agua y dormían más. También quemaban más carbohidratos que grasas, lo que muchos investigadores consideran que es una de las causas de obesidad en los seres humanos porque la grasa no utilizada se va acumulando en el cuerpo.

Avanzar hacia una vida más limpia

Protegerte a ti mismo se reduce a una simple filosofía: controla lo que puedes controlar, limita tu exposición cuando puedas y sé activo en tu comunidad cuando salgan a la luz otros peligros ambientales. Muchos de los contaminantes ambientales a los que nos enfrentamos están fuera de nuestro control o es preciso legislación y activismo para cambiarlos. Creemos que esta tarea es importante, pero queremos que empieces por las elecciones que estás haciendo cada día. ¿Qué hay en tu champú o en el producto de limpieza que usas para limpiar tu bañera? ¿Y en tu fijador para el pelo o el dentífrico con que te cepillas los dientes cada noche antes de acostarte? Sugerimos que empieces por las cosas sencillas y que hagas tabla rasa en tu cuerpo y tu casa. Crear un entorno anticáncer empieza en casa y comienza con aquello a lo que te estás exponiendo voluntariamente.

GUÍA DE UNA VIDA ANTICÁNCER PARA PURIFICAR TU ENTORNO

En una época en que a menudo se priorizan los beneficios económicos respecto a la prevención, tú, el consumidor, eres responsable de supervisar, seguir y controlar (cuando puedas) tu exposición a los tóxicos presentes en tu entorno. Aunque es complicado evitar *toda* la exposición a los tóxicos, en las siguientes páginas explicaremos a grandes rasgos cómo reducir tu carga química utilizando el principio preventivo. Cuando se trata de limitar tu exposición química, el principio preventivo significa que debes estar alerta a lo que te aplicas y te introduces en el cuerpo, y tomar medidas para evitar exponerte innecesariamente a tóxicos en tu hogar y tu entorno. Si no estás seguro de si algo es o no dañino, no te la juegues. Nosotros examinamos nuestra exposición desde lo más alto de la cabeza hasta la punta de los pies. Después vamos habitación por habitación y observamos todo aquello con lo que estamos en contacto, desde los productos que usamos para limpiar la casa hasta las sillas donde nos sentamos y las camas donde dormimos. Elimina las sustancias químicas potencialmente peligrosas de tu cuerpo y de tu casa tanto como puedas. Y cuando sea posible, protege a tus hijos y a tu comunidad de la exposición, en crecimiento constante, a los tóxicos. Huelga decir que deberías evitar tomar demasiado sol y abstenerte por completo de fumar o usar cigarrillos electrónicos. Se sabe que el sol y el tabaco contribuyen a la aparición del cáncer, por lo que evita las sobreexposiciones al sol y cualquier exposición al tabaco y a las sustancias químicas de los cigarrillos electrónicos.

Cinco pilares para crear un entorno anticáncer

1. Reduce la exposición a sustancias químicas en tu hogar.
2. Filtra tu agua.
3. Reduce los tóxicos que te aplicas en el cuerpo.
4. Reduce las toxinas que te introduces en el cuerpo.
5. Interactúa con cuidado con tu entorno más amplio.

Comienza la limpieza

Para muchas personas, lo más fácil es ir habitación por habitación de la casa para eliminar los productos potencialmente peligrosos. Otra forma de hacerlo es concentrarse en los productos que usas de la cabeza a los pies, y después en los productos con que te encuentras en tu entorno inmediato, comenzando por tu hogar.

Mantén tu hogar libre de sustancias químicas

- Quítate los zapatos en la puerta. Las calles y los céspedes están llenos de pesticidas, herbicidas, aceite, grasa y otras sustancias químicas tóxicas.
- Abre las puertas y las ventanas para ventilar tu casa. Especialmente las casas nuevas acumulan tóxicos porque están muy bien selladas.
- No uses pesticidas tóxicos en tu hogar.
- Sustituye tus productos de limpieza por limpiadores naturales, libres de tóxicos, incluidos los productos para el lavado de la ropa y el lavavajillas.
- Habitación por habitación evalúa en tu casa qué posibles sustancias químicas estás usando en cada habitación.
- Invierte en una aspiradora que disponga de un filtro HEPA (recogedor de partículas de alta eficiencia). Aspira dos veces a la semana para eliminar el polvo y la suciedad que pueda contener tóxicos.
- Las plantas de interior actúan como filtros naturales del aire. Ciertas plantas son filtros más eficaces que otras. Si tienes una mascota, infórmate sobre la posible toxicidad de las distintas plantas para los animales. La sociedad animalista estadounidense ASPCA posee una página informativa sobre plantas venenosas.
- Las velas aromatizadas pueden plantear riesgos en dos ámbitos: la fragancia y la cera. La parafina, la cera usada en la mayoría de velas, libera sustancias químicas como el benceno y el tolueno. Estas sustancias son carcinógenos conocidos[1,2]. La parafina es un residuo del petróleo. Además, muchas velas tienen mechas con núcleo de plomo que liberan plomo al aire. La vela más segura es la hecha con cera de abeja. Al inhalar el humo de velas con fragancia artificial añadida existe el riesgo de inhalar un posible disruptor endocrino[3].
- Usa pintura con pocos o ningún COV (compuesto orgánico volátil). Los COV son disolventes que se liberan al aire cuando la pintura se seca. Los COV pueden causar síntomas agudos, como dolores de cabeza y mareos. Los efectos a largo plazo son más inciertos, pero según la Agencia de Protección Ambiental de Estados Unidos, algunos COV son presuntos carcinógenos[4].

- No uses retardantes de llama ni sustancias químicas resistentes a las manchas en tus muebles, ya que estas sustancias han sido clasificadas como carcinógenos[5].
- Si es necesario poner moqueta, airéala unos días antes de meterla en casa. Muchas moquetas contienen COV y antimanchas que contienen productos químicos perfluorados (PFC). Lo ideal es tener moquetas libres de COV y PFC.
- Evita los ambientadores. Por lo general, contienen sustancias químicas peligrosas, como EDC y ftalatos.
- Cuando debas renovar tu colchón y tu almohada, plantéate una empresa que haga estos productos libres de tóxicos (VOC y retardantes de llama). Tendrás que buscar e investigar un poco para encontrar empresas que sean totalmente transparentes sobre sus prácticas.

Filtra el agua del grifo

- Como la mayoría de sustancias químicas presentes en el agua del grifo no están reguladas en Estados Unidos, ten presente el principio preventivo y filtra el agua. El agua puede contener muchos contaminantes, desde cloro, flúor y otros elementos tóxicos hasta sustancias químicas (desde residuos de usos agrícolas, industriales y domésticos hasta fármacos, tanto de los que precisan receta como de los que no, diluidos), por lo que en un hogar anticáncer es imprescindible filtrarla (averigua en Internet la calidad del agua de tu zona; en Estados Unidos puede hacerse consultando ewg.org/tapwater)[6].
- Existen varias opciones de filtrado con precios distintos. Un filtro de agua de encimera o un filtro de agua situado debajo del fregadero son rentables y fáciles de usar. No olvides añadir filtros a las alcachofas de la ducha para reducir la inhalación de sustancias químicas atomizadas en el chorro de agua de la ducha que se introducirán en tus pulmones y se transmitirán a tu torrente sanguíneo. El EWG.org de Estados Unidos ofrece información sobre todas las opciones[7].
- No bebas agua de una botella de plástico. En Estados Unidos, gran parte del agua embotellada disponible en el mercado es básicamente agua potable municipal. Por otra parte, del plástico pueden desprenderse sustancias químicas como el BFA y contaminar el agua. Lleva una botella de acero inoxidable o de cristal contigo. Llévala en el bolso. Las botellas de aluminio pueden tener el interior recubierto de BFA, de modo que infórmate o decántate por el cristal o el acero inoxidable.

Reduce los tóxicos que te aplicas en el cuerpo

Muchas empresas están satisfaciendo la demanda de productos que contengan pocos tóxicos conocidos, o mejor ninguno. Actualmente es posible encontrar una versión sin disruptores endocrinos y sin carcinógenos de prácticamente cualquier producto. La próxima vez que vayas a la peluquería o al salón de manicura, pide productos que sean «verdes». Después ve a casa y búscalos en Internet para ver qué dicen sobre esos productos organizaciones como el EWG de Estados Unidos (ewg.org/skindeep).

A continuación encontrarás una lista habitual de productos que los hombres y las mujeres usan todos los días. Utiliza la casilla vacía para indicar si tus productos actuales carecen de tóxicos. Puede que no sea posible encontrar un producto completamente saludable, pero sin duda puedes reducir tu carga de exposición leyendo atentamente las etiquetas y haciendo los cambios que puedas.

No descartes las soluciones caseras para muchos de los productos relacionados a continuación, especialmente para la limpieza de la casa y el lavado de la ropa. Son económicos, no tóxicos y eficaces.

Consulta la lista de «sustancias químicas que hay que evitar» de este apartado del libro cuando repases los ingredientes de las etiquetas (puedes consultar también ewg.org/healthyproducts).

Productos corporales

- ☐ Champú
- ☐ Acondicionador
- ☐ Productos para dar forma al cabello
- ☐ Jabón
- ☐ Jabón de tocador antibacteriano
- ☐ Dentífrico
- ☐ Desodorante
- ☐ Leche limpiadora
- ☐ Loción tonificante
- ☐ Crema hidratante
- ☐ Crema de ojos
- ☐ Crema de manos
- ☐ Crema corporal
- ☐ Perfume

Maquillaje

- ☐ Desmaquillador
- ☐ Desmaquillador de ojos
- ☐ Base
- ☐ Prebase
- ☐ Polvos
- ☐ Corrector de maquillaje
- ☐ Sombra de ojos
- ☐ Delineador de ojos
- ☐ Rímel
- ☐ Colorete
- ☐ Polvos bronceadores
- ☐ Delineador de labios
- ☐ Lápiz de labios o brillo de labios

Cuidado de las uñas

- ☐ Esmalte de uñas
- ☐ Quitaesmalte
- ☐ Crema para cutículas

Peluquería

- ☐ Tinte para el pelo
- ☐ Loción fijadora
- ☐ Laca
- ☐ Fijador

Lavado de la ropa

- ☐ Detergente para lavadoras
- ☐ Suavizante
- ☐ Toallitas suavizantes para la secadora
- ☐ Blanqueadores
- ☐ Bolas de lana para la secadora

Productos de higiene femenina

- ☐ Compresas
- ☐ Tampones

Protección solar

- ☐ Filtro solar que no sea en aerosol, puesto que los aerosoles penetran en los pulmones
- ☐ Bálsamo labial

Insecticida

- ☐ Insecticida no aerosol

Productos para el hogar

- ☐ Papel higiénico
- ☐ Líquido lavavajillas
- ☐ Papel absorbente
- ☐ Ambientadores
- ☐ Limpiadores multiusos
- ☐ Limpiadores para el inodoro
- ☐ Limpiadores para el suelo

Productos de limpieza

- ☐ Bayetas de microfibra que se lavan sólo con agua
- ☐ Esponjas

Productos de limpieza para el hogar

- ☐ Limpiadores para el hogar
- ☐ Ambientadores
- ☐ Cualquier producto con perfume

Restauraciones en el hogar

- ☐ Pintura con pocos o ningún COV
- ☐ Opta por suelos de madera noble y alfombras lavables en lugar de moqueta
- ☐ Muebles que no contengan productos antimanchas o retardantes de llama

Reduce los tóxicos que te introduces en el cuerpo

Ingiere alimentos ecológicos

- Es especialmente importante elegir productos ecológicos para los doce tipos de alimentos con la mayor cantidad de residuos de pesticidas: manzanas, pimientos, apio, cerezas, uvas, lechuga, nectarinas, melocotones, peras, patatas, espinacas y fresas (ewg.org/dirtydozen)[8].

Envasado de los alimentos

- Cuando sea posible, compra alimentos envasados en cristal en lugar de en latas, papel recubierto de plástico o plástico.

Conservación de los alimentos

- Usa recipientes de alimentos que sean de cristal, de cerámica o de acero inoxidable apto para el uso alimentario.
- Cuando sea necesario conservar alimentos en bolsas de plástico, envuelve el producto en papel vegetal e introduce el alimento envuelto en la bolsa de plástico.

Batería de cocina

- Usa cacharros de acero inoxidable apto para el uso alimentario, de cerámica y de hierro fundido.
- Utiliza tablas de cortar hechas de bambú o de madera.
- Evita introducir plástico o espuma de poliestireno en el microondas.

Interactúa con cuidado con el medio ambiente

Como hemos mencionado, en lo que a los tóxicos ambientales se refiere, es importante controlar lo que puedas y no obsesionarte con lo que queda fuera de tu control. Dicho esto, hay medidas que todos podemos adoptar para limitar nuestra exposición a carcinógenos potenciales en nuestro ambiente más amplio.

Ten cuidado al usar el móvil: La relación entre la exposición a la radiación por radiofrecuencia y el cáncer sigue siendo motivo de discusión. En 2011, el Centro Internacional de Investigaciones sobre el Cáncer concluyó que el uso del móvil era un posible carcinógeno humano. Pero los resultados de distintos estudios han sido diversos[9]. En lo que a los móviles se refiere, la advertencia de David Servan-Schreiber en *Anticáncer* sigue siendo válida: «Ten cuidado». A medida que aumentemos la cantidad de exposición a los campos electromagnéticos, es más probable que asistamos a incrementos de determinados tipos de cáncer, especialmente en quienes tengan un sistema inmunitario debilitado o una predisposición genética[10,11]. Como en la adolescencia nuestro cerebro todavía se está desarrollando, los niños y los adolescentes podrían ser más susceptibles a los peligros de la radiación EMF.

Así que, cuando decimos «ten cuidado», queremos decir:

- Aumenta la distancia entre tu móvil y tú, aunque eso signifique usar un auricular conectado al hablar, usar la función altavoz o mantener el móvil alejado del cuerpo, incluso cuando está encendido y no lo estás usando.
- Limita el uso del móvil cuando la cobertura es mala o cuando viajas. La emisión de radiación EMF es más fuerte cuando la cobertura es mala. También es más fuerte cuando la señal va de un repetidor a otro.

El Estado de California se planteó emitir advertencias y directrices en 2014 para un uso seguro del móvil, pero por motivos complejos, esto no se hizo extensivo a la población hasta 2017[12,13].

Productos para el coche: Compra productos ecológicos para la limpieza del interior de tu coche. Lleva los productos ecológicos al autoservicio de lavado de coches y úsalos junto con tus propias bayetas para limpiar tu coche.

Lavado en seco: Alrededor del 85% de tintorerías de Estados Unidos usan PERC (percloroetileno o tetracloroetileno), que la National Academy of Sciences de

Estados Unidos ha clasificado como «probable carcinógeno humano» y que ha sido demostrado que causa cáncer en estudios con animales[14,15].

Aunque sigue sin estar clara la toxicididad del PERC para los seres humanos, recomendamos las siguientes precauciones para el lavado en seco:

- Quita las bolsas de la tintorería fuera de tu casa o tu piso.
- Tiende la ropa de la tintorería en un perchero dos horas como mínimo en el exterior.
- Si vives en un piso, quita el plástico en la tintorería y ve a tu casa a pie con la ropa limpia, oreándola por el camino.
- No guardes la ropa de la tintorería en el armario cubierta con la bolsa de plástico.
- No dejes la ropa de la tintorería en el coche, porque los vapores se acumularán en el interior del vehículo.

También puedes buscar tintorerías «verdes». Se han desarrollado varios procesos para lavar las prendas sin usar PERC, entre los que figuran los siguientes:

- **Lavado con CO_2:** En este proceso de lavado, se sustituye el percloroetileno, o PERC, por CO_2 líquido. Una máquina especial presuriza el dióxido de carbono en forma de gas para convertirlo en un líquido transparente. Una vez finalizado el proceso, el CO_2 se introduce en un depósito de almacenaje y se reutiliza. El lavado con CO_2 cuenta con la aprobación de la Agencia de Protección Ambiental de Estados Unidos.
- **Lavado con silicona:** Este método es similar al lavado en seco convencional, pero utiliza una solución patentada a base de silicona para eliminar manchas y olores de las prendas. La Agencia de Protección Ambiental de Estados Unidos está todavía valorando si la solución siloxano D5 plantea posibles riesgos para la salud humana.
- **«Wet Cleaning»:** Esta alternativa al lavado en seco es un método de lavado sin disolventes en que las prendas se lavan con agua y unos detergentes especiales en máquinas de alta tecnología. La Agencia de Protección Ambiental de Estados Unidos ha aprobado este método, ya que no utiliza productos químicos peligrosos ni genera residuos químicos ni contaminación atmosférica[18].
- **Sistema K4:** Esta tecnología alemana usa un disolvente a base de acetal que, según se dice, es biodegradable y seguro para el medio ambiente.

RESUMEN DE LA GUÍA DE UNA VIDA ANTICÁNCER PARA EL ENTORNO

Elimina los químicos tóxicos de tu hogar

- Ve habitación por habitación y elimina productos potencialmente peligrosos al hacerlo.
- Al entrar en casa, quítate los zapatos en la puerta.
- Usa plantas de interior como filtros naturales del aire.
- Opta por suelos de madera noble y alfombras lavables en lugar de moqueta.
- Compra muebles que no contengan sustancias antimanchas o retardantes de llama.
- Usa pintura sin compuestos orgánicos volátiles.
- Compra almohadas y colchones libres de tóxicos.
- Filtra tu agua potable.
- Usa productos de limpieza naturales, no tóxicos (una mezcla de vinagre y agua es ideal).
- Evita cualquier producto con perfume.

Limita los tóxicos que te aplicas en el cuerpo

- Comprueba los ingredientes de todos los productos corporales, como el champú, el acondicionador, el dentífrico y el desodorante. Ve cambiando poco a poco a opciones menos tóxicas.
- Actualiza tu maquillaje con productos sin sustancias químicas nocivas.
- Reduce el uso de tintes para el pelo cargados de sustancias químicas y el de productos artificiales para el pelo.
- Compra detergentes para lavadoras, jabones lavavajillas y detergentes para lavavajillas libres de tóxicos.

Reduce los tóxicos que te introduces en el cuerpo

- Ingiere alimentos ecológicos.
- Conserva los alimentos en recipientes de cristal y no de plástico.

- Usa cacharros de acero inoxidable apto para el uso alimentario o de hierro fundido.
- Usa tablas de cortar de madera.
- Coloca filtros en las alcachofas de la ducha.
- No introduzcas alimentos en recipientes de plástico en el microondas.

Interactúa con cuidado con el mundo exterior

- Mantén el móvil lejos de tu cuerpo.
- Utiliza productos naturales, no tóxicos, para limpiar tu coche.
- Orea la ropa de la tintorería antes de introducirla en tu casa o tu armario.
- Busca tintorerías que usen tecnología verde, alternativa.

REFLEXIONES FINALES

Alrededor de un año después de conocer a David Servan-Schreiber, tuve el honor y el reto de dar una charla en su lugar. Estaba previsto que David pronunciara el discurso inaugural anual de apertura de la Anderson Network Conference, un congreso sobre supervivencia de los pacientes que el MD Anderson celebra cada año en Houston. Ese verano, David estaba sufriendo una recidiva de su enfermedad. Llamó desde París a los organizadores para comunicar que no podría hacerlo. Estaba demasiado enfermo para viajar. Dado el poco margen de tiempo disponible, los organizadores me preguntaron si podía hacer yo la presentación de David. La había visto un par de veces, pero darla yo mismo era otra cuestión.

Esa semana, David y yo estuvimos en contacto continuo. Él me cedió sus diapositivas, actualizó algunas con las últimas investigaciones y hablamos por teléfono sobre los puntos principales. Habíamos trabajado estrechamente para crear y fundar el Comprehensive Lifestyle Study, que estaba cobrando impulso y prometía ser uno de los pocos estudios clínicos que midiera los efectos de los cambios en el estilo de vida en múltiples áreas a la vez. El apoyo de David en ese sentido había sido fundamental para nuestros progresos. A nivel más personal, yo consideraba a David un amigo con ideas afines que compartía mi pasión por el estilo de vida como legítima medicina. Quería asegurarme de honrar su mensaje.

En la jornada inaugural del congreso, el salón de reuniones estaba abarrotado. Recuerdo claramente la vigorizante sensación que tuve al transmitir un mensaje tan poderoso, inspirador y esperanzador a una sala llena de supervivientes de cáncer. Podían adoptar un papel activo en su salud. Sus vidas no habían terminado. Podían cambiar sus hábitos y sus conductas, empezar en aquel mismo momento, y mejorar considerablemente sus probabilidades de supervivencia a la vez que mejoraban su calidad de vida. Aquel día, noté que la historia de David sobre conseguir que las defensas naturales del cuerpo influyeran en el curso de la enfermedad pasaba a formar parte de mí. Desde aquella noche, he dado cientos de charlas sobre la relación entre el cáncer y los factores del estilo de vida, pero aquella primera presentación, ocupando el puesto de David, supuso un punto de inflexión.

Desde entonces han cambiado muchas cosas. En la última década, hemos ganado verdaderamente lo que creo que, finalmente, es una base sólida en lo que se refiere a concentrarse tanto en la prevención como en el tratamiento del cáncer. Casi a diario, aparecen nuevas investigaciones que demuestran la cantidad de control que tenemos sobre nuestra sinergia biológica. En el ámbito de la oncología, la opinión está también por fin evolucionando gracias en gran parte a la secuenciación del genoma humano y a los conocimientos que hemos adquirido sobre cómo la conducta humana interviene en la escritura de nuestra historia genómica.

Actualmente sabemos que no estamos sometidos al antojo de nuestra ascendencia o de nuestros genes; podemos influir positivamente en la trayectoria de nuestra salud, en cualquier fase de la vida, con independencia de la presencia de enfermedades, y este conocimiento (junto con una cantidad de pruebas científicas que crece rápidamente) está cambiando el debate sobre el cáncer. El enfoque del tratamiento oncológico debe incluir planteamientos de prevención junto con el tratamiento convencional, y tenemos que esforzarnos por prevenir de entrada los cánceres.

La dura realidad es que, por lo menos en un futuro previsible, el cáncer va a formar parte de nuestras vidas. Pero también es cierto que se cree que más del 50% de todos los cánceres son evitables[1]. De hecho, puede que esa cifra se quede corta. Es más probable que dos terceras partes de los cánceres y la mayoría de casos de cardiopatía, ictus y diabetes pudieran evitarse si viviéramos tal como sabemos que deberíamos y siguiéramos directrices de vida anticáncer para hacer que nosotros y nuestras familias estuviéramos más sanos, más en forma y más equilibrados. Las investigaciones confirman esto y me dan esperanzas de que podemos aminorar los ritmos de la aparición del cáncer. También estamos desarrollando herramientas para medir la eficacia de cambios en el estilo de vida que antes parecían «demasiado suaves» para ser mensurables. Hoy en día se está utilizando la tecnología y las imágenes digitales para esquematizar visualmente los estudios epidemiológicos basados en la población. Y para medir el efecto que los cambios en el estilo de vida tienen en marcadores biológicos específicos de las enfermedades. Los mapas de calor génicos se iluminan cuando la conducta de los genes cambia como consecuencia de modificaciones en el estilo de vida, y podemos medir indicadores cada vez más sensibles de la presencia de cáncer u otras enfermedades mediante sencillos análisis de sangre que detectan cambios minúsculos en las cargas proteicas. Estas herramientas de la investigación científica tradicional se están utilizando ahora en colaboración con informes escritos u orales que confirman lo que hemos sospechado todo el tiempo: la vida anticáncer importa.

Como un colega dijo sucintamente hace poco: «El cáncer es complejo, pero prevenir el cáncer no lo es».

Lo que cada vez está más claro es que no es posible acabar terapéuticamente con la epidemia del cáncer. Aunque se están dedicando miles de millones de dólares a tratamientos oncológicos basados en una mayor precisión y a la detección precoz como parte de la muy pregonada «Cancer Moonshot» (la importante iniciativa puesta en marcha por el exvicepresidente Joe Biden), la prevención del cáncer mediante cambios en el estilo de vida sigue siendo el método más barato y más eficaz para prevenir y mejorar los resultados. El tratamiento oncológico del futuro es una verdadera alianza entre la vida anticáncer y la medicina de precisión. Ha llegado el momento de sustituir finalmente un modelo basado en cuidar la enfermedad por otro basado en cuidar verdaderamente la salud.

Vivir para tener salud

Lo que motiva a la gente a cambiar es complejo, pero a menudo vemos que el cáncer es un momento revelador que nos impulsa a actuar. Enfrentarnos a la realidad de nuestra mortalidad puede ser sin duda una llamada de aviso. La mayoría de personas sabemos, intelectualmente, que disponemos de un tiempo limitado en este mundo. Pero nuestra mente tiene una forma solapada de mantenernos ligeramente alejados de la realidad de nuestra propia mortalidad. Y sólo cuando tenemos una edad avanzada o cuando nos diagnostican una enfermedad o dolencia somos conscientes de que nuestro equilibrio biológico, nuestra plenitud y nuestro bienestar no durarán para siempre. Esta conciencia nos lleva a concentrarnos en nuestro cuerpo, y estos momentos de claridad son los puntos de partida del cambio.

Pero no tenemos que esperar a que el miedo nos impulse a actuar para tomar medidas significativas. El cáncer, a pesar de lo complejo que es, ya no es un misterio para nosotros. Actualmente disponemos de suficientes pruebas científicas reales e información para hacer cambios en el estilo de vida que nos ofrezcan las mayores probabilidades de mantener a raya las enfermedades del envejecimiento, incluido el cáncer. En la última década, y sin duda desde la primera publicación de *Anticáncer*, hemos empezado a descifrar el código de la biología del cáncer y estamos empezando a conocer los mecanismos que activan la sinergia perjudicial que permite que los cánceres crezcan y prosperen. Cuantas más cosas sabemos, más podemos hacer.

Dónde empezar

Nuestra vida es compleja y ajetreada, y está sujeta a cambios constantes. Nuestras estrategias de vida anticáncer tendrían que reflejarlo y ser lo más fluidas y flexibles posible. Creemos que es fundamental empezar por el apoyo social. Sólo cuando aceptamos una forma diferente de vivir y pensamos «Yo también puedo hacer eso», podemos huir de nuestros patrones negativos y poco saludables, y comenzar a esforzarnos por lograr algo más. Solamente una comunidad que nos apoye nos reforzará para hacer un cambio positivo y nos tranquilizará cuando nuestros esfuerzos sean insuficientes. Una vez establecida una red de apoyo, podemos empezar verdaderamente a cambiar nuestra mentalidad sobre nuestra vida y sobre el propósito de nuestra vida. La inmensa mayoría de pacientes del CompLife Study y los largos supervivientes de cáncer con los que nos entrevistamos y a los que hemos presentado en este libro ven este cambio mental como el componente más crítico de su nuevo modo de vida, antes que la dieta o el ejercicio. Para muchos de ellos, sanar su cuerpo se convirtió en el único objetivo y centro de atención de todas las elecciones diarias de su estilo de vida. Pero ese hincapié comenzó con un importante cambio mental que les ayudó a darse cuenta de que sus elecciones diarias tenían un impacto real y medible en su salud y en su calidad de vida.

A nuestro cuerpo le sienta bien la moderación, la calma y las costumbres. Un estrés innecesario, repetitivo o prolongado, de cualquier tipo, anula nuestras buenas costumbres de modo más rápido y espectacular que cualquier otra cosa. Por ello, una vez hemos establecido nuestros sistemas de apoyo, tenemos que manejar nuestro estrés antes de intentar cambiar nuestras demás conductas con respecto a la dieta, el ejercicio y el sueño. Un exceso de estrés hará imposible crear la sinergia que esperamos alcanzar cultivando prácticas saludables en las demás áreas de una vida anticáncer. Las pruebas indican también, claramente, que librarnos de nuestro estrés hace que nuestro cuerpo se vuelva más resistente y hostil al crecimiento del cáncer.

Pensar primero en ti

Todas las mujeres que han participado hasta ahora en nuestro CompLife Study consideran que esta es una de las partes más difíciles del protocolo del ensayo. Están acostumbradas a cuidar de todos los demás (hijos, cónyuges, jefes, progenitores mayores) en lugar de cuidar de sí mismas. Brucett M. asistió hace poco a un retiro con otras mujeres del CompLife y fue capaz de redirigir sus esfuerzos a hacer elecciones saludables. Después comentó que había vuelto a sus viejas costumbres y había antepuesto las necesidades de los demás a las suyas, esforzándose demasiado y no durmiendo lo suficiente. Pero esta comunidad anticáncer la ayudó a volver a hacer lo que era importante: cuidar de sí misma. «Lo que más me sorprendió fue la verdadera sensación de comprensión y ánimo que nos dábamos unas a otras —escribió tras su retiro—. Daba igual que acabáramos de conocernos; sabías que salía directamente del corazón porque eso es lo que todas queremos para las demás: vivir una vida larga y saludable.»

A la mayoría de las personas, aprender a anteponer nuestra salud no nos resulta fácil. Pero es especialmente difícil para las mujeres a quienes se educa, en todo el mundo, para que antepongan las necesidades de los demás a las suyas. Una vez aprendemos a cuidar mejor de nosotros mismos, vemos rápidamente que estamos todavía mejor para apoyar las necesidades de los demás.

De las acciones a los propósitos

Vivir para gozar de salud significa vivir de forma inteligente, muy pragmática y muy realista. Casi todos los pacientes de cáncer que he conocido atribuyen a la innegabilidad de la enfermedad el hecho de haberse conectado con la realidad. En ocasiones, por primera vez. Las cosas que antes eran difíciles parecen menguar. Las cosas que son más fundamentales adquieren relevancia. La vida adopta un nuevo significado. El cuerpo adopta un nuevo significado. La salud y una vida plena, más que la fama, el éxito y otros intangibles, se convierten en el propósito y el objetivo.

Cuando nos concentramos en sanarnos a nosotros mismos, solemos emprender un camino que nos llevará a alcanzar nuestro verdadero potencial de un modo sorprendente. Alison y yo lo escuchamos una y otra vez de labios de supervivientes de cáncer y de sus allegados. Molly M., a quien dieron entre seis y dieciocho meses de vida, ha sobrevivido de momento dieciocho años y medio con un cáncer agresivo de cerebro. Al principio, se describió a sí misma como una «piltrafa física, emocional y cognitiva». Estaba medio paralizada, atormentada por ataques que le afectaban todo el cuerpo, incapaz de entender o formar una frase, sin memoria y sumida en una montaña rusa emocional. Mucho antes de que se hablara de la neuroplasticidad, Molly dijo a sus médicos que iba a «reconectar su cerebro». Tuvo que dedicar todos sus esfuerzos a persistir en su régimen de sanación. Sorprendentemente, su tumor cerebral ni siquiera aparece ya en las imágenes por resonancia magnética. Cuando no está cuidando de su propia salud, aboga por una vida saludable, que le permite superar las expectativas, y apoya a los pacientes de glioblastoma que buscan su aliento y su consuelo. Su vida, admite, no es lo que había esperado, pero es gratificante de una forma que jamás habría imaginado. A Meg Hirshberg, la falta de orientación médica sobre los cambios en el estilo de vida que podrían reducir las probabilidades de recidiva del cáncer, la inspiró a crear una fundación que ofreciera cursos presenciales y virtuales para proporcionar a los pacientes y a quienes estuvieran interesados en la prevención las herramientas y la información necesarias para llevar un estilo de vida anticáncer. Susan Rafte trabajó para prestar apoyo emocional a mujeres jóvenes que se sometían a tratamiento oncológico y creó un grupo de apoyo para aquellas con cáncer metastásico. Cuando Gabe Canales comprendió la increíble capacidad de los cambios en el estilo de vida para retrasar la progresión del cáncer o prevenir que se forme de entrada, creó la Blue Cure Foundation para educar a los muchachos y a los hombres sobre la prevalencia del cáncer de próstata, y sobre lo que pueden hacer para prevenirlo o controlarlo modificando su estilo de vida.

No estamos diciendo que todos los supervivientes de cáncer tengan que dedicar su vida a ayudar a otras personas con diagnósticos parecidos o que tengas que crear una fundación para apoyar la prevención del cáncer. Lo que sí sabemos es que, para generar el cambio, tienes que empezar por ti mismo y compartir después ese mensaje con los demás. Vemos una y otra vez que la vida anticáncer lleva a las personas con y sin cáncer a correr la voz, ya sea a nivel profesional o a nivel personal, entre familiares y amigos. El poder de este mensaje y su efecto en las personas y en sus comunidades no deja de asombrarnos ni de darnos una lección de humildad a Alison y a mí.

Dicho esto, es importante destacar que esos supervivientes han descubierto que el cáncer es sólo una pequeña parte de quiénes son; a partir de ello dan un propósito a su vida y la llenan de significado, y eso les hace seguir adelante, literalmente, mucho después de que los modelos estadísticos digan que ya tendrían que haber fallecido. Josh M., a quien conociste en el capítulo 7 y a quien hice un seguimiento, y que ha superado todas las previsiones y sigue prosperando después de que le diagnosticaran un cáncer neuroendocrino incurable, introdujo matices en el debate sobre lo que constituye una buena salud para quienes tienen cáncer: «Me parece que demasiados pacientes se concentran en prolongar una vida que no están disfrutando. En mi caso, el "reajuste motivado por el cáncer" me ofreció la posibilidad de definir realmente qué entendía por una vida de calidad y de empezar a perseguirla. Es en lo que creía que habría que concentrarse: en encontrar la clase de sanación que lleva a una mejora realmente profunda de la vida, aunque ni siquiera estés curado».

Otra paradoja de este cambio del punto de vista es cómo el proceso de simplificar la vida de uno (abandonando, por ejemplo, una carrera profesional estresante o limpiando radicalmente tu dieta o el entorno donde vives) nos aporta una mayor sensación de significado, una mayor sensación de gratitud por las cosas más valiosas de la vida, como la familia, los amigos, la música, el arte, la naturaleza, o la vida misma.

Cambiar el discurso

Margaret Cuomo, a quien conociste en el último capítulo, me contó hace poco las dificultades de sensibilizar a la gente sobre el profundo impacto preventivo que los cambios fáciles y económicos en el estilo de vida tienen en la salud de uno. Es difícil hacer llegar el mensaje cuando no puede registrarse o monetizarse como los fármacos. Pero no pierde la esperanza y sigue dedicada a cambiar el debate público. Según ella misma dice: «Me anima que la gente realmente quiere estar lo más sana, lo más radiante y lo más productiva posible para ella misma y para las generaciones futuras, para sus hijos y sus nietos. Confío que cuanta más información demos a las personas, más podrán cambiar, y nos ayudará a obligar a las empresas a desarrollar productos que no dañen a los consumidores».

La preocupación que siente refleja su horror ante la idea de que la generación de nuestros hijos es la primera que tal vez no viva tanto como nosotros. «Durante muchos años y en muchas culturas, no sólo la estadounidense, la señal de prosperidad y progreso ha sido que tus hijos sean más sanos, más altos, más listos, más ricos y, desde luego, que vivan más tiempo que tú. Ahora, de repente, estamos en una situación en que el legado que dejamos a nuestros hijos no es ese, por lo menos en cuanto a salud general y longevidad. Tenemos una responsabilidad social de abordar esto, y por esta razón tenemos que transmitir el mensaje de la vida anticáncer.»

Paso a paso

Una vida anticáncer no es un programa estático. De hecho, no es ningún programa; es un modo de vida, y como tal, evolucionará y cambiará con el tiempo, igual que tú. Aun así, cada cambio gradual que hagas y que apoye la capacidad innata de tu cuerpo de controlar las enfermedades y favorecer la salud resultará beneficioso en todas las áreas de tu vida[2].

Decide que vas a vivir como si tu vida dependiera de ello, porque es así. Cuando empieces a cuidar de ti mismo de esta forma, descubrirás que empiezas a sentirte relacionado más animadamente con la vida y a estar más disponible y presente para todo lo que la vida te ofrece. Como me dijo una paciente: «Esto no es trabajar, Lorenzo, ¡esto es vivir!»

Pero es algo pragmático y está cimentado en la ciencia. No habrá nada milagroso ni espontáneo en las mejoras que experimentará tu salud: cada una de ellas estará basada en una relación de causa y efecto. Tus elecciones, tus acciones, tu buena salud, la salud del planeta. Todo está relacionado entre sí.

Uno de los impactos realmente asombrosos del estilo de vida anticáncer es la forma en que inspira a los demás. Alison y yo vemos la creciente concienciación entre nuestros amigos y en los amigos de nuestros hijos en edad de crecer. El mes pasado, siete años después de sustituir a David en su discurso de apertura de la Anderson Network Conference anual impartí la conferencia que inauguraba el evento. En esa ocasión, decidí compartir el escenario y el mensaje de una vida anticáncer con Nella B., una de las pacientes del CompLife cuya historia figura en el capítulo 11. Cuando Nella se incorporó al estudio, se consideraba una persona bien informada sobre salud y nutrición. Pero admitió ante los asistentes que sólo sabía el 10% de lo que aprendió en el CompLife y lo que compartimos en *Vida anticáncer*. Sabía que tenía que perder peso, pero no sabía cómo lograr que la pérdida de peso, que había conseguido muchas veces, fuera sostenible. No sabía por qué el exceso de peso era perjudicial y que la grasa produce estrógenos que alimentan su cáncer de mama con receptores de estrógenos positivos. Sabía que comer ensalada era mejor que comer una hamburguesa, pero desconocía que beber té verde redujera el crecimiento de los nuevos vasos sanguíneos que su tumor necesitaba para crecer y extenderse. Sabía que las verduras eran buenas, pero no sabía que el brócoli podía impedir que las células precancerosas se convirtieran en tumores malignos.

El cambio más sorprendente para Nella fue la ausencia de miedo que ha experimentado; ya no teme la recidiva o la proliferación del cáncer porque se siente activamente implicada en su atención oncológica. «Yo soy lo primero ahora. No tengo la sensación de que [el cáncer] me domine: tengo la sensación de dominarlo yo», dijo. Y describió su nueva relación con su cuerpo de una forma apasionante: «Siento que me estoy nutriendo mejor yo misma, que estoy nutriendo mejor mi cuerpo. Tengo una relación activa con él en la que le comunico que si él me trata bien, yo lo trataré bien. Trabajamos al unísono, mi cuerpo y yo, y yo lo alimento adecuadamente para que él pueda rendir adecuadamente».

Al ver a Nella hablar sobre la importancia de adoptar una práctica cuerpo-mente, sobre cómo lee ahora las etiquetas de todos los productos de cuidados personales que compra y hace ejercicio para mejorar la calidad de su sueño, su total toma de conciencia de la vida anticáncer hizo que me percatara de que, del mismo modo que creo que David me pasó el relevo cuando di el discurso en su lugar hace siete años, ahora me toca a mí pasar el relevo a Nella y a las muchas otras personas que están viviendo a diario estas prácticas sanadoras. Como Nella dijo a los asistentes aquel día, no es justo que haya tanta gente que se somete a un tratamiento oncológico sin saber lo mucho que sus elecciones de estilo de vida influyen en su salud. Asimismo, no es justo que aquellos de nosotros que todavía no tenemos cáncer no nos demos cuenta de que nuestras elecciones de estilo de vida influyen en nuestra calidad de vida actual y en nuestro riesgo de padecer la enfermedad en el futuro.

Como Nella dijo al finalizar su intervención: «Vamos a tener que hacer que la medicina integrativa forme parte del plan terapéutico, de modo que hasta los médicos aprendan unos de otros. Pero tendremos que hacerlo entre todos, ¿no? Tendremos que hacerlo entre todos. ¿Podemos hacerlo?» Y todos los asistentes gritaron a la vez: «¡Sí!»

APÉNDICE A

Explicación de las características distintivas del cáncer

Mientras se estaba llevando a cabo la secuenciación del genoma humano, dos investigadores llamados Douglas Hanahan y Robert Weinberg publicaron en el año 2000 un artículo que ofrecía una teoría elegantemente simple sobre cómo se desarrollan y progresan las células cancerosas[1]. En su tesis original, Hanahan y Weinberg propusieron que había seis procesos génicos subyacentes básicos que propiciaban el cáncer (una enfermedad celular compleja). En su artículo, titulado «Características Distintivas del Cáncer», identificaron los principales procesos celulares que rigen el cáncer del modo siguiente: (1) mantenimiento de señales proliferativas; (2) evasión de los supresores del crecimiento; (3) resistencia a la muerte celular; (4) inmortalidad replicativa; (5) inducción de la angiogénesis, y (6) activación de la invasión y metástasis. Varios años después, Hanahan y Weinberg añadieron dos características distintivas adicionales (reprogramación del metabolismo energético y evasión de la destrucción inmunitaria) y dos características habilitadoras (inestabilidad genómica y mutaciones, y promoción de la inflamación tumoral) a su modelo[2].

El instinto de supervivencia del cáncer

Señales proliferativas parece algo por lo que podrían ponerte una multa de tráfico, pero básicamente se refiere a la capacidad del cáncer de mantener su propio crecimiento para poder seguir extendiéndose. Se trata de un aspecto fundamental del cáncer: el crecimiento y la división celular descontrolados. Las células normales están controladas por múltiples sistemas y señales en el cuerpo para ayudar a mantener el crecimiento y la división celular bajo control. Las células cancerosas desregulan la señalización normal de estos distintos sistemas, lo que permite a las células crecer descontroladas. Las células normales responden a factores de crecimiento que señalan a la célula que debe crecer y dividirse o no crecer. Los factores de crecimiento se unen a la superficie de las células, y la señal de que debe crecer se transmite a la célula y se convierte en una secuencia de señales bioquímicas, que activan los genes que promueven el crecimiento y la división celular. Las células cancerosas se apropian de estas vías de señalización normales y las activan todo el rato. De este modo, las células ya no están bajo el control de las señales normales de activación (encendido) e inhibición (apagado), y siguen creciendo y dividiéndose sin restricciones.

El cáncer se vuelve sigiloso

A la vez que están utilizando los recursos del cuerpo para promover su crecimiento, las células cancerosas tienen además que evitar los sistemas que inhiben la proliferación celular (*evasión de los supresores del crecimiento*), incluidos los genes supresores de tumores. El cuerpo mantiene un complejo equilibrio entre los supresores del crecimiento, genes que neutralizan los potentes *oncogenes* (genes mutados en células cancerosas), y los factores que mantienen un crecimiento celular saludable. Cuando se pierde la función y la señal de los genes supresores de tumores, significa que las células no «oyen» el mensaje de que deben parar de crecer. Como consecuencia de ello, el crecimiento sigue estando fuera de control. Ahora que ha cortado tu línea telefónica, el cáncer también desactiva tu sistema de alarma. Tu cuerpo está a oscuras mientras el cáncer progresa.

El cáncer como un vampiro zombi

Cuando estaba en los estadios avanzados de su cáncer de cerebro, David Servan-Schreiber afirmaba que, al quedarse dormido, tenía un miedo cada vez mayor a ser atacado por vampiros. Temía que unos monstruos nocturnos, inmunes a la muerte, quisieran acabar con su vida. Si bien los vampiros de los sueños de David eran imaginarios, la comparación con el cáncer es válida. Como los vampiros y los zombis que vagan por las calles de la ciudad por la noche, las células cancerosas encuentran formas de burlar el sistema de destrucción celular del cuerpo, por lo que *resisten la muerte celular* y se vuelven inmortales y mutan indefinidamente.

Suicidio celular: Una de las formas más eficaces que tiene nuestro sistema de mantener el control sobre un crecimiento y división celular inadecuados es a través de lo que se denomina *apoptosis*: la muerte celular espontánea o suicidio celular. Factores del interior de la célula y señales del exterior de las células desencadenan este proceso que induce a la muerte. Una vez empieza a producirse la apoptosis, la célula se va descomponiendo progresivamente y después es consumida por sus células vecinas y fagocíticas («que ingieren células») (piensa en el Comecocos). Naturalmente, las células tumorales quieren evitar la apoptosis para poder crecer desordenadamente. Lo hacen a través de la inactivación de los genes supresores de tumores y aumentando la expresión de los genes antiapoptóticos. Al regular por incremento, o activar, las proteínas antiapoptóticas, la célula evita la apoptosis, a pesar de que los procesos internos y externos están enviando señales para activar la muerte celular.

Explosión celular: Una segunda forma de control del crecimiento celular anómalo es a través de la necrosis. A diferencia de la apoptosis, las células necróticas se hinchan y explotan. Una consecuencia de que las células exploten en lugar de ser «digeridas» por el sistema es que la muerte celular da lugar a la liberación de ciertas proteínas al entorno tisular circundante. Entre ellas figuran proteínas que son de naturaleza proinflamatoria y reclutan células inflamatorias del sistema inmunitario para que acudan al lugar de la explosión celular y eliminen los restos necróticos. Aunque puede parecer un buen proceso, ya que los primeros en responder van corriendo a la escena del accidente, las pruebas recientes sugieren que las *células inflamatorias inmunitarias* pueden a veces promover activamente los tumores porque fomentan la angiogénesis (la formación de nuevos vasos sanguíneos) y la proliferación celular. De hecho, tener cantidades excesivas de células experimentando la necrosis puede ser un factor de riesgo de cáncer.

El intento del cáncer por conseguir la vida eterna

Las células normales sanas tienen una cantidad limitada de ciclos de crecimiento y división. Las células cancerosas, en cambio, tienen activados procesos que permiten la *inmortalidad replicativa*. Lo que generalmente limita el crecimiento celular tras sucesivas replicaciones y divisiones es la *senescencia*, la pérdida de una célula de su capacidad de dividirse debida al envejecimiento, o la crisis celular, que implica la muerte celular (a través de la apoptosis o de otros medios). Si la célula evita la senescencia, pasa generalmente a un estado de crisis y finalmente muere. Sin embargo, las células cancerosas eluden ambos procesos y adquieren la capacidad de replicarse ilimitadamente. Esta transición se denomina inmortalización celular.

Un componente del interior de una célula que contribuye a garantizar la integridad de la célula son los telómeros, los extremos protectores de cada par de nuestros veintitrés cromosomas que generalmente se acortan cuando la persona envejece. Elissa Epel, catedrática de Psicología de la Universidad de California en San Francisco y coautora de *La solución de los telómeros*, ha descubierto que las elecciones de estilo de vida están relacionadas con la longitud de los telómeros, lo que puede ser un indicador de enfermedades y de longevidad. Cada vez que una célula se divide, la longitud de los telómeros se acorta. Así que llega un momento en que el telómero es demasiado corto para que la célula se siga dividiendo y se vuelve *senescente* (demasiado vieja para replicarse). Pero, en ese estado, el entorno se vuelve propicio para el cáncer. «Una vez las células envejecen y se vuelven senescentes, pasan a ser una fuente de inflamación, lo que crea un lugar idóneo para el crecimiento del cáncer», explica Epel. En su investigación, Epel ha descubierto que el estrés crónico da lugar al acortamiento de los telómeros. Cuando los telómeros se acortan y las células se siguen replicando, esto puede dar lugar a inestabilidad y daños cromosómicos, un factor de riesgo para las mutaciones. Así que la gente que siempre está estresada tiene «células más viejas» que son más vulnerables a las enfermedades a una edad más joven. Aun así, como veremos, un estilo de vida saludable puede retrasar el acortamiento de los telómeros e invertir los daños del estrés en nuestros telómeros.

La telomerasa, una enzima que se encuentra en el interior del núcleo celular, contribuye a conservar la integridad de los telómeros. Aunque sus niveles son mayoritariamente bajos en las células normales, las células cancerosas y las células inmortalizadas presentan niveles anómalamente elevados de telomerasa, lo que permite a la célula seguir replicándose sin que los telómeros se acorten. Por otra parte, si los niveles de telomerasa son bajos y los telómeros se acortan lo suficiente, una sucesiva división celular podría dar lugar a una anomalía cromosómica. En ese momento, si la célula no experimenta la crisis o la apoptosis, puede empezar a formarse un tumor. A través de los niveles anómalos de telomerasa y de las anomalías asociadas con la proliferación, las células pueden inmortalizarse. Esto permite a las células evitar la senescencia y la muerte celular, una defensa anticáncer fundamental. Es el pasaporte del cáncer a la vida eterna.

Que haya sangre

Tanto los tejidos normales como los tumores precisan un riego sanguíneo saludable para que les aporte nutrientes y oxígeno, y elimine los residuos y el dióxido de carbono. Durante la formación inicial de un embrión y durante el desarrollo prenatal, se desarrolla la vasculatura con la unión de nuevas células endoteliales para formar tubos (vasculogénesis), además del crecimiento de nuevos vasos (tubos) a partir de los vasos existentes. Este proceso de crecimiento de vasos se denomina *angiogénesis*. Una vez formado, el sistema vascular se mantiene en su sitio y sostiene al cuerpo. La angiogénesis está activada en el cuerpo de los adultos como parte de la sanación de heridas y del ciclo reproductor femenino. Pero esto sólo sucede durante un breve período de tiempo y después se detiene. Durante la formación y el desarrollo de un tumor, un «interruptor angiogénico» sigue activado, lo que permite que se formen nuevos vasos sanguíneos que contribuyen a mantener el crecimiento del tumor. Se trata de otro ejemplo más de cómo el cáncer burla nuestros sistemas normalmente equilibrados, activando permanentemente un interruptor que tiene que encenderse y apagarse, lo que crea una situación constante de crecimiento, replicación, o en este caso, de riego sanguíneo para mantener las células cancerosas nutridas.

La búsqueda del cáncer de un nuevo hogar

La propagación del cáncer de su lugar inicial a otras partes del cuerpo es lo que normalmente lo vuelve letal (*activación de la invasión y metástasis*). Las intervenciones médicas son más exitosas cuando el cáncer se detecta pronto y está confinado en un solo lugar del cuerpo. Aunque se han hecho progresos en el control del cáncer una vez se ha metastatizado, este aspecto sigue planteando unos desafíos enormes y es la causa principal de muerte relacionada con la enfermedad.

La invasión y la metástasis es un proceso que consta de varios pasos. Comienza con la invasión por parte de las células cancerosas de los vasos sanguíneos y linfáticos cercanos. A continuación, las células cancerosas se desplazan por estos sistemas de transporte a otros tejidos para formar nódulos microscópicos de células cancerosas que, con el tiempo, crecerán hasta convertirse en tumores lo bastante grandes como para ser detectados con un escáner. Este último paso se denomina «colonización».

Normalmente, las células están sujetas a su andamio, la matriz extracelular. Si una célula se desprende, tiene que experimentar un proceso llamado *anoikis*, una forma de muerte celular programada. Las células tumorales experimentan un proceso que les permite evitar la anoikis, se vuelven migratorias y se desplazan por el cuerpo. También empiezan a adoptar características de las células madre, lo que les permite llegar a cualquier parte y adaptarse a los nuevos tejidos circundantes.

Una vez las células cancerosas han evitado la muerte celular, que es un proceso natural del cuerpo, y se han transformado en células adaptativas que circulan libremente, van en busca de un nuevo hogar que «colonizar». Las células cancerosas no están inicialmente adaptadas al microentorno del tejido al que llegan. Estas células podrían precisar que se activaran centenares de programas de colonización diferenciados para permitir a las células crecer y prosperar. En este estado, también pueden volver a arraigar y formar colonias adicionales circulando más por el cuerpo desde el lugar de la metástasis.

Al adoptar un estilo de vida anticáncer, estás haciendo todo lo posible para que el microentorno del tumor resulte hostil al crecimiento del tumor. Esto hace que a las células cancerosas colonizadoras les sea más difícil instalarse y encontrar un nuevo hogar.

El cáncer te roba combustible

Como las células cancerosas se replican a un ritmo más alto que las demás células del cuerpo, es fundamental que dispongan del «combustible» necesario para mantener el crecimiento y la división celular (*reprogramación del metabolismo energético*). La glucosa es una fuente fundamental de combustible para mantener el crecimiento celular. Otto Warburg, que ganó el Premio Nobel de Medicina en 1931, documentó una característica única de las células cancerosas: incluso en presencia de oxígeno, el cáncer puede reprogramar su producción de energía limitando la generación de energía mayoritariamente a la glicólisis, lo que da lugar a un proceso que se ha denominado «glicólisis aeróbica».

La energía producida mayoritariamente a través de la glicólisis es mucho menos eficiente a la hora de producir energía para la célula. Para compensar esta falta de eficiencia en la producción de energía, las células cancerosas necesitan un aumento de transportadores de glucosa. Rápidamente las células tumorales en crecimiento elevan sus índices glicólicos, que llegan a ser doscientas veces más altos que los de las células normales. Esto sucede incluso cuando el oxígeno es abundante. Como muchos tipos de tumor parecen prosperar en un microentorno con niveles bajos de oxígeno (condiciones hipóxicas), transferir eficientemente energía a través de la glicólisis permite que entren en la célula unos niveles más altos de glucosa. Un tumor en crecimiento vendría a ser como un solar en obras, y como explican los investigadores actuales, el efecto Warburg abre la entrada para que más camiones entreguen materiales de construcción (en forma de moléculas de glucosa) a fin de disponer de más energía para que el cáncer prolifere.

El cáncer va de incógnito

Una característica distintiva recientemente aparecida que ha recibido mucha atención los últimos cinco años es la capacidad de las células cancerosas de *evasión de la destrucción inmunitaria.* Sabemos que si los componentes de nuestro sistema inmunitario están hiperactivos demasiado tiempo (inflamación), esta situación facilita muchos procesos distintivos. Sin embargo, el sistema inmunitario también desempeña un papel importante a la hora de mantener el cáncer a raya. Los linfocitos T son un tipo de glóbulos blancos que patrullan nuestro cuerpo en busca de células que se han transformado en células cancerosas. La presencia de linfocitos T es una buena señal para los pacientes de cáncer. Por ejemplo, el pronóstico de los pacientes con cáncer de colon y de ovario que presentan una mayor infiltración de ciertas células inmunitarias en el microentorno del tumor es mejor. Por otra parte, las personas con un sistema inmunitario comprometido durante períodos prolongados de tiempo (como las personas que han recibido un órgano trasplantado o los pacientes con VIH/sida) presentan un índice más alto de desarrollo de ciertos cánceres. Eso ha dado lugar al desarrollo de tratamientos que potencian el sistema inmunitario.

Pero como ocurre con muchos de los sistemas de vigilancia de nuestro cuerpo, el cáncer ha encontrado una forma de neutralizar esta respuesta inmunitaria. Las células cancerosas tienen la capacidad de unirse a los receptores de los linfocitos T activados y apagarlos de manera eficaz. El descubrimiento de que las células cancerosas pueden básicamente frenar el sistema inmunitario ha dado lugar a un nuevo tratamiento oncológico, la inmunoterapia, con lo que se denominan inhibidores de punto de control. Estos fármacos ayudan a impedir que las células cancerosas desactiven el sistema inmunitario. Los inhibidores de punto de control han cambiado el paisaje del tratamiento oncológico y han dado lugar a respuestas espectaculares en algunos pacientes.

La luz verde para el crecimiento del cáncer

El proceso de varios pasos llamado *tumorigénesis* (en el que las células cancerosas sobreviven, proliferan y se desplazan por el cuerpo), apoyado por uno o más de los pasos distintivos relacionados anteriormente, es posible gracias a dos características facilitadoras. La más importante es la inestabilidad genómica, que da lugar a un aumento de mutaciones que contribuyen a desencadenar las capacidades distintivas. La segunda característica habilitadora es el estado inflamatorio de las células premalignas y malignas. El estado inflamatorio contribuye a promover el crecimiento y la progresión del tumor.

Inestabilidad genómica y mutaciones: cómo nace el cáncer

La mutación u otra anomalía genética es un primer paso necesario para adoptar y activar las características distintivas. El cáncer es una enfermedad de genes y de expresión génica anómalos. La alteración de los genes es lo que desencadena la tumorigénesis. Esto puede producirse debido a un fenotipo genético heredado, pero como sabemos, las anomalías genéticas heredadas son responsables sólo del 5-10% de cánceres. Más a menudo las anomalías genéticas se producen a raíz de mutaciones genéticas que adquieres durante tu vida (como, por ejemplo, a partir de los carcinógenos del humo del tabaco) o a través de la modificación de la expresión de los genes no mutados debido a la influencia de factores del estilo de vida.

Aunque las mutaciones espontáneas que dan lugar al cáncer se producen siempre en el cuerpo, los sistemas de mantenimiento del genoma están activos para garantizar que el índice de estas mutaciones se mantenga lo más bajo posible. Lo que permite que las mutaciones acaben convirtiéndose en cánceres es la desactivación de los procesos de mantenimiento del genoma. Las células cancerosas pueden también desencadenar por su parte un mayor índice de mutaciones y suprimir los sistemas de mantenimiento del genoma.

La maquinaria de mantenimiento del ADN, los llamados «cuidadores» del genoma, son una serie de genes que contribuyen a conservar la integridad del ADN para reducir la persistencia de las mutaciones. Los defectos de estos genes permitirán que las mutaciones prosperen e inicien al proceso tumorigénico. Si los genes responsables de la reparación del ADN, la senescencia o la apoptosis no están activados en el momento de la mutación, las células seguirán proliferando sin control y dará comienzo la tumorigénesis.

Actualmente se sabe que los defectos del mantenimiento y la reparación del genoma son un primer paso fundamental que *habilita* el inicio del proceso tumorigénico. La inmensa mayoría de tumores puede relacionarse con la inestabilidad del genoma como primer paso del desarrollo del cáncer. Como comentamos en la segunda parte, distintos factores del estilo de vida están relacionados con estas características habilitadoras. Conservar la integridad estructural de nuestro ADN y reducir el proceso mutagénico es el primer paso para hacer que nuestro cuerpo sea hostil al desarrollo y el crecimiento del cáncer.

Inflamación: el cáncer, en su salsa

Hace mucho que se sabe que los procesos inflamatorios son un paso necesario de la tumorigénesis en la mayoría de cánceres. Casi todos los cánceres contienen células inmunitarias. La presencia de algunos tipos de células inmunitarias es positiva, ya que esto indica que el sistema inmunitario está intentando combatir el tumor. Sin embargo, otras células inmunitarias pueden promover los tumores causando inflamación. Con la inflamación, las células inmunitarias liberan moléculas que favorecen las capacidades distintivas, incluidos factores de crecimiento que mantienen las señales proliferativas; factores de supervivencia que limitan la muerte celular; factores que facilitan y aumentan la angiogénesis, la invasión y la metástasis, y señales que permiten que las células cancerosas se desplacen por el cuerpo. Las células inflamatorias también liberan sustancias químicas que son mutagénicas (causan mutaciones) que contribuyen a acelerar el proceso maligno. La inflamación se ha observado en las fases iniciales de la tumorigénesis y contribuye a la transición de las células malignas iniciales a cáncer propiamente dicho.

La herida que nunca sana

En el comentario anterior sobre las características distintivas y las características habilitadoras del cáncer, cada área aparece presentada más bien aislada de las demás. Sin embargo, se produce una interacción entre todas las áreas, y esto tiene lugar en lo que se denomina el *microentorno del tumor*. El microentorno del tumor está compuesto por distintos tipos de células y de proteínas que pueden fomentar un entorno que sea favorable al crecimiento del cáncer o un entorno que sea hostil al crecimiento del cáncer.

En el microentorno del tumor están las células madre del cáncer. Estas células, consideradas fuente de origen del tumor, son más resistentes al tratamiento que las demás células cancerosas, y ayudan al cáncer a arraigar fuera del lugar inicial, en órganos alejados, lo que da lugar a la metástasis. En el microentorno del tumor se encuentran también las células endoteliales que forman vasos sanguíneos. Estas células son fundamentales en la formación del sistema vascular que ayuda a proporcionar una nueva vasculatura y riego sanguíneo al tumor en crecimiento.

Actualmente está claro que la inflamación es un arma de doble filo. Cuando la inflamación se vuelve crónica, componentes que antes controlaban los tumores pasan a promoverlos. Por ejemplo, los fibroblastos son células fundamentales en el proceso de sanación de las heridas, y parecen abundar en los sitios tumorales. Se sabe que lo que actualmente se denominan fibroblastos relacionados con el cáncer desempeñan un papel en la proliferación celular, la angiogénesis, la invasión y la metástasis.

La compleja comunicación que tiene lugar entre estas células del microentorno del tumor y las células que se infiltran y circulan por el cuerpo es lo que permite a una célula cancerosa prosperar y sobrevivir o verse frustrada y morir. Es interesante destacar que algunos procesos importantes necesarios para el crecimiento del cáncer (inflamación, reclutamiento de fibroblastos, aumento de la angiogénesis) son los mismos procesos que son necesarios para que las heridas sanen. Esto ha dado lugar a que haya quien sugiere que los tumores podrían considerarse heridas que nunca sanan. Lo que es potencialmente saludable durante un breve período de tiempo (la inflamación para sanar una herida) puede volverse nocivo cuando se convierte en crónico.

APÉNDICE B

Dieta por grupos de alimentos – Nuevos hábitos

La mayoría de las personas ingerimos muchas proteínas y carbohidratos. Comemos, si lo hacemos, una menor cantidad de verduras, frutos secos y semillas, alubias y demás legumbres, y frutas. El primer paso para cambiar tu actitud y convertir las verduras en la estrella de cada comida es cambiar la forma en que planificas y compras. Buscamos recetas con verduras que utilicen hierbas aromáticas frescas, bulbos del género *Allium* y unas gotas de aceite de oliva.

Grupos de verduras

GÉNERO *ALLIUM*

Ajo, cebolla, puerro, cebolletas, chalotas, cebollinos

Para quienes les gusta su sabor, estas verduras pueden ser principales y centrales. Para quienes no les gusta su sabor, pueden incorporarse a los platos de forma que ni siquiera sepan que están ahí. Para reducir el sabor fuerte del ajo y la cebolla sin eliminar los fitoquímicos, pon estas verduras picadas veinte minutos en remojo en agua antes de cocinarlas:

- Los puerros son una base perfecta para sopas.
- Las cebollas y las verduras asadas son sabrosas, y asarlas realza su dulzor.
- El ajo puede añadirse fácilmente a cualquier salteado de verduras, alubias y tofu, pescado y carnes magras.

Se ha demostrado, tanto en estudios epidemiológicos como de laboratorio, que las verduras del género *Allium* reducen el riesgo de varios tipos de cánceres[1-3]. Los compuestos organosulfurados presentes de forma natural en estas verduras podrían desempeñar un papel a la hora de inhibir mutaciones y prevenir el crecimiento del cáncer. En un estudio chino, era un 50% menos probable que los hombres que ingerían más ajo y cebolleta (más de 10 gramos al día) contrajeran cáncer de próstata que aquellos que ingerían menos ajo y cebolleta (menos de 2,2 gramos al día)[4]. Otros estudios han revelado una reducción del riesgo de cáncer de esófago, intestinal y de estómago, así como de cáncer de páncreas, de colon y de mama[3].

VERDURAS CRUCÍFERAS

Repollo, coles de Bruselas, coliflor, brócoli, rúcula, pak choi, berzas, col rizada, mostaza china, rábano, nabo, berro

Las investigaciones sugieren que comer verduras crucíferas puede reducir el riego de cáncer y la progresión de la enfermedad[5]. Los investigadores creen que el sulforafano, un compuesto presente en las verduras crucíferas, desempeña un papel a la hora de prevenir el cáncer, así como de retrasar el crecimiento del cáncer[2,6,7].

TUBÉRCULOS CON BAJA CARGA GLUCÉMICA

Boniato, nabos, chirivías, zanahorias, remolachas

No se suele tener en cuenta los tubérculos, pero no debería ser así. Son ricos en vitamina B, que ayuda a proteger el ADN y reduce el riesgo de cáncer[8-10]. Observarás que el nabo tiene tanto la consideración de tubérculo como de crucífera, por lo que también contiene sulforafano. Es más, los tubérculos son baratos, se conservan mucho más tiempo que otras verduras y se pueden preparar sencillamente asándolos cuarenta minutos o una hora con un poco de aceite de oliva, romero o tomillo y, por supuesto, ajo (añadido poco antes de acabar de asarlos).

SETAS

Shiitake, maitake, de ostra, champiñones

Las setas se han usado como medicina en algunas partes de Asia desde hace milenios. Poseen cualidades antiinflamatorias y potenciadoras del sistema inmunitario. Un estudio de casos y controles realizado en el sudeste de China con más de mil mujeres concluyó que el consumo de setas reducía el riesgo de cáncer de mama tanto en las mujeres premenopáusicas como posmenopáusicas[11]. Actualmente las setas, cuyos compuestos anticáncer están ampliamente reconocidos, son objeto de estudio, y se está explorando la posibilidad de usar extractos de setas como medicamento antitumoral[12]. Otras setas que están siendo investigadas por sus propiedades anticáncer son *Trametes versicolor* (llamado también *Coriolis versicolor*, yunzhi, cola de pavo); *Ganoderma lucidum* (lingzhi o reishi); chaga o nariz de carbón (*Inonotus obliquus*); *Cordyceps*, y *Agaricus blazei Murrill*. Estas setas no pueden adquirirse normalmente en el supermercado como alimento completo y sólo pueden encontrarse como complemento. Sin embargo, hace unos veranos, fui una tarde con mi canoa a la casita de campo de Molly y, para mi sorpresa, me la encontré preparando una infusión de chaga. Yo nunca había visto chaga. Es densa y parece un trozo de madera petrificado o un terrón de tierra. Molly puso a hervir veinte minutos unos trozos. Sabía bastante a tierra, pero dejaba satisfecho. Las pruebas de los efectos de la chaga, que son preclínicas en estudios con células o animales, sugieren que potencia el sistema inmunitario, reduce la inflamación, repara el ADN dañado y aumenta la apoptosis[13]. Sin embargo, se sabe poco sobre las cantidades adecuadas que pueden consumirse sin problemas. Hasta que no tengamos más información sobre las investigaciones en curso, lo ideal es consumir las setas como alimento completo y no en forma de complemento. Preferentemente, ingiere shiitake y maitake (el maitake es más difícil de encontrar en el supermercado), ya que es probable que posean un efecto inmunitario más fuerte que las setas más fáciles de adquirir, como los champiñones.

BAYAS

Arándanos azules, zarzamoras, fresas, frambuesas

Según el Instituto Americano para la Investigación del Cáncer, las bayas pueden ser la fruta más beneficiosa en lo que se refiere a la prevención del cáncer[14]. Contienen antioxidantes que ayudan a prevenir los daños celulares que a menudo preceden al cáncer, y bloquean los genes asociados con la inflamación y el crecimiento del cáncer. El doctor Gary Stoner, del Medical College of Wisconsin, lleva más de veinte años investigando el papel de las bayas en la prevención del cáncer[15]. Descubrió que una dieta con frambuesas negras y fresas liofilizadas reducía entre un 30 y un 60% los índices de cáncer de esófago en ratas y reducía un 80% el cáncer de colon.

Los investigadores también han demostrado que las mujeres que ingieren muchos arándanos azules y fresas presentan una menor tensión arterial y un menor riesgo de infarto[16]. Aunque las bayas ecológicas son caras, especialmente las frescas, las congeladas conservan muchos de los nutrientes y son más asequibles. Contienen un buen puñado de fitonutrientes y son antioxidantes especialmente potentes.

FRUTA

Manzanas, peras, mangos, naranjas, pomelo, cerezas, melocotones, albaricoques

Las frutas secas también son mucho más baratas, pero ten en cuenta que si normalmente no te comerías cinco albaricoques frescos, por ejemplo, tampoco deberías comer cinco albaricoques secos. Es fácil comer fruta en exceso cuando está deshidratada porque se le ha eliminado el agua. Pero recuerda que el contenido de azúcar es el mismo que cuando se ingiere la fruta fresca, sólo que concentrado.

FRUTOS SECOS

Nueces, pacanas, cacahuetes, almendras, nueces de Brasil

Aunque todos los frutos secos forman parte de una dieta anticáncer[17,18], las nueces han sido los más estudiados en cuanto a la prevención del cáncer. Las nueces contienen cantidades elevadas de unos fitoquímicos llamados polifenoles, que son potentes antioxidantes[19]. Las nueces contienen también ácidos grasos omega-3, que contribuyen a equilibrar tu proporción de omega-3/omega-6. Esta es también la razón de que no suelas encontrar nueces en las mezclas de frutos secos: el omega-3 hace que sean más susceptibles de estropearse.

Los frutos secos y las semillas son un ingrediente ideal para los tentempiés. Cuanto más fáciles de llevar y menos refrigeración precisen, mejor. Plantéate preparar tus propias combinaciones de frutos secos y semillas.

Tras las recientes revelaciones de que las almendras vendidas en Estados Unidos están tratadas con un gas llamado óxido de propileno, un carcinógeno conocido, recomendamos comprar sólo almendras y productos a base de almendras que sean ecológicos[20]. Esta «medida de seguridad» comenzó hace diez años, después de que se averiguara que el origen de diversos brotes de salmonela eran las almendras de California[21]. Por lo general, las almendras ecológicas están tratadas con un proceso no carcinogénico que conlleva calentar la almendra a 90 grados.

SEMILLAS – ESPOLVOREADAS Y COMO GUARNICIÓN O EN *SMOOTHIES*

Linaza, cáñamo, girasol, calabaza, chía, sésamo, comino, granada

Los científicos siguen sin ponerse de acuerdo sobre si la linaza ayuda a prevenir o ayuda a controlar los cánceres relacionados con las hormonas como el de mama, próstata y endometrio[22,23]. Los lignanos, los fitoestrógenos de la linaza, cambian el metabolismo del estrógeno. En las mujeres posmenopáusicas, el efecto de reducir el estrógeno activo podría reducir el riesgo de cáncer de mama. Los estudios con animales han revelado que los lignanos reducen el crecimiento del cáncer de mama, incluso en el cáncer de mama con receptores de estrógeno positivos[24]. Estos resultados sugieren que la linaza podría ser beneficiosa, pero sólo si se toma con moderación. La linaza es también una fuente vegetal excelente de ácidos grasos omega-3. La linaza recién molida que se consume como parte de una dieta equilibrada (menos de tres cucharadas al día) aporta fibra y micronutrientes saludables.

COMBINACIONES SABROSAS

- Almendras y albaricoques secos sin azúcar
- Dátiles y pistachos
- Nueces, bayas de goji y una pastilla de chocolate con como mínimo un 70% de cacao (rico en polifenoles antiinflamatorios y antioxidantes)
- Copos de coco sin azúcar y nueces
- Pacanas, arándanos rojos endulzados con zumos

CEREALES INTEGRALES

Amaranto (técnicamente una semilla, pero cocinada como un cereal), quinoa (técnicamente una semilla, pero cocinada como un cereal), farro, trigo khorasan (kamut), escanda, avena, tef, mijo, alforfón

En un estudio de 2015, investigadores de la Facultad de Salud Pública de Harvard descubrieron que comer a diario un bol de quinoa reduce un 15% el riesgo de muerte de cáncer. Los investigadores examinaron la dieta de más de 367.000 personas en ocho estados de Estados Unidos y descubrieron que aquellos que ingerían 1,2 onzas (unos 34 gramos) de cereales integrales por cada 1.000 calorías que consumían reducían su riesgo de muerte prematura, no sólo por cáncer, sino también por cardiopatía, enfermedad respiratoria y diabetes[25,26]. Los investigadores creen que los cereales integrales poseen propiedades antiinflamatorias[27].

PROTEÍNAS DE ORIGEN VEGETAL

Alubias, lentejas y demás legumbres (la legumbre es la semilla comestible de las plantas de la familia de las leguminosas; crecen en vainas), tofu

Una sola ración de legumbres proporciona una parte considerable de la cantidad diaria de folato y fibra recomendados. La fibra alimentaria reduce el riesgo de cáncer de varias formas, incluido el control del peso. Las bacterias intestinales se alimentan también de fibra, lo que puede ayudar a proteger las células del colon. Por otra parte el folato contribuye a mantener el control del crecimiento celular[28]. Las legumbres poseen también fitoquímicos cuyos efectos anticáncer están siendo estudiados[29].

PREBIÓTICOS

Raíz de achicoria, tupinambo, hojas de diente de león, ajo crudo, puerros crudos, cebolla cruda o cocida, jícama cruda

La quimioterapia altera el equilibrio de las bacterias del intestino: tu microbioma. Los prebióticos ayudan a recuperar este equilibrio restableciendo bacterias probióticas como las bifidobacterias y los lactobacilos[30]. Los prebióticos pueden ayudar a inhibir la formación de células cancerosas mejorando tu microbioma[31,32]. También reducen el pH del colon y apoyan la producción del organismo de un ácido graso llamado butirato que ha sido relacionado con la apoptosis[33]. Como recordarás, una de las características distintivas del cáncer es la alteración de este proceso para que las células que deberían morir permanezcan vivas y sigan mutando y creciendo.

PROBIÓTICOS

Yogur, kéfir, chucrut u otras verduras fermentadas, chocolate negro, microalgas, miso, encurtidos, temph, kimchi, kombucha

Como los alimentos prebióticos, los probióticos ayudan a reponer bacterias buenas en tu tracto gastrointestinal y a recuperar el equilibrio de tu microbioma. En 2013, un grupo de investigadores chinos descubrió que los pacientes con adenoma colorrectal avanzado, un precursor del cáncer de colon, tenían sistemáticamente una menor cantidad de bacterias intestinales saludables[34]. Los alimentos probióticos contienen bacterias vivas, que pueden restaurar el adecuado equilibrio bacteriano en tu intestino. A cambio, tu microbioma funcionará mejor a la hora de digerir tus alimentos y convertir los nutrientes y las vitaminas en formas que el cuerpo puede absorber y utilizar[35]. Es más, sabemos que mantener una diversidad elevada de tu microbioma intestinal está relacionado con un menor riesgo de múltiples enfermedades y contribuye a mantener el equilibrio adecuado y la fortaleza de tu sistema inmunitario, reduce la inflamación y contribuirá a mantener en equilibrio la regulación hormonal[36]. Ingiere verduras fermentadas o encurtidas como condimento en pequeñas cantidades, ya que su consumo excesivo ha sido relacionado con el cáncer de estómago. Una de mis frases favoritas sobre el microbioma es: «Trata tu intestino como un jardín, no como un desagüe». Muchas veces, nos metemos cualquier cosa por la boca, casi como si lo estuviéramos tirando a la basura; cosas que sabemos que son perjudiciales para nosotros y que probablemente habría que tirarlas a la basura. Pero si al pensar en el microbioma, imaginas que estás cuidando de un jardín en tu estómago, eso te ayudará a ser más consciente de lo que comes y de cómo afecta al equilibrio de las bacterias de tu intestino.

(Los pacientes de cáncer que siguen una dieta neutropénica deberían consultar a su médico antes de consumir alimentos fermentados.)

HIERBAS AROMÁTICAS Y ESPECIAS ANTIINFLAMATORIAS

Cúrcuma, jengibre, canela, romero, salvia, orégano, cayena, albahaca, tomillo, cilantro, pimienta negra, clavo

La curcumina, el pigmento amarillo de la cúrcuma, ha sido objeto de muchas investigaciones por sus propiedades antioxidantes y antiinflamatorias[37]. Se ha demostrado que el extracto de cúrcuma ayuda a prevenir infartos en personas que se han sometido a una cirugía de *bypass*, y se está estudiando como fármaco para tratar la enfermedad de Alzheimer[38]. En lo que se refiere al cáncer, exhaustivas investigaciones con animales han demostrado que la curcumina puede controlar el crecimiento del cáncer. Un estudio de 2011 realizado por investigadores del Jonsson Comprehensive Cancer Center de la UCLA reveló que la curcumina suprime la vía de señalización celular que contribuye a estimular el crecimiento del cáncer de cabeza y cuello. Los investigadores descubrieron también que, al bloquear esta señal, la curcumina reducía asimismo la cantidad de citoquinas proinflamatorias en la saliva de los participantes.[39] Investigaciones exhaustivas con todas estas especias han revelado que son potentes agentes antiinflamatorios[40,41]. Una vez más, lo ideal es consumir estas especias como alimento completo y evitar tomarlas como complemento a no ser que se haga bajo la dirección de un profesional sanitario.

APÉNDICE C

Lista de los principales tóxicos ambientales

Muchas de estas sustancias químicas se emplean, habitualmente, en la composición de productos cotidianos. Lee las etiquetas y aprende a reconocer los ingredientes nocivos. Ten a mano esta lista cuando hagas la compra.

Disruptores endocrinos

Atrazina. Se ha descubierto que este utilizadísimo herbicida induce el cambio de sexo de las ranas macho en ranas hembra[1]. Penetra en el suministro de agua y ha sido relacionada con la pubertad tardía, la inflamación de la próstata y el cáncer de mama en estudios con animales[2]. Las investigaciones han revelado una asociación entre la atrazina y el cáncer de próstata, pero son necesarios más estudios para establecer una relación directa[3,4].

BFA. El bisfenol A, o BFA, es una sustancia química usada en la producción de plástico. Está presente en botellas de agua, recipientes para la conservación de alimentos, juguetes, vasitos para bebé, productos sanitarios y discos compactos. El BFA se usa también como resina epoxídica para recubrir tapones de botella, latas de comida y cañerías de abastecimiento de agua. El BFA fue inventado como estrógeno médico, por lo que es probable que su exposición afecte a la homeostasis hormonal en los seres humanos. Diversos estudios han demostrado que la exposición al BFA da lugar a picos de la hipertensión arterial y podría causar obesidad[5]. La exposición al BFA también ha sido relacionada con un aumento del riesgo de cáncer, daño cerebral, problemas hormonales y problemas de la próstata en los fetos en desarrollo y los niños[5]. Puede que eliminar el BFA no sea la solución. Las investigaciones demuestran que el BFS, el sustituto químico del BFA, tiene efectos parecidos en el sistema endocrino.

DDT. El diclorodifeniltricloroetano fue desarrollado como un insecticida sintético en la década de 1940 y fue muy usado para combatir la malaria y otras enfermedades transmitidas por insectos tanto en la población civil como en la militar. Aunque en Estados Unidos el uso de DDT está limitado desde la década de 1970, este producto se sigue usando en países donde el riesgo de malaria es alto. Se sospecha que el DDT causa problemas de reproducción en los seres humanos y se ha demostrado que causa tumores de hígado en estudios con animales.

Dioxina. Las dioxinas son subproductos de procesos industriales como el blanqueado con cloro de la pulpa de papel, la fundición, y la fabricación de ciertos herbicidas. Están clasificadas como contaminantes orgánicos persistentes. Una vez penetran en el cuerpo, principalmente a través de la carne, los productos lácteos, el pescado y el marisco, pueden causar problemas de reproducción y de desarrollo, daños en el sistema inmunitario, disrupción hormonal y cáncer[9].

Etinilestradiol. Es el estrógeno sintético usado en la fabricación de la mayoría de píldoras anticonceptivas orales. Las investigaciones realizadas a partir del estudio de salud de las enfermeras (Nurses' Health Study) revelaron un aumento del riesgo de cáncer de mama en mujeres que seguían una terapia de sustitución de estrógenos[10]. Otros estudios no han encontrado ninguna relación entre el estinilestradiol y el cáncer de mama o no han sido concluyentes[11].

Fragancia/Perfume. La mayoría de las miles de sustancias químicas relacionadas como fragancias no han sido analizadas para averiguar su toxicidad[12,13]. Se pueden encontrar fragancias en todo tipo de productos, desde cosméticos y desodorantes hasta detergentes para lavadoras, suavizantes y productos de limpieza[14].

Organofosfatos. Obtenidos de la reacción del ácido fosfórico y del alcohol, inicialmente se emplearon como insecticidas, pero el ejército alemán empezó a utilizarlos como neurotoxinas en la Segunda Guerra Mundial. Desde entonces, han sido usados bajo distintas marcas como ingredientes en aerosoles para céspedes y jardines. Aunque es necesario investigar más, estas sustancias químicas son potencialmente tóxicas para los niños pequeños[15]. Los científicos siguen estudiando los efectos prolongados de una baja exposición a los organofosfatos en la salud humana.

Parabenos. Esta clase de conservantes frecuentemente utilizados ayudan a prevenir el crecimiento bacteriano en cosméticos, alimentos y productos farmacéuticos. Se añaden a dentífricos, champús, desodorantes y otros productos. Un estudio de 2014 reveló que los parabenos aumentaron el crecimiento de ciertos tipos de células del cáncer de mama, incluso a niveles bajos de exposición[16].

Perclorato. Se ha descubierto que este compuesto del combustible para cohetes es un contaminante de la leche y de productos alimentarios. Cuando se introduce en el cuerpo humano, altera la función tiroidea compitiendo con un nutriente, el yodo[17]. La exposición a altas cantidades de perclorato puede alterar el equilibrio hormonal de la tiroides, que regula el metabolismo y es fundamental para el desarrollo de los órganos y el cerebro en los bebés y los niños pequeños[17].

Productos químicos perfluorados. Los PFC se usan en la producción de sartenes antiadherentes, prendas de vestir impermeables y sofás y moquetas resistentes a las manchas. Al cocinar con cacharros recubiertos de PFC, las sustancias químicas pueden transferirse a los alimentos y acumularse en el organismo. Se está investigando el impacto de los PFC en la salud humana. Los estudios con animales y con seres humanos indican efectos nocivos en los fetos en desarrollo y los niños pequeños, así como una menor fertilidad, un aumento del colesterol, alteraciones del sistema inmunitario y un aumento del riesgo de cáncer[18,19].

Ftalatos. Los ftalatos son un tipo de sustancia química que hace que el plástico sea duradero y flexible. Están presentes en productos que abarcan desde suelos de vinilo y automóviles hasta impermeables. Los ftalatos se encuentran también en productos de cuidado personal como el esmalte de uñas, el champú, el jabón y la laca. Un equipo de investigadores de la Facultad de Salud Pública de la Universidad de Michigan descubrió en un estudio de 2014 que la exposición a los ftalatos en productos de cuidado personal podían reducir los niveles de testosterona, pero es necesario investigar más sobre los efectos en la salud humana[20].

PBDE. Los polibromodifenil éteres se usan como retardantes de llama en todo tipo de productos, desde materiales de construcción y componentes electrónicos hasta plásticos, baldosas y espumas. Han sido relacionados con diversos problemas de salud, incluida la disrupción de la función tiroidea, problemas de aprendizaje, pubertad tardía y malformaciones en el feto[21,22]. En investigaciones con animales, la exposición a niveles bajos de PBDE ha tenido un mayor impacto en los fetos y los bebés que en los adultos[23,24].

Triclosán. Es un ingrediente de muchos productos que se autodescriben como antibacterianos, incluidos geles antisépticos, desodorantes y dentífricos. Un estudio con animales en 2014 reveló que el triclosán afecta a una proteína que ayuda a eliminar las sustancias químicas del cuerpo, lo que con el tiempo podría dar lugar a cáncer de hígado[25].

Otros tóxicos que hay que evitar

Arsénico. Clasificado como carcinógeno humano tanto por el Centro Internacional de Investigaciones sobre el Cáncer como por el Programa de Toxicología de Estados Unidos (National Toxicology Program), el arsénico es uno de los elementos más tóxicos del mundo. Aunque esperarías no encontrarlo en ninguna lista de ingredientes, se ha utilizado históricamente en el tratamiento de la madera y los pesticidas, y también como subproducto de las centrales eléctricas de carbón, la fundición y la minería. También se han encontrado niveles elevados de arsénico en pozos muy profundos[26].

Alquitrán de hulla. El alquitrán de hulla es un derivado del coque, un combustible sólido compuesto por carbono y gas de hulla. El alquitrán de hulla se usa para producir creosota, que se usa como conservante o antiséptico. Según los Centros para el Control y la Prevención de Enfermedades, la creosota del alquitrán de hulla es el conservante para madera más utilizado en Estados Unidos. Los productos del alquitrán de hulla se usan para tratar enfermedades cutáneas como la psoriasis y se usan como repelentes de animales, así como en insecticidas, pesticidas, fungicidas y baños antiparasitarios (un baño químico que se supone que protege a los animales, como las ovejas o los perros, de los parásitos en el pelaje o en la piel). Se ha demostrado que la exposición laboral al alquitrán de hulla aumenta el riesgo de cánceres de piel, pulmón, vejiga, riñón y tracto digestivo[26].

(DEA/TEA/MEA). Los compuestos de etanolamina están presentes en diversos productos de cuidado personal, como champús, jabones, tintes para el pelo, lociones, cremas de afeitar, cera, lápices de ojos, rímel, coloretes, bases de maquillaje y acondicionadores para el pelo[27]. La Comisión Europea ha prohibido la DEA en los cosméticos. Los compuestos de etanolamina han sido relacionados con los tumores de hígado[28].

Surfactantes etoxilados y 1,4 dioxano. Este subproducto se obtiene al usar óxido de etileno, un carcinógeno humano conocido, para producir otros productos químicos menos fuertes[29].

Formaldehído. Clasificado como carcinógeno humano, el formaldehído se utiliza en la producción de disolventes, conglomerantes y adhesivos. Se encuentra en madera prensada como la contrachapada y la aglomerada, y en el aislamiento de espuma. Se ha descubierto que la exposición prolongada al formaldehído aumenta el riesgo de leucemia y de cáncer de cerebro[26].

Hidroquinona. Se encuentra en compuestos blanqueadores e iluminadores de la piel, y es un carcinógeno potencial[30]. La hidroquinona es un derivado del benceno.

Plomo. Se ha relacionado la exposición al plomo con tumores de riñón, cerebro y pulmón[26]. Puede estar presente en pintura vieja, que habría que analizar antes de lijar o retirar. El plomo puede acumularse en el cuerpo a lo largo de meses y años. Estamos expuestos al plomo a través de la pintura, la gasolina, las soldaduras y los productos de consumo, además de los alimentos, el aire, el agua y la tierra.

Mercurio. Es una neurotoxina que perjudica el desarrollo del cerebro y que ha sido relacionada con el autismo, el alzhéimer, la ELA y la esclerosis múltiple[31]. Aunque el mercurio no ha sido relacionado directamente con el cáncer, se ha descubierto que a dosis elevadas daña múltiples órganos, e incluso el sistema inmunitario[31,32]. El mercurio se encuentra en ciertos tipos de colirio y rímel.

Aceite mineral. Este subproducto del petróleo se encuentra en geles fijadores, cremas hidratantes y aceites para bebés. Estos aceites están muy refinados. Se ha relacionado la exposición laboral a aceites minerales menos refinados al cáncer de piel[33]. Aunque los líquidos más refinados usados en cosméticos no han sido relacionados con el cáncer, forman una película en la piel e impiden la liberación de toxinas.

Oxibenzona. Este compuesto orgánico, que forma parte de la familia de la benzofenona, está incluido en muchos tipos de filtros solares, cremas hidratantes, bálsamos labiales, cremas antienvejecimiento, acondicionadores y pintalabios. Ha sido relacionado con alergias, daños celulares y la disrupción hormonal[34].

Parafenilendiamina (PPD). Esta sustancia química es muy usada en el tinte para el pelo. Aunque la PPD no ha sido relacionada directamente con el cáncer, múltiples estudios realizados los últimos cuarenta años han revelado relaciones entre el uso prolongado de tinte para el pelo y el cáncer de mama[35].

PCB. Los bifenilos policlorados son un grupo de sustancias químicas usadas en todo tipo de productos, desde equipo eléctrico y retardantes de llama hasta pinturas. Aunque el uso de PCB quedó restringido y prohibido en las décadas de 1970 y 1980, las sustancias químicas persisten en el entorno y siguen estando presentes en el aire, el agua y la tierra. Los PCB han sido clasificados como probable carcinógeno humano.

Polietilenglicol (PEG). Estos compuestos químicos usados en acondicionadores, agentes limpiadores, emulsionantes y como surfactantes contienen a menudo impurezas, como el óxido de etileno y el 1,4 dioxano, que han sido reconocidos como carcinógenos humanos[36-38].

Emolientes derivados de la silicona. Estas sustancias químicas, que incluyen la dimeticona copoliol, la ciclometicona y la dimeticona, recubren la piel y le impiden respirar y liberar toxinas. Algunos emolientes han sido relacionados con el crecimiento de tumores, y se ha descubierto que se acumulan en el hígado y los ganglios linfáticos[39].

Lauril sulfato de sodio (o Lauril éter sulfato de sodio). Esta sustancia química se usa para formar espuma en champús, dentífricos, acondicionadores, jabones, cosméticos y productos de limpieza para el hogar. No se ha relacionado directamente con el cáncer, pero se ha descubierto que causa irritación en la piel y en los ojos[40].

Talco. Los polvos de talco se obtienen del talco y se usan mucho en el talco para bebés, polvos faciales y otros productos de consumo. Múltiples estudios han examinado la relación entre los polvos de talco aplicados en la zona genital de las mujeres a lo largo del tiempo y el cáncer de ovario con resultados dispares[41].

Tolueno. Este disolvente transparente e incoloro se usa para hacer esmalte de uñas, lacas, adhesivos, caucho, pinturas, y disolventes de pintura. También se añade a la gasolina para aumentar el octanaje. El tolueno afecta al sistema nervioso, pero no se ha descubierto que cause cáncer[42].

APÉNDICE D

Superar los obstáculos para el cambio de la conducta

Concienciarte de qué quieres cambiar exactamente y por qué crees que necesitas hacer cambios son unos primeros pasos importantes para emprender con éxito un camino más saludable. Uno de mis dichos favoritos es «El poder de la intención». Sólo cuando forjamos una intención clara de lo que queremos cambiar y por qué queremos cambiarlo nuestra energía se concentra y se encauza a ayudarnos a lograr nuestros objetivos.

Si fuera fácil, ya lo habrías hecho. Eso no significa que cambiar el estilo de vida sea tremendamente difícil; sólo significa que conlleva reflexión y preparación abandonar tu rutina poco saludable para emprender un nuevo camino. Tienes que deconstruir y analizar lo que estás haciendo ahora y averiguar dónde estás antes de poder empezar a dar pasos para llegar donde quieres estar. Para elaborar una estrategia exitosa y sostenible para cambiar tu estilo de vida, identifica y conoce antes los obstáculos a los que te enfrentas a la hora de hacer ese cambio.

Replantea tus pensamientos

La intención es pasar de lo negativo a lo positivo. Un gran número de investigaciones demuestran que ser positivo y optimista es mucho más que un simple estado de ánimo. Además de las ventajas psicológicas de reducir la depresión y la ansiedad, el pensamiento positivo tiene también efectos posteriores, que se reflejan en nuestra salud y potencialmente en nuestra capacidad de evitar y superar enfermedades. En 2016, investigadores de la Facultad de Salud Pública de la Universidad de Yale descubrieron que las personas mayores de 50 años que tenían un punto de vista positivo sobre el envejecimiento presentaban menores niveles de proteína C reactiva, un marcador de la inflamación que ha sido relacionado con enfermedades crónicas, entre ellas el cáncer. El estudio, en el que participaron más de cuatro mil personas, reveló también que las que tenían una actitud positiva vivían considerablemente más tiempo.

Pasar del No puedo al Puedo

Concéntrate en lo que puedes conseguir, no en lo que no. Recuerda: Los cambios en el estilo de vida no son del tipo «todo o nada». Si no puedes dar grandes pasos, empieza con pequeños pasos. Ejemplo: «Como hoy no puedo hacer treinta minutos de ejercicio, no haré nada de ejercicio». En lugar de eso, di: «Puedo hacer veinte minutos de ejercicio hoy e ir aumentando hasta treinta a lo largo de las próximas semanas». Intenta también cuestionar tus pensamientos o conclusiones negativos para comprobar su validez. ¿De verdad no tienes treinta minutos para hacer ejercicio? ¿Y si combinaras la sesión de ejercicios con otra de las tareas que figuran en tu lista del día? ¿Tal vez lo que pasa es que no quieres hacer ejercicio? ¿Y si fueras a dar una caminata o pasaras tiempo haciendo cosas con tus hijos o tu familia? ¿Qué puedes hacer para que te apetezca más hacer ejercicio? La mayoría de veces, cuando empiezas a analizarlos más detenidamente, los pensamientos negativos no se sostienen. Sustitúyelos por ideas más positivas que te ayuden a avanzar y a cambiar tu estilo de vida.

Replantea tus pensamientos

Elige un obstáculo para una de las áreas de la Mezcla de Seis: apoyo social, manejo del estrés, calidad del sueño, actividad física, dieta saludable y evitar los tóxicos ambientales.

Obstáculo: ______________________________

¿Cómo podrías cambiar lo que piensas sobre este obstáculo replanteándolo?

____

____

CONCÉNTRATE EN LOS BENEFICIOS

Relaciona tres beneficios de cada área de la Mezcla de Seis.

Aumentar el apoyo social

____

____

____

Manejar el estrés

____

____

____

Mejorar el sueño

____

____

____

Aumentar la actividad física

____

____

____

Ingerir alimentos saludables

____

____

____

Evitar tóxicos ambientales

____

____

____

Recuérdate regularmente por qué estás haciendo estos cambios. Esto te ayudará a persistir en las elecciones saludables ahora y en el futuro.

CIRCUNSTANCIAS DE ALTO RIESGO Y DESENCADENANTES

A lo largo del camino hacia una vida más saludable, tendrás sin duda reveses, resbalones y recaídas. Es importante que no te sientas culpable ni avergonzado, ni que lamentes estos deslices, ya que las emociones negativas conducen a justificar una vuelta a tus viejas costumbres. ¿Lo ves?, ya sabía yo que no podía hacerlo. O *comí un poco de helado, así que ya da igual si me lo termino todo.* Que tengas un ligero resbalón, no significa que tengas que abandonar tus objetivos para ese día ni para dejar de avanzar.

Para ayudarte a gestionar y minimizar tus reveses, evita situaciones en las que tengas la tentación de adoptar conductas poco saludables como comer en exceso, saltarte tu práctica cuerpo-mente o no dormir lo suficiente.

Es probable que cualquier cosa que altere tu rutina habitual altere también tu estilo de vida anticáncer. Las vacaciones, las fiestas, los invitados en casa y las enfermedades son, todos ellos, posibles peligros. Hasta un cambio en tu programa de trabajo o una nueva actividad, como llevar de ida y vuelta en coche a un niño cada mañana o cada tarde, puede desbaratar tus hábitos saludables, especialmente al principio.

¿Cuáles son algunas de las circunstancias de alto riesgo en tu vida?

¿Qué pasos podrías dar para minimizar la alteración que estas circunstancias suponen para tu vida? Si las alteraciones no pueden evitarse, ¿qué podrías hacer para minimizar su impacto?

DESENCADENANTES

Mientras que las circunstancias de alto riesgo pueden llevarte a volver a tus viejas costumbres, los desencadenantes son situaciones, personas o encuentros que hacen que quieras adoptar conductas poco saludables a modo de liberación o reacción. Hay desencadenantes en todas partes, y a veces somos incapaces de esquivarlos. Imágenes, sonidos, olores, o cualquier estímulo, pueden provocar una profunda reacción psicológica y emocional que es inesperada y que puede arrastrarte a un camino autodestructivo. A partir de la experiencia y de nuestra relación con las pacientes del CompLife hemos descubierto que las reuniones y los reencuentros familiares pueden ser desencadenantes (y circunstancias de alto riesgo). Identifica estos momentos y prepárate para abordarlos mejor o para aceptar que vas a tener un resbalón o un revés, y que no es el fin del mundo. Normalmente, los desencadenantes generan sentimientos de frustración, ira, soledad, ansiedad, miedo o pesar. Pero las celebraciones y los logros también pueden ser un desencadenante de comer mal, de beber en exceso y de ignorar tus hábitos saludables.

¿Cuáles son algunos de tus desencadenantes?

Procura anticiparte a un obstáculo o desencadenante próximos. ¿Qué puedes hacer para prepararte para lidiar con un desencadenante al que esperas enfrentarte los próximos días o semanas?

Si te concentras en lo que puedes hacer y elaboras un plan, es más probable que lidies con los desencadenantes y las circunstancias de alto riesgo sin lanzarte al consabido precipicio.

Cuando te enfrentes a un obstáculo, circunstancia de alto riesgo o desencadenante, haz lo siguiente:

- Replantea tus pensamientos: intenta no pensar negativamente.
- Solución del problema: ¿qué puedes hacer antes o durante la circunstancia o el desencadenante que te impida caer en la tentación de comer de modo poco saludable o de saltarte el ejercicio o tu práctica cuerpo-mente?
- Involucra a tu sistema de apoyo, incluidos tus amigos y familiares.
- Concéntrate en los beneficios: cuando tengas la tentación de desviarte del camino de tu plan de vida saludable, concéntrate en los beneficios que obtendrás de tus elecciones saludables para ayudarte a reforzar tu motivación para hacer mejores elecciones.
- Márcate objetivos y cúmplelos.

VACACIONES O INVITADOS EN CASA

Viajar y tener invitados en casa son dos actividades que plantean desafíos únicos en lo que se refiere a sostener un estilo de vida anticáncer. Viajar, tanto si es por trabajo como por vacaciones, hace que sea difícil conservar una rutina. Tenemos tendencia a no reservar tiempo para nuestras prácticas cuerpo-mente, lo que hace que los aspectos complicados de viajar sean más estresantes. El ejercicio suele quedar relegado a un segundo plano, estamos levantados hasta muy tarde, dormimos en una cama que no es tan cómoda e ingerimos una comida tras otra en restaurantes que no son tan saludables como nos gustaría. También podemos controlar menos los factores medioambientales. Para mantener un estilo de vida anticáncer es necesario algo de planificación. Los invitados en casa también pueden dificultar que sigamos nuestra rutina. Por más que queramos a nuestra familia y a nuestros amigos, es inevitable que tenerlos en casa altere nuestra rutina diaria. Los momentos de paz que saboreamos se llenan de repente de voces y sonidos. Pasamos más tiempo comiendo fuera o satisfaciendo las preferencias culinarias de nuestros invitados y menos tiempo haciendo ejercicio. En resumen, mantener unos hábitos saludables durante las vacaciones o mientras tenemos invitados en casa exige una cuidadosa planificación y preparación:

- Encuentra actividades que conlleven andar, como ir a parques, monumentos, y similares.
- Haz ejercicio y realiza tu práctica cuerpo-mente temprano para asegurarte de incluirlos en tu horario alterado.
- Ingiere primero las verduras.
- Mantente hidratado y evita confundir la sed con el hambre.
- Ten a punto tentempiés saludables para los invitados o cuando estés de vacaciones.
- Planea limitar tu «falta de cumplimiento» a un día o a una sola comida.
- Propón a tus invitados ir a dar un paseo después de comer o a meditar contigo.
- Trata de mantener un horario de sueño que sepas que apoya tu salud.

¿Qué posible circunstancia de alto riesgo o desencadenante te gustaría abordar antes de que se produzca?

Circunstancia/desencadenante: ______________________________

Replantea tus pensamientos: ______________________________

Solución del problema: ______________________________

Concéntrate en los beneficios: ______________________________

Obtén apoyo: ______________________________

Fija objetivos: ______________________________

RESBALONES Y RECAÍDAS

Un resbalón es un solo momento o episodio durante el cual repites una conducta que estabas intentando cambiar, tanto si eso significa trasnochar y no dormir lo suficiente como darte un atracón de pizza. Se tienen resbalones. No te fustigues por ello. Recuerda por qué estás haciendo el cambio. Un simple revés no significa que te hayas desviado totalmente del camino. Sólo significa que has tenido un desliz. Concéntrate en cómo te hizo sentir física y emocionalmente el resbalón. Recuerda ese coste negativo para ayudarte a seguir por el buen camino en el futuro.

Una recaída es cuando vuelves a tus viejos hábitos, no sólo una vez sino de forma continuada. Por ejemplo, has vuelto a la vieja costumbre de ingerir comida basura con alto contenido de azúcar todas las noches a las nueve. Igual que los resbalones, las recaídas pueden superarse. Como mencionamos, la clave es examinar las razones que motivaron la recaída y averiguar qué puedes hacer para volver a ir por el buen camino. Cuando abordes esta recaída, dedica tiempo a valorar si tienes el apoyo suficiente y si es de la clase adecuada, y asegúrate de prestar atención a tu apoyo a medida que avanzas. Procura seguir siendo positivo. Los sentimientos de culpa y de vergüenza son emociones contraproducentes. Anímate con elogios y promesas. Trátate como tratarías a las personas a las que amas. A ellas no las culparías por haber recaído. Les darías una palmadita en la espalda y las animarías a seguir intentándolo.

CONSEJOS QUE HAY QUE TENER PRESENTES AL LIDIAR CON RESBALONES Y RECAÍDAS

- Las distorsiones cognitivas, como pensar «todo o nada», suelen hacer que los resbalones se conviertan en recaídas, de modo que es importante examinar tus reflexiones cuando se produzca una recaída.
- La negatividad y la autocrítica sólo empeorarán la situación.
- Reconoce el resbalón y planea una solución positiva para lidiar con situaciones parecidas en el futuro, de modo que el resbalón no se convierta en una recaída.
- No busques excusas al resbalón (como estoy de vacaciones, no pasa nada). Reconoce el resbalón y vuelve a una vida saludable.
- Anímate a ti mismo.
- Una vida anticáncer no consiste en ser perfecto; todos tenemos altibajos.
- Sé consciente de lo que estás pensando sobre el resbalón o la recaída.
- Vuelve a ir por el buen camino identificando la causa psicológica del revés.
- Empieza de cero y renueva tu compromiso de elegir un estilo de vida saludable. Después de una recaída, en oposición a un resbalón, desafíate a comprometerte a llevar una vida saludable treinta días seguidos sin ningún resbalón. Puede parecer complicado, pero es la forma ideal de volver a ir por el buen camino y de seguir por el buen camino.
- Identificar la causa de la recaída te ayudará a estar pendiente de esas situaciones en el futuro, y a planificarlas y prepararte para ellas.

ELABORA UN PLAN

Todo el mundo tiene momentos en que le es más difícil mantener sus conductas/comportamientos saludables. Tener un plan para las circunstancias de alto riesgo y para los resbalones/recaídas te ayudará a volver a ir por el buen camino.

Plantéate una situación en la que consideres que podrías correr el riesgo de tener un resbalón o una recaída en el futuro. (Ejemplo: durante unas vacaciones.)

____

____

¿Qué pensamientos podrías tener durante un resbalón o una recaída?

____

____

¿De qué otra forma podrías plantearte esos pensamientos?

____

____

¿Qué estrategias podrías usar para evitar el resbalón o la recaída?

____

____

APÉNDICE E

Conservar los hábitos saludables al viajar

Viajar plantea desafíos únicos en lo que se refiere a sostener un cambio total del estilo de vida. Por ejemplo, tu rutina regular se ve inevitablemente alterada de varias formas. Duermes en una cama que no es la tuya, con sonidos, temperaturas y situaciones luminosas diferentes. Te despiertas en un lugar desconocido, con un programa de actividades distinto y sin tus opciones e incentivos habituales para seguir por el buen camino y realizar tu práctica cuerpo-mente. En cuanto a la dieta, la mayoría de veces comes fuera o te ofrecen comida como invitado en casa de alguien. No cuentas con tus apoyos habituales, las personas con quienes quedas para hacer ejercicio, ni con tu perro, al que tienes que sacar a pasear, y estás lejos de tu gimnasio o tu ruta habituales. Y para terminar, en un entorno desconocido es más difícil examinar los productos a los que estás expuesto. Tanto si estás de vacaciones o visitando a familiares como si te desplazas por motivos laborales, los riesgos de viajar son muchos y merecen especial atención.

Planifica

Lo más importante que puedes hacer cuando sabes que vas a viajar es prever tus necesidades y hacer todo lo posible para prepararte de forma que minimices la alteración de tus hábitos saludables. Piensa cuáles serán los momentos más complicados del viaje. Podría tratarse de los días de desplazamiento o de encontrar formas de comer bien y de hacer ejercicio durante una estancia en un hotel para asistir a una conferencia, durante unas vacaciones en la playa o durante unos días en casa de un amigo íntimo o de un familiar.

Apoyo social

Si estás viajando con otras personas o visitando a familiares o amigos, implica a tus compañeros de viaje o a tus anfitriones en tus planes para llevar una vida saludable. Si alguien se anima a unirse a ti, te ayudará a seguir por el buen camino y puede que forjes un vínculo más profundo con esa persona de cara al futuro. ¿Quién sabe? Tal vez adquirir conciencia de sus hábitos le inspirará a seguir un estilo de vida más saludable cuando tú hayas vuelto a casa. Conviértete en un propulsor del cambio en tu comunidad.

Una de las formas más eficaces de conservar un fuerte apoyo social y mantener tus prioridades relacionadas con la salud al visitar a amigos y familiares es echar una mano. Este gesto sencillo y muy apreciado ayuda a aquellos que te importan y te mantiene activo, además de contribuir a limitar los excesos en la comida y la bebida. Se ha demostrado que ofrecer nuestro tiempo y adoptar conductas prosociales y eudaimónicas tiene impactos positivos en nuestra salud. Ofrecerte a cocinar una comida te permite liberar de esa responsabilidad a los demás y preparar una comida saludable. Limpiar después de una comida, durante el día, o pedir que te encarguen de un proyecto especial que un miembro de la familia ha estado posponiendo te da un propósito y te permite apoyar a quienes quieres (además de mantenerte más activo físicamente durante tus vacaciones).

Dedica tiempo a relacionarte realmente con las personas que te rodean. Eso incluye a los desconocidos que te encuentres en el tren o el avión, o a tus amigos íntimos y a los miembros de tu familia. Estar abierto al mundo que te rodea y ser empático con quienes se cruzan en tu camino contribuye a aumentar la sensación de tener un propósito en la vida y te hace sentir más relacionado y satisfecho.

Práctica cuerpo-mente

Puedes meditar, prácticamente, en cualquier parte. Pero está bien encontrar y establecer un lugar destinado a la meditación si vas a estar en la misma habitación o casa más de uno o dos días. Tener un lugar para meditar te anima a mantener tu práctica diaria y sirve de recordatorio visual, si te saltas un día, para volver a sentarte, respirar y fomentar la tranquilidad.

Otra práctica de meditación que va bien al viajar es caminar conscientemente. Puede hacerse en todas partes y es excelente en los aeropuertos entre vuelos. También interrumpe el largo rato que pasamos sentados inevitablemente cuando los vuelos son largos o los aviones llevan retraso. Mientras todo el mundo está sentado esperando a que el empleado de la línea aérea anuncie que ya se puede embarcar, yo estoy haciendo mi meditación consciente andando.

El yoga es también una herramienta estupenda que apenas requiere preparación o equipamiento, especialmente si estás en una habitación enmoquetada. A mí me gusta efectuar una breve rutina de estiramientos y posturas en los aeropuertos mientras espero un vuelo, durante las escalas o incluso en el avión en los vuelos de larga distancia (aunque sé que no hay que merodear por los pasillos).

Sueño

Dormir al viajar es difícil, especialmente si te desplazas de un sitio a otro, noche tras noche. Investigadores de la Universidad Brown descubrieron que, durante la primera noche de sueño en un lugar nuevo, parte de tu cerebro permanece activo. Aunque puedas sentirte seguro, tu cerebro no lo tiene tan claro (es probable que sea un rasgo adaptivo que heredamos de nuestros antepasados paleolíticos). De modo que un hemisferio descansa mientras que el otro hemisferio permanece alerta, por si acaso. Esta es la razón de que tras la primera noche en un nuevo lugar te levantes atontado y nada descansado. Pero hay medidas que puedes adoptar para que tus vacaciones o tus viajes sean más descansados.

Viaja con tapones para los oídos, un antifaz para dormir y cinta de embalar (en lugar de llevar un voluminoso rollo, pon algo de cinta alrededor de un bolígrafo o un lápiz). Puedes usar la cinta para tapar las luces LED del televisor, el aire acondicionado o el reloj despertador de las habitaciones de hotel, ya que estos aparatos emiten una cantidad considerable de luz, que puede interferir en tu sueño.

Actividad física

Mantenerse activo al viajar requiere un poquito de planificación y mucha intención. Una vez seas consciente de la gran cantidad de tiempo que estás sentado, verás que muchas de las cosas pueden hacerse igual de bien de pie. En cuanto a la planificación, no olvides meter en la maleta prendas de deporte, o como mínimo unas zapatillas de deporte para poder andar o hacer senderismo como parte de tu rutina durante el viaje.

Mantente activo al viajar. Como norma general, sube las escaleras en lugar de usar las cintas o las escaleras mecánicas, a no ser, por supuesto, que llegues tarde a tu vuelo o tengas un enlace con poco margen de tiempo. Mientras esperas, y desde luego esperamos mucho al viajar, camina en lugar de quedarte sentado. En los aviones, procuro elegir el asiento del pasillo y me levanto y recorro el pasillo más o menos cada hora para estirar las piernas y hacer que me circule la sangre.

Una vez hayas llegado a tu destino, encuentra una forma de sentarte menos y moverte más. Si tienes que reunirte con pocas personas, sugiere una reunión andando en un parque o un espacio verde cercanos. Puede que la gente te mire de reojo al principio, pero te aseguro que la reunión irá mejor y que la gente la recordará más si os movéis. Si no es posible celebrar la reunión andando, quédate de pie en el fondo de la habitación durante la reunión. Da paseos con la familia, los amigos y los colegas, especialmente después de comer.

Improvisa un escritorio para trabajar de pie con el portátil. Cuando estoy en una habitación de hotel, suelo poner una de esas papeleras de reciclaje de plástico sobre el escritorio y colocar el portátil encima. Para mí, esta es la altura perfecta. Cuando estés en casa de alguien puedes utilizar un montón de libros grandes o la encimera de la cocina.

Dieta

Comer al viajar plantea evidentes desafíos. A veces te enfrentas a alimentos que no tendrías que comer o te sirven un plato de comida casera que tu dieta excluye. Aunque te aconsejamos que estés alerta, y que planifiques si puedes, como por ejemplo indicando a tu(s) anfitrión(es) algunas de tus restricciones alimentarias, recuerda que si tienes un resbalón una noche o una tarde tampoco es el fin del mundo. Piensa que en vez de lastimar los sentimientos de alguien para no tener un resbalón, a veces es mejor aceptar lo que te ofrecen. Eso no significa que repitas, pero a veces comer al viajar, especialmente en entornos sociales, puede ser complicado.

Al viajar o empezar un día de vacaciones, prepara tentempiés saludables para llevar contigo. Intenta mantener un equilibrio entre proteínas (frutos secos y semillas), frutas secas, raciones individuales de mantequilla de nueces, verduras secas (col rizada, etc.), y carbohidratos mínimamente procesados (cosas como palomitas de maíz, pasteles de arroz integral, y similares).

En los restaurantes, sé imaginativo con los ingredientes que ves en la carta y no te sientas obligado a pedir los platos como están previstos; siéntete cómodo pidiendo las guarniciones. Cuando estoy en un restaurante básicamente de carne, elaboro mi propio plato principal vegetariano pidiendo la col rizada que acompaña al bistec, las alubias que se ofrecen con el pollo frito y las zanahorias glaseadas que van con el pescado. A veces, el camarero o la camarera tienen que consultárselo al chef, pero normalmente pueden complacerme. Además, doy buenas propinas, lo que espero que compense el lío que provocan mis peticiones fuera de la carta.

En los aeropuertos, mira todos los ingredientes disponibles y crea una comida vegetal. Puede ser más fácil en unas cadenas que en otras. Por ejemplo, la comida mexicana suele incluir alubias y verduras, pero contente con el arroz, o pregunta si es posible pedir arroz integral. Una vez, cuando estaba en un aeropuerto y me moría de hambre, lo más cercano que había a una comida vegetal era una pizzería. No quería una porción de pizza, pero me fijé que había muchas coberturas vegetales disponibles. También vi que tenían papel de aluminio. Así que pregunté si podrían envolver muchas verduras con algo de aceite de oliva en papel de aluminio y asarlas en el horno de las pizzas unos minutos. Terminé con una comida sorprendentemente deliciosa y nutritiva. Aunque los dependientes no sabían muy bien qué cobrarme por los ingredientes que nunca habían vendido por separado, les divirtió mi petición y se rieron mucho al servir las verduras de las pizzas en papel de aluminio. Como siempre llevo frutos secos al viajar, pude satisfacer mis necesidades de proteínas. En los aeropuertos casi siempre pueden encontrarse frutos secos, pero lee atentamente la lista de ingredientes porque a menudo incluyen azúcares añadidos y aceites nocivos, como el de soja.

A menudo aprovecho los días de desplazamiento para ayunar. Ayunar forma parte de todas las culturas y sociedades desde hace miles de años y tiene muchos beneficios para la salud. Es importante planificar un ayuno de veinticuatro horas para asegurarte de que te mantendrás bien hidratado.

Viaja con un recipiente para bebidas de acero inoxidable apto para el uso alimentario y bebe mucha agua cuando te desplaces, tanto si ayunas como si no.

Entorno

Cuando estás en lugares que no conoces, especialmente en hoteles, es difícil controlar las sustancias químicas que vas a encontrarte. A veces, entro en la habitación de un hotel y el olor de los productos de limpieza es tan fuerte que casi me resulta agobiante. Intento encontrar habitaciones en las que se tiene la opción de abrir la ventana. A menudo enciendo el ventilador, abro la ventana y salgo unas horas. Aunque al volver la habitación esté fría (o caliente), la ventilación suele ayudar a reducir un poco la concentración química. Una cosa que puedes controlar de tu entorno es lo que te aplicas en el cuerpo, en el pelo y en las axilas. Viaja con tus propios artículos de tocador: jabón, champú, etcétera. Cuando viajes, usa gel antiséptico libre de tóxicos y lávate las manos con frecuencia. Si te llevas fruta del bufé del desayuno para el camino, asegúrate de lavarla concienzudamente porque es probable que no sea ecológica. No dejes de leer los ingredientes de cualquier artículo, ni siquiera cuando viajes. Puede que te estés tomando un respiro del trabajo o, por lo menos, de casa, pero tu cuerpo sigue absorbiendo y procesando todo lo que te introduces y te aplicas en él. Dale también un respiro.

AGRADECIMIENTOS

Una vida anticáncer comienza con el apoyo social, y este fue también el caso de la escritura de este libro. Estuvimos dos años con lo que acabó conociéndose como nuestro «Equipo UVAC», abriéndonos paso por un proceso, aprendiendo a medida que avanzábamos, dando tropiezos y haciendo correcciones, e impulsando siempre el proyecto hacia delante sin apartar la mirada de nuestro objetivo final ni desviar la atención de nuestro mensaje principal. El libro resultante que tienes ahora en las manos sólo ha sido posible gracias al increíble equipo de personas que aportó su experiencia para ayudarnos a dar forma y ultimar *Vida anticáncer*.

En primer lugar, estamos muy agradecidos a David Servan-Schreiber por mostrar el camino con su trabajo pionero en el campo del estilo de vida y el cáncer. Le damos las gracias por compartir su historia y su experiencia con tantas personas y por marcar la diferencia con su pasión, dedicación y perseverancia en momentos complicados. Sigue siendo una inspiración para todos nosotros.

Nuestra editora, Carole Desanti, de Viking, fue nuestra campeona desde el principio. En muchos sentidos, supuso cerrar un círculo y empezar otro. Carole trabajó con los padres de Lorenzo en sus inicios en el mundo editorial; trabajó con David en *Anticáncer*, y ahora nosotros hemos tenido también la fortuna de que fuera nuestra colaboradora y nuestra guía. Con su experiencia reflexiva, Carole nos ayudó a asomar la cabeza por encima de los matorrales y mantener nuestra voz firme y nuestro mensaje claro. Además, damos nuestras más sinceras gracias a todas las personas de Viking Press por creer en nuestro libro y trabajar diligentemente en todas las fases del proceso. Entre los muchos que intervinieron, damos las gracias a Christopher Russell y Emily Neuberger, Louise Braverman, Lindsay Prevette, Juliann (Juli) Barbato, Andrea Schultz y Brian Tart.

Las palabras no bastan para expresar adecuadamente todo lo que nuestro agente, Douglas Abrams, de Idea Architects, ha hecho por nosotros. Doug ha sido nuestro defensor y nuestro guía a lo largo de un proceso que tenía pocas líneas rectas. Domina todo lo que hace y realmente obra milagros. Hacemos también extensivas nuestras más sinceras gracias a su equipo, igualmente talentoso, formado por Lara Love, Kelsey Sheronas y su «grupo de expertos», escritores creativos e innovadores, solucionadores de problemas, de Idea Architects. También agradecemos sinceramente a nuestros agentes de derechos en el extranjero, Chandler Crawford y Jo Grossman, de la Chandler Crawford Agency, y el equipo de la Marsh Agency, con Susie Nicklin, Camilla Ferrier y Jemma McDonagh, por el tremendo trabajo que han hecho con *Vida anticáncer*.

Nuestro mensaje es más claro, más brillante y más apasionante gracias al tiempo y al talento de los dos escritores que colaboraron con nosotros. En Stephen Howie, un escritor de talento, hemos encontrado un verdadero compañero y amigo. Con su gran destreza, Stephen nos ayudó a tomar este tema complejo y abrumador, y a volverlo accesible y ameno. Reunió hábilmente todas nuestras ideas y nos mantuvo fieles al mensaje. Su humor, paciencia y actitud positiva secundó todos nuestros esfuerzos. También damos las gracias a Maria McLeod, la esposa de Stephen, por ser nuestra animadora y compartir a Stephen con nosotros durante este largo proceso. Además de Stephen también colaboramos con Emily Heckman, otra escritora talentosa. Como miembro de nuestro equipo redactor, Emily aportó un equilibrio maravilloso y una voz sugerente a nuestro libro. Trabajó incansablemente para asegurarse de que nuestro mensaje estaba centrado y vivo. Siempre estaremos agradecidos a Stephen y a Emily por su flexibilidad y compromiso total con *Vida anticáncer*.

Agradecemos sinceramente a los destacados científicos que compartieron con nosotros su valioso tiempo y nos ayudaron a comprender los matices de sus respectivos campos además de asegurarse de que captábamos la información científica. Fueron extraordinariamente generosos con su tiempo al entrevistarnos con ellos, al enviarnos correos electrónicos y correos de seguimiento, y al leer y revisar apartados de este libro. Están relacionados a continuación por orden de aparición: Steve Cole, Elissa Epel, Dean Ornish, Barbara Andersen, David Katz, Susan Lutgendorf, David Spiegel, Michael Lerner, Scott Morris, Martica (Tica) Hall, Michael Irwin, Sonia Ancoli-Israel, Anil Sood, Mike Antoni, Kerry Courneya, Lee Jones, Walter Willett, Cynthia (Cindi) Thomson, Ken Cook, Janet Gray, Lawrence (Larry) Kushi y Margaret Cuomo. Un agradecimiento especial a John Pierce, Ali Miller y Laurie Silver.

También damos las gracias a quienes creyeron en nuestro proyecto y contribuyeron a apoyar el libro desde el principio elogiándolo de antemano. Por orden alfabético: Neal Barnard, Deepak Chopra, Margaret Cuomo, Patricia Ganz, Gary Hirshberg, Meg Hirshberg, David Katz, Susan Love, Jun Mao, John Mendelsohn, Dean Ornish, Kent Osborne, Peter Pisters, David Rosenthal, Franklin Servan-Schreiber y Andrew Weil. Incluido en este grupo se encuentran colegas internacionales que hicieron elogios anticipados: Eran Ben-Arye, Christian Boukaram, Gustav Dobos, Fabio Firenzuoli, R. K. Grover, Xiaomao Guo, Jon Hunter, Michelle Kohn, Shinichi Nitta, H. R. Nagendra, Yogrishi Swami Ramdev, Bashar Saad, Florian Scotte, Paulo de Tarso Ricieri de Lima y Claudia Witt.

Tuvimos la suerte de trabajar con dos artistas de talento. Lara Crow fue flexible y generosa con su tiempo, y nos ayudó con los conceptos y las ideas mientras esperaba el nacimiento de su hija. También tuvimos la suerte de encontrar y trabajar con Laura Beckman, que aportó una enorme energía y destreza a las ilustraciones con un margen de tiempo muy acelerado.

En el CompLife Study, del MD Anderson Cancer Center, que David Servan-Schreiber y yo concebimos y que yo estoy llevando a cabo, interviene un amplio equipo de médicos, científicos y personal de primer orden. Entre ellos figuran Banu Arun, Taylor Austin, Gildy Babiera, Karen Basen-Engquist, Cindy Carmack, Alejandro Chaoul, Lisa Connelly, Robin Haddad, Carol Harrison, Yisheng Li, Smitha Mallaiah, Raghuram Nagarathna, Patricia Parker, George Perkins, James Reuben, Tina Shih, Amy Spelman, Anil Sood, Peiying Yang y Sai-ching Yeung.

Los miembros del equipo del CompLife que están trabajando directamente con las participantes del estudio y transformando vidas ante nuestros ojos nos han inspirado de verdad: Robin Haddad, Taylor Austin, Lisa Connelly, Smitha Mallaiah, Sue Thompson (y los antiguos dietistas Ali Miller, Deema Simaan y Joseph Conzales), y Courtney West.

Quién habría imaginado la complejidad de finalizar todas nuestras notas y el esfuerzo titánico que llevaría hacerlo. Con superestrellas como Richard Wagner y Laurissa Gann, fuimos capaces de terminar las referencias científicas. Gracias a todos los que nos ayudaron en esta tarea, incluidos: Mary Allen, Aimee Anderson, Taylor Austin, Curtiss Chapman, Michelle Chen, David Farris, Martica Hall, Yoseph Lee, Jewel Ochoa y Annina Seiler.

Damos las gracias a todas las pacientes de cáncer del CompLife a quienes entrevistamos y que compartieron con tanta dignidad y valentía su historia con nosotros: Nella Bea Anderson, Jan Chism, Hashmat Effendi, Michelene Holmes, Jana Lee, Brenda McCalb, Brucett Mojay, Ana Rodriguez, Dawn Howard y Karan Redus-Cockrell.

A todos los supervivientes de cáncer con quienes nos entrevistamos, algunos de los cuales aparecen en nuestro libro, vuestros notables conocimientos, determinación y ejemplo ayudan a forjar el futuro de todos nosotros. Gracias por compartir vuestras extraordinarias historias: Molly Molloy, Diana Lindsay, Josh Mailman, Glenn Sabin, Meg Hirshberg, Susan Rafte, Dorothy Paterson, Gabe Canales, Deborah Cohan, Elaine Walters, Lourdes Hernandez, Jim Rosborough, Meg Whittmore, Donna

Kuethe, Stephen Mosher, Jen Burzycki, Shannon Mann, Sherri Atlas, Carlos Garcia, Catherine Powers-James y el difunto Bill Baun. Las historias reales de todas estas excepcionales personas están en el corazón y en el alma de nuestro libro.

Para nuestro libro nos entrevistamos o hablamos con muchas personas que están haciendo activamente el duro trabajo de mejorar su estilo de vida. Cada una de ellas contribuyó a dar forma y a afinar nuestro mensaje: Chiara Cohen, Cathy Crath, Deborah Gremillion, Emma Mann, Naomi Rosborough, Anthony Sturm, Alberta Totz y Ana Trevino-Godfrey.

También nos gustaría dar las gracias al generoso apoyo para el proyecto de investigación CompLife. Estuvo apoyado económicamente en parte por donaciones privadas del Duncan Family Institute con el apoyo de Jan y Dan Duncan, la Bosarge Family Foundation, la Thornburg Foundation, Cindy y Rob Citrone, la Lester Family Foundation, la Todd Family Charitable Foundation, Meg y Gary Hirshberg, S3 Partners LLC, Liz y Robert Sloan, el señor Ricardo Mora, la señora Maliha Khan, la Andrew & Lillian A. Posey Foundation, Aurora Investment Management LLC, CF Global Trading LLC, la señora Lynda Arimond y su familia a través de la Not Just Another Cancer Fundraiser, el señor Ben Latham, y la Rising Tide Foundation. Hubo cientos de contribuyentes más que hicieron donaciones de 10 a 5.000 dólares desde un sitio filantrópico de acceso libre que sigue informando a la población sobre el estudio científico. Miembros de la comunidad de Houston se unieron también para recaudar fondos, entre otras cosas con un concierto que se celebró en Casa Argentina.

Nos gustaría dar las gracias a Elissa Epel por presentarnos a nuestro agente Doug Abrams. Fue un momento fundamental. Ella ha defendido nuestro proyecto y nos ha proporcionado consejos excelentes a lo largo del proceso. También nos gustaría dar las gracias a Eliot Schrefer por darnos «Book Publishing 101» al principio de nuestro proyecto y por su apoyo y el de Eric Zahler. Un agradecimiento especial para nuestro amigo y colega Alejandro Chaoul, por ayudarnos a informarnos sobre las prácticas cuerpo-mente y por su duradera amistad. Como amiga y colega, Tica Hall nos inspira con su verdadera pasión y compromiso con la vida y le agradecemos su amor, apoyo y amistad incondicionales. Franklin Servan-Schreiber, Pascaline Servan-Schreiber y familia han tenido la gentileza de apoyar nuestro proyecto y han estado a nuestra disposición a lo largo del proceso de escritura y publicación.

Gracias a quienes dedicaron tiempo a hacernos llegar sus reacciones a nuestras ideas y a nuestro manuscrito a lo largo del camino: Ken Cook, Sarah Cortez, Jennifer McQuade, Martica (Tica) Hall, Meg Hirshberg, Sarah Lewis, John Mendelsohn, Karen Mustian, Anil Sood, Steve Cole, Susan Lutgendorf, Richard Wagner, Susan Jefferies, K. Joy Oden, Maura O'Dowd, Cathy Crath, Misty Matin y Julia Vine.

Gracias a nuestros amigos de toda la vida, Rob Howard y Lisa Howard, por la hermosa cubierta y las fotografías publicitarias. Fuisteis capaces de hacer que quedáramos mejor de lo que jamás habríamos imaginado.

La evolución de nuestro pensamiento y nuestra práctica continua de una vida anticáncer es en gran parte posible gracias a nuestros amigos. Damos las gracias a Shannon, Jamie, Ian y Emma Mann, junto con Cathy, Randy, Jake, Anna y Cate Crath por inspirarnos a hacer cambios, mantenernos comprometidos y llevar nuestro mensaje a los demás. Además, damos las gracias a Maura O'Dowd, Philip Hilder, Ana Trevino-Godfrey y Jonathan Godfrey. Estamos especialmente agradecidos a todos nuestros amigos y colegas que han participado con nosotros en estimulantes conversaciones, que han inspirado en gran parte *Vida anticáncer*, incluida nuestra comunidad de Houston y el contingente canadiense de Toronto, Calgary, Montreal y la bahía de Georgia.

Un agradecimiento especial a Gabriel Lopez y su familia por permitirnos usar su casa de la playa como retiro para escribir, y a Cliff Krauss y a Paola Cairo por las estupendas conversaciones, por su amistad y por dejarnos pasar la noche en su casa de veraneo en la playa para acceder a la piscina durante ese tiempo.

Nos gustaría dar las gracias a nuestras familias por el amor y apoyo incondicionales que nos han dado a nosotros y a este proyecto: Paola y Jon Cohen, Susan y Robert Jefferies, Rachel Jefferies, Mark Jones, Molly Jones, Kate Jones, David Cohen, Haleh Zarkesh y Rubinaz Cohen. También damos las gracias a nuestras familias extendidas por su ánimo y su apoyo: Marion y John Hamlin, los Locke, Dempsey, y las familias McFarland, y a todos los parientes italianos de las familias Scaravelli y Passigli. Damos las gracias a nuestros hijos, Alessandro, Luca y Chiara, por su amor y su apoyo, y por unirse sin rechistar a nosotros en nuestra vivencia anticáncer y «experimentar» juntos. Por último, damos las gracias a Vanda Scaravelli (la abuela de Lorenzo) por habernos inspirado a vivir la vida anticáncer.

NOTAS

Introducción

1. M. A. Martinez-Gonzalez, A. Sanchez-Tainta, D. Corella *et al.*, «A provegetarian food pattern and reduction in total mortality in the Prevencion con Dieta Mediterranea (PREDIMED) study», *American Journal of Clinical Nutrition* 100, n.º 1 (julio 2014), pp. 320S-28S, Erratum, Suplemento, *American Journal of Clinical Nutrition*, 100, n.º 6 (diciembre 2014), p. 1605.
2. V. E., J. A. Lane, R. M. Martin *et al.*, «Adherence to dietary and lifestyle recommendations and prostate cancer risk in the prostate testing for cancer and treatment (ProtecT) trial», *Cancer Epidemiology, Biomarkers and Prevention*, 23, n.º 10 (octubre 2014), pp. 206-77.
3. P. F. Innominato, D. Spiegel, A. Ulusakarya *et al.*, «Subjective sleep and overall survival in chemotherapy-naive patients with metastatic colorectal cancer», *Sleep Medicine*, 16, n.º 3 (marzo 2015), pp. 391-98.
4. P. F. Innominato, S. Giacchetti, G. A. Bjarnason *et al.*, «Prediction of overall survival through circadian rest-activity monitoring during chemotherapy for metastatic colorectal cancer», *International Journal of Cancer*, 131, n.º 11 (diciembre 2012), pp. 2684-92.
5. P. Cormie, E. M. Zopf, X. Zhang, K. H. Schmitz, «The impact of exercise on cancer mortality, recurrence, and treatment-related adverse effects», *Epidemiologic Reviews*, 39, n.º 1 (enero 2017), pp. 71-92.
6. B. Bortolato, T. N. Hyphantis, S. Valpione *et al.*, «Depression in cancer: the many biobehavioral pathways driving tumor progression», *Cancer Treatment Reviews*, 52 (enero 2017), pp. 58-70.
7. B. L. Andersen, H. C. Yang, W. B. Farrar *et al.*, «Psychologic intervention improves survival for breast cancer patients: a randomized clinical trial», *Cancer*, 113, n.º 12 (diciembre 2008), pp. 3450-58.
8. J. C. Pairon, P. Andujar, M. Rinaldo *et al.*, «Asbestos exposure, pleural plaques, and the risk of death from lung cancer», *American Journal of Respiratory and Critical Care Medicine*, 190, n.º 12 (diciembre 2014), pp. 1413-20.
9. I. A. Ojajarvi, T. J. Partanen, A. Ahlbom *et al.*, «Occupational exposures and pancreatic cancer: a meta-analysis», *Occupational and Environmental Medicine*, 57, n.º 5 (mayo 2000), pp. 316-24.
10. D. Servan-Schreiber, *Anticáncer: una nueva forma de vida*, *El Periódico de Catalunya*, Barcelona, 2014.
11. B. Arun, T. Austin, G. V. Babiera *et al.*, «A comprehensive lifestyle randomized clinical trial: design and initial patient experience», *Integrative Cancer Therapies*, 16, n.º 1 (marzo 2017), pp. 3-20.

12. M. L. McCullough, A. V. Patel, L. H. Kushi *et al.*, «Following cancer prevention guidelines reduces risk of cancer, cardiovascular disease, and all-cause mortality», *Cancer Epidemiology, Biomarkers and Prevention*, 20, n.º 6 (junio 2011), pp. 1089-97.

13. L. J. Rasmussen-Torvik, C. M. Shay, J. G. Abramson *et al.*, «Ideal cardiovascular health is inversely associated with incident cancer: the atherosclerosis risk in communities study», *Circulation*, 127, n.º 12 (marzo 2013), pp. 1270-75.

PRIMERA PARTE: LA ERA ANTICÁNCER

Capítulo 1: La revolución anticáncer

1. American Institute for Cancer Research, «Nearly 50% of the most common cancers can be prevented» (2017), www.aicr.org/learn-more-about-cancer/infographics/nearly50infographic.html.

2. T. Lohse, D. Faeh, M. Bopp, S. Rohrmann, «Adherence to the cancer prevention recommendations of the World Cancer Research Fund/American Institute for Cancer Research and Mortality: a census-linked cohort», *American Journal of Clinical Nutrition*, 104, n.º 3 (septiembre 2016), pp. 678-85.

3. G. C. Kabat, C. E. Matthews, V. Kamensky, A. R. Hollenbeck, T. E. Rhan, «Adherence to cancer prevention guidelines and cancer incidence, cancer mortality, and total mortality: a prospective cohort study», *American Journal of Clinical Nutrition*, 101, n.º 3 (marzo 2015), pp. 558-69.

4. R. L. Siegel, K. D. Miller, A. Jemal, «Cancer statistics, 2017», *CA: A Cancer Journal for Clinicians*, 67, n.º 1 (enero 2017), pp. 7-30.

5. D. Hanahan, R. A. Weinberg, «Hallmarks of cancer: the next generation», *Cell*, 144, n.º 5 (marzo 2011), pp. 646-74.

6. G. A. Thomas, B. Cartmel, M. Harrigan *et al.*, «The effect of exercise on body composition and bone mineral density in breast cancer survivors taking aromatase inhibitors», *Obesity*, 25, n.º 2 (febrero 2017), pp. 346-51.

7. M. Inoue-Choi, K. Robien, D. Lazovich, «Adherence to the WCRF/AICR guidelines for cancer prevention is associated with lower mortality among older female cancer survivors», *Cancer Epidemiology Biomarkers & Prevention*, 22, n.º 5 (mayo 2013), pp. 792-802.

8. P. Cormie, E. M. Zopf, X. Zhang, K. H. Schmitz, «The impact of exercise on cancer mortality, recurrence, and treatment-related adverse effects», *Epidemiologic Reviews*, 39, n.º 1 (enero 2017), pp. 71-92.

9. S. Wu, S. Powers, W. Zhu, Y. A. Hannun, «Substantial contribution of extrinsic risk factors to cancer development», *Nature*, 529, n.º 7584 (enero 2016), pp. 43-47.

10. World Health Organization, «Cancer» (febrero 2017), www.who.int/mediacentre/factsheets/fs297/en.

11. American Cancer Society, *Cancer Facts & Figures 2017*, American Cancer Society, Atlanta, 2017.

12. M. C. White, D. M. Holman, J. E. Boehm *et al.*, «Age and cancer risk: a potentially modifiable relationship», *American Journal of Preventive Medicine*, 46, n.º 3, Suplemento 1 (marzo 2014), pp. S7-15.

13. R. L. Siegel, S. A. Fedewa, W. F. Anderson *et al.*, «Colorectal cancer incidence patterns in the United States, 1974-2013», *Journal of the National Cancer Institute*, 109, n.º 8 (agosto 2017).

14. M. R. Cooperberg, J. M. Broering, P. R. Carroll, «Time trends and local variation in primary treatment of localized prostate cancer», *Journal of Clinical Oncology*, 28, n.º 7 (marzo 2010), pp. 1117-23.

15. L. J. Esserman, Y. Shieh, E. J. Rutgers *et al.*, «Impact of mammographic screening on the detection of good and poor prognosis breast cancers», *Breast Cancer Research and Treatment*, 130, n.º 3 (diciembre 2011), pp. 725-34.

16. D. Katz, «True health initiative, 2017», www.truehealthinitiative.org.

17. J. M. McGinnis, W. H. Foege, «Actual causes of death in the United States», *Journal of the American Medical Association*, 270, n.º 18 (noviembre 1993), pp. 2207-12.

18. A. H. Mokdad, J. S. Marks, D. F. Stroup, J. L. Gerberding, «Actual causes of death in the United States, 2000», *Journal of the American Medical Association*, 291, n.º 10 (marzo 2004), pp. 1238-45.

19. M. Song, E. Giovannucci, «Preventable incidence and mortality of carcinoma associated with lifestyle factors among white adults in the United States», *Journal of the American Medical Association Oncology*, 2, n.º 9 (septiembre 2016), pp. 1154-61.

20. G. A. Colditz, S. Sutcliffe, «The preventability of cancer: Stacking the deck», *Journal of the American Medical Association Oncology*, 2, n.º 9 (septiembre 2016), pp. 1131-33.

21. M. Greger, G. Stone, *Comer para no morir: descubre los alimentos científicamente probados que previenen y curan enfermedades*, Paidós Ibérica, Barcelona, 2016.

22. Surgeon General's Advisory Committee on Smoking and Health, United States, Public Health Service, Office of the Surgeon General, United States, «Smoking and health: report of the advisory committee of the surgeon general of the public health service», Public Health Service, Office of the Surgeon General (1964), www.profiles.nlm.nih.gov/NN/B/B/M/Q.

23. F. Islami, L. A. Torre, A. Jemal, «Global trends of lung cancer mortality and smoking prevalence», *Translational Lung Cancer Research*, 4, n.º 4 (agosto 2015), pp. 327-38.

24. Australian Bureau of Statistics, «National health survey: First results, 2014-15: Smoking», www.abs.gov.au/ausstats/abs@.nsf/Lookup/bySubject/4364.0.55.001~201415~MainFeatures~Smoking~24.

25. T. Goldman, «Health policy brief: tobacco taxes», *Health Affairs* (19-9-2016), www.healthaffairs.org/healthpolicybriefs/brief.php?brief_id=163.

26. K. Lunze, L. Migliorini, «Tobacco control in the Russian Federation—a policy analysis», *BMC Public Health*, 13 (enero 2013), p. 64.

27. M. B. Drummond, D. Upson, «Electronic cigarettes: potential harms and benefits», *Annals of the American Thoracic Society*, 11, n.º 2 (febrero 2014), pp. 236-42.

28. D. Hammond, J. L. Reid, A. G. Cole, S. T. Leatherdale, «Electronic cigarette use and smoking initiation among youth: longitudinal cohort study», *Canadian Medical Association Journal*, 189, n.º 43 (octubre 2017), E1328-36.

29. P. Anand, A. B. Kunnumakara, C. Sundaram *et al.*, «Cancer is a preventable disease that requires major lifestyle changes», *Pharmaceutical Research*, 25, n.º 9 (septiembre 2008), pp. 2097-116.

30. D. Chan, «Where do the millions of cancer research dollars go every year?», *Slate* (7-2-2013), www./blogs/quora/2013/02/07/where_do_the_millions_of_cancer_research_dollars_go_every_year.html.

31. V. Bouvard, D. Loomis, K. Z. Guyton *et al.*, «Carcinogenicity of consumption of red and processed meat», *The Lancet Oncology*, 16, n.º 16 (octubre 2015), pp. 1599-1600.

32. Y. Jiang, Y. Pan, P. R. Rhea *et al.*, «A sucrose-enriched diet promotes tumorigenesis in mammary gland in part through the 12-lipoxygenase pathway», *Cancer Research*, 76, n.º 1 (enero 2016), pp. 24-29.

33. Q. Yang, Z. Zhang, E. W. Gregg *et al.*, «Added sugar intake and cardiovascular diseases mortality among U.S. adults», *Journal of the American Medical Association Internal Medicine*, 174, n.º 4 (abril 2014), pp. 516-24.

34. W. E. Barrington, E. White, «Mortality outcomes associated with intake of fast-food items and sugar-sweetened drinks among older adults in the Vitamins and Lifestyle (VITAL) study», *Public Health Nutrition*, 19, n.º 18 (diciembre 2016), pp. 3319-26.

35. R. Shavelle, K. Vavra-Musser, J. Lee, J. Brooks, «Life expectancy in pleural and peritoneal mesothelioma», *Lung Cancer International*, 2017 (enero 2017), 2782590.

36. S. J. Gould, «The median isn't the message», UMass Amherst, www.people.umass.edu/biep540w/pdf/Stephen%20Jay%20Gould.pdf.

37. K. D. Miller, R. L. Siegel, C. C. Lin *et al.*, «Cancer treatment and survivorship statistics, 2016», *CA: A Cancer Journal for Clinicians*, 66, n.º 4 (julio 2016), pp. 271-89.

38. P. S. Rosenberg, K. A. Barker, W. F. Anderson, «Estrogen receptor status and the future burden of invasive and in situ breast cancers in the United States», *JNCI Journal of the National Cancer Institute*, 107, n.º 9 (junio 2015).

Capítulo 2: Nuestros poderes sanadores

1. D. Ornish, G. Weidner, W. R. Fair *et al.*, «Intensive lifestyle changes may affect the progression of prostate cancer», *Journal of Urology*, 174, n.º 3 (septiembre 2005), pp. 1065-69; exposición, pp. 1069-70.

2. D. Romaguera, E. Gracia-Lavedan, A. Molinuevo *et al.*, «Adherence to nutrition-based cancer prevention guidelines and breast, prostate and colorectal cancer risk in the MCC-Spain case-control study», *International Journal of Cancer*, 141, n.º 1 (julio 2017), pp. 83-93.

3. N. Jankovic, A. Geelen, R. M. Winkels *et al.*, «Adherence to the WCRF/AICR dietary recommendations for cancer prevention and risk of cancer in elderly from Europe and the United States: a meta-analysis within the CHANCES Project», *Cancer Epidemiology, Biomarkers and Prevention*, 26, n.º 1 (enero 2017), pp. 136-44.

4. P. P. Bao, G. M. Zhao, X. O. Shu *et al.*, «Modifiable lifestyle factors and triple-negative breast cancer survival: a population-based prospective study», *Epidemiology*, 26, n.º 6 (noviembre 2015), pp. 909-16.

5. C. A. Thomson, M. L. McCullough, B. C. Wertheim *et al.*, «Nutrition and physical activity cancer prevention guidelines, cancer risk, and mortality in the women's health initiative», *Cancer Prevention Research*, 7, n.º 1 (enero 2014), pp. 42-53.

6. T. Lohse, D. Faeh, M. Bopp, S. Rohrmann, «Adherence to the cancer prevention recommendations of the World Cancer Research Fund/American Institute for Cancer Research and Mortality: a census-linked cohort», *American Journal of Clinical Nutrition*, 104, n.º 3 (septiembre 2016), pp. 678-85.

7. P. Jallinoja, P. Absetz, R. Kuronen *et al.*, «The dilemma of patient responsibility for lifestyle change: perceptions among primary care physicians and nurses», *Scandinavian Journal of Primary Health Care*, 25, n.º 4 (diciembre 2007), pp. 244-49.

8. K. M. Adams, M. Kohlmeier, S. H. Zeisel, «Nutrition education in U.S. medical schools: latest update of a national survey», *Academic Medicine*, 85, n.º 9 (septiembre 2010), pp. 1537-42.

9. M. Zajenkowski, K. S. Jankowski, D. Kołata, «Let's dance—feel better! Mood changes following dancing in different situations», *European Journal of Sport Science*, 15, n.º 7 (octubre 2015), pp. 640-46.

10. V. N. Salimpoor, M. Benovoy, K. Larcher, A. Dagher, R. J. Zatorre, «Anatomically distinct dopamine release during anticipation and experience of peak emotion to music», *Nature Neuroscience*, 14, n.º 2 (febrero 2011), pp. 257-62.

11. K. Hojan, E. Kwiatkowska-Borowczyk, E. Leporowska *et al.*, «Physical exercise for functional capacity, blood immune function, fatigue, and quality of life in high-risk prostate cancer patients during radiotherapy: a prospective, randomized clinical study», *European Journal of Physical & Rehabilitation Medicine*, 52, n.º 4 (agosto 2016), pp. 489-501.

12. K. S. Courneya, C. M. Friedenreich, C. Franco-Villalobos *et al.*, «Effects of supervised exercise on progression-free survival in lymphoma patients: an exploratory followup of the help trial», *Cancer Causes and Control*, 26, n.º 2 (febrero 2015), pp. 269-76.

13. T. Bouillet, X. Bigard, C. Brami *et al.*, «Role of physical activity and sport in oncology: scientific commission of the National Federation Sport and Cancer Cami», *Critical Reviews in Oncology-Hematology*, 94, n.º 1 (abril 2015), pp. 74-86.

14. E. M. Zopf, W. Bloch, S. Machtens *et al.*, «Effects of a 15-month supervised exercise program on physical and psychological outcomes in prostate cancer patients following prostatectomy: the prorehab study», *Integrative Cancer Therapies*, 14, n.º 5 (septiembre 2015), pp. 409-18.

15. G. Zhu, X. Zhang, Y. Wang *et al.*, «Effects of exercise intervention in breast cancer survivors: a meta-analysis of 33 randomized controlled trials», *OncoTargets and Therapy*, 9 (abril 2016), pp. 2153-68.

16. C. Catsburg, A. B. Miller, T. E. Rohan, «Adherence to cancer prevention guidelines and risk of breast cancer», *International Journal of Cancer*, 135, n.º 10 (noviembre 2014), pp. 2444-52.

17. M. Inoue-Choi, D. Lazovich, A. E. Prizment, K. Robien, «Adherence to the World Cancer Research Fund/American Institute for Cancer Research recommendations for cancer prevention is associated with better health-related quality of life among elderly female cancer survivors», *Journal of Clinical Oncology*, 31, n.º 14 (mayo 2013), pp. 1758-66.

18. M. Inoue-Choi, K. Robien, D. Lazovich, «Adherence to the WCRF/AICR guidelines for cancer prevention is associated with lower mortality among older female cancer survivors», *Cancer Epidemiology Biomarkers & Prevention*, 22, n.º 5 (mayo 2013), pp. 792-802.

19. American Cancer Society, «ACS guidelines on nutrition and physical activity for cancer prevention» (5-2-2016), www.cancer.org/healthy/eat-healthy-get-active/acs-guidelines-nutrition-physical-activity-cancer-prevention.html.

20. American Institute for Cancer Research, «Recommendations for cancer prevention» (2017), www.aicr.org/reduce-your-cancer-risk/recommendations-for-cancer-prevention.

21. N. Makarem, Y. Lin, E. V. Bandera, P. F. Jacques, N. Parekh, «Concordance with World Cancer Research Fund/American Institute for Cancer Research (WCRF/AICR) guidelines for cancer prevention and obesity-related cancer risk in the framingham offspring cohort (1991-2008)», *Cancer Causes and Control*, 26, n.º 2 (febrero 2015), pp. 277-86.

22. A. C. Vergnaud, D. Romaguera, P. H. Peeters *et al.*, «Adherence to the World Cancer Research Fund/American Institute for Cancer Research guidelines and risk of death in Europe: results from the European Prospective Investigation into nutrition and cancer cohort study», *American Journal of Clinical Nutrition*, 97, n.º 5 (mayo 2013), pp. 1107-20.

23. J. J. Prochaska, J. O. Prochaska, «A review of multiple health behavior change interventions for primary prevention», *American Journal of Lifestyle Medicine*, 5, n.º 3 (mayo 2011).

24. S. U. Maier, A. B. Makwana, T. A. Hare, «Acute stress impairs self-control in goal-directed choice by altering multiple functional connections within the brain's decision circuits», *Neuron*, 87, n.º 3 (agosto 2015), pp. 621-31.

25. W. E. Barrington, S. A. Beresford, B. A. McGregor, E. White, «Perceived stress and eating behaviors by sex, obesity status, and stress vulnerability: findings from the vitamins and lifestyle (vital) study», *Journal of the Academy of Nutrition and Dietetics*, 114, n.º 11 (noviembre 2014), pp. 1791-99.

26. A. W. Y. Leung, R. S. M. Chan, M. M. M. Sea, J. Woo, «An overview of factors associated with adherence to lifestyle modification programs for weight management in adults», *International Journal of Environmental Research and Public Health*, 14, n.º 8 (agosto 2017), p. 922.
27. T. Asadollahi, S. Khakpour, F. Ahmadi *et al.*, «Effectiveness of mindfulness training and dietary regime on weight loss in obese people», *Journal of Medicine and Life*, 8, n.º 4 (diciembre 2015), pp. 114-24.
28. D. J. Hyman, V. N. Pavlik, W. C. Taylor, G. K. Goodrick, L. Moye, «Simultaneous vs sequential counseling for multiple behavior change», *Archives of Internal Medicine*, 167, n.º 11 (junio 2007), pp. 1152-58.
29. B. Spring, A. King, S. Pagoto, L. Van Horn, J. Fisher, «Fostering multiple healthy lifestyle behaviors for primary prevention of cancer», *American Psychologist*, 70, n.º 2 (marzo 2015), pp. 75-90.
30. M. A. Lerner, «Difference Between Healing and Curing», Awaken.org (7-2-2015), www.awaken.org/read/view.php?tid=1066.
31. D. J. Hauser, N. Schwarz, «The war on prevention: bellicose cancer metaphors hurt (some) prevention intentions», *Personality Health*, 14, n.º 8 (agosto 2017), p. 922.
32. D. Servan-Schreiber, *Anticáncer: una nueva forma de vida*, *El Periódico de Catalunya*, Barcelona, 2014.
33. S. K. Lutgendorf, K. De Geest, D. Bender *et al.*, «Social influences on clinical outcomes of patients with ovarian cancer», *Journal of Clinical Oncology*, 30, n.º 23 (agosto 2012), pp. 2885-90.
34. Anticancer Lifestyle Foundation, «Anticancer lifestyle program» (2017), www.anticancerlifestyle.org.
35. P. J. Goodwin, R. T. Chlebowski, «Obesity and cancer: insights for clinicians», *Journal of Clinical Oncology*, 34, n.º 35 (diciembre 2016), pp. 4197-202.
36. P. Cormie, E. M. Zopf, X. Zhang, K. H. Schmitz, «The impact of exercise on cancer mortality, recurrence, and treatment-related adverse effects», *Epidemiologic Reviews*, 39, n.º 1 (enero 2017), pp. 71-92.
37. M. L. McCullough, A. V. Patel, L. H. Kushi *et al.*, «Following cancer prevention guidelines reduces risk of cancer, cardiovascular disease, and all-cause mortality», *Cancer Epidemiology, Biomarkers and Prevention*, 20, n.º 6 (junio 2011), pp. 1089-97.
38. P. F. Innominato, D. Spiegel, A. Ulusakarya *et al.*, «Subjective sleep and overall survival in chemotherapy-naive patients with metastatic colorectal cancer», *Sleep Medicine*, 16, n.º 3 (marzo 2015), pp. 391-98.
39. M. Jan, S. E. Bonn, A. Sjolander *et al.*, «The roles of stress and social support in prostate cancer mortality», *Scandinavian Journal of Urology*, 50, n.º 1 (agosto 2016), pp. 47-55.

Capítulo 3: ¿Pero qué causa el cáncer?

1. D. Hanahan, R. A. Weinberg, «Hallmarks of cancer: the next generation», *Cell*, 144, n.º 5 (marzo 2011), pp. 646-74.
2. S. Wu, S. Powers, W. Zhu, Y. A. Hannun, «Substantial contribution of extrinsic risk factors to cancer development», *Nature*, 529, n.º 7584 (enero 2016), pp. 43-47.
3. C. Tomasetti, B. Vogelstein, «Variation in cancer risk among tissues can be explained by the number of stem cell divisions», *Science*, 347, n.º 6217 (enero 2015), p. 78.
4. C. Tomasetti, L. Li, B. Vogelstein, «Stem cell divisions, somatic mutations, cancer etiology, and cancer prevention», *Science*, 355, n.º 6331 (marzo 2017), p. 1330.

5. American Institute for Cancer Research, «The AICR 2015 cancer risk awareness survey report» (2015), www.aicr.org/assets/docs/pdf/education/aicr-awareness-report-2015.pdf.
6. J. E. Garber, K. Offit, «Hereditary cancer predisposition syndromes», *Journal of Clinical Oncology*, 23, n.º 2 (enero 2005), pp. 276-92.
7. P. Lichtenstein, N. V. Holm, P. K. Verkasalo *et al.*, «Environmental and heritable factors in the causation of cancer—analyses of cohorts of twins from Sweden, Denmark, and Finland», *New England Journal of Medicine*, 343, n.º 2 (julio 2000), pp. 78-85.
8. National Cancer Institute, «BRCA1 and BRCA2: cancer risk and genetic testing» (1-4-2015), www.cancer.gov/about-cancer/causes-prevention/genetics/brca-fact-sheetq9.
9. American Institute for Cancer Research, «Nearly 50% of the most common cancers can be prevented» (2017), www.aicr.org/learn-more-about-cancer/infographics/nearly-50-infographic.html.
10. International Agency for Research on Cancer, «IARC monographs of the evaluation of carcenogenic risks to humans», World Health Organization (2017), www.monographs.iarc.fr.
11. Centers for Disease Control and Prevention, «Agency for toxic substances and disease registry» (27-11-2017), www.atsdr.cdc.gov.
12. American Association for Cancer Research, «AACR cancer progress report. Preventing cancer: understanding risk factors», www.cancerprogressreport.org/Pages/cpr17-preventing-cancer.aspx.
13. P. Anand, A. B. Kunnumakara, C. Sundaram *et al.*, «Cancer is a preventable disease that requires major lifestyle changes», *Pharmaceutical Research*, 25, n.º 9 (septiembre 2008), pp. 2097-116.
14. National Toxicology Program, «Report on carcinogens, fourteenth edition», U.S. Department of Health and Human Services, Public Health Service, p. 2016b.
15. N. K. LoConte, A. M. Brewster, J. S. Kaur, J. K. Merrill, A. J. Alberg, «Alcohol and cancer: a statement of the American Society of Clinical Oncology», *Journal of Clinical Oncology* (noviembre 2017), JCO2017761155.
16. D. E. Nelson, D. W. Jarman, J. Rehm *et al.*, «Alcohol-attributable cancer deaths and years of potential life lost in the United States», *American Journal of Public Health*, 103, n.º 4 (abril 2013), pp. 641-48.
17. World Health Organization, «Tobacco Free Initiative (TFI), fact sheet about health benefits of smoking cessation» (2017), www.who.int/tobacco/quitting/benefits/en.
18. A. Parsons, A. Daley, R. Begh, P. Aveyard, «Influence of smoking cessation after diagnosis of early stage lung cancer on prognosis: systematic review of observational studies with meta-analysis», *BMJ*, 340 (enero 2010).
19. G. Poschl, H. K. Seitz, «Alcohol and cancer», *Alcohol and Alcoholism*, 39, n.º 3 (junio 2004), pp. 155-65.
20. H. Kuper, A. Tzonou, E. Kaklamani *et al.*, «Tobacco smoking, alcohol consumption and their interaction in the causation of hepatocellular carcinoma», *International Journal of Cancer*, 85, n.º 4 (febrero 2000), pp. 498-502.
21. A. Prabhu, K. O. Obi, J. H. Rubenstein, «The synergistic effects of alcohol and tobacco consumption on the risk of esophageal squamous cell carcinoma: a meta-analysis», *American Journal of Gastroenterology*, 109, n.º 6 (junio 2014), pp. 822-27.
22. M. Hashibe, P. Brennan, S. C. Chuang *et al.*, «Interaction between tobacco and alcohol use and the risk of head and neck cancer: pooled analysis in the inhance consortium», *Cancer Epidemiology, Biomarkers & Prevention*, 18, n.º 2 (febrero 2009), pp. 541-50.
23. T. Lohse, D. Faeh, M. Bopp, S. Rohrmann, «Adherence to the cancer prevention recommendations of the World Cancer Research Fund/American Institute for Cancer Research

and Mortality: a census-linked cohort», *American Journal of Clinical Nutrition*, 104, n.º 3 (septiembre 2016), pp. 678-85.

24. A. C. Vergnaud, D. Romaguera, P. H. Peeters *et al.*, «Adherence to the World Cancer Research Fund/American Institute for Cancer Research guidelines and risk of death in Europe: results from the European Prospective Investigation into nutrition and cancer cohort study», *American Journal of Clinical Nutrition*, 97, n.º 5 (mayo 2013), pp. 1107-20.
25. M. Inoue-Choi, K. Robien, D. Lazovich, «Adherence to the WCRF/AICR guidelines for cancer prevention is associated with lower mortality among older female cancer survivors», *Cancer Epidemiology Biomarkers & Prevention*, 22, n.º 5 (mayo 2013), pp. 792-802.
26. G. C. Kabat, C. E. Matthews, V. Kamensky, A. R. Hollenbeck, T. E. Rohan, «Adherence to cancer prevention guidelines and cancer incidence, cancer mortality, and total mortality: a prospective cohort study», *American Journal of Clinical Nutrition*, 101, n.º 3 (marzo 2015), pp. 558-69.
27. C. A. Thomson, M. L. McCullough, B. C. Wertheim *et al.*, «Nutrition and physical activity cancer prevention guidelines, cancer risk, and mortality in the Women's Health Initiative», *Cancer Prevention Research*, 7, n.º 1 (enero 2014), pp. 42-53.
28. C. Catsburg, A. B. Miller, T. E. Rohan, «Adherence to cancer prevention guidelines and risk of breast cancer», *International Journal of Cancer*, 135, n.º 10 (noviembre 2014), pp. 2444-52.
29. A. Nerurkar, «What a Happy Cell Looks Like» (10-2-2015), www.theatlantic.com/health/archive/2015/02/whatahappy-cell-looks-like/385000.

Capítulo 4: La búsqueda de inmortalidad de una célula

1. E. Bianconi, A. Piovesan, F. Facchin *et al.*, «An estimation of the number of cells in the human body», *Annals of Human Biology*, 40, n.º 6 (diciembre 2013), pp. 463-71.
2. X. Dai, L. Xiang, T. Li *et al.*, «Cancer hallmarks, biomarkers and breast cancer molecular subtypes», *Journal of Cancer*, 10, n.º 7 (2016), pp. 1281-94.
3. D. Hanahan, R. A. Weinberg, «Hallmarks of cancer: the next generation», *Cell*, 144, n.º 5 (marzo 2011), pp. 646-74.
4. J. R. Aunan, W. C. Cho, K. Soreide, «The biology of aging and cancer: a brief overview of shared and divergent molecular hallmarks», *Aging and Disease*, 8, n.º 5 (octubre 2017), pp. 628-42.
5. B. Vogelstein, N. Papadopoulos, V. E. Velculescu *et al.*, «Cancer genome landscapes», *Science*, 339, n.º 6127 (marzo 2013), pp. 1546-58.
6. American Cancer Society, *Cancer Facts & Figures 2017,* American Cancer Society, Atlanta, p. 2017c.
7. X. Han, J. Wang, Y. Sun, «Circulating tumor DNA as biomarkers for cancer detection», *Genomics, Proteomics & Bioinformatics*, 15, n.º 2 (abril 2017), pp. 59-72.
8. J. Irudayara, «Research could lead to test strips for early cervical cancer detection» (28-3-2017), www.purdue.edu/newsroom/releases/2017/Q1/research-could-leadtotest-strips-for-early-cervical-cancer-detection.html.
9. Encontrarás una historia maravillosa sobre el cáncer y el tratamiento oncológico en: S. Mukhergee, *The Emperor of All Maladies: A Biography of Cancer*, Simon and Schuster, Nueva York, 2011.
10. H. S. Ahn, H. J. Kim, H. G. Welch, «Korea's thyroid-cancer 'epidemic'—screening and overdiagnosis», *New England Journal of Medicine*, 371, n.º 19 (noviembre 2014), pp. 1765-67.
11. J. H. Hayes, M. J. Barry, «Screening for prostate cancer with the prostate-specific antigen test: a review of current evidence», *Journal of the American Medical Association*, 311, n.º 11 (marzo 2014), pp. 1143-49.

12. M. R. Cooperberg, J. M. Broering, P. R. Carroll, «Time trends and local variation in primary treatment of localized prostate cancer», *Journal of Clinical Oncology*, 28, n.º 7 (marzo 2010), pp. 1117-23.

13. American Cancer Society, «Watchful waiting or active surveillance for prostate cancer» (11-3-2016), www.cancer.org/cancer/prostate-cancer/treating/watchful-waiting.html.

14. T. J. Wilt, M. K. Brawer, K. M. Jones *et al.*, «Radical prostatectomy versus observation for localized prostate cancer», *New England Journal of Medicine*, 367, n.º 3 (julio 2012), pp. 203-13.

15. J. Hegarty, P. V. Beirne, E. Walsh *et al.*, «Radical prostatectomy versus watchful waiting for prostate cancer», *Cochrane Database of Systematic Reviews*, n.º 11 (noviembre 2010), Cd006590.

16. D. A. Barocas, J. Alvarez, M. J. Resnick *et al.*, «Association between radiation therapy, surgery, or observation for localized prostate cancer and patient-reported outcomes after 3 years», *Journal of the American Medical Association*, 317, n.º 11 (marzo 2017), pp. 1126-40.

17. J. C. Hu, L. Kwan, C. S. Saigal, M. S. Litwin, «Regret in men treated for localized prostate cancer», *Journal of Urology*, 169, n.º 6 (junio 2003), pp. 2279-83.

18. E. J. Groen, L. E. Elshof, L. L. Visser *et al.*, «Finding the balance between over- and under-treatment of ductal carcinoma in situ (dcis)», *The Breast*, 31, Suplemento C (febrero 2017), pp. 274-83.

19. J. R. Benson, I. Jatoi, M. Toi, «Treatment of low-risk ductal carcinoma in situ: is nothing better than something?», *The Lancet Oncology*, 17, n.º 10 (octubre 2016), e442-51.

20. L. M. Youngwirth, J. C. Boughey, E. S. Hwang, «Surgery versus monitoring and endocrine therapy for low-risk dcis: the COMET Trial», *Bulletin of the American College of Surgeons* 102, n.º 1 (enero 2017), pp. 62-63.

21. A. Francis, J. Thomas, L. Fallowfield *et al.*, «Addressing overtreatment of screen detected dcis; the loris trial», *European Journal of Cancer*, 51, n.º 16 (noviembre 2015), pp. 2296-303.

22. Talk of the Nation, «Science diction: the origin of the word 'cancer'», National Public Radio (22-10-2010), www.npr.org/templates/story/story.php?storyId=130754101.

23. American Cancer Society, «Evolution of cancer treatments: chemotherapy» (12-6-2014), www.cancer.org/cancer/cancer-basics/historyofcancer/cancer-treatment-chemo.html.

24. National Cancer Institute, «National Cancer Act of 1971» (16-2-2016), www.cancer.gov/about-nci/legislative/history/national-cancer-act-1971.

25. National Human Genome Research Institute, «All about the Human Genome Project (HGP)» (1-10-2015), www.genome.gov/10001772/all-about-the-human-genome-project-hgp.

26. D. Hanahan, R. A. Weinberg, «The hallmarks of cancer», *Cell*, 100, n.º 1 (enero 2000), pp. 57-70.

27. S. K. Lutgendorf, K. De Geest, L. Dahmoush *et al.*, «Social isolation is associated with elevated tumor norepinephrine in ovarian carcinoma patients», *Brain, Behavior, and Immunity*, 25, n.º 2 (febrero 2011), pp. 250-55.

28. J. M. Zeitzer, B. Nouriani, M. B. Rissling *et al.*, «Aberrant nocturnal cortisol and disease progression in women with breast cancer», *Breast Cancer Research and Treatment*, 158, n.º 1 (julio 2016), pp. 43-50.

29. Z. Zhang, L. L. Atwell, P. E. Farris, E. Ho, J. Shannon, «Associations between cruciferous vegetable intake and selected biomarkers among women scheduled for breast biopsies», *Public Health Nutrition*, 19, n.º 7 (mayo 2016), pp. 1288-95.

30. M. E. Schmidt, A. Meynkohn, N. Habermann *et al.*, «Resistance exercise and inflammation in breast cancer patients undergoing adjuvant radiation therapy: mediation analysis from a

randomized, controlled intervention trial», *International Journal of Radiation Oncology, Biology, Physics*, 94, n.º 2 (febrero 2016), pp. 329-37.

31. D. Roy, M. Morgan, C. Yoo *et al.*, «Integrated bioinformatics, environmental epidemiologic and genomic approaches to identify environmental and molecular links between endometriosis and breast cancer», *International Journal of Molecular Sciences*, 16, n.º 10 (octubre 2015), pp. 25285-322.

32. S. W. Cole, A. S. Nagaraja, S. K. Lutgendorf, P. A. Green, A. K. Sood, «Sympathetic nervous system regulation of the tumour microenvironment», *Nature Reviews: Cancer*, 15, n.º 9 (septiembre 2015), pp. 563-72.

33. S. K. Lutgendorf, E. L. Johnsen, B. Cooper *et al.*, «Vascular endothelial growth factor and social support in patients with ovarian carcinoma», *Cancer*, 95 (agosto 2002), pp. 808-15.

34. J. M. Saxton, E. J. Scott, A. J. Daley *et al.*, «Effects of an exercise and hypocaloric healthy eating intervention on indices of psychological health status, hypothalamic-pituitary-adrenal axis regulation and immune function after early-stage breast cancer: a randomised controlled trial», *Breast Cancer Research*, 16, n.º 2 (abril 2014), R39.

35. G. Fisher, T. C. Hyatt, G. R. Hunter *et al.*, «Effect of diet with and without exercise training on markers of inflammation and fat distribution in overweight women», *Obesity*, 19, n.º 6 (diciembre 2011), pp. 1131-36.

36. I. Imayama, C. M. Ulrich, C. M. Alfano *et al.*, «Effects of a caloric restriction weight loss diet and exercise on inflammatory biomarkers in overweight/obese postmenopausal women: a randomized controlled trial», *Cancer Research*, 72, n.º 9 (mayo 2012), pp. 2314-26.

37. S. B. Jones, G. A. Thomas, S. D. Hesselsweet *et al.*, «Effect of exercise on markers of inflammation in breast cancer survivors: the Yale exercise and survivorship study», *Cancer Prevention Research*, 6, n.º 2 (diciembre 2013).

38. F. K. Tabung, T. T. Fung, J. E. Chavarro *et al.*, «Associations between adherence to the world cancer research fund/American institute for cancer research cancer prevention recommendations and biomarkers of inflammation, hormonal, and insulin response», *International Journal of Cancer*, 140, n.º 4 (febrero 2017), pp. 764-76.

39. A. Boynton, M. L. Neuhouser, M. H. Wener *et al.*, «Associations between healthy eating patterns and immune function or inflammation in overweight or obese postmenopausal women», *American Journal of Clinical Nutrition*, 86, n.º 5 (noviembre 2007), pp. 1445-55.

40. K. I. Block, C. Gyllenhaal, L. Lowe *et al*, «Designing a broad-spectrum integrative approach for cancer prevention and treatment», *Seminars in Cancer Biology*, 35, Suplemento (diciembre 2015), pp. S276-304.

41. A. Ruiz-Casado, A. Martin-Ruiz, L. M. Perez *et al.*, «Exercise and the hallmarks of cancer», *Trends Cancer*, 3, n.º 6 (junio 2017), pp. 423-41.

42. G. J. Koelwyn, D. F. Quail, X. Zhang, R. M. White, L. W. Jones, «Exercise-dependent regulation of the tumour microenvironment», *Nature Reviews: Cancer*, 17, n.º 10 (septiembre 2017), pp. 620-32.

43. M. Picon-Ruiz, C. Morata-Tarifa, J. J. Valle-Goffin, E. R. Friedman, J. M. Slingerland, «Obesity and adverse breast cancer risk and outcome: mechanistic insights and strategies for intervention», *CA: A Cancer Journal for Clinicians*, 67, n.º 5 (septiembre 2017), pp. 378-97.

44. W. Demark-Wahnefried, T. J. Polascik, S. L. George *et al.*, «Flaxseed supplementation (not dietary fat restriction) reduces prostate cancer proliferation rates in men presurgery», *Cancer Epidemiology Biomarkers & Prevention*, 17, n.º 12 (diciembre 2008), pp. 3577-87.

45. R. Valdes-Ramos, A. D. Benitez-Arciniega, «Nutrition and immunity in cancer», *British Journal of Nutrition*, 98, Suplemento 1 (octubre 2007), pp. S127-132.

46. Y. Cao, R. Langer, «A review of Judah Folkman's remarkable achievements in biomedicine», *Proceedings of the National Academy of Sciences of the United States of America*, 105, n.º 36 (septiembre 2008), pp. 13203-05.

47. G. H. Lyman, H. L. Moses, «Biomarker tests for molecularly targeted therapies: laying the foundation and fulfilling the dream», *Journal of Clinical Oncology*, 34, n.º 17 (junio 2016), pp. 2061-66.

48. S. C. Sodergren, E. Copson, A. White *et al.*, «Systematic review of the side effects associated with anti-her2-targeted therapies used in the treatment of breast cancer, on behalf of the eortc quality of life group», *Targeted Oncology*, 11, n.º 3 (junio 2016), pp. 277-92.

49. P. A. Ganz, R. S. Cecchini, T. B. Julian *et al.*, «Patient-reported outcomes with anastrozole versus tamoxifen for postmenopausal patients with ductal carcinoma in situ treated with lumpectomy plus radiotherapy (nsabp b-35): a randomised, double-blind, phase 3 clinical trial», *The Lancet*, 387, n.º 10021 (febrero 2016), pp. 857-65.

50. J. Rotow, T. G. Bivona, «Understanding and targeting resistance mechanisms in NSCLC», *Nature Reviews: Cancer*, 17, n.º 11 (octubre 2017), pp. 637-58.

51. N. Shibata, K. Nagai, Y. Morita *et al.*, «Development of protein degradation inducers of androgen receptor by conjugation of androgen receptor ligands and inhibitor of apoptosis protein ligands», *Journal of Medicinal Chemistry* (junio 2017).

52. D. Li, Q. Fu, M. Li *et al.*, «Primary tumor site and anti-EGFR monoclonal antibody benefit in metastatic colorectal cancer: a meta-analysis», *Future Oncology*, 13, n.º 12 (mayo 2017), pp. 1115-27.

53. M. P. Pinto, G. I. Owen, I. Retamal, M. Garrido, «Angiogenesis inhibitors in early development for gastric cancer», *Expert Opinion Investigational Drugs*, 26, n.º 9 (septiembre 2017), pp. 1007-17.

54. L. E. Fulbright, M. Ellermann, J. C. Arthur, «The microbiome and the hallmarks of cancer», *PLoS Pathogens*, 13, n.º 9 (septiembre 2017), e1006480.

55. V. Gopalakrishnan, C. N. Spencer, L. Nezi *et al.*, «Gut microbiome modulates response to anti-PD-1 immunotherapy in melanoma patients», *Science* (noviembre 2017).

56. A. A. Hibberd, A. Lyra, A. C. Ouwehand *et al.*, «Intestinal microbiota is altered in patients with colon cancer and modified by probiotic intervention», *BMJ Open Gastroenterol*, 4, n.º 1 (julio 2017), e000145.

57. L. E. Wroblewski, R. M. Peek, K. T. Wilson, «Helicobacter pylori and gastric cancer: factors that modulate disease risk», *Clinical Microbiology Reviews*, 23, n.º 4 (octubre 2010), pp. 713-39.

58. G. Zeller, J. Tap, A. Y. Voigt *et al.*, «Potential of fecal microbiota for early-stage detection of colorectal cancer», *Molecular Systems Biology*, 10, n.º 11 (noviembre 2014), p. 766.

59. National Cancer Institute, «Targeted cancer therapies» (6-11-2017), www.cancer.gov/about-cancer/treatment/types/targeted-therapies/targeted-therapies-fact-sheet-q6.

60. C. J. Tokheim, N. Papadopoulos, K. W. Kinzler, B. Vogelstein, R. Karchin, «Evaluating the evaluation of cancer driver genes», *Proceedings of the National Academy of Sciences of the United States of America*, 113, n.º 50 (diciembre 2016), pp. 14330-35.

61. A. L. Wilson, M. Plebanski, A. N. Stephens, «New trends in anti-cancer therapy: combining conventional chemotherapeutics with novel immunomodulators», *Current Medicinal Chemistry* (agosto 2017).

62. National Cancer Institute, «Human papillomavirus (HPV) vaccines» (2-11-2016), www.cancer.gov/about-cancer/causes-prevention/risk/infectious-agents/hpv-vaccine-fact-sheet.

63. L. E. Markowitz, S. Hariri, C. Lin *et al.*, «Reduction in human papillomavirus (HPV) prevalence among young women following HPV vaccine introduction in the United States, National Health

and Nutrition Examination Surveys, 2003-2010», *Journal of Infectious Diseases*, 208, n.º 3 (agosto 2013), pp. 385-93.

64. American Cancer Society, «American Cancer Society recommendations for human papillomavirus (HPV) vaccine use» (19-7-2016), www.cancer.org/cancer/cancer-causes/infectious-agents/hpv/acs-recommendations-for-hpv-vaccine-use.html.

65. American Cancer Society, «American Cancer Society endorses two-dose regimen for HPV vaccination: guideline updated to reflect recent federal recommendation», Science-Daily (7-2-2017), www.sciencedaily.com/releases/2017/02/170207092811.htm.

66. S. R. Husain, J. Han, P. Au, K. Shannon, R. K. Puri, «Gene therapy for cancer: regulatory considerations for approval», *Cancer Gene Therapy*, 22, n.º 12 (diciembre 2015), pp. 554-63.

67. A. Trounson, C. McDonald, «Stem cell therapies in clinical trials: progress and challenges», *Cell Stem Cell*, 17, n.º 1 (julio 2015), pp. 11-22.

Capítulo 5: La epigenética de la prevención

1. S. Wu, S. Powers, W. Zhu, Y. A. Hannun, «Substantial contribution of extrinsic risk factors to cancer development», *Nature*, 529, n.º 7584 (enero 2016), pp. 43-47.

2. M. Gerlinger, A. J. Rowan, S. Horswell *et al.*, «Intratumor heterogeneity and branched evolution revealed by multiregion sequencing», *New England Journal of Medicine*, 366, n.º 10 (marzo 2012), pp. 883-92.

3. D. Ornish, J. Lin, J. M. Chan *et al.*, «Effect of comprehensive lifestyle changes on telomerase activity and telomere length in men with biopsy-proven low-risk prostate cancer: 5-year follow-up of a descriptive pilot study», *The Lancet Oncology*, 14, n.º 11 (octubre 2013), pp. 1112-20.

4. D. Ornish, M. J. Magbanua, G. Weidner *et al.*, «Changes in prostate gene expression in men undergoing an intensive nutrition and lifestyle intervention», *Proceedings of the National Academy of Sciences of the United States of America*, 105, n.º 24 (junio 2008), pp. 8369-74.

5. W. Demark-Wahnefried, E. A. Platz, J. A. Ligibel *et al.*, «The role of obesity in cancer survival and recurrence», *Cancer Epidemiology, Biomarkers & Prevention*, 21, n.º 8 (junio 2012), pp. 1244-59.

6. L. Delgado-Cruzata, W. Zhang, J. A. McDonald *et al.*, «Dietary modifications, weight loss, and changes in metabolic markers affect global DNA methylation in Hispanic, African American, and Afro-Caribbean breast cancer survivors», *Journal of Nutrition*, 145, n.º 4 (abril 2015), pp. 783-90.

7. Z. Li, W. J. Aronson, J. R. Arteaga *et al.*, «Feasibility of a low-fat/high-fiber diet intervention with soy supplementation in prostate cancer patients after prostatectomy», *European Journal of Clinical Nutrition*, 62, n.º 4 (abril 2008), pp. 526-36.

8. S. K. Lutgendorf, K. De Geest, L. Dahmoush *et al.*, «Social isolation is associated with elevated tumor norepinephrine in ovarian carcinoma patients», *Brain, Behavior, and Immunity*, 25, n.º 2 (febrero 2011), pp. 250-55.

9. Y. C. Yang, M. K. McClintock, M. Kozloski, T. Li, «Social isolation and adult mortality: the role of chronic inflammation and sex differences», *Journal of Health and Social Behavior*, 54, n.º 2 (junio 2013), pp. 183-203.

10. E. Motevaseli, A. Dianatpour, S. Ghafouri-Fard, «The role of probiotics in cancer treatment: emphasis on their in vivo and in vitro anti-metastatic effects», *International Journal of Molecular Cellular Medicine*, 6, n.º 2 (primavera 2017), pp. 66-76.

11. K. L. Chen, P. Jung, E. Kulkoyluoglu-Cotul *et al.*, «Impact of diet and nutrition on cancer hallmarks», *Journal of Cancer Prevention & Current Research*, 7, n.º 4 (febrero 2017), p. 00240.

12. A. Ruiz-Casado, A. Martin-Ruiz, L. M. Perez *et al.*, «Exercise and the hallmarks of cancer», *Trends in Cancer*, 3, n.º 6 (junio 2017), pp. 423-41.

13. L. Cohen, S. W. Cole, A. K. Sood *et al.*, «Depressive symptoms and cortisol rhythmicity predict survival in patients with renal cell carcinoma: role of inflammatory signaling», *PloS One*, 7, n.º 8 (agosto 2012), e42324.

14. J. Lin, J. A. Blalock, M. Chen *et al.*, «Depressive symptoms and short telomere length are associated with increased mortality in bladder cancer patients», *Cancer Epidemiology, Biomarkers & Prevention*, 24, n.º 2 (febrero 2015), pp. 336-43.

15. L. E. Carlson, T. L. Beattie, J. Giese-Davis *et al.*, «Mindfulness-based cancer recovery and supportive-expressive therapy maintain telomere length relative to controls in distressed breast cancer survivors», *Cancer*, 121, n.º 3 (febrero 2015), pp. 476-84.

16. M. R. Irwin, R. Olmstead, E. C. Breen *et al.*, «Tai chi, cellular inflammation, and transcriptome dynamics in breast cancer survivors with insomnia: a randomized controlled trial», *Journal of the National Cancer Institute Monographs*, 2014, n.º 50 (noviembre 2014), pp. 295-301.

17. M. K. Bhasin, J. A. Dusek, B. H. Chang *et al.*, «Relaxation response induces temporal transcriptome changes in energy metabolism, insulin secretion and inflammatory pathways», *PloS One*, 8, n.º 5 (mayo 2013), e62817.

18. S. W. Cole, «Human social genomics», *Plos Genetics*, 10, n.º 8 (agosto 2014), e1004601.

19. S. W. Cole, L. C. Hawkley, J. M. Arevalo *et al.*, «Social regulation of gene expression in human leukocytes», *Genome Biology*, 8, n.º 9 (septiembre 2007), R189.

20. S. W. Cole, M. E. Levine, J. M. Arevalo *et al.*, «Loneliness, eudaimonia, and the human conserved transcriptional response to adversity», *Psychoneuroendocrinology*, 6 (diciembre 2015), pp. 11-17.

21. S. W. Cole, G. Conti, J. M. Arevalo *et al.*, «Transcriptional modulation of the developing immune system early life social adversity», *Proceedings of the National Academy of Sciences of the United States of America*, 109, n.º 50 (diciembre 2012), pp. 20578-83.

22. V. J. Felitti, R. F. Anda, D. Nordenberg *et al.*, «Relationship of childhood abuse and household dysfunction to many of the leading causes of death in adults. The adverse childhood experiences (ACE) study», *American Journal of Preventive Medicine*, 14, n.º 4 (mayo 1998), pp. 245-58.

23. M. Kelly-Irving, B. Lepage, D. Dedieu *et al.*, «Childhood adversity as a risk for cancer: findings from the 1958 British birth cohort study», *BMC Public Health*, 13 (agosto 2013), p. 767.

24. K. Hughes, M. A. Bellis, K. A. Hardcastle *et al.*, «The effect of multiple adverse childhood experiences on health: a systematic review and meta-analysis», *The Lancet Public Health*, 2, n.º 8 (agosto 2017), e356-66.

25. M. H. Antoni, S. K. Lutgendorf, B. Blomberg *et al.*, «Cognitive-behavioral stress management reverses anxiety-related leukocyte transcriptional dynamics», *Biological Psychiatry*, 71, n.º 4 (febrero 2012a), pp. 366-72.

26. BLUEPRINT Epigenome, «A blueprint of haemtopoietic epigenomes» (2017), www.blueprint-epigenome.eu.

27. Johns Hopkins University School of Medicine, «Center for the Epigenetics of Common Human Disease» (2017), www.hopkinsmedicine.org/epigenetics/index.html.

28. Cancer Quest, «Interview with Dr. Jean-Pierre Issa» (2016), www.cancerquest.org/media-center/cancer-research-interviews/drjean-pierre-issa.

29. R. Yehuda, L. M. Bierer, «Transgenerational transmission of cortisol and PTSD risk», *Progress in Brain Research*, 167 (noviembre 2008), pp. 121-35.

30. R. Yehuda, N. P. Daskalakis, L. M. Bierer *et al.*, «Holocaust exposure induced intergenerational effects on fkbp5 methylation», *Biological Psychiatry*, 80, n.º 5 (septiembre 2016), pp. 372-80.

31. M. P. Groot, R. Kooke, N. Knoben *et al.*, «Effects of multi-generational stress exposure and offspring environment on the expression and persistence of transgenerational effects in arabidopsis thaliana», *PloS One*, 11, n.º 3 (marzo 2016), e0151566.

32. A. Klosin, E. Casas, C. Hidalgo-Carcedo, T. Vavouri, B. Lehner, «Transgenerational transmission of environmental information in C. elegans», *Science*, 356, n.º 6335 (abril 2017), pp. 320-23.

33. B. M. Herrera, S. Keildson, C. M. Lindgren, «Genetics and epigenetics of obesity», *Maturitas*, 69, n.º 1 (mayo 2011), pp. 41-49.

34. M. V. Veenendaal, R. C. Painter, S. R. de Rooij *et al.*, «Transgenerational effects of prenatal exposure to the 1944-45 Dutch famine», *BJOG: An International Journal of Obstetrics and Gynaecology*, 120, n.º 5 (abril 2013), pp. 548-53.

35. E. H. Blackburn, E. S. Epel, «Telomeres and adversity: too toxic to ignore», *Nature*, 490, n.º 7419 (octubre 2012), pp. 169-71.

36. K. Rogers, «Epigenetics: a turning point in our understanding of heredity», *Scientific American* (16-1-2012), www.blogs.scientificamerican.com/guest-blog/epigeneticsaturning-pointinour-understandingofheredity/#.

37. American Cancer Society, «DES exposure: questions and answers» (10-6-2015), www.cancer.org/cancer/cancer-causes/medical-treatments/des-exposure.html.

38. L. Titus-Ernstoff, R. Troisi, E. E. Hatch *et al.*, «Offspring of women exposed in utero to diethylstilbestrol (DES): a preliminary report of benign and malignant pathology in the third generation», *Epidemiology*, 19, n.º 2 (marzo 2008), pp. 251-57.

39. M. K. Skinner, M. Manikkam, C. Guerrero-Bosagna, «Epigenetic transgenerational actions of environmental factors in disease etiology», *Trends in Endocrinology and Metabolism*, 21, n.º 4 (abril 2010), pp. 214-22.

40. F. Perera, J. Herbstman, «Prenatal environmental exposures, epigenetics, and disease», *Reproductive Toxicology*, 31, n.º 3 (enero 2011), pp. 363-73.

41. J. M. Gray, S. Rasanayagam, C. Engel, J. Rizzo, «State of the evidence 2017: an update on the connection between breast cancer and the environment», *Environmental Health*, 16, n.º 1 (septiembre 2017), p. 94.

42. Z. M. Zhao, B. Zhao, Y. Bai *et al.*, «Early and multiple origins of metastatic lineages within primary tumors», *Proceedings of the National Academy of Sciences of the United States of America*, 113, n.º 8 (febrero 2016), pp. 2140-45.

43. Z. Kashef, «Yale study examines evolution of cancer», YaleNews (8-2-2016), www.news.yale.edu/2016/02/08/yale-study-examines-evolution-cancer.

Capítulo 6: La sinergía y la Mezcla de Seis

1. S. W. Cole, A. S. Nagaraja, S. K. Lutgendorf, P. A. Green, A. K. Sood, «Sympathetic nervous system regulation of the tumour microenvironment», *Nature Reviews: Cancer*, 15, n.º 9 (septiembre 2015), pp. 563-72.

2. S. K. Lutgendorf, B. L. Andersen, «Biobehavioral approaches to cancer progression and survival: mechanisms and interventions», *American Psychologist*, 70, n.º 2 (marzo 2015), pp. 186-97.

3. C. P. Fagundes, K. W. Murdock, D. A. Chirinos, P. A. Green, «Biobehavioral pathways to cancer incidence, progression, and quality of life», *Current Directions in Psychological Science* (noviembre 2017).

4. R. J. Davidson, B. S. McEwen, «Social influences on neuroplasticity: stress and interventions to promote well-being», *Nature Neuroscience*, 15, n.º 5 (abril 2012), pp. 689-95.

5. S. Sephton, D. Spiegel, «Circadian disruption in cancer: a neuroendocrine-immune pathway from stress to disease?», *Brain, Behavior, and Immunity*, 17, n.º 5 (octubre 2003), pp. 321-28.

6. M. R. Irwin, «Why sleep is important for health: a psychoneuroimmunology perspective», *Annual Review of Psychology*, 66, n.º 1 (enero 2015), pp. 143-72.

7. M. R. Irwin, R. Olmstead, J. E. Carroll, «Sleep disturbance, sleep duration, and inflammation: a systematic review and meta-analysis of cohort studies and experimental sleep deprivation», *Biological Psychiatry*, 80, n.º 1 (julio 2016), pp. 40-52.

8. I. M. Lee, E. J. Shiroma, F. Lobelo *et al.*, «Effect of physical inactivity on major non-communicable diseases worldwide: an analysis of burden of disease and life expectancy», *The Lancet*, 380, n.º 9838 (julio 2012), pp. 219-29.

9. L. Cohen, A. Jefferies, «Comprehensive lifestyle change: harnessing synergy to improve cancer outcomes», *Journal of the National Cancer Institute Monographs*, n.º 52 (noviembre 2017).

10. D. Romaguera, E. Gracia-Lavedan, A. Molinuevo *et al.*, «Adherence to nutrition-based cancer prevention guidelines and breast, prostate and colorectal cancer risk in the MCC-Spain case-control study», *International Journal of Cancer*, 141, n.º 1 (julio 2017), pp. 83-93.

11. F. Bravi, J. Polesel, W. Garavello *et al.*, «Adherence to the World Cancer Research Fund/American Institute for Cancer research recommendations and head and neck cancers risk», *Oral Oncology*, 6 (enero 2017), pp. 59-64.

12. A. C. Vergnaud, D. Romaguera, P. H. Peeters *et al.*, «Adherence to the World Cancer Research Fund/American Institute for Cancer Research guidelines and risk of death in Europe: results from the European Prospective Investigation into nutrition and cancer cohort study», *American Journal of Clinical Nutrition*, 97, n.º 5 (mayo 2013), pp. 1107-20.

13. B. L. Andersen, W. B. Farrar, D. M. Golden-Kreutz *et al.*, «Psychological, behavioral, and immune changes after a psychological intervention: a clinical trial», *Journal of Clinical Oncology*, 22, n.º 17 (septiembre 2004), pp. 3570-80.

14. B. L. Andersen, H. C. Yang, W. B. Farrar *et al.*, «Psychologic intervention improves survival for breast cancer patients: a randomized clinical trial», *Cancer*, 113, n.º 12 (diciembre 2008), pp. 3450-58.

15. B. L. Andersen, L. M. Thornton, C. L. Shapiro *et al.*, «Biobehavioral, immune, and health benefits following recurrence for psychological intervention participants», *Clinical Cancer Research*, 16, n.º 12 (junio 2010), pp. 3270-78.

16. B. L. Andersen, W. B. Farrar, D. Golden-Kreutz *et al.*, «Distress reduction from a psychological intervention contributes to improved health for cancer patients», *Brain, Behavior, and Immunity*, 21, n.º 7 (octubre 2007), pp. 953-61.

17. B. L. Andersen, R. A. Shelby, D. M. Golden-Kreutz, «RCT of a psychological intervention for patients with cancer: I. Mechanisms of change», *Journal of Consulting and Clinical Psychology*, 75, n.º 6 (diciembre 2007), pp. 927-38.

18. D. Ornish, G. Weidner, W. R. Fair *et al.*, «Intensive lifestyle changes may affect the progression of prostate cancer», *Journal of Urology*, 174, n.º 3 (septiembre 2005), pp. 1065-69; exposición, pp. 1069-70.

19. D. Ornish, J. Lin, J. M. Chan *et al.*, «Effect of comprehensive lifestyle changes on telomerase activity and telomere length in men with biopsy-proven low-risk prostate cancer: 5-year follow-up of a descriptive pilot study», *The Lancet Oncology*, 14, n.º 11 (octubre 2013), pp. 1112-20.

20. D. Ornish, M. J. Magbanua, G. Weidner *et al.*, «Changes in prostate gene expression in men undergoing an intensive nutrition and lifestyle intervention», *Proceedings of the National Academy of Sciences of the United States of America*, 105, n.º 24 (junio 2008), pp. 8369-74.

21. D. Lemanne, K. I. Block, B. R. Kressel, V. P. Sukhatme, J. D. White, «A case of complete and durable molecular remission of chronic lymphocytic leukemia following treatment with epigallocatechin-3-gallate, an extract of green tea», *Cureus*, 7, n.º 12 (diciembre 2015), e441.

22. G. Sabin, D. Lemanne, *n of 1: One Man's Harvard-Documented Remission of Incurable Cancer Using Only Natural methods*, FON Press, Silver Spring (Maryland), 2016.

SEGUNDA PARTE: LA MEZCLA DE SEIS

Capítulo 7: La base es el amor y el apoyo social

1. N. D. Anderson, T. Damianakis, E. Kroger *et al.*, «The benefits associated with volunteering among seniors: a critical review and recommendations for future research», *Psychological Bulletin*, 140, n.º 6 (noviembre 2014), pp. 1505-33.

2. M. A. Okun, E. W. Yeung, S. Brown, «Volunteering by older adults and risk of mortality: a meta-analysis», *Psychology and Aging*, 28, n.º 2 (junio 2013), pp. 564-77.

3. C. E. Jenkinson, A. P. Dickens, K. Jones *et al.*, «Is volunteering a public health intervention? A systematic review and meta-analysis of the health and survival of volunteers», *BMC Public Health*, 13, n.º 1 (agosto 2013), p. 773.

4. L. Ayalon, «Volunteering as a predictor of all-cause mortality: what aspects of volunteering really matter?», *International Psychogeriatrics*, 20, n.º 5 (octubre 2008), pp. 1000-1013.

5. B. E. Kok, K. A. Coffey, M. A. Cohn *et al*, «How positive emotions build physical health: perceived positive social connections account for the upward spiral between positive emotions and vagal tone», *Psychological Science*, 24, n.º 7 (julio 2013), pp. 1123-32.

6. J. Dyavanapalli, O. Dergacheva, X. Wang, D. Mendelowitz, «Parasympathetic vagal control of cardiac function», *Current Hypertension Reports*, 18, n.º 3 (marzo 2016), p. 22.

7. S. W. Porges, J. A. Doussard-Roosevelt, A. K. Maiti, «Vagal tone and the physiological regulation of emotion», *Monographs of the Society for Research in Child Development*, 59, n.º 2-3 (febrero 1994), pp. 167-86.

8. L. S. Smith, P. A. Dmochowski, D. W. Muir, B. S. Kisilevsky, «Estimated cardiac vagal tone predicts fetal responses to mother's and stranger's voices», *Developmental Psychobiology*, 49, n.º 5 (julio 2007), pp. 543-47.

9. J. F. Thayer, S. S. Yamamoto, J. F. Brosschot, «The relationship of autonomic imbalance, heart rate variability and cardiovascular disease risk factors», *International Journal of Cardiology*, 141, n.º 2 (mayo 2010), pp. 122-31.

10. J. M. Dekker, E. G. Schouten, P. Klootwijk *et al.*, «Heart rate variability from short electrocardiographic recordings predicts mortality from all causes in middle-aged and elderly men: the Zutphen study», *American Journal of Epidemiology*, 145, n.º 10 (mayo 1997), pp. 899-908.

11. X. Zhou, Z. Ma, L. Zhang *et al.*, «Heart rate variability in the prediction of survival in patients with cancer: a systematic review and meta-analysis», *Journal of Psychosomatic Research*, 89 (octubre 2016), pp. 20-25.

12. A. Kogan, C. Oveis, E. W. Carr *et al.*, «Vagal activity is quadratically related to prosocial traits, prosocial emotions, and observer perceptions of prosociality», *Journal of Personality and Social Psychology*, 107, n.º 6 (diciembre 2014), pp. 1051-63.

13. B. H. Gottlieb, E. D. Wachala, «Cancer support groups: a critical review of empirical studies», *Psycho-Oncology*, 16, n.º 5 (mayo 2007), pp. 379-400.

14. L. M. Hoey, S. C. Ieropoli, V. M. White, M. Jefford, «Systematic review of peer-support programs for people with cancer», *Patient Education and Counseling*, 70, n.º 3 (marzo 2008), pp. 315-37.

15. B. Nausheen, Y. Gidron, R. Peveler, R. Moss-Morris, «Social support and cancer progression: a systematic review», *Journal of Psychosomatic Research*, 67, n.º 5 (noviembre 2009), pp. 403-15.

16. B. N. Uchino, «Social support and health: a review of physiological processes potentially underlying links to disease outcomes», *Journal of Behavioral Medicine*, 29, n.º 4 (agosto 2006), pp. 377-87.

17. C. L. Decker, «Social support and adolescent cancer survivors: a review of the literature», *Psycho-Oncology*, 16, n.º 1 (enero 2007), pp. 1-11.

18. S. Hughes, L. M. Jaremka, C. M. Alfano *et al.*, «Social support predicts inflammation, pain, and depressive symptoms: longitudinal relationships among breast cancer survivors», *Psychoneuroendocrinology*, 42 (abril 2014), pp. 38-44.

19. M. Karin, F. R. Greten, «NF-kappaB: linking inflammation and immunity to cancer development and progression», *Nature Reviews: Immunology*, 5, n.º 10 (octubre 2005), pp. 749-59.

20. D. Ribatti, «Inflammation and Cancer», en *Inflammation and Angiogenesis*, Springer International Publishing, Cham (Suiza), 2017, pp. 17-24.

21. C. H. Kroenke, Y. L. Michael, E. M. Poole *et al.*, «Postdiagnosis social networks and breast cancer mortality in the after breast cancer pooling project», *Cancer*, 123, n.º 7 (abril 2017), pp. 1228-37.

22. E. L. Garcia, J. R. Banegas, A. G. Perez-Regadera, R. H. Cabrera, F. Rodriguez-Artalejo, «Social network and health-related quality of life in older adults: a population-based study in Spain», *Quality of Life Research*, 14, n.º 2 (marzo 2005), pp. 511-20.

23. M. Gonzalez-Saenz de Tejada, A. Bilbao, M. Bare *et al*, «Association between social support, functional status, and change in health-related quality of life and changes in anxiety and depression in colorectal cancer patients», *Psycho-Oncology*, 26, n.º 9 (septiembre 2017), pp. 1263-69.

24. C. Stout, J. Marrow, F. N. Brandt Jr., S. Wolf, «Unusually low incidence of death from myocardial infarction. Study of an Italian American community in Pennsylvania», *Journal of the American Medical Association*, 188 (junio 1964), pp. 845-49.

25. B. Egolf, J. Lasker, S. Wolf, L. Potvin, «The Roseto effect: a 50-year comparison of mortality rates», *American Journal of Public Health*, 82, n.º 8 (agosto 1992), pp. 1089-92.

26. D. Buettner, *The Blue Zones: 9 Lessons for Living Longer from the People Who've Lived the Longest*, National Geographic, Washington, 2012.

27. M. Suzuki, D. C. Willcox, B. Willcox, «Okinawa centenarian study: investigating healthy aging among the world's longest-lived people», en Nancy A. Pachana (ed.), *Encyclopedia of Geropsychology*, Springer Singapore, Singapur, 2017, pp. 1-5.

28. K. L. Weihs, S. J. Simmens, J. Mizrahi *et al.*, «Dependable social relationships predict overall survival in stages II and III breast carcinoma patients», *Journal of Psychosomatic Research*, 59, n.º 5 (noviembre 2005), pp. 299-306.

29. J. G. Trudel, N. Leduc, S. Dumont, «Perceived communication between physicians and breast cancer patients as a predicting factor of patients' health-related quality of life: a longitudinal analysis», *Psycho-Oncology*, 23, n.º 5 (mayo 2014), pp. 531-38.

30. S. Swartzman, J. N. Booth, A. Munro, F. Sani, «Posttraumatic stress disorder after cancer diagnosis in adults: a meta-analysis», *Depression and Anxiety*, 34, n.º 4 (abril 2017), pp. 327-39.

31. D. J. Goldsmith, G. A. Miller, «Conceptualizing how couples talk about cancer», *Health Communication*, 29, n.º 1 (febrero 2014), pp. 51-63.

32. Y. C. Yang, M. K. McClintock, M. Kozloski, T. Li, «Social isolation and adult mortality: the role of chronic inflammation and sex differences», *Journal of Health and Social Behavior*, 54, n.º 2 (junio 2013), pp. 183-203.

33. S. L. Gomez, S. Shariff-Marco, M. DeRouen *et al.*, «The impact of neighborhood social and built environment factors across the cancer continuum: current research, methodological considerations, and future directions», *Cancer*, 121, n.º 14 (julio 2015), pp. 2314-30.

34. A. A. Aizer, M. H. Chen, E. P. McCarthy *et al.*, «Marital status and survival in patients with cancer», *Journal of Clinical Oncology*, 31, n.º 31 (noviembre 2013), pp. 3869-76.

35. J. Holt-Lunstad, T. B. Smith, M. Baker, T. Harris, D. Stephenson, «Loneliness and social isolation as risk factors for mortality: a meta-analytic review», *Perspectives on Psychological Science*, 10, n.º 2 (marzo 2015), pp. 227-37.

36. A. Strachman, S. L. Gable, «What you want (and do not want) affects what you see (and do not see): avoidance social goals and social events», *Personality & Social Psychology Bulletin*, 32, n.º 11 (noviembre 2006), pp. 1446-58.

37. J. D. Creswell, M. R. Irwin, L. J. Burklund *et al.*, «Mindfulness-based stress reduction training reduces loneliness and pro-inflammatory gene expression in older adults: a small randomized controlled trial», *Brain, Behavior, and Immunity*, 26, n.º 7 (octubre 2012), pp. 1095-1101.

38. L. F. You, J. R. Yeh, M. C. Su, «Expression profiles of loneliness-associated genes for survival prediction in cancer patients», *Asian Pacific Journal of Cancer Prevention*, 15, n.º 1 (febrero 2014), pp. 185-190.

39. S. W. Cole, «Social regulation of human gene expression: Mechanisms and implications for public health», *American Journal of Public Health*, 103, Suplemento 1 (octubre 2013), pp. S84-92.

40. S. W. Cole, L. C. Hawkley, J. M. Arevalo *et al.*, «Social regulation of gene expression in human leukocytes», *Genome Biology*, 8, n.º 9 (septiembre 2007), R189.

41. D. R. Jutagir, B. B. Blomberg, C. S. Carver *et al.*, «Social well-being is associated with less pro-inflammatory and pro-metastatic leukocyte gene expression in women after surgery for breast cancer», *Breast Cancer Research and Treatment*, 165, n.º 1 (agosto 2017), pp. 169-80.

42. J. M. Knight, J. D. Rizzo, B. R. Logan *et al.*, «Low socioeconomic status, adverse gene expression profiles, and clinical outcomes in hematopoietic stem cell transplant recipients», *Clinical Cancer Research*, 22, n.º 1 (enero 2016), pp. 69-78.

43. M. G. Cuneo, A. Schrepf, G. M. Slavich *et al.*, «Diurnal cortisol rhythms, fatigue and psychosocial factors in five-year survivors of ovarian cancer», *Psychoneuroendocrinology*, 84 (octubre 2017), pp. 139-42.

44. S. K. Lutgendorf, K. De Geest, L. Dahmoush *et al.*, «Social isolation is associated with elevated tumor norepinephrine in ovarian carcinoma patients», *Brain, Behavior, and Immunity*, 25, n.º 2 (febrero 2011), pp. 250-55.

45. S. K. Lutgendorf, A. K. Sood, B. Anderson *et al.*, «Social support, psychological distress, and natural killer cell activity in ovarian cancer», *Journal of Clinical Oncology*, 23, n.º 28 (octubre 2005), pp. 7105-13.

46. E. S. Costanzo, S. K. Lutgendorf, A. K. Sood *et al.*, «Psychosocial factors and interleukin-6 among women with advanced ovarian cancer», *Cancer*, 104, n.º 2 (julio 2005), pp. 305-13.

47. S. K. Lutgendorf, K. De Geest, D. Bender *et al.*, «Social influences on clinical outcomes of patients with ovarian cancer», *Journal of Clinical Oncology*, 30, n.º 23 (agosto 2012), pp. 2885-90.

48. K. A. Muscatell, N. I. Eisenberger, J. M. Dutcher, S. W. Cole, J. E. Bower, «Links between inflammation, amygdala reactivity, and social support in breast cancer survivors», *Brain, Behavior, and Immunity*, 53 (marzo 2016), pp. 34-38.

49. K. S. Madden, M. J. Szpunar, E. B. Brown, «Early impact of social isolation and breast tumor progression in mice», *Brain, Behavior, and Immunity*, 30, Suplemento (marzo 2013), pp. S135-41.
50. B. Nausheen, N. J. Carr, R. C. Peveler *et al*, «Relationship between loneliness and proangiogenic cytokines in newly diagnosed tumors of colon and rectum», *Psychosomatic Medicine*, 72, n.º 9 (noviembre 2010), pp. 912-16.
51. S. K. Lutgendorf, E. L. Johnsen, B. Cooper *et al.*, «Vascular endothelial growth factor and social support in patients with ovarian carcinoma», *Cancer*, 95 (agosto 2002), pp. 808-15.
52. C. P. Fagundes, L. M. Jaremka, R. Glaser *et al.*, «Attachment anxiety is related to Epstein-Barr virus latency», *Brain, Behavior, and Immunity*, 41 (octubre 2014), pp. 232-38.
53. M. Lekander, C. J. Furst, S. Rotstein, H. Blomgren, M. Fredrikson, «Social support and immune status during and after chemotherapy for breast cancer», *Acta Oncologica*, 35, n.º 1 (julio 1996), pp. 31-37.
54. L. M. Tomfohr, K. M. Edwards, J. W. Madsen, P. J. Mills, «Social support moderates the relationship between sleep and inflammation in a population at high risk for developing cardiovascular disease», *Psychophysiology*, 52, n.º 12 (diciembre 2015), pp. 1689-97.
55. Y. C. Yang, T. Li, S. M. Frenk, «Social network ties and inflammation in U.S. adults with cancer», *Biodemography and Social Biology*, 60, n.º 1 (mayo 2014), pp. 21-37.
56. P. T. Marucha, T. R. Crespin, R. A. Shelby, B. L. Andersen, «TNF-alpha levels in cancer patients relate to social variables», *Brain, Behavior, and Immunity*, 19, n.º 6 (noviembre 2005), pp. 521-25.
57. A. Hinzey, M. M. Gaudier-Diaz, M. B. Lustberg, A. C. DeVries, «Breast cancer and social environment: getting by with a little help from our friends», *Breast Cancer Research*, 18, n.º 1 (mayo 2016), p. 54.
58. S. K. Lutgendorf, K. De Geest, L. Dahmoush *et al.*, «Social isolation is associated with elevated tumor norepinephrine in ovarian carcinoma patients», *Brain, Behavior, and Immunity*, 25, n.º 2 (febrero 2011), pp. 250-55.
59. S. W. Cole, M. E. Levine, J. M. Arevalo *et al.*, «Loneliness, eudaimonia, and the human conserved transcriptional response to adversity», *Psychoneuroendocrinology*, 62 (diciembre 2015), pp. 11-17.
60. G. M. Slavich, S. W. Cole, «The emerging field of human social genomics», *Clinical Psychological Science*, 1, n.º 3 (julio 2013), pp. 331-48.
61. J. T. Cacioppo, S. Cacioppo, J. P. Capitanio, S. W. Cole, «The neuroendocrinology of social isolation», *Annual Review of Psychology*, 66 (enero 2015), pp. 733-67.
62. S. W. Cole, «Social regulation of human gene expression: mechanisms and implications for public health», *American Journal of Public Health*, 103, Suplemento 1 (octubre 2013), pp. S84-92.
63. S. K. Lutgendorf, K. De Geest, C. Y. Sung *et al.*, «Depression, social support, and beta-adrenergic transcription control in human ovarian cancer», *Brain, Behavior, and Immunity*, 23, n.º 2 (febrero 2009), pp. 176-83.
64. S. K. Lutgendorf, P. H. Thaker, J. M. Arevalo *et al.*, «Biobehavioral modulation of the exosome transcriptome in ovarian carcinoma», *Cancer* (noviembre 2017).
65. D. R. Jutagir, B. B. Blomberg, C. S. Carver *et al.*, «Social well-being is associated with less pro-inflammatory and pro-metastatic leukocyte gene expression in women after surgery for breast cancer», *Breast Cancer Research and Treatment*, 165, n.º 1 (agosto 2017), pp. 169-80.
66. J. M. Knight, J. D. Rizzo, B. R. Logan *et al.*, «Low socioeconomic status, adverse gene expression profiles, and clinical outcomes in hematopoietic stem cell transplant recipients», *Clinical Cancer Research*, 22, n.º 1 (enero 2016), pp. 69-78.

67. S. W. Cole, L. C. Hawkley, J. M. Arevalo *et al*, «Social regulation of gene expression in human leukocytes», *Genome Biology*, 8, n.º 9 (septiembre 2007), p. R189.

68. I. Barrera, D. Spiegel, «Review of psychotherapeutic interventions on depression in cancer patients and their impact on disease progression», *International Review of Psychiatry*, 26, n.º 1 (febrero 2014), pp. 31-43.

69. D. Spiegel, «Minding the body: psychotherapy and cancer survival», *British Journal of Health Psychology*, 19, n.º 3 (septiembre 2014), pp. 465-85.

70. J. Giese-Davis, Y. Brandelli, C. Kronenwetter *et al.*, «Illustrating the multi-faceted dimensions of group therapy and support for cancer patients», *Healthcare (Basel)*, 4, n.º 3 (agosto 2016).

71. A. J. Cunningham, C. V. Edmonds, G. P. Jenkins *et al.*, «A randomized controlled trial of the effects of group psychological therapy on survival in women with metastatic breast cancer», *Psycho-Oncology*, 7, n.º 6 (diciembre 1998), pp. 508-17.

72. J. Giese-Davis, K. Collie, K. M. Rancourt *et al.*, «Decrease in depression symptoms is associated with longer survival in patients with metastatic breast cancer: a secondary analysis», *Journal of Clinical Oncology*, 29, n.º 4 (febrero 2011), pp. 413-20.

73. D. Spiegel, G. R. Morrow, C. Classen *et al.*, «Group psychotherapy for recently diagnosed breast cancer patients: a multicenter feasibility study», *Psycho-Oncology*, 8, n.º 6 (diciembre 1999), pp. 482-93.

74. D. Spiegel, J. R. Bloom, H. C. Kraemer, E. Gottheil, «Effect of psychosocial treatment on survival of patients with metastatic breast cancer», *The Lancet* (octubre 1989), pp. 888-91.

75. F. I. Fawzy, A. L. Canada, N. W. Fawzy, «Malignant melanoma: effects of a brief, structured psychiatric intervention on survival and recurrence at 10-year follow-up», *Archives of General Psychiatry*, 60, n.º 1 (enero 2003), pp. 100-103.

76. A. J. Cunningham, «Group psychological therapy: an integral part of care for cancer patients», *Integrative Cancer Therapies*, 1, n.º 1 (marzo 2002), pp. 67-75; exposición, p. 75.

77. D. Spiegel, «The Connection: Mind Your Body» (2014), www.theconnection.tv/drdavid-spiegelphd.

78. *Commonweal*, «Commonweal» (2017), www.commonweal.org.

79. Caringbridge, «About us», www.caringbridge.org/aboutus.

80. R. J. Leider, *Power of Purpose: Find Meaning, Live Longer, Better*, Berrett-Koehler Publishers, Oakland (California), 2015.

81. B. L. Fredrickson, K. M. Grewen, K. A. Coffey *et al.*, «A functional genomic perspective on human well-being», *Proceedings of the National Academy of Sciences of the United States of America* 110, n.º 33 (agosto 2013), pp. 13684-89.

82. S. Cohen, «Social relationships and health», *American Psychologist*, 59, n.º 8 (noviembre 2004), pp. 676-84.

83. Harvard Medical School, «Harvard study of adult development» (2015), www.adultdevelopmentstudy.org.

84. R. J. Waldinger, M. S. Schulz, «What's love got to do with it?: social functioning, perceived health, and daily happiness in married octogenarians», *Psychology and Aging*, 25, n.º 2 (junio 2010), pp. 422-31.

85. L. Mineo, «Good genes are nice, but joy is better: Harvard study, almost 80 years old, has proved that embracing community helps us live longer, and be happier», *Harvard Gazette* (14-4-2017), www.news.harvard.edu/gazette/story/2017/04/over-nearly-80-years-harvard-study-has-been-showing-how-to-live-a-healthy-and-happy-life.

86. R. J. Waldinger, S. Cohen, M. S. Schulz, J. A. Crowell, «Security of attachment to spouses in late life: concurrent and prospective links with cognitive and emotional wellbeing», *Clinical Psychological Science*, 3, n.º 4 (junio 2015), pp. 516-29.

87. D. G. Cruess, M. H. Antoni, B. A. McGregor *et al.*, «Cognitive-behavioral stress management reduces serum cortisol by enhancing benefit finding among women being treated for early stage breast cancer», *Psychosomatic Medicine*, 62, n.º 3 (junio 2000), pp. 304-08.

88. P. Cabral, H. B. Meyer, D. Ames, «Effectiveness of yoga therapy as a complementary treatment for major psychiatric disorders: a meta-analysis», *Primary Care Companion for CNS Disorders*, 13, n.º 4 (julio 2011).

89. K. D. Chandwani, G. Perkins, H. R. Nagendra *et al.*, «Randomized, controlled trial of yoga in women with breast cancer undergoing radiotherapy», *Journal of Clinical Oncology*, 32, n.º 10 (abril 2014), pp. 1058-65.

90. C. G. Ratcliff, K. Milbury, K. D. Chandwani *et al.*, «Examining mediators and moderators of yoga for women with breast cancer undergoing radiotherapy», *Integrative Cancer Therapies*, 15, n.º 3 (septiembre 2016), pp. 250-62.

91. B. A. McGregor, M. H. Antoni, A. Boyers *et al.*, «Cognitive-behavioral stress management increases benefit finding and immune function among women with early-stage breast cancer», *Journal of Psychosomatic Research*, 56, n.º 1 (enero 2004), pp. 1-8.

92. V. Frankl, *El hombre en busca de sentido*, Herder, Barcelona, 2011.

93. R. M. Ryan, E. L. Deci, «On happiness and human potentials: A review of research on hedonic and eudaimonic well-being», *Annual Review of Psychology*, 52 (febrero 2001), pp. 141-66.

94. L. Z. Davis, G. M. Slavich, P. H. Thaker *et al.*, «Eudaimonic well-being and tumor norepinephrine in patients with epithelial ovarian cancer», *Cancer*, 121, n.º 19 (octubre 2015), pp. 3543-50.

95. S. K. Nelson-Coffey, M. M. Fritz, S. Lyubomirsky, S. W. Cole, «Kindness in the blood: a randomized controlled trial of the gene regulatory impact of prosocial behavior», *Psychoneuroendocrinology*, 81 (julio 2017), pp. 8-13.

96. S. B. Fleishman, P. Homel, M. R. Chen *et al.*, «Beneficial effects of animal-assisted visits on quality of life during multimodal radiation-chemotherapy regimens», *Journal of Community and Supportive Oncology*, 13, n.º 1 (enero 2015), pp. 22-26.

97. M. Wheeler, «Be happy: your genes may thank you for it» (29-7-2013), www.newsroom.ucla.edu/releases/don-t-worry-be-happy-247644.

98. Church Health, «About Church Health» (2017), www.churchhealth.org/about-church-health.

99. Anticancer Lifestyle Foundation, «Anticancer Lifestyle Program» (2017), www.anticancerlifestyle.org.

Guía de Vida anticáncer para el amor y el apoyo social

1. Stagen Leadership Academy: www.stagen.com/academy/overview.

2. C. E. Jenkinson, A. P. Dickens, K. Jones *et al.*, «Is volunteering a public health intervention? A systematic review and meta-analysis of the health and survival of volunteers», *BMC Public Health*, 13, n.º 1 (agosto 2013), p. 773.

Capítulo 8: Estrés y resiliencia

1. S. K. Lutgendorf, B. L. Andersen, «Biobehavioral approaches to cancer progression and survival: mechanisms and interventions», *American Psychologist*, 70, n.º 2 (marzo 2015), pp. 186-97.

2. R. Glaser, J. K. Kiecolt-Glaser, «Stress-induced immune dysfunction: implications for health», *Nature Reviews Immunology*, 5, n.º 3 (marzo 2005), pp. 243-51.

3. S. W. Cole, A. S. Nagaraja, S. K. Lutgendorf, P. A. Green, A. K. Sood, «Sympathetic nervous system regulation of the tumour microenvironment», *Nature Reviews: Cancer*, 15, n.º 9 (septiembre 2015), pp. 563-72.

4. J. W. Eng, K. M. Kokolus, C. B. Reed *et al.*, «A nervous tumor microenvironment: the impact of adrenergic stress on cancer cells, immunosuppression, and immunotherapeutic response», *Cancer, Immunology, and Immunotherapy*, 63, n.º 11 (noviembre 2014), pp. 1115-28.

5. M. R. Hara, J. J. Kovacs, E. J. Whalen *et al.*, «A stress response pathway regulates DNA damage through beta2-adrenoreceptors and beta-arrestin-1», *Nature* 477, n.º 7364 (agosto 2011), pp. 349-53.

6. H. Lavretsky, P. Siddarth, N. Nazarian *et al.*, «A pilot study of yogic meditation for family dementia caregivers with depressive symptoms: effects on mental health, cognition, and telomerase activity», *International Journal of Geriatric Psychiatry*, 28, n.º 1 (marzo 2013), pp. 57-65.

7. K. D. Chandwani, G. Perkins, H. R. Nagendra *et al.*, «Randomized, controlled trial of yoga in women with breast cancer undergoing radiotherapy», *Journal of Clinical Oncology*, 32, n.º 10 (abril 2014), pp. 1058-65.

8. M. J. Cordova, M. B. Riba, D. Spiegel, «Post-traumatic stress disorder and cancer», *The Lancet Psychiatry*, 4, n.º 4 (abril 2017), pp. 330-38.

9. American Psychiatric Association, *DSM-5: manual diagnóstico y estadístico de los trastornos mentales*, Médico Panamericana, Las Tablas, 2014.

10. K. D. Stein, K. L. Syrjala, M. A. Andrykowski, «Physical and psychological long-term and late effects of cancer», *Cancer*, 112, n.º 11, Suplemento (junio 2008), pp. 2577-92.

11. PDQ Supportive and Palliative Care Editorial Board, «Cancer-Related Post-traumatic Stress (PDQ®), Health Professional Version, in PDQ Cancer Information Summaries», National Cancer Institute, Estados Unidos (7-1-2015), www.ncbi.nlm.nih.gov/books/NBK65728.

12. A. M. H. Krebber, L. M. Buffart, G. Kleijn *et al.*, «Prevalence of depression in cancer patients: a meta-analysis of diagnostic interviews and self-report instruments», *Psycho-Oncology*, 23, n.º 2 (febrero 2014), pp. 121-30.

13. J. Walker, C. Holm Hansen, P. Martin *et al.*, «Prevalence of depression in adults with cancer: a systematic review», *Annals of Oncology*, 24, n.º 4 (abril 2013), pp. 895-900.

14. R. Caruso, M. G. Nanni, M. Riba *et al.*, «Depressive spectrum disorders in cancer: prevalence, risk factors and screening for depression: a critical review», *Acta Oncologica*, 56, n.º 2 (febrero 2017), pp. 146-55.

15. A. J. Mitchell, M. Chan, H. Bhatti *et al.*, «Prevalence of depression, anxiety, and adjustment disorder in oncological, haematological, and palliative-care settings: a meta-analysis of 94 interview-based studies», *The Lancet Oncology*, 12, n.º 2 (febrero 2011), pp. 160-74.

16. M. McCartney, «The fight is on: military metaphors for cancer may harm patients», *British Medical Journal*, 349 (agosto 2014).

17. N. M. Wiggins, «Stop using military metaphors for disease», *British Medical Journal*, 345 (julio 2012).

18. M. A. Lerner, *Choices in Healing: Integrating the Best of Conventional and Complementary Approaches*, MIT Press, Cambridge (Massachusetts), 1994.

19. E. Blackburn, E. Epel, *La solución de los telómeros: aprende a vivir sano y feliz*, Aguilar, Barcelona, 2017.

20. D. Servan-Schreiber, *Hay muchas maneras de decir adiós*, Espasa Libros, Barcelona, 2011.

21. H. Benson, J. W. Lehmann, M. S. Malhotra *et al.*, «Body temperature changes during the practice of gTummo yoga», *Nature*, 295, n.º 5846 (enero 1982), pp. 234-36.

22. A. Lutz, H. A. Slagter, J. D. Dunne, R. J. Davidson, «Attention regulation and monitoring in meditation», *Trends in Cognitive Sciences*, 12, n.º 4 (marzo 2008), pp. 163-69.

23. A. Lutz, L. L. Greischar, N. B. Rawlings, M. Ricard, R. J. Davidson, «Long-term meditators self-induce high-amplitude gamma synchrony during mental practice», *Proceedings of the National Academy of Sciences of the United States of America*, 101, n.º 46 (noviembre 2004), pp. 16369-73.

24. A. Lutz, J. Brefczynski-Lewis, T. Johnstone, R. J. Davidson, «Regulation of the neural circuitry of emotion by compassion meditation: effects of meditative expertise», *PloS One*, 3, n.º 3 (marzo 2008), e1897.

25. J. Kabat-Zinn, *Vivir con plenitud las crisis: cómo utilizar la sabiduría del cuerpo y la mente para afrontar el estrés, el dolor y la ansiedad*, Kairós, Barcelona, 2013.

26. R. J. Davidson, J. Kabat-Zinn, J. Schumacher *et al.*, «Alterations in brain and immune function produced by mindfulness meditation», *Psychosomatic Medicine*, 65, n.º 4 (agosto 2003), pp. 564-70.

27. B. K. Hölzel, E. A. Hoge, D. N. Greve *et al.*, «Neural mechanisms of symptom improvements in generalized anxiety disorder following mindfulness training», *NeuroImage: Clinical*, 2 (marzo 2013), pp. 448-58.

28. M. A. Rosenkranz, R. J. Davidson, D. G. Maccoon *et al.*, «A comparison of mindfulness-based stress reduction and an active control in modulation of neurogenic inflammation», *Brain, Behavior, and Immunity*, 27, n.º 1 (enero 2013), pp. 174-84.

29. K. Luu, P. A. Hall, «Hatha yoga and executive function: a systematic review», *Journal of Alternative and Complementary Medicine*, 22, n.º 2 (febrero 2015), pp. 125-33.

30. M. K. Leung, W. K. W. Lau, C. C. H. Chan *et al.*, «Meditation-induced neuroplastic changes in amygdala activity during negative affective processing», *Social Neuroscience* (abril 2017), pp. 1-12.

31. I. Buric, M. Farias, J. Jong, C. Mee, I. A. Brazil, «What is the molecular signature of mind-body interventions? A systematic review of gene expression changes induced by meditation and related practices», *Frontiers in Immunology*, 8 (junio 2017), p. 670.

32. J. D. Creswell, M. R. Irwin, L. J. Burklund *et al.*, «Mindfulness-based stress reduction training reduces loneliness and pro-inflammatory gene expression in older adults: a small randomized controlled trial», *Brain, Behavior, and Immunity*, 26, n.º 7 (octubre 2012), pp. 1095-1101.

33. L. E. Carlson, T. L. Beattie, J. Giese-Davis *et al.*, «Mindfulness-based cancer recovery and supportive-expressive therapy maintain telomere length relative to controls in distressed breast cancer survivors», *Cancer*, 121, n.º 3 (febrero 2015), pp. 476-84.

34. F. Zeidan, A. L. Adler-Neal, R. E. Wells *et al.*, «Mindfulness-meditation-based pain relief is not mediated by endogenous opioids», *Journal of Neuroscience*, 36, n.º 11 (marzo 2016), pp. 3391-97.

35. D. C. Johnson, N. J. Thom, E. A. Stanley *et al.*, «Modifying resilience mechanisms in atrisk individuals: a controlled study of mindfulness training in marines preparing for deployment», *American Journal of Psychiatry*, 171, n.º 8 (agosto 2014), pp. 844-53.

36. B. Rees, F. Travis, D. Shapiro, R. Chant, «Reduction in posttraumatic stress symptoms in Congolese refugees practicing transcendental meditation», *Journal of Traumatic Stress*, 26, n.º 2 (abril 2013), pp. 295-98.

37. J. S. Brooks, T. Scarano, «Transcendental meditation in the treatment of post-Vietnam adjustment», *Journal of Counseling & Development*, 64, n.º 3 (noviembre 1985), pp. 212-15.

38. B. Arun, T. Austin, G. V. Babiera *et al.*, «A comprehensive lifestyle randomized clinical trial: design and initial patient experience», *Integrative Cancer Therapies*, 16, n.º 1 (marzo 2017), pp. 3-20.

39. M. Moreno-Smith, S. K. Lutgendorf, A. K. Sood, «Impact of stress on cancer metastasis», *Future Oncology*, 6, n.º 12 (diciembre 2010), pp. 1863-81.

40. A. K. Sood, S. K. Lutgendorf, «Stress influences on anoikis», *Cancer Prevention Research*, 4, n.º 4 (abril 2011), pp. 481-85.

41. G. N. Armaiz-Pena, S. W. Cole, S. K. Lutgendorf, A. K. Sood, «Neuroendocrine influences on cancer progression», *Brain, Behavior, and Immunity*, 30, Suplemento (marzo 2013), pp. S19-25.

42. P. H. Thaker, L. Y. Han, A. A. Kamat *et al.*, «Chronic stress promotes tumor growth and angiogenesis in a mouse model of ovarian carcinoma», *Nature Medicine*, 12, n.º 8 (agosto 2006), pp. 939-44.

43. S. J. Creed, C. P. Le, M. Hassan *et al.*, «Beta2-adrenoceptor signaling regulates invadopodia formation to enhance tumor cell invasion», *Breast Cancer Research*, 17, n.º 1 (noviembre 2015), p. 145.

44. S. W. Cole, A. K. Sood, «Molecular pathways: beta-adrenergic signaling in cancer», *Clinical Cancer Research*, 18, n.º 5 (marzo 2012), pp. 1201-6.

45. A. K. Sood, G. N. Armaiz-Pena, J. Halder *et al.*, «Adrenergic modulation of focal adhesion kinase protects human ovarian cancer cells from anoikis», *Journal of Clinical Investigation*, 120, n.º 5 (mayo 2010), pp. 1515-23.

46. K. Sanada, M. Alda Diez, M. Salas Valero *et al.*, «Effects of mindfulness-based interventions on biomarkers in healthy and cancer populations: a systematic review», *BMC Complementary and Alternative Medicine*, 17, n.º 1 (febrero 2017), p. 125.

47. K. A. Biegler, A. K. Anderson, L. B. Wenzel, K. Osann, E. L. Nelson, «Longitudinal change in telomere length and the chronic stress response in a randomized pilot biobehavioral clinical study: implications for cancer prevention», *Cancer Prevention Research*, 5, n.º 10 (octubre 2012), pp. 1173-82.

48. S. K. Lutgendorf, P. H. Thaker, J. M. Arevalo *et al.*, «Biobehavioral modulation of the exosome transcriptome in ovarian carcinoma», *Cancer* (noviembre 2017).

49. E. S. Epel, E. H. Blackburn, J. Lin *et al.*, «Accelerated telomere shortening in response to life stress», *Proceedings of the National Academy of Sciences of the United States of America*, 101, n.º 49 (diciembre 2004), pp. 17312-15.

50. L. M. Pyter, «The influence of cancer on endocrine, immune, and behavioral stress responses», *Physiology and Behavior*, 166 (noviembre 2016), pp. 4-13.

51. M. F. Bevans, E. M. Sternberg, «Caregiving burden, stress, and health effects among family caregivers of adult cancer patients», *Journal of the American Medical Association*, 307, n.º 4 (enero 2012), pp. 398-403.

52. J.-P. Gouin, R. Glaser, W. B. Malarkey, D. Beversdorf, J. Kiecolt-Glaser, «Chronic stress, daily stressors, and circulating inflammatory markers», *Health Psychology*, 31, n.º 2 (septiembre 2012), pp. 264-68.

53. J. K. Kiecolt-Glaser, J. R. Dura, C. E. Speicher, O. J. Trask, R. Glaser, «Spousal caregivers of dementia victims: longitudinal changes in immunity and health», *Psychosomatic Medicine*, 53, n.º 4 (agosto 1991), pp. 345-62.

54. R. Glaser, J. Sheridan, W. B. Malarkey, R. C. MacCallum, J. K. Kiecolt-Glaser, «Chronic stress modulates the immune response to a pneumococcal pneumonia vaccine», *Psychosomatic Medicine*, 62, n.º 6 (diciembre 2000), pp. 804-7.

55. R. Schulz, S. R. Beach, «Caregiving as a risk factor for mortality: the caregiver health effects study», *Journal of the American Medical Association*, 282, n.º 23 (diciembre 1999), pp. 2215-19.

56. R. Glaser, J. K. Kiecolt-Glaser, R. H. Bonneau *et al.*, «Stress-induced modulation of the immune response to recombinant hepatitis B vaccine», *Psychosomatic Medicine*, 54, n.º 1 (febrero 1992), pp. 22-29.

57. H. M. Derry, C. P. Fagundes, R. Andridge *et al.*, «Lower subjective social status exaggerates interleukin-6 responses to a laboratory stressor», *Psychoneuroendocrinology*, 38, n.º 11 (noviembre 2013), pp. 2676-85.

58. Y. J. Ko, Y. M. Kwon, K. H. Kim *et al.*, «High-sensitivity Creactive protein levels and cancer mortality», *Cancer Epidemiology, Biomarkers & Prevention*, 21, n.º 11 (noviembre 2012), pp. 2076-86.

59. L. Guo, S. Liu, S. Zhang *et al.*, «Creactive protein and risk of breast cancer: a systematic review and meta-analysis», *Scientific Reports*, 5 (mayo 2015), p. 10508.

60. J. Zacho, A. Tybjaerg-Hansen, B. G. Nordestgaard, «Creactive protein and all-cause mortality—the Copenhagen City Heart Study», *European Heart Journal*, 31, n.º 13 (julio 2010), pp. 1624-32.

61. L. Cohen, S. W. Cole, A. K. Sood *et al.*, «Depressive symptoms and cortisol rhythmicity predict survival in patients with renal cell carcinoma: role of inflammatory signaling», *PloS One*, 7, n.º 8 (agosto 2012), e42324.

62. S. W. Cole, M. E. Levine, J. M. Arevalo *et al*, «Loneliness, eudaimonia, and the human conserved transcriptional response to adversity», *Psychoneuroendocrinology*, 62 (diciembre 2015), pp. 11-17.

63. S. W. Cole, «Human social genomics», *Plos Genetics*, 10, n.º 8 (agosto 2014), e1004601.

64. L. M. Jaremka, C. P. Fagundes, J. Peng *et al.*, «Loneliness promotes inflammation during acute stress», *Psychological Science*, 24, n.º 7 (abril 2013), 10.1177/0956797612464059.

65. M. Moieni, M. R. Irwin, I. Jevtic *et al.*, «Trait sensitivity to social disconnection enhances pro-inflammatory responses to a randomized controlled trial of endotoxin», *Psychoneuroendocrinology*, 62 (diciembre 2015), pp. 336-42.

66. J. E. Bower, G. Greendale, A. D. Crosswell *et al.*, «Yoga reduces inflammatory signaling in fatigued breast cancer survivors: a randomized controlled trial», *Psychoneuroendocrinology*, 43 (enero 2014), pp. 20-29.

67. M. R. Irwin, R. Olmstead, E. C. Breen *et al.*, «Tai chi, cellular inflammation, and transcriptome dynamics in breast cancer survivors with insomnia: a randomized controlled trial», *Journal of the National Cancer Institute Monographs*, 2014, n.º 50 (noviembre 2014), pp. 295-301.

68. M. H. Antoni, S. K. Lutgendorf, B. Blomberg *et al.*, «Cognitive-behavioral stress management reverses anxiety-related leukocyte transcriptional dynamics», *Biological Psychiatry*, 71, n.º 4 (febrero 2012a), pp. 366-72.

69. K. M. Ziol-Guest, G. J. Duncan, A. Kalil, W. T. Boyce, «Early childhood poverty, immune-mediated disease processes, and adult productivity», *Proceedings of the National Academy of Sciences of the United States of America*, 109, Suplemento 2 (octubre 2012), pp. 17289-93.

70. K. B. Ehrlich, G. E. Miller, E. Chen, «Childhood adversity and adult physical health», en *Developmental Psychopathology*, John Wiley, Nueva York, 2010.

71. K. Hughes, M. A. Bellis, K. A. Hardcastle *et al.*, «The effect of multiple adverse childhood experiences on health: a systematic review and meta-analysis», *The Lancet Public Health*, 2, n.º 8 (agosto 2017), e356-66.

72. Centers for Disease Control and Prevention, «Adverse childhood experiences (ACES)» (1-4-2016), www.cdc.gov/violenceprevention/acestudy/index.html.

73. V. J. Felitti, R. F. Anda, D. Nordenberg *et al.*, «Relationship of childhood abuse and household dysfunction to many of the leading causes of death in adults. The adverse childhood experiences (ACE) study», *American Journal of Preventive Medicine*, 14, n.º 4 (mayo 1998), pp. 245-58.

74. Centers for Disease Control and Prevention, «About the CDC-Kaiser ACE Study» (1-4-2016), www.cdc.gov/violenceprevention/acestudy/about.html.

75. Centers for Disease Control and Prevention, «About behavioral risk factor surveillance system ACE data» (1-4-2016), www.cdc.gov/violenceprevention/acestudy/ace_brfss.html.

76. E. B. Raposa, J. E. Bower, C. L. Hammen, J. M. Najman, P. A. Brennan, «A developmental pathway from early life stress to inflammation: the role of negative health behaviors», *Psychological Science*, 25, n.º 6 (junio 2014), pp. 1268-74.

77. J. Bick, O. Naumova, S. Hunter *et al.*, «Childhood adversity and DNA methylation of genes involved in the hypothalamus-pituitary-adrenal axis and immune system: whole-genome and candidate-gene associations», *Development and Psychopathology*, 24, n.º 4 (noviembre 2012), pp. 1417-25.

78. C. Pretty, D. D. O'Leary, J. Cairney, T. J. Wade, «Adverse childhood experiences and the cardiovascular health of children: a cross-sectional study», *BMC Pediatrics*, 13 (diciembre 2013), p. 208.

79. N. J. Burke, J. L. Hellman, B. G. Scott, C. F. Weems, V. G. Carrion, «The impact of adverse childhood experiences on an urban pediatric population», *Child Abuse and Neglect*, 35, n.º 6 (junio 2011), pp. 408-13.

80. C. P. Fagundes, M. E. Lindgren, C. L. Shapiro, J. K. Kiecolt-Glaser, «Child maltreatment and breast cancer survivors: social support makes a difference for quality of life, fatigue, and cancer stress», *European Journal of Cancer*, 48, n.º 5 (marzo 2012), pp. 728-36.

81. J. E. Bower, A. D. Crosswell, G. M. Slavich, «Childhood adversity and cumulative life stress: risk factors for cancer-related fatigue», *Clinical Psychological Science*, 2, n.º 1 (enero 2014).

82. L. Witek Janusek, D. Tell, K. Albuquerque, H. L. Mathews, «Childhood adversity increases vulnerability for behavioral symptoms and immune dysregulation in women with breast cancer», *Brain, Behavior, and Immunity*, 30, Suplemento (junio 2013), pp. S149-62.

83. T. J. Han, J. C. Felger, A. Lee *et al.*, «Association of childhood trauma with fatigue, depression, stress, and inflammation in breast cancer patients undergoing radiotherapy», *Psycho-Oncology*, 25, n.º 2 (febrero 2016), pp. 187-93.

84. C. C. Conley, B. T. Bishop, B. L. Andersen, «Emotions and emotion regulation in breast cancer survivorship», *Healthcare*, 4, n.º 3 (agosto 2016), p. 56.

85. A. L. Stanton, S. Danoff-Burg, C. L. Cameron *et al.*, «Emotionally expressive coping predicts psychological and physical adjustment to breast cancer», *Journal of Consulting and Clinical Psychology*, 68, n.º 5 (octubre 2000), pp. 875-82.

86. M. A. Killingsworth, D. T. Gilbert, «A wandering mind is an unhappy mind», *Science*, 330, n.º 6006 (noviembre 2010), p. 932.

87. G. M. Slavich, M. R. Irwin, «From stress to inflammation and major depressive disorder: a social signal transduction theory of depression», *Psychological Bulletin*, 140, n.º 3 (enero 2014), pp. 774-815.

88. R. A. Sansone, L. A. Sansone, «Gratitude and well being: the benefits of appreciation», *Psychiatry*, 7, n.º 11 (noviembre 2010), pp. 18-22.

89. R. A. Emmons, M. E. McCullough, «Counting blessings versus burdens: an experimental investigation of gratitude and subjective well-being in daily life», *Journal of Personality and Social Psychology*, 84, n.º 2 (febrero 2003), pp. 377-89.

90. M. Jackowska, J. Brown, A. Ronaldson, A. Steptoe, «The impact of a brief gratitude intervention on subjective well-being, biology and sleep», *Journal of Health Psychology*, 21, n.º 10 (octubre 2015), pp. 2207-17.

91. L. S. Redwine, B. L. Henry, M. A. Pung *et al.*, «Pilot randomized study of a gratitude journaling intervention on heart rate variability and inflammatory biomarkers in patients with stage B heart failure», *Psychosomatic Medicine*, 78, n.º 6 (julio-agosto 2016), pp. 667-76.

92. M. E. McCullough, J. A. Tsang, R. A. Emmons, «Gratitude in intermediate affective terrain: links of grateful moods to individual differences and daily emotional experience», *Journal of Personality and Social Psychology*, 86, n.º 2 (febrero 2004), pp. 295-309.

93. M. E. McCullough, R. A. Emmons, J. A. Tsang, «The grateful disposition: a conceptual and empirical topography», *Journal of Personality and Social Psychology*, 82, n.º 1 (enero 2002), pp. 112-27.

94. M. H. Antoni, J. M. Lehman, K. M. Kilbourn *et al.*, «Cognitive-behavioral stress management intervention decreases the prevalence of depression and enhances benefit finding among women under treatment for early-stage breast cancer», *Health Psychology*, 20, n.º 1 (enero 2001), pp. 20-32.

95. J. M. Stagl, S. C. Lechner, C. S. Carver *et al.*, «A randomized controlled trial of cognitive-behavioral stress management in breast cancer: survival and recurrence at 11-year follow-up», *Breast Cancer Research and Treatment*, 154, n.º 2 (noviembre 2015), pp. 319-28.

96. M. H. Antoni, S. K. Lutgendorf, B. Blomberg *et al.*, «Cognitive-behavioral stress management reverses anxiety-related leukocyte transcriptional dynamics», *Biological Psychiatry*, 71, n.º 4 (febrero 2012a), pp. 366-72.

97. J. M. Stagl, L. C. Bouchard, S. C. Lechner *et al.*, «Long-term psychological benefits of cognitive-behavioral stress management for women with breast cancer: 11-year follow-up of a randomized controlled trial», *Cancer*, 121, n.º 11 (junio 2015), pp. 1873-81.

98. E. J. Rodriguez, S. E. Gregorich, J. Livaudais-Toman, E. J. Perez-Stable, «Coping with chronic stress by unhealthy behaviors», *Journal of Aging and Health* (mayo 2016), 898264316645548.

99. American Psychological Association, «Americans engage in unhealthy behaviors to manage stress» (23-2-2006), www.apa.org/news/press/releases/2006/01/stress-management.aspx.

100. J. K. Kiecolt-Glaser, D. L. Habash, C. P. Fagundes *et al.*, «Daily stressors, past depression, and metabolic responses to high-fat meals: a novel path to obesity», *Biological Psychiatry*, 77, n.º 7 (abril 2015), pp. 653-60.

101. E. Puterman, J. Lin, J. Krauss, E. H. Blackburn, E. S. Epel, «Determinants of telomere attrition over one year in healthy older women: stress and health behaviors matter», *Molecular Psychiatry*, 20, n.º 4 (julio 2015), pp. 529-35.

102. A. A. Prather, E. Puterman, J. Lin *et al.*, «Shorter leukocyte telomere length in midlife women with poor sleep quality», *Journal of Aging Research*, 2011 (noviembre 2011), 721390.

103. E. Puterman, J. Lin, E. Blackburn *et al.*, «The power of exercise: buffering the effect of chronic stress on telomere length», *PloS One*, 5, n.º 5 (mayo 2010), e10837.

104. Q. Sun, L. Shi, J. Prescott *et al.*, «Healthy lifestyle and leukocyte telomere length in U.S. Women», *PloS One*, 7, n.º 5 (julio 2012), e38374.

Guía de Vida anticáncer para reducir el estrés

1. M. R. Irwin, R. Olmstead, E. C. Breen *et al.*, «Cognitive behavioral therapy and tai chi reverse cellular and genomic markers of inflammation in late-life insomnia: a randomized controlled trial», *Biological Psychiatry*, 78, n.º 10 (noviembre 2015a), pp. 721-29.

2. M. H. Antoni, L. C. Bouchard, J. M. Jacobs *et al.*, «Stress management, leukocyte transcriptional changes and breast cancer recurrence in a randomized trial: an exploratory analysis», *Psychoneuroendocrinology*, 74 (diciembre 2016), pp. 269-77.

3. Más información sobre la Meditación de Molly: Molly M. adquirió muchísimos conocimientos gracias al Healing Journey Program, un programa que Alistair Cunningham desarrolló en Toronto, Canadá. El material del programa está disponible en línea en www.healingjourney.ca. Molly practica una combinación de relajación, imágenes y meditación que incluye invocar a sus antepasados y pedirles ayuda para evitar que las células cancerosas crezcan y se propaguen por su cuerpo. Molly se apresura a indicar que sus imágenes visuales, como imaginar que unos duendes (de la tradición de su abuela irlandesa) interrumpen el suministro sanguíneo a todas las células tumorales, cauterizan las células y después las taponan para que no puedan enviar al resto de su cuerpo mensajes de que necesitan más sangre —no le funciona a todo el mundo.

4. M. Shahriari, M. Dehghan, S. Pahlavanzadeh, A. Hazini, «Effects of progressive muscle relaxation, guided imagery and deep diaphragmatic breathing on quality of life in elderly with breast or prostate cancer», *Journal of Education and Health Promotion*, 6 (mayo 2017), p. 1.
5. Z. Chen, Z. Meng, K. Milbury *et al.*, «Qigong improves quality of life in women undergoing radiotherapy for breast cancer: results of a randomized controlled trial», *Cancer*, 119, n.º 9 (enero 2013), 10.1002/cncr.27904.
6. R. Jahnke, L. Larkey, C. Rogers, J. Etnier, F. Lin, «A comprehensive review of health benefits of qigong and tai chi», *American Journal of Health Promotion*, 24, n.º 6 (julio-agosto 2010), e1-25.
7. K. D. Chandwani, G. Perkins, H. R. Nagendra *et al.*, «Randomized, controlled trial of yoga in women with breast cancer undergoing radiotherapy», *Journal of Clinical Oncology*, 32, n.º 10 (abril 2014), pp. 1058-65.
8. J. K. Kiecolt-Glaser, J. M. Bennett, R. Andridge *et al.*, «Yoga's impact on inflammation, mood, and fatigue in breast cancer survivors: a randomized controlled trial», *Journal of Clinical Oncology*, 32, n.º 10 (abril 2014), pp. 1040-49.
9. K. M. Mustian, M. Janelsins, L. J. Peppone, C. Kamen, «Yoga for the treatment of insomnia among cancer patients: Evidence, mechanisms of action, and clinical recommendations», *Oncology & Hematology Review*, 10, n.º 2 (octubre 2014), pp. 164-68.
10. S. C. Danhauer, E. L. Addington, S. J. Sohl, A. Chaoul, L. Cohen, «Review of yoga therapy during cancer treatment», *Supportive Care in Cancer* 25, n.º 4 (abril 2017), pp. 1357-72.
11. C. G. Ratcliff, K. Milbury, K. D. Chandwani *et al.*, «Examining mediators and moderators of yoga for women with breast cancer undergoing radiotherapy», *Integrative Cancer Therapies*, 15, n.º 3 (septiembre 2016), pp. 250-62.
12. M. J. Mackenzie, A. J. Wurz, Y. Yamauchi, L. A. Pires, S. N. Culos-Reed, «Yoga helps put the pieces back together: a qualitative exploration of a community-based yoga program for cancer survivors», *Evidence-Based Complementary and Alternative Medicine*, 2016 (diciembre 2016), 1832515.
13. V. Scaravelli, *Awakening the Spine: Yoga for Health, Vitality, and Energy*, 2.ª ed., Pinter & Martin, Londres, 2012.
14. S. Blaschke, «The role of nature in cancer patients' lives: A systematic review and qualitative meta-synthesis», *BMC Cancer*, 17 (mayo 2017), p. 370.
15. Section on Integrative Medicine, «Mind-body therapies in children and youth», *Pediatrics*, 138, n.º 3 (septiembre 2016).
16. Y. G. Yoo, D. J. Lee, I. S. Lee *et al.*, «The effects of mind subtraction meditation on depression, social anxiety, aggression, and salivary cortisol levels of elementary school children in South Korea», *Journal of Pediatric Nursing*, 31, n.º 3 (mayo-junio 2016), e185-97.
17. X. Zeng, C. P. K. Chiu, R. Wang, T. P. S. Oei, F. Y. K. Leung, «The effect of loving-kindness meditation on positive emotions: a meta-analytic review», *Frontiers in Psychology*, 6 (noviembre 2015), p. 1693.

18. S. G. Hofmann, P. Grossman, D. E. Hinton, «Loving-kindness and compassion meditation: potential for psychological interventions», *Clinical Psychology Review*, 31, n.º 7 (julio 2011), pp. 1126-32.

19. B. L. Fredrickson, M. A. Cohn, K. A. Coffey, J. Pek, S. M. Finkel, «Open hearts build lives: positive emotions, induced through loving-kindness meditation, build consequential personal resources», *Journal of Personality and Social Psychology*, 95, n.º 5 (noviembre 2008), pp. 1045-62.

20. D. J. Kearney, C. A. Malte, C. McManus *et al.*, «Loving-kindness meditation for posttraumatic stress disorder: a pilot study», *Journal of Traumatic Stress*, 26, n.º 4 (agosto 2013), pp. 42-34.

21. T. Triplett, R. Santos, S. Rosenbloom, «American driving survey 2014-2015 AAA Foundation for Traffic Safety» (septiembre 2016), www.aaafoundation.org/sites/default/files/AmericanDrivingSurvey2015.pdf.

Capítulo 9: La necesidad de descansar y recuperarse

1. M. H. Kryger, T. Roth, W. C. Dement, *Principles and Practice of Sleep Medicine*, Elsevier, Filadelfia, 2016.

2. C. Dibner, U. Schibler, U. Albrecht, «The mammalian circadian timing system: organization and coordination of central and peripheral clocks», *Annual Review of Physiology*, 72 (febrero 2010), pp. 517-49.

3. M. R. Irwin, R. Olmstead, J. E. Carroll, «Sleep disturbance, sleep duration, and inflammation: a systematic review and meta-analysis of cohort studies and experimental sleep deprivation», *Biological Psychiatry*, 80, n.º 1 (julio 2016), pp. 40-52.

4. Y. Komada, S. Asaoka, T. Abe, Y. Inoue, «Short sleep duration, sleep disorders, and traffic accidents», *IATSS Research*, 37, n.º 1 (julio 2013), pp. 1-7.

5. F. P. Cappuccio, D. Cooper, L. D'Elia, P. Strazzullo, M. A. Miller, «Sleep duration predicts cardiovascular outcomes: a systematic review and meta-analysis of prospective studies», *European Heart Journal*, 32, n.º 12 (junio 2011), pp. 1484-92.

6. F. P. Cappuccio, L. D'Elia, P. Strazzullo, M. A. Miller, «Sleep duration and all-cause mortality: a systematic review and meta-analysis of prospective studies», *Sleep*, 33, n.º 5 (mayo 2010), pp. 585-92.

7. S. R. Patel, F. B. Hu, «Short sleep duration and weight gain: a systematic review», *Obesity*, 16, n.º 3 (marzo 2008), pp. 643-53.

8. L. A. Zuurbier, A. I. Luik, A. Hofman *et al.*, «Fragmentation and stability of circadian activity rhythms predict mortality: the Rotterdam Study», *American Journal of Epidemiology*, 181, n.º 1 (enero 2015), pp. 54-63.

9. T. Dekker, «The Guls Horne-Booke, 1609», en *Renascence Editions*, University of Oregon (2003). Texto transcrito por Risa S. Bear de la edición de Temple Classics de 1904 (julio 2003), http://www.luminarium.org/renascence-editions/dekker2.html.

10. S. Chung, G. H. Son, K. Kim, «Circadian rhythm of adrenal glucocorticoid: its regulation and clinical implications», *Biochimica et Biophysica Acta (BBA)— Molecular Basis of Disease*, 1812, n.º 5 (mayo 2011), pp. 581-91.

11. B. Wood, M. S. Rea, B. Plitnick, M. G. Figueiro, «Light level and duration of exposure determine the impact of self-luminous tablets on melatonin suppression», *Applied Ergonomics*, 44, n.º 2 (marzo 2013), pp. 237-40.

12. Y. Yang, J. C. Shin, D. Li, R. An, «Sedentary behavior and sleep problems: a systematic review and meta-analysis», *International Journal of Behavioral Medicine*, 24, n.º 4 (agosto 2017), pp. 481-92.

13. M. A. de Assis, E. Kupek, M. V. Nahas, F. Bellisle, «Food intake and circadian rhythms in shift workers with a high workload», *Appetite*, 40, n.º 2 (abril 2003), pp. 175-83.

14. D. M. Arble, J. Bass, A. D. Laposky, M. H. Vitaterna, F. W. Turek, «Circadian timing of food intake contributes to weight gain», *Obesity*, 17, n.º 11 (septiembre 2009), pp. 2100-2102.

15. B. J. Taylor, K. A. Matthews, B. P. Hasler *et al.*, «Bedtime variability and metabolic health in midlife women: the SWAN Sleep Study», *Sleep*, 39, n.º 2 (febrero 2016), pp. 457-65.

16. K. G. Baron, K. J. Reid, «Circadian misalignment and health», *International Review of Psychiatry*, 26, n.º 2 (abril 2014), pp. 139-54.

17. H. S. Dashti, F. A. J. L. Scheer, P. F. Jacques, S. Lamon-Fava, J. M. Ordovás, «Short sleep duration and dietary intake: epidemiologic evidence, mechanisms, and health implications», *Advances in Nutrition*, 6, n.º 6 (noviembre 2015), pp. 648-59.

18. M. Hastings, J. S. O'Neill, E. S. Maywood, «Circadian clocks: regulators of endocrine and metabolic rhythms», *Journal of Endocrinology*, 195, n.º 2 (noviembre 2007), pp. 187-98.

19. C. E. Kline, «The bidirectional relationship between exercise and sleep: implications for exercise adherence and sleep improvement», *American Journal of Lifestyle Medicine*, 8, n.º 6 (noviembre-diciembre 2014), pp. 375-79.

20. M. Wilking, M. Ndiaye, H. Mukhtar, N. Ahmad, «Circadian rhythm connections to oxidative stress: implications for human health», *Antioxid Redox Signal*, 19, n.º 2 (julio 2013), pp. 192-208.

21. D. J. Buysse, «Sleep health: can we define it? does it matter?», *Sleep*, 37, n.º 1 (enero 2014), pp. 9-17.

22. Centers for Disease Control and Prevention, «Perceived insufficient rest or sleep among adults—United States, 2008», *Morbidity and Mortality Weekly Report* (29-10-2009), www.cdc.gov/mmwr/preview/mmwrhtml/mm5842a2.htm.

23. M. Z. Hossin, «From habitual sleep hours to morbidity and mortality: existing evidence, potential mechanisms, and future agenda», *Sleep Health*, 2, n.º 2 (junio 2016), pp. 146-53.

24. National Sleep Foundation, «Lack of sleep is affecting Americans, finds the national sleep foundation» (diciembre 2014), www.sleepfoundation.org/media-center/press-release/lack-sleep-affecting-americans-finds-the-national-sleep-foundation.

25. D. Leger, B. Poursain, D. Neubauer, M. Uchiyama, «An international survey of sleeping problems in the general population», *Current Medical Research and Opinion*, 24, n.º 1 (enero 2008), pp. 307-17.

26. R. C. Anafi, R. Pellegrino, K. R. Shockley *et al.*, «Sleep is not just for the brain: transcriptional responses to sleep in peripheral tissues», *BMC Genomics*, 14 (mayo 2013), p. 362.

27. H. M. Ollila, S. Utge, E. Kronholm *et al.*, «Trib1 constitutes a molecular link between regulation of sleep and lipid metabolism in humans», *Translational Psychiatry*, 2 (marzo 2012), e97.

28. Y. Takahashi, D. M. Kipnis, W. H. Daughaday, «Growth hormone secretion during sleep», *Journal of Clinical Investigation*, 47, n.º 9 (septiembre 1968), pp. 2079-90.

29. M. B. Davidson, «Effect of growth hormone on carbohydrate and lipid metabolism», *Endocrine Reviews*, 8, n.º 2 (mayo 1987), pp. 115-31.

30. D. H. Bovbjerg, «Circadian disruption and cancer: sleep and immune regulation», *Brain, Behavior, and Immunity*, 17, Suplemento 1 (febrero 2003), pp. S48-50.

31. R. V. Puram, M. S. Kowalczyk, C. G. de Boer *et al.*, «Core circadian clock genes regulate leukemia stem cells in AML», *Cell*, 165, n.º 2 (abril 2016), pp. 303-16.

32. L. Fu, N. M. Kettner, «The circadian clock in cancer development and therapy», *Progress in Molecular Biology and Translational Science*, 119 (agosto 2013), pp. 221-82.

33. F. Hakim, Y. Wang, S. X. L. Zhang *et al.*, «Fragmented sleep accelerates tumor growth and progression through recruitment of tumor-associated macrophages and tlr4 signaling», *Cancer Research*, 74, n.º 5 (enero 2014), pp. 1329-37.

34. J. H. Lee, A. Sancar, «Circadian clock disruption improves the efficacy of chemotherapy through p73-mediated apoptosis», *Proceedings of the National Academy of Sciences of the United States of America*, 108, n.º 26 (junio 2011), pp. 10668-72.

35. A. Grundy, J. M. Schuetz, A. S. Lai *et al.*, «Shift work, circadian gene variants and risk of breast cancer», *Cancer Epidemiology*, 37, n.º 5 (octubre 2013), pp. 606-12.

36. S. Dimitrov, L. Besedovsky, J. Born, T. Lange, «Differential acute effects of sleep on spontaneous and stimulated production of tumor necrosis factor in men», *Brain, Behavior, and Immunity*, 47 (julio 2015), pp. 201-10.

37. J. M. Krueger, J. A. Majde, F. Obal, «Sleep in host defense», *Brain, Behavior, and Immunity*, 17, Suplemento 1 (febrero 2003), pp. S41-47.

38. C. S. Moller-Levet, S. N. Archer, G. Bucca *et al.*, «Effects of insufficient sleep on circadian rhythmicity and expression amplitude of the human blood transcriptome», *Proceedings of the National Academy of Sciences of the United States of America*, 110, n.º 12 (marzo 2013), E1132-41.

39. L. Cohen, S. W. Cole, A. K. Sood *et al.*, «Depressive symptoms and cortisol rhythmicity predict survival in patients with renal cell carcinoma: role of inflammatory signaling», *PloS One*, 7, n.º 8 (agosto 2012), e42324.

40. S. E. Sephton, E. Lush, E. A. Dedert *et al.*, «Diurnal cortisol rhythm as a predictor of lung cancer survival», *Brain, Behavior, and Immunity*, 30, Suplemento (marzo 2013), pp. S163-70.

41. S. E. Sephton, R. M. Sapolsky, H. C. Kraemer, D. Spiegel, «Diurnal cortisol rhythm as a predictor of breast cancer survival», *Journal of the National Cancer Institute*, 92, n.º 12 (junio 2000), pp. 994-1000.

42. P. Philip, C. Chaufton, L. Orriols *et al.*, «Complaints of poor sleep and risk of traffic accidents: a population-based case-control study», *PloS One*, 9, n.º 12 (diciembre 2014), e114102.

43. R. C. Cox, B. O. Olatunji, «A systematic review of sleep disturbance in anxiety and related disorders», *Journal of Anxiety Disorders*, 37, Suplemento C (enero 2016), pp. 104-29.

44. J. Fernandez-Mendoza, S. Shea, A. N. Vgontzas *et al.*, «Insomnia and incident depression: role of objective sleep duration and natural history», *Journal of Sleep Research*, 24, n.º 4 (agosto 2015), pp. 390-98.

45. L. Zhai, H. Zhang, D. Zhang, «Sleep duration and depression among adults: a meta-analysis of prospective studies», *Depression and Anxiety*, 32, n.º 9 (septiembre 2015), pp. 664-70.

46. P. L. Franzen, P. J. Gianaros, A. L. Marsland *et al.*, «Cardiovascular reactivity to acute psychological stress following sleep deprivation», *Psychosomatic Medicine*, 73, n.º 8 (noviembre 2011), pp. 679-82.

47. B. J. Taylor, L. A. Irish, L. M. Martire *et al.*, «Avoidant coping and poor sleep efficiency in dementia caregivers», *Psychosomatic Medicine*, 77, n.º 9 (noviembre-diciembre 2015), pp. 1050-57.

48. F. Bianchini, R. Kaaks, H. Vainio, «Overweight, obesity, and cancer risk», *The Lancet Oncology*, 3, n.º 9 (septiembre 2002), pp. 565-74.

49. J. M. Siegel, «Rapid eye movement sleep», en M. H. Kryger, T. Roth, y W. C. Deme (eds.), *Principles and Practice of Sleep Medicine*, Elsevier, Filadelfia, pp. 78-85.

50. C. A. Everson, C. D. Laatsch, N. Hogg, «Antioxidant defense responses to sleep loss and sleep recovery», *American Journal of Physiology— Regulatory, Integrative and Comparative Physiology*, 288, n.º 2 (febrero 2005), R374.

51. M. Adamczyk-Sowa, K. Pierzchala, P. Sowa *et al.*, «Melatonin acts as antioxidant and improves sleep in MS patients», *Neurochemical Research*, 39, n.º 8 (agosto 2014), pp. 1585-93.

52. T. C. Erren, R. J. Reiter, «A generalized theory of carcinogenesis due to chronodisruption», *Neuroendocrinology Letters*, 29, n.º 6 (diciembre 2008), pp. 815-21.

53. J. Noguti, M. L. Andersen, C. Cirelli, D. A. Ribeiro, «Oxidative stress, cancer, and sleep deprivation: is there a logical link in this association?», *Sleep and Breathing*, 17, n.º 3 (septiembre 2013), pp. 905-10.

54. K. Straif, R. Baan, Y. Grosse *et al.*, «Carcinogenicity of shift-work, painting, and fire-fighting», *The Lancet Oncology*, 8, n.º 12 (diciembre 2007), pp. 1065-66.

55. H. Zhao, J. Y. Yin, W. S. Yang *et al.*, «Sleep duration and cancer risk: a systematic review and meta-analysis of prospective studies», *Asian Pacific Journal of Cancer Prevention*, 14, n.º 12 (enero 2013), pp. 7509-15.

56. L. Besedovsky, T. Lange, J. Born, «Sleep and immune function», *Pflügers Archiv: European Journal of Physiology*, 463, n.º 1 (noviembre 2012), pp. 121-37.

57. M. Jackowska, M. Hamer, L. A. Carvalho *et al.* «Short sleep duration is associated with shorter telomere length in healthy men: findings from the Whitehall II cohort study», *PloS One*, 7, n.º 10 (noviembre 2012), e47292.

58. D. P. Venancio, D. Suchecki, «Prolonged REM sleep restriction induces metabolic syndrome-related changes: mediation by pro-inflammatory cytokines», *Brain, Behavior, and Immunity*, 47 (julio 2015), pp. 109-17.

59. G. Hurtado-Alvarado, E. Dominguez-Salazar, L. Pavon, J. Velazquez-Moctezuma, B. Gomez-Gonzalez, «Blood-brain barrier disruption induced by chronic sleep loss: low-grade inflammation may be the link», *Journal of Immunology Research*, 2016 (octubre 2016), 4576012.

60. C. Clifford, «Olympic hero Michael Phelps says the secret to his success is one most people overlook» (17-2-2017), www.cnbc.com/2017/02/14/olympic-hero-michael-phelps-says-this-is-the-secret-to-his-success.html.

61. N. Hinde, «Revealed: the diets of Olympic athletes, including Michael Phelps, Usain Bolt and Adam Peaty» (8-10-2016), www.huffingtonpost.co.uk/entry/diets-of-olympians-michael-phelps-adam-peaty-louis-smith-nicola-adams_uk_57ab0b99e4b0b3afa75cba85.

62. Z. McCann, «Sleep tracking brings new info to athletes» (1-6-2012), www.espn.com/blog/playbook/tech/post/_/id/797/sleep-tracking-brings-new-info-to-athletes.

63. E. A. Copenhaver, A. B. Diamond, «The value of sleep on athletic performance, injury, and recovery in the young athlete», *Pediatric Annals*, 46, n.º 3 (marzo 2017), e106-11.

64. S. Kolling, T. Wiewelhove, C. Raeder *et al.*, «Sleep monitoring of a six-day microcycle in strength and high-intensity training», *European Journal of Sports Science*, 16, n.º 5 (agosto 2016), pp. 507-15.

65. Fatigue Science, «Five areas sleep has the greatest impact on athletic performance» (23-9-2015), www.fatiguescience.com/blog/5ways-sleep-impacts-peak-athletic-performance/.

66. J. M. Jones, «In U.S., 40% get less than recommended amount of sleep» (19-12-2013), www.news.gallup.com/poll/166553/less-recommended-amount-sleep.aspx.

67. M. Hirshkowitz, K. Whiton, S. M. Albert *et al.*, «National Sleep Foundation's sleep time duration recommendations: methodology and results summary», *Sleep Health*, 1, n.º 1 (marzo 2015), pp. 40-43.

68. N. F. Watson, M. S. Badr, G. Belenky *et al.*, «Recommended amount of sleep for a healthy adult: a joint consensus statement of the American Academy of Sleep Medicine and Sleep Research Society», *Journal of Clinical Sleep Medicine*, 11, n.º 6 (junio 2015), pp. 591-92.

69. M. A. Carskadon, «Sleep in adolescents: the perfect storm», *Pediatric Clinics of North America*, 58, n.º 3 (junio 2011), pp. 637-47.

70. S. J. Crowley, C. Acebo, M. A. Carskadon, «Sleep, circadian rhythms, and delayed phase in adolescence», *Sleep Medicine*, 8, n.º 6 (septiembre 2007), pp. 602-12.

71. National Sleep Foundation, «Sleep in America poll: teens and sleep summary of findings» (2006), www.sleepfoundation.org/sleep-polls-data/sleep-in-america-poll/2006-teens-and-sleep.

72. C. E. Basch, C. H. Basch, K. V. Ruggles, S. Rajan, «Prevalence of sleep duration on an average school night among 4 nationally representative successive samples of American high school students, 2007-2013», *Preventing Chronic Disease*, 11 (diciembre 2014), E216.

73. A. Winsler, A. Deutsch, R. D. Vorona, P. A. Payne, M. Szklo-Coxe, «Sleepless in Fairfax: the difference one more hour of sleep can make for teen hopelessness, suicidal ideation, and substance use», *Journal of Youth and Adolescence*, 44, n.º 2 (febrero 2015), pp. 362-78.

74. M. M. Mitler, M. A. Carskadon, C. A. Czeisler *et al*, «Catastrophes, sleep, and public policy: consensus report», *Sleep*, 11, n.º 1 (febrero 1988), pp. 100-9.

75. National Transportation Safety Board, «Organizational factors in Metro-North railroad accidents» (2014), www.ntsb.gov/safety/safety-studies/documents/SIR1404.pdf.

76. Institute of Medicine Committee on Sleep Medicine Research, «The National Academies collection: reports funded by National Institutes of Health», en H. R. Colten y B. M. Altevogt (eds.), *Sleep Disorders and Sleep Deprivation: An Unmet Public Health Problem*, National Academies Press, Washington, 2006.

77. Y. Chong, C. D. Fryer, Q. Gu, «Prescription sleep aid use among adults: United States, 2005-2010», *NCHS Data Brief*, n.º 127 (agosto 2013), pp. 1-8.

78. M. Hafner, M. Stepanek, J. Taylor, W. M. Troxel, C. Van Stolk, «Why sleep matters—the economic costs of insufficient sleep: a cross-country comparative analysis», RAND Corporation (2016), www.rand.org/pubs/research_reports/RR1791.html.

79. E. Van Cauter, K. Spiegel, E. Tasali, R. Leproult, «Metabolic consequences of sleep and sleep loss», *Sleep Medicine*, 9, Suplemento 1, n.º 1 (septiembre 2008), pp. S23-28.

80. F. P. Cappuccio, F. M. Taggart, N. B. Kandala *et al.*, «Meta-analysis of short sleep duration and obesity in children and adults», *Sleep*, 31, n.º 5 (mayo 2008), pp. 619-26.

81. K. Spiegel, E. Tasali, P. Penev, E. Van Cauter, «Brief communication: sleep curtailment in healthy young men is associated with decreased leptin levels, elevated ghrelin levels, and increased hunger and appetite», *Annals of Internal Medicine*, 141, n.º 11 (diciembre 2004), pp. 846-50.

82. J. A. Mitchell, D. Rodriguez, K. H. Schmitz, J. Audrain-McGovern, «Sleep duration and adolescent obesity», *Pediatrics*, 131, n.º 5 (mayo 2013), e1428-34.

83. C. Sabanayagam, A. Shankar, «Sleep duration and cardiovascular disease: results from the national health interview survey», *Sleep*, 33, n.º 8 (agosto 2010), pp. 1037-42.

84. Z. Shan, H. Ma, M. Xie *et al.*, «Sleep duration and risk of type 2 diabetes: a meta-analysis of prospective studies», *Diabetes Care* 38, n.º 3 (marzo 2015), pp. 529-37.

85. P. H. Finan, P. J. Quartana, M. T. Smith, «The effects of sleep continuity disruption on positive mood and sleep architecture in healthy adults», *Sleep*, 38, n.º 11 (noviembre 2015), pp. 1735-42.

86. R. G. Kent, B. N. Uchino, M. R. Cribbet, K. Bowen, T. W. Smith, «Social relationships and sleep quality», *Annals of Behavioral Medicine*, 49, n.º 6 (diciembre 2015), pp. 912-17.

87. J. Minkel, M. Moreta, J. Muto *et al.*, «Sleep deprivation potentiates HPA axis stress reactivity in healthy adults», *Health Psychology*, 33, n.º 11 (noviembre 2014), pp. 1430-34.

88. J. F. Dewald-Kaufmann, F. J. Oort, A. M. Meijer, «The effects of sleep extension on sleep and cognitive performance in adolescents with chronic sleep reduction: an experimental study», *Sleep Medicine*, 14, n.º 6 (junio 2013), pp. 510-17.

89. H. P. Van Dongen, G. Maislin, J. M. Mullington, D. F. Dinges, «The cumulative cost of additional wakefulness: dose-response effects on neurobehavioral functions and sleep physiology from chronic sleep restriction and total sleep deprivation», *Sleep*, 26, n.º 2 (marzo 2003), pp. 117-26.

90. J. W. Noh, K. B. Kim, J. H. Lee *et al.*, «Association between sleep duration and injury from falling among older adults: a cross-sectional analysis of Korean community health survey data», *Yonsei Medical Journal*, 58, n.º 6 (noviembre 2017), pp. 1222-28.

91. M. Wittmann, J. Dinich, M. Merrow, T. Roenneberg, «Social jetlag: misalignment of biological and social time», *Chronobiology International*, 23, n.º 1-2 (mayo 2006), pp. 497-509.

92. Y. Liu, A. G. Wheaton, D. P. Chapman *et al.*, «Prevalence of healthy sleep duration among adults—United States, 2014», *MMWR: Morbidity and Mortality Weekly Report*, 65, n.º 6 (febrero 2016), pp. 137-41.

93. M. A. Grandner, S. P. Drummond, «Who are the long sleepers? Towards an understanding of the mortality relationship», *Sleep Medicine Reviews*, 11, n.º 5 (octubre 2007), pp. 341-60.

94. L. B. Strand, M. K. Tsai, D. Gunnell *et al.*, «Self-reported sleep duration and coronary heart disease mortality: a large cohort study of 400,000 Taiwanese adults», *International Journal of Cardiology*, 207 (marzo 2016), pp. 246-51.

95. P. J. Magistretti, I. Allaman, «A cellular perspective on brain energy metabolism and functional imaging», *Neuron*, 86, n.º 4 (mayo 2015), pp. 883-901.

96. M. E. Raichle, D. A. Gusnard, «Appraising the brain's energy budget», *Proceedings of the National Academy of Sciences of the United States of America*, 99, n.º 16 (agosto 2002), pp. 10237-39.

97. L. Xie, H. Kang, Q. Xu *et al.*, «Sleep drives metabolite clearance from the adult brain», *Science*, 342, n.º 6156 (octubre 2013), pp. 373-77.

98. B. A. Mander, S. M. Marks, J. W. Vogel *et al.*, «Beta-amyloid disrupts human nREM slow waves and related hippocampus-dependent memory consolidation», *Nature Neuroscience*, 18, n.º 7 (julio 2015), pp. 1051-57.

99. K. E. Sprecher, R. L. Koscik, C. M. Carlsson *et al.*, «Poor sleep is associated with CSF biomarkers of amyloid pathology in cognitively normal adults», *Neurology*, 89, n.º 5 (agosto 2017), pp. 445-53.

100. J. M. Tarasoff-Conway, R. O. Carare, R. S. Osorio *et al.*, «Clearance systems in the brain—implications for Alzheimer disease», *Nature Reviews: Neurology*, 11, n.º 8 (julio 2015), pp. 457-70.

101. J. Backhaus, J. Born, R. Hoeckesfeld *et al.*, «Midlife decline in declarative memory consolidation is correlated with a decline in slow wave sleep», *Learning and Memory*, 14, n.º 5 (mayo 2007), pp. 336-41.

102. T. Blackwell, K. Yaffe, S. Ancoli-Israel *et al.*, «Poor sleep is associated with impaired cognitive function in older women: the study of osteoporotic fractures», *Journals of Gerontology: Series A*, 61, n.º 4 (abril 2006), pp. 405-10.

103. E. Hita-Yanez, M. Atienza, J. L. Cantero, «Polysomnographic and subjective sleep markers of mild cognitive impairment», *Sleep*, 36, n.º 9 (septiembre 2013), pp. 1327-34.

104. Y. S. Ju, S. J. Ooms, C. Sutphen *et al.*, «Slow wave sleep disruption increases cerebrospinal fluid amyloid-beta levels», *Brain*, 140, n.º 8 (agosto 2017), pp. 2104-11.

105. N. F. Watson, D. Buchwald, J. J. Delrow *et al.*, «Transcriptional signatures of sleep duration discordance in monozygotic twins», *Sleep*, 40, n.º 1 (enero 2017), zsw01.

106. K. L. Knutson, E. Van Cauter, «Associations between sleep loss and increased risk of obesity and diabetes», *Annals of the New York Academy of Sciences*, 1129 (julio 2008), pp. 287-304.

107. M. Nagai, S. Hoshide, K. Kario, «Sleep duration as a risk factor for cardiovascular disease—a review of the recent literature», *Current Cardiology Reviews*, 6, n.º 1 (febrero 2010), pp. 54-61.

108. C. L. Thompson, L. Li, «Association of sleep duration and breast cancer oncotype DX recurrence score», *Breast Cancer Research and Treatment*, 134, n.º 3 (agosto 2012), pp. 1291-95.

109. C. L. Thompson, E. K. Larkin, S. Patel *et al.*, «Short duration of sleep increases risk of colorectal adenoma», *Cancer*, 117, n.º 4 (febrero 2011), pp. 841-47.

110. P. F. Innominato, S. Giacchetti, G. A. Bjarnason *et al.*, «Prediction of overall survival through circadian rest-activity monitoring during chemotherapy for metastatic colorectal cancer», *International Journal of Cancer*, 131, n.º 11 (diciembre 2012), pp. 2684-92.

111. M. Hall, D. J. Buysse, M. A. Dew *et al.*, «Intrusive thoughts and avoidance behaviors are associated with sleep disturbances in bereavement-related depression», *Depression and Anxiety*, 6, n.º 3 (diciembre 1998), pp. 106-12.

112. M. H. Hall, M. D. Casement, W. M. Troxel *et al.*, «Chronic stress is prospectively associated with sleep in midlife women: the Swan sleep study», *Sleep*, 38, n.º 10 (octubre 2015), pp. 1645-54.

113. M. Hall, A. Baum, D. J. Buysse *et al.*, «Sleep as a mediator of the stress-immune relationship», *Psychosomatic Medicine*, 60, n.º 1 (enero-febrero 1998), pp. 48-51.

114. M. Hall, R. Vasko, D. Buysse *et al.*, «Acute stress affects heart rate variability during sleep», *Psychosomatic Medicine*, 66, n.º 1 (enero-febrero 2004), pp. 56-62.

115. A. A. Prather, D. Janicki-Deverts, N. E. Adler, M. Hall, S. Cohen, «Sleep habits and susceptibility to upper respiratory illness: the moderating role of subjective socioeconomic status», *Annals of Behavioral Medicine*, 51, n.º 1 (febrero 2017), pp. 137-46.

116. E. Fonad, T. B. R. Wahlin, B. Winblad, A. Emami, H. Sandmark, «Falls and fall risk among nursing home residents», *Journal of Clinical Nursing*, 17, n.º 1 (enero 2008), pp. 126-34.

117. C. M. Morin, R. R. Bootzin, D. J. Buysse *et al.*, «Psychological and behavioral treatment of insomnia: update of the recent evidence (1998-2004)», *Sleep*, 29, n.º 11 (noviembre 2006), pp. 1398-1414.

118. C. M. Morin, C. Colecchi, J. Stone, R. Sood, D. Brink, «Behavioral and pharmacological therapies for late-life insomnia: a randomized controlled trial», *Journal of the American Medical Association*, 281, n.º 11 (marzo 1999), pp. 991-99.

119. C. M. Morin, A. Vallières, B. Guay *et al.*, «Cognitive behavioral therapy, singly and combined with medication, for persistent insomnia: a randomized controlled trial», *Journal of the American Medical Association*, 301, n.º 19 (mayo 2009), pp. 2005-15.

120. C. H. Bastien, C. M. Morin, M. C. Ouellet, F. C. Blais, S. Bouchard, «Cognitive-behavioral therapy for insomnia: comparison of individual therapy, group therapy, and telephone consultations», *Journal of Consulting and Clinical Psychology*, 72, n.º 4 (agosto 2004), pp. 653-59.

121. L. M. Ritterband, F. P. Thorndike, L. A. Gonder-Frederick *et al.*, «Efficacy of an Internet-based behavioral intervention for adults with insomnia», *Archives of General Psychiatry*, 66, n.º 7 (julio 2009), pp. 692-98.

122. J. A. Johnson, J. A. Rash, T. S. Campbell *et al.*, «A systematic review and meta-analysis of randomized controlled trials of cognitive behavior therapy for insomnia (CBTI) in cancer survivors», *Sleep Medicine Reviews*, 27, n.º Suplemento C (junio 2016), pp. 20-28.

123. L. M. Ritterband, E. T. Bailey, F. P. Thorndike *et al.*, «Initial evaluation of an Internet intervention to improve the sleep of cancer survivors with insomnia», *Psycho-Oncology*, 21, n.º 7 (abril 2012), pp. 695-705.

124. J. Savard, H. Ivers, M. H. Savard, C. M. Morin, «Long-term effects of two formats of cognitive behavioral therapy for insomnia comorbid with breast cancer», *Sleep*, 39, n.º 4 (abril 2016), pp. 813-23.

125. M. R. Irwin, R. Olmstead, C. Carrillo *et al.*, «Tai chi chih compared with cognitive behavioral therapy for the treatment of insomnia in survivors of breast cancer: a randomized, partially blinded, noninferiority trial», *Journal of Clinical Oncology*, 35, n.º 23 (agosto 2017), pp. 2656-65.

126. M. R. Irwin, R. Olmstead, E. C. Breen *et al.*, «Cognitive behavioral therapy and tai chi reverse cellular and genomic markers of inflammation in late life insomnia: a randomized controlled trial», *Biological Psychiatry*, 78, n.º 10 (febrero 2015b), pp. 721-29.

127. D. S. Black, G. A. O'Reilly, R. Olmstead, E. C. Breen, M. R. Irwin, «Mindfulness meditation and improvement in sleep quality and daytime impairment among older adults with sleep disturbances: a randomized clinical trial», *Journal of the American Medical Association Internal Medicine*, 175, n.º 4 (abril 2015), pp. 494-501.

128. K. M. Mustian, L. K. Sprod, M. Janelsins *et al.*, «Multicenter, randomized controlled trial of yoga for sleep quality among cancer survivors», *Journal of Clinical Oncology*, 31, n.º 26 (septiembre 2013), pp. 3233-41.

129. K. D. Chandwani, G. Perkins, H. R. Nagendra *et al.*, «Randomized, controlled trial of yoga in women with breast cancer undergoing radiotherapy», *Journal of Clinical Oncology*, 32, n.º 10 (abril 2014), pp. 1058-65.

130. A. Chaoul, K. Milbury, A. Spelman *et al.*, «Randomized trial of Tibetan yoga in patients with breast cancer undergoing chemotherapy», *Cancer* (septiembre 2017).

131. National Comprehensive Cancer Network, «Cancer-related fatigue (version 1.2014)» (6-1-2014), www.williams.medicine.wisc.edu/fatigue.pdf.

132. American Cancer Society, «Chemotherapy side effects» (15-2-2016), www.cancer.org/treatment/treatments-and-side-effects/treatment-types/chemotherapy/chemotherapy-side-effects.html.

133. American Cancer Society, «Side effects of targeted cancer therapy drugs» (6-6-2016), www.cancer.org/treatment/treatments-and-side-effects/treatment-types/targeted-therapy/side-effects.html.

134. American Cancer Society, «Risks of cancer surgery» (19-4-2016), www.cancer.org/treatment/treatments-and-side-effects/treatment-types/surgery/risks-of-cancer-surgery.html.

135. J. E. Bower, «Cancer-related fatigue: mechanisms, risk factors, and treatments», *Nature Reviews: Clinical Oncology*, 11, n.º 10 (agosto 2014), pp. 597-609.

136. S. Ancoli-Israel, M. Rissling, A. Neikrug *et al.*, «Light treatment prevents fatigue in women undergoing chemotherapy for breast cancer», *Supportive Care in Cancer*, 20, n.º 6 (junio 2012), pp. 1211-19.

137. J. A. Johnson, S. N. Garland, L. E. Carlson *et al.*, «Bright light therapy improves cancer-related fatigue in cancer survivors: a randomized controlled trial», *Journal of Cancer Survivorship* (noviembre 2017).

138. J. F. Meneses-Echávez, E. González-Jiménez, R. Ramírez-Vélez, «Supervised exercise reduces cancer-related fatigue: a systematic review», *Journal of Physiotherapy*, 61, n.º 1 (enero 2015), pp. 3-9.

139. S. A. Johns, L. F. Brown, K. Beck-Coon *et al.*, «Randomized controlled pilot study of mindfulness-based stress reduction for persistently fatigued cancer survivors», *Psycho-Oncology*, 24, n.º 8 (agosto 2015), pp. 885-93.

140. L. K. Sprod, I. D. Fernandez, M. C. Janelsins *et al.*, «Effects of yoga on cancer-related fatigue and global side-effect burden in older cancer survivors», *Journal of Geriatric Oncology*, 6, n.º 1 (enero 2015), pp. 8-14.

141. L. L. Zhang, S. Z. Wang, H. L. Chen, A. Z. Yuan, «Tai chi exercise for cancer-related fatigue in patients with lung cancer undergoing chemotherapy: a randomized controlled trial», *Journal of Pain and Symptom Management*, 51, n.º 3 (marzo 2016), pp. 504-11.

142. K. Ackermann, V. L. Revell, O. Lao *et al.*, «Diurnal rhythms in blood cell populations and the effect of acute sleep deprivation in healthy young men», *Sleep*, 35, n.º 7 (julio 2012), pp. 933-40.

Guía de Vida anticáncer para dormir mejor

1. R. A. Hendler, V. A. Ramchandani, J. Gilman, D. W. Hommer, «Stimulant and sedative effects of alcohol», *Current Topics in Behavioral Neurosciences*, 13 (mayo 2013), pp. 489-509.
2. Sleep Science, «Does your body temperature change while you sleep? Learn how your temperature guides you to and from dreamland each night», www.sleep.org/articles/does-your-body-temperature-change-while-you-sleep.

Capítulo 10: Moverse para lograr el bienestar

1. J. Lakerveld, A. Loyen, N. Schotman *et al.*, «Sitting too much: a hierarchy of socio-demographic correlates», *Preventive Medicine*, 101 (agosto 2017), pp. 77-83.
2. I. M. Lee, E. J. Shiroma, F. Lobelo *et al.*, «Effect of physical inactivity on major non-communicable diseases worldwide: an analysis of burden of disease and life expectancy», *The Lancet*, 380, n.º 9838 (julio 2012), pp. 219-29.
3. D. Kilari, E. Soto-PerezdeCelis, S. G. Mohile *et al.*, «Designing exercise clinical trials for older adults with cancer: recommendations from 2015 Cancer and Aging Research Group NCI U13 Meeting», *Journal of Geriatric Oncology*, 7, n.º 4 (julio 2016), pp. 293-304.
4. R. J. Maddock, G. A. Casazza, D. H. Fernandez, M. I. Maddock, «Acute modulation of cortical glutamate and gaba content by physical activity», *Journal of Neuroscience*, 36, n.º 8 (febrero 2016), pp. 2449-57.
5. K. L. Szuhany, M. Bugatti, M. W. Otto, «A meta-analytic review of the effects of exercise on brain-derived neurotrophic factor», *Journal of Psychiatric Research*, 60 (octubre 2015), pp. 56-64.
6. F. S. Routledge, T. S. Campbell, J. A. McFetridge-Durdle, S. L. Bacon, «Improvements in heart rate variability with exercise therapy», *Canadian Journal of Cardiology*, 26, n.º 6 (junio-julio 2010), pp. 303-12.
7. S. Gujral, H. Aizenstein, C. F. Reynolds, M. A. Butters, K. I. Erickson, «Exercise effects on depression: possible neural mechanisms», *General Hospital Psychiatry*, 49 (noviembre 2017), pp. 2-10.
8. R. J. Maddock, G. A. Casazza, M. H. Buonocore, C. Tanase, «Vigorous exercise increases brain lactate and glx (glutamate+glutamine), a dynamic 1hmrs study», *Neuroimage*, 57, n.º 4 (agosto 2011), pp. 1324-30.
9. UC Davis Health Newletter, «This is your brain on exercise» (23-2-2016), www.ucdmc.ucdavis.edu/publish/news/newsroom/10798.
10. A. Loudin, «Can exercise cure depression and anxiety?», *Washington Post* (mayo 2016), www.washingtonpost.com/national/health-science/can-exercise-cure-depression-and-anxiety/2016/05/09/2a938914-ed2f-11e5-bc08-3e03a5b41910_story.html?utm_term=.4a0b43ae9271.
11. T. Carter, I. Morres, J. Repper, P. Callaghan, «Exercise for adolescents with depression: valued aspects and perceived change», *Journal of Psychiatric and Mental Health Nursing*, 23, n.º 1 (febrero 2016), pp. 37-44.
12. P. D. Loprinzi, B. J. Cardinal, «Association between objectively-measured physical activity and sleep, NHANES 2005-2006», *Mental Health and Physical Activity*, 4, n.º 2 (diciembre 2011), pp. 65-69.
13. Y. Yamanaka, K. I. Honma, S. Hashimoto *et al.*, «Effects of physical exercise on human circadian rhythms», *Sleep and Biological Rhythms*, 4, n.º 3 (septiembre 2006), pp. 199-206.

14. Oregon State University News and Research Communications, «Study: physical activity impacts overall quality of sleep» (22-11-2011), www.oregonstate.edu/ua/ncs/archives/2011/nov/study-physical-activity-impacts-overall-quality-sleep.

15. U. Ladabaum, A. Mannalithara, P. A. Myer, G. Singh, «Obesity, abdominal obesity, physical activity, and caloric intake in U.S. adults: 1988 to 2010», *American Journal of Medicine*, 127, n.º 8 (agosto 2014), pp. 717-27.

16. B. Hanlon, M. J. Larson, B. W. Bailey, J. D. LeCheminant, «Neural response to pictures of food after exercise in normal-weight and obese women», *Medicine and Science in Sports and Exercise*, 44, n.º 10 (octubre 2012), pp. 1864-70.

17. J. Thompson Coon, K. Boddy, K. Stein *et al.*, «Does participating in physical activity in outdoor natural environments have a greater effect on physical and mental well-lbeing than physical activity indoors? a systematic review», *Environmental Science & Technology*, 45, n.º 5 (marzo 2011), pp. 1761-72.

18. V. F. Gladwell, D. K. Brown, C. Wood, G. R. Sandercock, J. L. Barton, «The great outdoors: how a green exercise environment can benefit all», *Extreme Physiology & Medicine*, 2 (enero 2013), p. 3.

19. P. C. Hallal, L. B. Andersen, F. C. Bull *et al.*, «Global physical activity levels: surveillance progress, pitfalls, and prospects», *The Lancet*, 380, n.º 9838 (julio 2012), pp. 247-57.

20. B. J. Park, Y. Tsunetsugu, T. Kasetani, T. Kagawa, Y. Miyazaki, «The physiological effects of shinrin-yoku (taking in the forest atmosphere or forest bathing), evidence from field experiments in 24 forests across Japan», *Environmental Health and Preventive Medicine*, 15, n.º 1 (enero 2010), pp. 18-26.

21. B. C. Focht, «Brief walks in outdoor and laboratory environments: effects on affective responses, enjoyment, and intentions to walk for exercise», *Research Quarterly for Exercise and Sport*, 80, n.º 3 (septiembre 2009), pp. 611-20.

22. S. A. Tabish, «Is diabetes becoming the biggest epidemic of the twenty-first century?», *International Journal of Health Sciences*, 1, n.º 2 (julio 2007), pp. v-viii.

23. Centers for Disease Control and Prevention, «New CDC report: more than 100 million Americans have diabetes or prediabetes» (18-7-2017), www.cdc.gov/media/releases/2017/p0718-diabetes-report.html.

24. National Heart Lung and Blood Institute, «Coronary heart disease risk factors» (2016), www.nhlbi.nih.gov/health/health-topics/topics/hd/atrisk.

25. H. J. Baer, R. J. Glynn, F. B. Hu *et al.*, «Risk factors for mortality in the Nurses' Health Study: a competing risks analysis», *American Journal of Epidemiology*, 173, n.º 3 (febrero 2011), pp. 319-29.

26. L. Soares-Miranda, D. S. Siscovick, B. M. Psaty, W. T. Longstreth Jr., D. Mozaffarian, «Physical activity and risk of coronary heart disease and stroke in older adults: the cardiovascular health study», *Circulation*, 133, n.º 2 (enero 2016), pp. 147-55.

27. P. A. Sheridan, H. A. Paich, J. Handy *et al.*, «Obesity is associated with impaired immune response to influenza vaccination in humans», *International Journal of Obesity (2005)*, 36, n.º 8 (agosto 2012), pp. 1072-77.

28. F. S. Luppino, L. M. de Wit, P. F. Bouvy *et al.*, «Overweight, obesity, and depression: a systematic review and meta-analysis of longitudinal studies», *Archives of General Psychiatry*, 67, n.º 3 (marzo 2010), pp. 220-29.

29. S. A. Shapses, L. C. Pop, Y. Wang, «Obesity is a concern for bone health with aging», *Nutrition Research*, 39 (marzo 2017), pp. 1-13.

30. M. J. Ormsbee, C. M. Prado, J. Z. Ilich *et al.*, «Osteosarcopenic obesity: the role of bone, muscle, and fat on health», *Journal of Cachexia, Sarcopenia, and Muscle*, 5, n.º 3 (septiembre 2014), pp. 183-92.

31. D. J. Tomlinson, R. M. Erskine, C. I. Morse, K. Winwood, G. Onambele-Pearson, «The impact of obesity on skeletal muscle strength and structure through adolescence to old age», *Biogerontology*, 17, n.º 3 (junio 2016), pp. 467-83.

32. S. F. M. Chastin, E. Ferriolli, N. A. Stephens, K. C. H. Fearon, C. Greig, «Relationship between sedentary behaviour, physical activity, muscle quality and body composition in healthy older adults», *Age and Ageing*, 41, n.º 1 (enero 2012), pp. 111-14.

33. J. C. Nguyen, A. S. Killcross, T. A. Jenkins, «Obesity and cognitive decline: role of inflammation and vascular changes», *Frontiers in Neuroscience*, 8 (diciembre 2014), p. 375.

34. T. Tchkonia, D. E. Morbeck, T. von Zglinicki *et al.*, «Fat tissue, aging, and cellular senescence», *Aging Cell*, 9, n.º 5 (mayo 2010), pp. 667-84.

35. E. I. Fishman, J. A. Steeves, V. Zipunnikov *et al.*, «Association between objectively measured physical activity and mortality in NHANES», *Medicine & Science in Sports & Exercise*, 48, n.º 7 (julio 2016), pp. 1303-11.

36. C. M. Friedenreich, Q. Wang, H. K. Neilson *et al.*, «Physical activity and survival after prostate cancer», *European Urology*, 70, n.º 4 (octubre 2016), pp. 576-85.

37. M. D. Holmes, W. Y. Chen, D. Feskanich, C. H. Kroenke, G. A. Colditz, «Physical activity and survival after breast cancer diagnosis», *Journal of the American Medical Association*, 293, n.º 20 (mayo 2005), pp. 2479-86.

38. J. Goh, E. A. Kirk, S. X. Lee, W. C. Ladiges, «Exercise, physical activity and breast cancer: the role of tumor-associated macrophages», *Exercise Immunology Review*, 18 (agosto 2012), pp. 158-76.

39. C. E. Champ, L. Francis, R. J. Klement, R. Dickerman, R. P. Smith, «Fortifying the treatment of prostate cancer with physical activity», *Prostate Cancer*, 2016 (enero 2016), p. 11.

40. L. M. Buffart, J. Kalter, M. G. Sweegers *et al.*, «Effects and moderators of exercise on quality of life and physical function in patients with cancer: an individual patient data meta-analysis of 34 RCTs», *Cancer Treatment Reviews*, 52, n.º Suplemento C (enero 2017), pp. 91-104.

41. K. S. Courneya, D. C. McKenzie, J. R. Mackey *et al.*, «Effects of exercise dose and type during breast cancer chemotherapy: multicenter randomized trial», *Journal of the National Cancer Institute*, 105, n.º 23 (diciembre 2013), pp. 1821-32.

42. A. S. Betof, C. D. Lascola, D. Weitzel *et al.*, «Modulation of murine breast tumor vascularity, hypoxia and chemotherapeutic response by exercise», *Journal of the National Cancer Institute*, 107, n.º 5 (mayo 2015).

43. S. C. Moore, I. M. Lee, E. Weiderpass *et al.*, «Association of leisure-time physical activity with risk of 26 types of cancer in 1.44 million adults», *Journal of the American Medical Association Internal Medicine*, 176, n.º 6 (junio 2016), pp. 816-25.

44. National Cancer Institute, «Physical activity and cancer» (27-1-2017), www.cancer.gov/about-cancer/causes-prevention/risk/obesity/physical-activity-fact-sheet.

45. K. Y. Wolin, Y. Yan, G. A. Colditz, I. M. Lee, «Physical activity and colon cancer prevention: a meta-analysis», *British Journal of Cancer*, 100, n.º 4 (febrero 2009), pp. 611-16.

46. American Institute for Cancer Research, «Getting up from your desk can put the 'breaks' on cancer» (3-11-2011), www.aicr.org/press/press-releases/getting-up-from-your-desk.html.

47. Y. Wu, D. Zhang, S. Kang, «Physical activity and risk of breast cancer: a meta-analysis of prospective studies», *Breast Cancer Research and Treatment*, 137, n.º 3 (febrero 2013), pp. 869-82.

48. A. H. Eliassen, S. E. Hankinson, B. Rosner, M. D. Holmes, W. C. Willett, «Physical activity and risk of breast cancer among postmenopausal women», *Archives of Internal Medicine*, 170, n.º 19 (octubre 2010), pp. 1758-64.

49. J. S. Hildebrand, S. M. Gapstur, P. T. Campbell, M. M. Gaudet, A. V. Patel, «Recreational physical activity and leisure-time sitting in relation to postmenopausal breast cancer risk», *Cancer Epidemiology, Biomarkers & Prevention*, 22, n.º 10 (octubre 2013), pp. 1906-12.

50. A. Fournier, G. Dos Santos, G. Guillas *et al.*, «Recent recreational physical activity and breast cancer risk in postmenopausal women in the E3N cohort», *Cancer Epidemiology, Biomarkers & Prevention*, 23, n.º 9 (septiembre 2014), pp. 1893-1902.

51. D. Schmid, G. Behrens, M. Keimling *et al.*, «A systematic review and meta-analysis of physical activity and endometrial cancer risk», *European Journal of Epidemiology*, 30, n.º 5 (mayo 2015), pp. 397-412.

52. M. Du, P. Kraft, A. H. Eliassen *et al.*, «Physical activity and risk of endometrial adenocarcinoma in the Nurses' Health Study», *International Journal of Cancer*, 134, n.º 11 (junio 2014), pp. 2707-16.

53. C. Friedenreich, A. Cust, P. H. Lahmann *et al.*, «Physical activity and risk of endometrial cancer: the European prospective investigation into cancer and nutrition», *International Journal of Cancer*, 121, n.º 2 (julio 2007), pp. 347-55.

54. K. S. Courneya, C. M. Friedenreich, R. D. Reid *et al.*, «Predictors of followup exercise behavior 6 months after a randomized trial of exercise training during breast cancer chemotherapy», *Breast Cancer Research and Treatment*, 114, n.º 1 (marzo 2009), pp. 179-87.

55. K. S. Courneya, D. C. McKenzie, J. R. Mackey *et al.*, «Moderators of the effects of exercise training in breast cancer patients receiving chemotherapy: a randomized controlled trial», *Cancer*, 112, n.º 8 (abril 2008), pp. 1845-53.

56. R. Ballard-Barbash, C. M. Friedenreich, K. S. Courneya *et al.*, «Physical activity, biomarkers, and disease outcomes in cancer survivors: a systematic review», *Journal of the National Cancer Institute*, 104, n.º 11 (junio 2012), pp. 815-40.

57. K. M. Mustian, C. M. Alfano, C. Heckler *et al.*, «Comparison of pharmaceutical, psychological, and exercise treatments for cancer-related fatigue: a meta-analysis», *Journal of the American Medical Association Oncology*, 3, n.º 7 (julio 2017), pp. 961-68.

58. M. G. Sweegers, T. M. Altenburg, M. J. Chinapaw *et al.*, «Which exercise prescriptions improve quality of life and physical function in patients with cancer during and following treatment? A systematic review and meta-analysis of randomised controlled trials», *British Journal of Sports Medicine* (septiembre 2017).

59. C. M. Friedenreich, H. K. Neilson, M. S. Farris, K. S. Courneya, «Physical activity and cancer outcomes: a precision medicine approach», *Clinical Cancer Research*, 22, n.º 19 (octubre 2016), pp. 4766-75.

60. W. Demark-Wahnefried, E. A. Platz, J. A. Ligibel *et al.*, «The role of obesity in cancer survival and recurrence», *Cancer Epidemiology, Biomarkers & Prevention*, 21, n.º 8 (junio 2012), pp. 1244-59.

61. H. Arem, S. C. Moore, Y. Park *et al.*, «Physical activity and cancer-specific mortality in the NIH-AARP Diet and Health Study cohort», *International Journal of Cancer*, 135, n.º 2 (julio 2014), pp. 423-31.

62. S. E. Bonn, A. Sjolander, Y. T. Lagerros *et al.*, «Physical activity and survival among men diagnosed with prostate cancer», *Cancer Epidemiology, Biomarkers & Prevention*, 24, n.º 1 (enero 2015), pp. 57-64.

63. H. Arem, R. M. Pfeiffer, E. A. Engels *et al.*, «Pre-and postdiagnosis physical activity, television viewing, and mortality among patients with colorectal cancer in the National Institutes of Health-AARP Diet and Health Study», *Journal of Clinical Oncology*, 33, n.º 2 (enero 2015), pp. 180-88.

64. M. Fitzmaurice, «Exercising key to cancer battle, world expert tells Ulster University» (7-12-2015), www.belfastlive.co.uk/news/health/exercising-key-cancer-battle-world-10564610.

65. H. K. Sanoff, A. M. Deal, J. Krishnamurthy *et al.*, «Effect of cytotoxic chemotherapy on markers of molecular age in patients with breast cancer», *Journal of the National Cancer Institute*, 106, n.º 4 (abril 2014), dju057.

66. L. W. Jones, L. A. Habel, E. Weltzien *et al.*, «Exercise and risk of cardiovascular events in women with nonmetastatic breast cancer», *Journal of Clinical Oncology*, 34, n.º 23 (agosto 2016), pp. 2743-49.

67. L. W. Jones, D. R. Fels, M. West *et al.*, «Modulation of circulating angiogenic factors and tumor biology by aerobic training in breast cancer patients receiving neoadjuvant chemotherapy», *Cancer Prevention Research*, 6, n.º 9 (septiembre 2013), pp. 925-37.

68. W. E. Hornsby, P. S. Douglas, M. J. West *et al.*, «Safety and efficacy of aerobic training in operable breast cancer patients receiving neoadjuvant chemotherapy: a phase ii randomized trial», *Acta Oncologica*, 53, n.º 1 (enero 2014), pp. 65-74.

69. J. F. Meneses-Echavez, E. G. Jimenez, J. S. Rio-Valle *et al.*, «The insulin-like growth factor system is modulated by exercise in breast cancer survivors: a systematic review and meta-analysis», *BMC Cancer*, 16, n.º 1 (agosto 2016), p. 682.

70. J. F. Meneses-Echavez, J. E. Correa-Bautista, E. Gonzalez-Jimenez *et al.*, «The effect of exercise training on mediators of inflammation in breast cancer survivors: a systematic review with meta-analysis», *Cancer Epidemiology, Biomarkers & Prevention*, 25, n.º 7 (julio 2016), pp. 1009-17.

71. R. Ballard-Barbash, C. M. Friedenreich, K. S. Courneya *et al.*, «Physical activity, biomarkers, and disease outcomes in cancer survivors: a systematic review», *Journal of the National Cancer Institute*, 104, n.º 11 (junio 2012), pp. 815-40.

72. A. Ruiz-Casado, A. Martin-Ruiz, L. M. Perez *et al.*, «Exercise and the hallmarks of cancer», *Trends Cancer*, 3, n.º 6 (junio 2017), pp. 423-41.

73. G. J. Koelwyn, D. F. Quail, X. Zhang, R. M. White, L. W. Jones, «Exercise-dependent regulation of the tumour microenvironment», *Nature Reviews: Cancer*, 17, n.º 10 (septiembre 2017), pp. 620-32.

74. G. J. Koelwyn, E. Wennerberg, S. Demaria, L. W. Jones, «Exercise in regulation of inflammation-immune axis function in cancer initiation and progression», *Oncology*, 29, n.º 12 (diciembre 2015), pp. 908-20 y 922.

75. O. K. Glass, B. A. Inman, G. Broadwater *et al.*, «Effect of aerobic training on the host systemic milieu in patients with solid tumours: an exploratory correlative study», *British Journal of Cancer*, 112, n.º 5 (marzo 2015), pp. 825-31.

76. M. J. M. Magbanua, E. L. Richman, E. V. Sosa *et al.*, «Physical activity and prostate gene expression in men with low risk prostate cancer», *Cancer Causes & Control*, 25, n.º 4 (febrero 2014), pp. 515-23.

77. M. E. Lindholm, F. Marabita, D. Gomez-Cabrero *et al.*, «An integrative analysis reveals coordinated reprogramming of the epigenome and the transcriptome in human skeletal muscle after training», *Epigenetics*, 9, n.º 12 (diciembre 2014), pp. 1557-69.

78. K. A. Ashcraft, R. M. Peace, A. S. Betof, M. W. Dewhirst, L. W. Jones, «Efficacy and mechanisms of aerobic exercise on cancer initiation, progression, and metastasis: a critical systematic review of in vivo preclinical data», *Cancer Research*, 76, n.º 14 (julio 2016), pp. 4032-50.

79. V. K. Verma, V. Singh, M. P. Singh, S. M. Singh, «Effect of physical exercise on tumor growth regulating factors of tumor microenvironment: Implications in exercise-dependent tumor growth retardation», *Immunopharmacology and Immunotoxicology*, 31, n.º 2 (junio 2009), pp. 274-82.

80. L. W. Jones, B. L. Viglianti, J. A. Tashjian *et al.*, «Effect of aerobic exercise on tumor physiology in an animal model of human breast cancer», *Journal of Applied Physiology*, 108, n.º 2 (febrero 2010), pp. 343-48.

81. G. J. Koelwyn, D. F. Quail, X. Zhang, R. M. White, L. W. Jones, «Exercise-dependent regulation of the tumour microenvironment», *Nature Reviews: Cancer*, 17, n.º 10 (septiembre 2017), pp. 620-32.

82. Dialogue Blog from the Wilmot Cancer Institute, «Exercise and cancer research: Setting new standards, giving patients control» (19-6-2017), www.urmc.rochester.edu/cancer-institute/newsroom/dialogue-blog/june-2017/exercise-and-cancerresearch-settingnew-standard.aspx.

83. K. M. Mustian, L. K. Sprod, M. Janelsins, L. J. Peppone, S. Mohile, «Exercise recommendations for cancer-related fatigue, cognitive impairment, sleep problems, depression, pain, anxiety, and physical dysfunction: a review», *Oncolology Hematology Review*, 8, n.º 2 (enero 2012), pp. 81-88.

84. K. M. Mustian, J. A. Katula, H. Zhao, «A pilot study to assess the influence of tai chi chuan on functional capacity among breast cancer survivors», *Journal of Supportive Oncology*, 4, n.º 3 (marzo 2006), pp. 139-45.

85. K. M. Mustian, O. G. Palesh, S. A. Flecksteiner, «Tai chi chuan for breast cancer survivors», *Medicine and Sport Science*, 52 (mayo 2008), pp. 209-17.

86. L. K. Sprod, I. D. Fernandez, M. C. Janelsins *et al.*, «Effects of yoga on cancer-related fatigue and global side-effect burden in older cancer survivors», *Journal of Geriatric Oncology*, 6, n.º 1 (enero 2015), pp. 8-14.

87. K. M. Mustian, L. K. Sprod, M. Janelsins *et al.*, «Multicenter, randomized controlled trial of yoga for sleep quality among cancer survivors», *Journal of Clinical Oncology*, 31, n.º 26 (septiembre 2013), pp. 3233-41.

88. B. Oh, P. N. Butow, B. A. Mullan *et al.*, «Effect of medical qigong on cognitive function, quality of life, and a biomarker of inflammation in cancer patients: a randomized controlled trial», *Supportive Care in Cancer*, 20, n.º 6 (junio 2012), pp. 1235-42.

89. B. Oh, P. Butow, B. Mullan *et al.*, «A critical review of the effects of medical qigong on quality of life, immune function, and survival in cancer patients», *Integrative Cancer Therapies*, 11, n.º 2 (junio 2012), pp. 101-10.

90. K. M. Mustian, L. Peppone, T. V. Darling *et al.*, «A 4-week home-based aerobic and resistance exercise program during radiation therapy: a pilot randomized clinical trial», *Journal of Supportive Oncology*, 7, n.º 5 (septiembre-octubre 2009), pp. 158-67.

91. National Comprehensive Cancer Network (NCCN), «Exercising during cancer treatment» (2017), www.nccn.org/patients/resources/life_with_cancer/exercise.aspx.

92. L. W. Jones, «Precision oncology framework for investigation of exercise as treatment for cancer», *Journal of Clinical Oncology*, 33, n.º 35 (diciembre 2015), pp. 4134-37.

93. D. Cohan, «Foundation for embodied medicine» (2017), www.embodiedmedicine.org

94. O. H. Zahrt, A. J. Crum, «Perceived physical activity and mortality: evidence from three nationally representative U.S. Samples», *Health Psychology*, 36, n.º 11 (noviembre 2017), pp. 1017-25.

95. D. Buettner, *The Blue Zones: 9 Lessons for Living Longer from the People Who've Lived the Longest*, National Geographic, Washington, 2012.

96. American Cancer Society, «ACS guidelines on nutrition and physical activity for cancer prevention» (5-2-2016), www.cancer.org/healthy/eat-healthy-get-active/acs-guidelines-nutrition-physical-activity-cancer-prevention.html.

97. Si quieres consultar un libro excelente sobre este tema: G. Reynolds, *The First 20 Minutes: Surprising Science Reveals How We Can Exercise Better, Train Smarter, Live Longer*, Penguin, Nueva York, 2013.

98. J. B. Gillen, B. J. Martin, M. J. MacInnis *et al.*, «Twelve weeks of sprint interval training improves indices of cardiometabolic health similar to traditional endurance training despite a five-fold lower exercise volume and time commitment», *PloS One*, 11, n.º 4 (abril 2016), e0154075.

99. D. M. Bhammar, S. S. Angadi, G. A. Gaesser, «Effects of fractionized and continuous exercise on 24h ambulatory blood pressure», *Medicine and Science in Sports and Exercise*, 44, n.º 12 (diciembre 2012), pp. 2270-76.

100. B. M. F. M. Duvivier, N. C. Schaper, M. A. Bremers *et al*, «Minimal intensity physical activity (standing and walking) of longer duration improves insulin action and plasma lipids more than shorter periods of moderate to vigorous exercise (cycling) in sedentary subjects when energy expenditure is comparable», *PloS One*, 8, n.º 2 (febrero 2013), e55542.

101. E. I. Fishman, J. A. Steeves, V. Zipunnikov *et al.*, «Association between objectively measured physical activity and mortality in nhanes», *Medicine and Science in Sports and Exercise*, 48, n.º 7 (julio 2016), pp. 1303-11.

102. L. Liu, Y. Shi, T. Li *et al.*, «Leisure time physical activity and cancer risk: evaluation of the WHO's recommendation based on 126 high-quality epidemiological studies», *British Journal of Sports Medicine*, 50, n.º 6 (marzo 2016), p. 372.

103. C. M. Phillips, C. B. Dillon, I. J. Perry, «Does replacing sedentary behaviour with light or moderate to vigorous physical activity modulate inflammatory status in adults?», *International Journal of Behavioral Nutrition and Physical Activity*, 14 (octubre 2017), p. 138.

104. H. Arem, S. C. Moore, A. Patel *et al.*, «Leisure time physical activity and mortality: a detailed pooled analysis of the dose-response relationship», *Journal of the American Medical Association Internal Medicine*, 175, n.º 6 (junio 2015), pp. 959-67.

105. G. Canales, «Blue Cure» (11-7-2013), www.bluecure.org/gabe-canales.

Capítulo 11: Los alimentos como medicina

1. U.S. Department of Health and Human Services y U.S. Department of Agriculture, «2015-2020 dietary guidelines for Americans, 8th ed.» (diciembre 2015), www.health.gov/dietaryguidelines/2015/guidelines.

2. M. H. Carlsen, B. L. Halvorsen, K. Holte *et al.*, «The total antioxidant content of more than 3100 foods, beverages, spices, herbs and supplements used worldwide», *Nutrition Journal*, 9 (enero 2010), p. 3.

3. M. Greger, «Antioxidant content of 3,139 foods», www.nutritionfacts.org/video/antioxidant-contentof3139-foods.

4. G. Diesing, «How a rooftop garden, local farming helped one hospital boost patient satisfaction» (6-6-2016), www.hhnmag.com/articles/7218-howarooftop-garden-local-farming-helped-one-hospital-boost-patient-satisfaction.

5. D. M. Klurfeld, D. Kritchevsky, «The Western diet: an examination of its relationship with chronic disease», *Journal of the American College of Nutrition*, 5, n.º 5 (enero 1986), pp. 477-85.

6. A. Jemal, M. M. Center, C. DeSantis, E. M. Ward, «Global patterns of cancer incidence and mortality rates and trends», *Cancer Epidemiology, Biomarkers & Prevention*, 19, n.º 8 (agosto 2010), pp. 1893-07.

7. L. Sharp, D. Donnelly, A. Hegarty *et al.*, «Risk of several cancers is higher in urban areas after adjusting for socioeconomic status. Results from a two-country population-based study of 18

common cancers», *Journal of Urban Health: Bulletin of the New York Academy of Medicine*, 91, n.º 3 (enero 2014), pp. 510-25.

8. L. A. Torre, R. L. Siegel, E. M. Ward, A. Jemal, «Global cancer incidence and mortality rates and trends—an update», *Cancer Epidemiology, Biomarkers & Prevention*, 25, n.º 1 (enero 2016), pp. 16-27.
9. S. J. D. O'Keefe, J. V. Li, L. Lahti *et al.*, «Fat, fiber and cancer risk in African Americans and rural Africans», *Nature Communications*, 6 (abril 2015), p. 6342.
10. Y. Fan, X. Jin, C. Man, Z. Gao, X. Wang, «Meta-analysis of the association between the inflammatory potential of diet and colorectal cancer risk», *Oncotarget*, 8, n.º 35 (agosto 2017), 59592-600.
11. Human Microbiome Project Consortium, «A framework for human microbiome research», *Nature*, 486, n.º 7402 (junio 2012a), pp. 215-21.
12. P. J. Turnbaugh, R. E. Ley, M. Hamady *et al.*, «The human microbiome project: exploring the microbial part of ourselves in a changing world», *Nature*, 449, n.º 7164 (octubre 2007), p. 804.
13. National Human Genome Research Institute, «The Human Genome Project» (1-10-2015), www.genome.gov/10001772/all-about-the-human-genome-project-hgp.
14. A. B. Hall, A. C. Tolonen, R. J. Xavier, «Human genetic variation and the gut microbiome in disease», *Nature Reviews: Genetics*, 18, n.º 11 (noviembre 2017), pp. 690-99.
15. A. B. Shreiner, J. Y. Kao, V. B. Young, «The gut microbiome in health and in disease», *Current Opinion in Gastroenterology*, 31, n.º 1 (enero 2015), pp. 69-75.
16. Institute of Medicine (US) Food Forum, «Influence of the Microbiome on the Metabolism of Diet and Dietary Components», en *The Human Microbiome, Diet, and Health: Workshop Summary*, National Academies Press, Washington, 2013.
17. W. S. Garrett, «Cancer and the microbiota», *Science*, 348, n.º 6230 (abril 2015), pp. 80-86.
18. J. A. Segre, «MICROBIOME. Microbial growth dynamics and human disease», *Science*, 349, n.º 6252 (septiembre 2015), pp. 1058-59.
19. L. Zitvogel, M. Ayyoub, B. Routy, G. Kroemer, «Microbiome and anticancer immunosurveillance», *Cell*, 165, n.º 2 (abril 2016), pp. 276-87.
20. R. F. Schwabe, C. Jobin, «The microbiome and cancer», *Nature Reviews: Cancer*, 13, n.º 11 (octubre 2013), pp. 800-12.
21. Más detalles sobre el microbioma: En algunos casos, se conocen y se describen mejor las especies concretas de bacterias. Por ejemplo, en los pacientes de cáncer de colon, la diversidad bacteriana era similar o ligeramente menor en los pacientes de cáncer que en los controles pareados, y la composición del microbioma presentaba habitualmente una prevalencia y unos niveles elevados de fusobacterias y porfiromonas, además de niveles más bajos de ruminococos en las heces de los pacientes de cáncer de colon. Sin embargo, dado que estos y otros estudios son estudios observacionales, la relación entre el microbioma como factor causal sigue sin estar clara en los estudios con seres humanos.
22. R. Francescone, V. Hou, S. I. Grivennikov, «Microbiome, inflammation and cancer», *Cancer Journal*, 20, n.º 3 (mayo-junio 2014), pp. 181-89.
23. S. V. Rajagopala, S. Vashee, L. M. Oldfield *et al.*, «The human microbiome and cancer», *Cancer Prevention Research*, 10, n.º 4 (abril 2017), pp. 226-34.
24. N. Shi, N. Li, X. Duan, H. Niu, «Interaction between the gut microbiome and mucosal immune system», *Military Medical Research*, 4 (mayo 2017), p. 14.
25. Y. Belkaid, Timothy W. Hand, «Role of the microbiota in immunity and inflammation», *Cell*, 157, n.º 1 (marzo 2014), pp. 121-41.

26. H. J. Wu, E. Wu, «The role of gut microbiota in immune homeostasis and autoimmunity», *Gut Microbes*, 3, n.º 1 (enero-febrero 2012), pp. 4-14.
27. V. Gopalakrishnan, C. N. Spencer, L. Nezi *et al.*, «Gut microbiome modulates response to anti-PD-1 immunotherapy in melanoma patients», *Science* (noviembre 2017).
28. M. Glick-Bauer, M. C. Yeh, «The health advantage of a vegan diet: exploring the gut microbiota connection», *Nutrients*, 6, n.º 11 (octubre 2014), pp. 4822-38.
29. J. L. Sonnenburg, F. Backhed, «Diet-microbiota interactions as moderators of human metabolism», *Nature*, 535, n.º 7610 (julio 2016), pp. 56-64.
30. V. K. Ridaura, J. J. Faith, F. E. Rey *et al.*, «Gut microbiota from twins discordant for obesity modulate metabolism in mice», *Science*, 341, n.º 6150 (septiembre 2013), 1241214.
31. D. Servan-Schreiber, *Anticáncer: una nueva forma de vida*, *El Periódico de Catalunya*, Barcelona, 2014.
32. Y. Barak, D. Fridman, «Impact of mediterranean diet on cancer: focused literature review», *Cancer Genomics & Proteomics*, 14, n.º 6 (noviembre-diciembre 2017), pp. 403-8.
33. L. Schwingshackl, C. Schwedhelm, C. Galbete, G. Hoffmann, «Adherence to mediterranean diet and risk of cancer: an updated systematic review and meta-analysis», *Nutrients*, 9, n.º 10 (septiembre 2017).
34. L. Schwingshackl, G. Hoffmann, «Does a Mediterranean-type diet reduce cancer risk?», *Current Nutrition Reports*, 5 (septiembre 2016), pp. 9-17.
35. H. E. Bloomfield, E. Koeller, N. Greer *et al.*, «Effects on health outcomes of a Mediterranean diet with no restriction on fat intake: a systematic review and meta-analysis», *Annals of Internal Medicine*, 165, n.º 7 (octubre 2016), pp. 491-500.
36. M. Dinu, G. Pagliai, A. Casini, F. Sofi, «Mediterranean diet and multiple health outcomes: an umbrella review of meta-analyses of observational studies and randomised trials», *European Journal of Clinical Nutrition* (mayo 2017).
37. Y. S. Aridi, J. L. Walker, O. R. L. Wright, «The association between the Mediterranean dietary pattern and cognitive health: a systematic review», *Nutrients*, 9, n.º 7 (junio 2017).
38. M. Filomeno, C. Bosetti, E. Bidoli *et al.*, «Mediterranean diet and risk of endometrial cancer: a pooled analysis of three Italian case-control studies», *British Journal of Cancer*, 112, n.º 11 (mayo 2015), pp. 1816-21.
39. P. A. van den Brandt, M. Schulpen, «Mediterranean diet adherence and risk of postmenopausal breast cancer: results of a cohort study and meta-analysis», *International Journal of Ca*ncer, 140, n.º 10 (mayo 2017), pp. 2220-31.
40. National Cancer Institute, «Vitamin D and cancer prevention» (21-10-2013), www.cancer.gov/about-cancer/causes-prevention/risk/diet/vitamin-d-fact-sheet.
41. D. Aune, E. Giovannucci, P. Boffetta *et al.*, «Fruit and vegetable intake and the risk of cardiovascular disease, total cancer and all-cause mortality—a systematic review and dose-response meta-analysis of prospective studies», *International Journal of Epidemiology*, 46, n.º 3 (junio 2017), pp. 1029-56.
42. H. R. Harris, W. C. Willett, R. L. Vaidya, K. B. Michels, «An adolescent and early adulthood dietary pattern associated with inflammation and the incidence of breast cancer», *Cancer Research*, 77, n.º 5 (marzo 2017), pp. 1179-87.
43. R. Estruch, E. Ros, J. Salas-Salvadó *et al.*, «Primary prevention of cardiovascular disease with a Mediterranean diet», *New England Journal of Medicine*, 368, n.º 14 (abril 2013), pp. 1279-90.
44. E. Toledo, F. B. Hu, R. Estruch *et al.*, «Effect of the Mediterranean diet on blood pressure in the PREDIMED trial: results from a randomized controlled trial», *BMC Medicine*, 11 (septiembre 2013), p. 207.

45. R. Estruch, «Anti-inflammatory effects of the Mediterranean diet: the experience of the PREDIMED study», *Proceedings of the Nutrition Society*, 69, n.º 3 (agosto 2010), pp. 333-40.

46. J. Salas-Salvadó, M. Bullo, N. Babio *et al.*, «Reduction in the incidence of type 2 diabetes with the Mediterranean diet: results of the PREDIMED-Reus nutrition intervention randomized trial», *Diabetes Care*, 34, n.º 1 (enero 2011), pp. 14-19.

47. N. Babio, E. Toledo, R. Estruch *et al.*, «Mediterranean diets and metabolic syndrome status in the PREDIMED randomized trial», *CMAJ: Canadian Medical Association Journal*, 186, n.º 17 (noviembre 2014), E649-57.

48. E. Toledo, J. Salas-Salvadó, C. Donat-Vargas *et al.*, «Mediterranean diet and invasive breast cancer risk among women at high cardiovascular risk in the PREDIMED trial: a randomized clinical trial», *Journal of the American Medical Association Internal Medicine*, 175, n.º 11 (noviembre 2015), pp. 1752-60.

49. Más detalles sobre la dieta mediterránea: un ensayo controlado con placebo publicado en agosto de 2017 en el que participaron 10.061 pacientes con un infarto de miocardio previo y niveles elevados de proteína C reactiva (PCR) señaló que un fármaco que bloquea la inflamación, en este caso un bloqueante de la interleuquina-1-beta, que forma parte de nuestro sistema inmunitario innato, tenía como resultado menos eventos cardiovasculares debidos a reducciones de la PCR y no a cambios en los niveles de lípidos. Los análisis secundarios previstos revelaron que la mortalidad por cáncer era inferior en los pacientes a quienes se administraba el fármaco antiinflamatorio, incluida una menor incidencia de cáncer de pulmón y de muertes relacionadas con el cáncer de pulmón. Los estimulantes resultados de este ensayo sugieren que la inflamación puede ser una vía habitual relacionada tanto con las enfermedades cardiovasculares como con el cáncer. Sin embargo, las infecciones mortales o sepsis eran considerablemente más habituales en los grupos del fármaco que en el grupo del placebo, un efecto secundario que no se tiene si se sigue una dieta mediterránea.

50. M. Yang, S. A. Kenfield, E. L. Van Blarigan *et al*, «Dietary patterns after prostate cancer diagnosis in relation to disease-specific and total mortality», *Cancer Prevention Research*, 8, n.º 6 (junio 2015), pp. 545-51.

51. M. S. Donaldson, «Nutrition and cancer: a review of the evidence for an anti-cancer diet», *Nutrition Journal*, 3, n.º 1 (octubre 2004), p. 19.

52. D. Aune, N. Keum, E. Giovannucci *et al.*, «Whole grain consumption and risk of cardiovascular disease, cancer, and all cause and cause specific mortality: systematic review and dose-response meta-analysis of prospective studies», *British Medical Journal*, 353 (junio 2016), i2716.

53. G. Zong, A. Gao, F. B. Hu, Q. Sun, «Whole grain intake and mortality from all causes, cardiovascular disease, and cancer: a meta-analysis of prospective cohort studies», *Circulation*, 133, n.º 24 (junio 2016), pp. 2370-80.

54. Más detalles sobre la fibra: Un metaanálisis publicado en 2016 que examinó catorce estudios de larga duración señaló que era un 10% menos probable que las personas que comían más cereales integrales murieran de cáncer. Por cada ración adicional de cereales integrales, su riesgo de cáncer se reducía un 5% adicional (G. Zong, A. Gao, F. B. Hu, Q. Sun, «Whole grain intake and mortality from all causes, cardiovascular disease, and cancer: a meta-analysis of prospective cohort studies», *Circulation*, 133, n.º 24 [junio 2016], pp. 2370-80).

    La creciente preocupación internacional por la sensibilidad y la intolerancia al gluten alcanzó su plenitud los últimos diez años. Casi uno de cada tres consumidores estadounidenses afirma ahora que espera reducir el gluten de su dieta. El mercado ha respondido a esta necesidad percibida con unas ventas de alimentos sin gluten que ascendieron a 15.000 millones de dólares en 2016. Incluso productos que nunca habían contenido gluten, como las patatas chip y las palomitas de maíz, se anuncian ahora como productos «sin gluten». ¿Pero qué pruebas científicas existen de que el gluten sea el culpable de las preocupaciones sobre la salud digestiva?

    Mi colega Francesco Sofi, que trabaja en el Hospital Universitario Careggie de Florencia, en Italia, no quería renunciar a la pasta de trigo, por lo que empezó a investigar los efectos del trigo antiguo comparado con el trigo moderno. En un estudio descubrió que el trigo khorasan de cultivo ecológico daba como resultado no sólo una mejora de los síntomas de quienes padecían enfermedad de colon irritable, sino también una notable reducción del perfil inflamatorio (F. Sofi, A. Whittaker, A. M. Gori *et al.*, «Effect of Triticum turgidum subsp. turanicum wheat on irritable bowel syndrome: a double-blinded randomised dietary intervention trial», *British Journal of Nutrition*, 111, n.º 11 [14-6-2014], pp. 1992-99). Los participantes en el estudio que ingirieron el cereal antiguo, cuyos granos contienen más proteínas, lípidos, vitaminas, minerales y aminoácidos que el trigo moderno, presentaban reducciones de los niveles circulantes de citoquinas proinflamatorias (incluidos la IL-6, la IL-17 y el interferón gamma), proteínas quimiotácticas de monocitos 1 y factor del crecimiento endotelial vascular, o VEGF. La inflamación y el VEGF están relacionados con características distintivas clave del cáncer. De hecho, hay quien ha calificado la inflamación en sí misma de característica distintiva del cáncer dado que cada vez está más claro que la inflamación crónica aumenta el riesgo de cáncer.

Francesco y sus colegas han realizado numerosos ensayos para comparar los efectos del trigo antiguo frente al moderno utilizando ensayos clínicos aleatorizados, controlados, ciegos, de diseño cruzado. Han descubierto beneficios del trigo antiguo y del trigo sarraceno para los marcadores de riesgo cardiovascular, de diabetes e inflamatorio tanto en las poblaciones de pacientes como en los individuos sanos (A. Whittaker, F. Sofi, M. L. Luisi *et al.*, «An organic khorasan wheat-based replacement diet improves risk profile of patients with acute coronary syndrome: a randomized crossover trial», *Nutrients*, 7, n.º 5 [11-5-2015], pp. 3401-15; A. Whittaker, M. Dinu, F. Cesari *et al.*, «A khorasan wheat-based replacement diet improves risk profile of patients with type 2 diabetes mellitus [T2DM]: a randomized crossover trial», *European Journal of Nutrition*, 56, n.º 3 [abril 2017], pp. 1191-1200; A. Sereni, F. Cesari, A. M. Gori *et al.*, «Cardiovascular benefits from ancient grain bread consumption: findings from a double-blinded randomized crossover intervention trial», *International Journal of Food, Science, and Nutrition*, 68, n.º 1 [febrero 2017], pp. 97-103). Incluso la comparación entre el trigo semiintegral antiguo, que posee menor contenido de gluten y una mayor cantidad de salvado y de germen, y el trigo semiintegral moderno reveló un perfil biológico considerablemente mejor en quienes consumían el cereal antiguo. El cereal antiguo es más nutritivo de modo natural y no necesita el enriquecimiento que vemos que es necesario en las variedades de trigo moderno. Así, aquellos de vosotros que no queráis seguir una dieta totalmente carente de gluten pero queráis reducir el contenido de gluten de vuestra harina, probad algunos de estos cereales antiguos. Quienes queráis evitar totalmente el gluten, tenéis que saber que los cereales sin gluten no siempre están enriquecidos con vitaminas y hierro, y a menudo carecen de la fibra y los fitoquímicos de los cereales integrales. Es, por lo tanto, necesario asegurarse de obtener estos importantes nutrientes en otras partes de la dieta.

55. A. M. Mileo, S. Miccadei, «Polyphenols as modulator of oxidative stress in cancer disease: new therapeutic strategies», *Oxidative Medicine and Cellular Longevity*, 2016 (diciembre 2016), p. 17.

56. M. H. Carlsen, B. L. Halvorsen, K. Holte *et al.*, «The total antioxidant content of more than 3100 foods, beverages, spices, herbs and supplements used worldwide», *Nutrition Journal* (enero 2010), p. 3.

57. D. Boivin, S. Lamy, S. Lord-Dufour *et al.*, «Antiproliferative and antioxidant activities of common vegetables: a comparative study», *Food Chemistry*, 112, n.º 2 (enero 2009), pp. 374-80.

58. J. V. Higdon, B. Delage, D. E. Williams, R. H. Dashwood, «Cruciferous vegetables and human cancer risk: epidemiologic evidence and mechanistic basis», *Pharmacological Research*, 55, n.º 3 (enero 2007), pp. 224-36.

59. H. Wang, T. O. Khor, L. Shu *et al.*, «Plants against cancer: a review on natural phytochemicals in preventing and treating cancers and their druggability», *Anti-Cancer Agents in Medicinal Chemistry*, 12, n.º 10 (2012), pp. 1281-1305.

60. T. M. Hardy, T. O. Tollefsbol, «Epigenetic diet: impact on the epigenome and cancer», *Epigenomics*, 3, n.º 4 (agosto 2011), pp. 503-18.

61. G. Tse, G. D. Eslick, «Cruciferous vegetables and risk of colorectal neoplasms: a systematic review and meta-analysis», *Nutrition and Cancer*, 66, n.º 1 (diciembre 2014), pp. 128-39.

62. M. J. Clark, K. Robien, J. L. Slavin, «Effect of prebiotics on biomarkers of colorectal cancer in humans: a systematic review», *Nutrition Reviews*, 70, n.º 8 (agosto 2012), pp. 436-43.

63. A. S. Tsao, D. Liu, J. Martin *et al.*, «Phase II randomized, placebo-controlled trial of green tea extract in patients with high-risk oral premalignant lesions», *Cancer Prevention Research*, 2, n.º 11 (noviembre 2009), pp. 931-41.

64. J. V. Heymach, T. J. Shackleford, H. T. Tran *et al.*, «Effect of low-fat diets on plasma levels of NF-kappaB-regulated inflammatory cytokines and angiogenic factors in men with prostate cancer», *Cancer Prevention Research*, 4, n.º 10 (octubre 2011), pp. 1590-98.

65. J. Shi, L. Xiong, J. Li *et al.*, «A linear dose-response relationship between fasting plasma glucose and colorectal cancer risk: systematic review and meta-analysis», *Scientific Reports*, 5 (diciembre 2015), p. 17591.

66. T. J. Hartman, P. S. Albert, Z. Zhang *et al.*, «Consumption of a legume-enriched, low-glycemic index diet is associated with biomarkers of insulin resistance and inflammation among men at risk for colorectal cancer», *Journal of Nutrition*, 140, n.º 1 (enero 2010), pp. 60-67.

67. S. Aiko, I. Kumano, N. Yamanaka *et al.*, «Effects of an immuno-enhanced diet containing antioxidants in esophageal cancer surgery following neoadjuvant therapy», *Diseases of the Esophagus*, 25, n.º 2 (febrero 2012), pp. 137-45.

68. S. S. Percival, J. P. Vanden Heuvel, C. J. Nieves *et al.*, «Bioavailability of herbs and spices in humans as determined by ex vivo inflammatory suppression and DNA strand breaks», *Journal of the American College of Nutrition*, 31, n.º 4 (agosto 2012), pp. 28-94.

69. Z. Zhang, L. L. Atwell, P. E. Farris, E. Ho, J. Shannon, «Associations between cruciferous vegetable intake and selected biomarkers among women scheduled for breast biopsies», *Public Health Nutrition*, 19, n.º 7 (mayo 2016), pp. 1288-95.

70. Y. Hu, G. H. McIntosh, R. K. Le Leu *et al.*, «Supplementation with Brazil nuts and green tea extract regulates targeted biomarkers related to colorectal cancer risk in humans», *British Journal of Nutrition*, 116, n.º 11 (diciembre 2016), pp. 1901-11.

71. C. S. Charron, H. D. Dawson, G. P. Albaugh *et al.*, «A single meal containing raw, crushed garlic influences expression of immunity-and cancer-related genes in whole blood of humans», *Journal of Nutrition*, 145, n.º 11 (noviembre 2015), pp. 2448-55.

72. M. Principi, A. Di Leo, M. Pricci *et al.*, «Phytoestrogens/insoluble fibers and colonic estrogen receptor ß: randomized, double-blind, placebo-controlled study», *World Journal of Gastroenterology*, 19, n.º 27 (julio 2013), pp. 4325-33.

73. D. Trudel, D. P. Labbe, I. Bairati *et al.*, «Green tea for ovarian cancer prevention and treatment: a systematic review of the in vitro, in vivo and epidemiological studies», *Gynecologic Oncology*, 126, n.º 3 (septiembre 2012), pp. 491-98.

74. P. Chen, W. Zhang, X. Wang *et al.*, «Lycopene and risk of prostate cancer: a systematic review and meta-analysis», *Medicine*, 94, n.º 33 (agosto 2015), e1260.

75. E. C. Borresen, D. G. Brown, G. Harbison *et al.*, «A randomized controlled trial to increase navy bean or rice bran consumption in colorectal cancer survivors», *Nutrition and Cancer*, 68, n.º 8 (noviembre-diciembre 2016), pp. 1269-80.

76. S. G. J. van Breda, E. van Agen, S. van Sanden *et al.*, «Vegetables affect the expression of genes involved in anticarcinogenic processes in the colonic mucosa of c57bl/6 female mice», *The Journal of Nutrition*, 135, n.º 8 (agosto 2005), pp. 1879-88.

77. J. A. Meyerhardt, D. Niedzwiecki, D. Hollis *et al.*, «Association of dietary patterns with cancer recurrence and survival in patients with stage III colon cancer», *Journal of the American Medical Association*, 298, n.º 7 (agosto 2007), pp. 754-64.

78. D. Buettner, *The Blue Zones: 9 Lessons for Living Longer from the People Who've Lived the Longest*, National Geographic, Washington, 2012.

79. Centers for Disease Control and Prevention, «Cancer and obesity» (3-10-2017), www.cdc.gov/vitalsigns/obesity-cancer/index.html.

80. G. M. Massetti, W. H. Dietz, L. C. Richardson, «Excessive weight gain, obesity, and cancer: opportunities for clinical intervention», *Journal of the American Medical Association*, 318, n.º 20 (noviembre 2017), pp. 1975-76.

81. American Institute for Cancer Research, «Obesity and cancer risk» (2017), www.aicr.org/reduce-your-cancer-risk/weight/reduce_weight_cancer_link.html.

82. National Cancer Institute, «Obesity and cancer» (17-1-2017), www.cancer.gov/about-cancer/causes-prevention/risk/obesity/obesity-fact-sheet.

83. K. Rtveladze, T. Marsh, L. Webber *et al.*, «Health and economic burden of obesity in Brazil», *PloS One*, 8, n.º 7 (julio 2013), e68785.

84. F. Bray, I. Soerjomataram, «The changing global burden of cancer: transitions in human development and implications for cancer prevention and control», en H. Gelband, P. Jha, R. Sankaranrayanan *et al.* (eds.), *Cancer: Disease Control Priorities*, 3.ª ed., The International Bank for Reconstruction and Development/The World Bank, Washington, 2015.

85. National Cancer Institute, «Study forecasts new breast cancer cases by 2030» (23-4-2015), www.cancer.gov/news-events/cancer-currents-blog/2015/breast-forecast.

86. American Institute for Cancer Research, «2017 AICR Cancer Risk Awareness Survey Report» (2017), www.vcloud.aicr.org/index.php/s/C6Q18hBpSQrukkC/download.

87. C. E. Kearns, L. A. Schmidt, S. A. Glantz, «Sugar industry and coronary heart disease research: a historical analysis of internal industry documents», *Journal of the American Medical Association Internal Medicine*, 176, n.º 11 (2016), pp. 1680-85.

88. C. E. Kearns, D. Apollonio, S. A. Glantz, «Sugar industry sponsorship of germ-free rodent studies linking sucrose to hyperlipidemia and cancer: a historical analysis of internal documents», *PLoS Biology*, 15, n.º 11 (noviembre 2017), e2003460.

89. Q. Yang, Z. Zhang, E. W. Gregg *et al.*, «Added sugar intake and cardiovascular diseases mortality among U.S. adults», *Journal of the American Medical Association Internal Medicine*, 174, n.º 4 (abril 2014), pp. 516-24.

90. C. Iadecola, «Sugar and Alzheimer's disease: a bittersweet truth», *Nature Neuroscience*, 18, n.º 4 (abril 2015), pp. 477-78.

91. J. M. Rippe, T. J. Angelopoulos, «Relationship between added sugars consumption and chronic disease risk factors: current understanding», *Nutrients*, 8, n.º 11 (noviembre 2016), p. 697.

92. R. H. Lustig, L. A. Schmidt, C. D. Brindis, «Public health: the toxic truth about sugar», *Nature*, 482, n.º 7383 (febrero 2012), pp. 27-29.

93. American Heart Association, «Added sugars add to your risk of dying from heart disease» (16-9-2016), www.heart.org/HEARTORG/HealthyLiving/HealthyEating/Nutrition/Added-Sugars-AddtoYour-Risk-of-Dying-from-Heart-Disease_UCM_460319_Article.jsp.

94. P. Gnagnarella, S. Gandini, C. La Vecchia, P. Maisonneuve, «Glycemic index, glycemic load, and cancer risk: a meta-analysis», *American Journal of Clinical Nutrition*, 87, n.º 6 (junio 2008), pp. 1793-1801.

95. I. Romieu, P. Ferrari, S. Rinaldi *et al.*, «Dietary glycemic index and glycemic load and breast cancer risk in the European Prospective Investigation into Cancer and Nutrition (EPIC)», *American Journal of Clinical Nutrition*, 96, n.º 2 (agosto 2012), pp. 345-55.

96. Y. Choi, E. Giovannucci, J. E. Lee, «Glycaemic index and glycaemic load in relation to risk of diabetes-related cancers: a meta-analysis», *British Journal of Nutrition*, 108, n.º 11 (diciembre 2012), pp. 1934-47.

97. M. A. Fuchs, K. Sato, D. Niedzwiecki *et al.*, «Sugar-sweetened beverage intake and cancer recurrence and survival in CALGB 89803 (Alliance)», *PloS One*, 9, n.º 6 (junio 2014), e99816.

98. J. M. Genkinger, R. Li, D. Spiegelman *et al.*, «Coffee, tea, and sugar-sweetened carbonated soft drink intake and pancreatic cancer risk: a pooled analysis of 14 cohort studies», *Cancer Epidemiology, Biomarkers & Prevention*, 21, n.º 2 (febrero 2012), pp. 305-18.

99. N. Potischman, R. J. Coates, C. A. Swanson *et al.*, «Increased risk of early-stage breast cancer related to consumption of sweet foods among women less than age 45 in the United States», *Cancer Causes and Control*, 13, n.º 10 (diciembre 2002), pp. 937-46.

100. M. Lajous, M. C. Boutron-Ruault, A. Fabre, F. Clavel-Chapelon, I. Romieu, «Carbohydrate intake, glycemic index, glycemic load, and risk of postmenopausal breast cancer in a prospective study of French women», *American Journal of Clinical Nutrition*, 87, n.º 5 (mayo 2008), pp. 1384-91.

101. G. C. Kabat, M. Y. Kim, H. D. Strickler *et al.*, «A longitudinal study of serum insulin and glucose levels in relation to colorectal cancer risk among postmenopausal women», *British Journal of Cancer*, 106, n.º 1 (enero 2012), pp. 227-32.

102. I. Drake, E. Sonestedt, B. Gullberg *et al.*, «Dietary intakes of carbohydrates in relation to prostate cancer risk: a prospective study in the Malmö diet and cancer cohort», *American Journal of Clinical Nutrition*, 96, n.º 6 (diciembre 2012), pp. 1409-18.

103. P. Hossain, B. Kawar, M. El Nahas, «Obesity and diabetes in the developing world—a growing challenge», *New England Journal of Medicine*, 356, n.º 3 (enero 2007), pp. 213-15.

104. World Health Organization, «Global report on diabetes» (2016), www.apps.who.int/iris/bitstream/10665/204871/1/9789241565257_eng.pdf?ua=1&utm_source=blog&utm_campaign=rc_blogpost.

105. J. Wojciechowska, W. Krajewski, M. Bolanowski, T. Krecicki, T. Zatonski, «Diabetes and cancer: a review of current knowledge», *Experimental and Clinical Endocrinology and Diabetes*, 124, n.º 5 (mayo 2016), pp. 263-75.

106. Más detalles sobre el azúcar: Las investigaciones señalan que los niveles elevados de azúcar son el motivo de la relación entre la diabetes y un aumento del riesgo de cáncer. En 2013, científicos de la Universidad Rey Juan Carlos de Madrid averiguaron que los niveles elevados de azúcar aumentan la actividad de una proteína que se ha relacionado con dos características distintivas fundamentales del cáncer: la inmortalidad celular y la proliferación celular. Al responder a un pico de azúcares, las células del intestino secretan una hormona que provoca que el cáncer libere insulina, lo que ayuda al cuerpo a transformar el azúcar en energía o a almacenarlo para un uso futuro. El doctor Garcia Jimenez y sus colegas estudiaron este proceso a nivel molecular. Descubrieron un inesperado efecto secundario: Un aumento de la ß-catenina (A. Chocarro-Calvo, J. M. Garcia-Martinez, S. Ardila-Gonzalez, A. De la Vieja, C. Garcia-Jimenez, «Glucose-induced beta-catenin acetylation enhances Wnt signaling in cancer», *Molecular Cell*, 49, n.º 3 [7-2-2013], pp. 474-86). La ß-catenina es una proteína de la que se sabe que es un factor principal en el desarrollo de distintos cánceres. Puede convertir células normales en inmortales, un importante paso inicial en la progresión del cáncer. La acumulación de ß-catenina también da lugar a la proliferación celular. Esto supone una prueba evidente de la existencia de un mecanismo molecular por el que los niveles elevados de azúcar en sangre podrían predisponer el cuerpo al cáncer, favoreciendo la creación y el desarrollo de tumores.

107. U.S. Department of Health and Human Services, «14th report on carcinogens» (2016), www.ntp.niehs.nih.gov/pubhealth/roc/index1.html#toc1.

108. American Cancer Society, «Alcohol use and cancer» (5-4-2017), www.cancer.org/cancer/cancer-causes/diet-physical-activity/alcohol-use-and-cancer.html.

109. G. Testino, «The burden of cancer attributable to alcohol consumption», *Maedica*, 6, n.º 4 (octubre 2011), pp. 313-20.

110. National Cancer Institute, «Alcohol and cancer risk» (24-6-2013), www.cancer.gov/about-cancer/causes-prevention/risk/alcohol/alcohol-fact-sheet.

111. H. K. Seitz, P. Becker, «Alcohol metabolism and cancer risk», www.pubs.niaaa.nih.gov/publications/arh301/3847.htm.

112. P. Boffetta, M. Hashibe, C. La Vecchia, W. Zatonski, J. Rehm, «The burden of cancer attributable to alcohol drinking», *International Journal of Cancer*, 119, n.º 4 (agosto 2006), pp. 884-87.

113. D. E. Nelson, D. W. Jarman, J. Rehm *et al.*, «Alcohol-attributable cancer deaths and years of potential life lost in the United States», *American Journal of Public Health*, 103, n.º 4 (abril 2013), pp. 641-48.

114. N. K. LoConte, A. M. Brewster, J. S. Kaur, J. K. Merrill, A. J. Alberg, «Alcohol and cancer: a statement of the American Society of Clinical Oncology», *Journal of Clinical Oncology* (noviembre 2017), JCO2017761155.

115. Harvard Health Publishing, «Glycemic index and glycemic load for 100+ foods» (27-8-2015), www.health.harvard.edu/diseases-and-conditions/glycemic-index-and-glycemic-load-for-100-foods.

116. A. Chocarro-Calvo, J. M. Garcia-Martinez, S. Ardila-Gonzalez, A. De la Vieja, C. Garcia-Jimenez, «Glucose-induced beta-catenin acetylation enhances Wnt signaling in cancer», *Molecular Cell*, 49, n.º 3 (febrero 2013), pp. 474-86.

117. C. Garcia-Jimenez, J. M. Garcia-Martinez, A. Chocarro-Calvo, A. De la Vieja, «A new link between diabetes and cancer: enhanced Wnt/beta-catenin signaling by high glucose», *Journal of Molecular Endocrinology*, 52, n.º 1 (febrero 2014), R51-66.

118. S. C. Melkonian, C. R. Daniel, Y. Ye *et al.*, «Glycemic index, glycemic load, and lung cancer risk in non-Hispanic whites», *Cancer Epidemiology Biomarkers & Prevention*, 25, n.º 3 (marzo 2016), pp. 532-39.

119. Q. Yang, «Gain weight by 'going diet?' artificial sweeteners and the neurobiology of sugar cravings: Neuroscience 2010», *Yale Journal of Biology and Medicine*, 83, n.º 2 (junio 2010), pp. 101-8.

120. S. D. Anton, C. K. Martin, H. Han *et al.*, «Effects of stevia, aspartame, and sucrose on food intake, satiety, and postprandial glucose and insulin levels», *Appetite*, 55, n.º 1 (marzo 2010), pp. 37-43.

121. S. E. Swithers, «Artificial sweeteners produce the counterintuitive effect of inducing metabolic derangements», *Trends in Endocrinology and Metabolism*, 24, n.º 9 (julio 2013), pp. 431-41.

122. L. S. Augustin, C. Galeone, L. Dal Maso *et al.*, «Glycemic index, glycemic load and risk of prostate cancer», *International Journal of Cancer*, 112, n.º 3 (noviembre 2004), pp. 446-50.

123. C. M. Nagle, F. Kolahdooz, T. I. Ibiebele *et al.*, «Carbohydrate intake, glycemic load, glycemic index, and risk of ovarian cancer», *Annals of Oncology*, 22, n.º 6 (junio 2011), pp. 1332-38.

124. V. Bouvard, D. Loomis, K. Z. Guyton *et al.*, «Carcinogenicity of consumption of red and processed meat», *The Lancet Oncology*, 16, n.º 16 (octubre 2015), pp. 1599-1600.

125. M. A. Fini, A. Elias, R. J. Johnson, R. M. Wright, «Contribution of uric acid to cancer risk, recurrence, and mortality», *Clinical and Translational Medicine*, 1 (agosto 2012), pp. 1-16.

126. American Cancer Society, «World Health Organization says processed meat causes cancer» (26-10-2015), www.cancer.org/latest-news/world-health-organization-says-processed-meat-causes-cancer.html.

127. N. F. Aykan, «Red meat and colorectal cancer», *Oncology Reviews*, 9, n.º 1 (diciembre 2015), p. 288.

128. J. M. Genkinger, A. Koushik, «Meat consumption and cancer risk», *PLoS Medicine*, 4, n.º 12 (diciembre 2007), e345.

129. National Cancer Institute, «Chemicals in meat cooked at high temperatures and cancer risk» (9-10-2015), www.cancer.gov/about-cancer/causes-prevention/risk/diet/cooked-meats-fact-sheet.

130. R. L. Santarelli, F. Pierre, D. E. Corpet, «Processed meat and colorectal cancer: a review of epidemiologic and experimental evidence», *Nutrition and Cancer*, 60, n.º 2 (abril 2008), pp. 131-44.

131. American Cancer Society, «Acrylamide and cancer risk» (10-3-2016), www.cancer.org/cancer/cancer-causes/acrylamide.html.

132. Más detalles sobre la carne roja: Las sustancias causantes de cáncer liberadas en la cocción de la carne roja incluyen las aminas heterocíclicas (AHC) y los hidrocarburos aromáticos policíclicos (HAP). Estos compuestos se forman cuando se cuece la carne a altas temperaturas o se chamusca. Por desgracia, también se forman cuando se cuece la carne a temperaturas normales, incluido al freírla o al asarla a la parrilla. Sin embargo cuanto más rato se cuece la carne, más altos son los niveles de AHC y HAP. Estos compuestos están asimismo presentes en elevados niveles en el pollo asado a la parrilla. Las AHC y los HAP han sido clasificados como mutágenos, es decir, sustancias que pueden iniciar el proceso canceroso (carcinógenos), y se sabe que causan daños en el ADN (una característica distintiva fundamental del cáncer). Los roedores alimentados con una dieta que incluía AHC desarrollaron tumores en varios órganos, incluidos las mamas, el colon, el hígado, los pulmones y la próstata. Los roedores alimentados con HAP desarrollaron leucemia y tumores en los pulmones y el tracto gastrointestinal. La carne roja es también una fuente rica en grasas saturadas, aunque a un nivel más alto en unos cortes que en otros, lo que puede tener un efecto en el riesgo de cáncer y puede modular la función hormonal, importante en cánceres como el de mama, endometrio, próstata y ovario.

La carne roja contiene asimismo unas sustancias químicas denominadas hemo (parte del pigmento rojo de la sangre, o hemoglobina), fuente de hierro que se descompone en nuestro intestino para formar una familia de sustancias químicas llamadas compuestos N-nitroso. Los compuestos N-nitroso dañan las células que recubren el colon, y obligan a las demás células a replicarse más a menudo para reparar los daños. Con el exceso de replicación celular se produce un aumento de la probabilidad de mutaciones celulares. Si las mutaciones celulares no se controlan, a través de cambios en distintas características distintivas del cáncer, el cáncer se formará y prosperará. Además, las carnes rojas procesadas contienen sustancias químicas que generan compuestos N-nitroso, como los nitritos usados como conservantes. Cuando se combinan con las AHC y los HAP, estos compuestos crean una tormenta perfecta para la formación de cánceres: las AHC y los HAP son mutágenos y carcinógenos que al combinarse con los compuestos N-nitroso provocan daños en las células y un exceso de replicación celular en el colon (todas ellas características distintivas clave del cáncer).

133. C. A. Daley, A. Abbott, P. S. Doyle, G. A. Nader, S. Larson, «A review of fatty acid profiles and antioxidant content in grass-fed and grain-fed beef», *Nutrition Journal*, 9 (marzo 2010), p. 10.

134. E. Patterson, R. Wall, G. F. Fitzgerald, R. P. Ross, C. Stanton, «Health implications of high dietary omega-6 polyunsaturated fatty acids», *Journal of Nutrition and Metabolism*, 2012 (noviembre 2012), 539426.

135. A. N. Samraj, O. M. T. Pearce, H. Läubli *et al.*, «A red-meat-derived glycan promotes inflammation and cancer progression», *Proceedings of the National Academy of Sciences of the United States of America*, 112, n.º 2 (diciembre 2015), pp. 542-47.

136. Más detalles sobre la carne: Investigadores de la Universidad de California en San Diego pueden haber descubierto otro responsable fundamental en la relación entre la carne roja y el cáncer (también a través de la inflamación) (A. N. Samraj, O. M. Pearce, H. Laubli *et al*, «A red-meat-derived glycan promotes inflammation and cancer progression», *Proceeding of the National Academy of Sciences of the United States of America*, 112, n.º 2 [13-1-2015], pp. 542-47). El cerdo, la ternera y el cordero contienen un tipo de azúcar que nuestro cuerpo considera un invasor extraño, lo que desencadena una respuesta inmunitaria y da lugar a inflamación. En un estudio de 2014, los científicos de California modificaron genéticamente unos ratones para que ellos, como los seres humanos, no produjeran de modo natural el azúcar en cuestión. La idea era que los ratones consideraran la introducción del azúcar como una sustancia extraña y prepararan una respuesta inflamatoria. Cuando esos ratones modificados genéticamente fueron alimentados con el azúcar extraño en carnes rojas, desarrollaron tumores. Esto podría explicar por qué consumir carne roja no causa enfermedades en otros carnívoros que poseen el azúcar de la carne roja en su organismo. En los seres humanos la carne roja puede no ser percibida como un nutriente sino como un compuesto invasor.
137. M. S. Moss, *Adictos a la comida basura: cómo la industria manipula los alimentos para que nos convirtamos en adictos a sus productos*, Deusto, Barcelona, 2016.
138. N. M. Avena, P. Rada, B. G. Hoebel, «Evidence for sugar addiction: behavioral and neurochemical effects of intermittent, excessive sugar intake», *Neuroscience and Biobehavioral Reviews*, 32, n.º 1 (mayo 2008), pp. 20-39.
139. D. M. Blumenthal, M. S. Gold, «Neurobiology of food addiction», *Current Opinion in Clinical Nutrition and Metabolic Care*, 13, n.º 4 (julio 2010), pp. 359-65.
140. E. M. Schulte, N. M. Avena, A. N. Gearhardt, «Which foods may be addictive? The roles of processing, fat content, and glycemic load», *PloS One*, 10, n.º 2 (febrero 2015), e0117959.
141. Más detalles sobre las hormonas del hambre: Las pruebas sugieren que la exposición a los alimentos poco saludables que son ricos en sal, azúcar y grasas no sólo modifican los circuitos de recompensa del cerebro sino que también modulan las hormonas fundamentales que regulan nuestra sensación de hambre y de saciedad; dicho de otro modo, sentirnos llenos. Las dos hormonas clave de este proceso de estimulación del apetito son la leptina y la grelina. La leptina está compuesta por células adiposas y reduce nuestro apetito. La grelina se libera en el estómago y aumenta el apetito a través de señales enviadas al cerebro. La grelina también tiene un papel en el peso. Los niveles de leptina son más bajos cuando estás delgado y más altos cuando presentas sobrepeso. Sin embargo, de modo parecido a las personas con diabetes que tienen resistencia a la insulina, muchas personas obesas han desarrollado una resistencia a los efectos supresores del apetito de la leptina. Como consecuencia de ello, la regulación normal del apetito a través de la leptina no se registra y el exceso de reservas de grasas se acumula. Las personas con resistencia a la leptina no reciben la información adecuada de estas hormonas reguladoras clave que indican a nuestro cuerpo cuándo debe comer y cuándo estamos llenos y debería dejar de comer. Se ha demostrado que las comidas ricas en grasas desregulan el equilibrio de estas hormonas. Pero los investigadores han demostrado que una dieta rica en carbohidratos «buenos» (como los cereales integrales) o una dieta rica en proteínas suprimen la grelina de modo más eficaz que una dieta rica en grasas. La falta de sueño, el estrés y la depresión están también relacionados con la desregulación de los niveles de grelina y leptina. Esto aporta más pruebas para evitar las dificultades de las dietas y asegurarte de que utilizas la correcta Mezcla de Seis para lograr los cambios ideales y sostenibles que deseas hacer.
142. G. Holmboe-Ottesen, M. Wandel, «Changes in dietary habits after migration and consequences for health: a focus on South Asians in Europe», *Food & Nutrition Research*, 56 (noviembre 2012), 10.3402/fnr.v3456i3400.18891.
143. B. K. Defo, «Demographic, epidemiological, and health transitions: are they relevant to population health patterns in Africa?», *Global Health Action*, 7, n.º 1 (mayo 2014), 10.3402/gha.v3407.22443.

144. T. J. Key, A. Schatzkin, W. C. Willett *et al.*, «Diet, nutrition and the prevention of cancer», *Public Health Nutrition*, 7, n.º 1A (febrero 2004), pp. 187-200.

145. J. Upadhyay, O. Farr, N. Perakakis, W. Ghaly, C. Mantzoros, «Obesity as a disease», *Medical Clinics of North America*, 102, n.º 1 (enero 2018), pp. 13-33.

146. D. P. Rose, P. J. Gracheck, L. Vona-Davis, «The interactions of obesity, inflammation and insulin resistance in breast cancer», *Cancers*, 7, n.º 4 (octubre 2015), pp. 2147-68.

147. K. Bowers, G. Liu, P. Wang *et al.*, «Birth weight, postnatal weight change, and risk for high blood pressure among Chinese children», *Pediatrics*, 127, n.º 5 (mayo 2011), e1272-79.

148. K. Strohacker, K. C. Carpenter, B. K. McFarlin, «Consequences of weight cycling: an increase in disease risk?», *International Journal of Exercise Science*, 2, n.º 3 (julio 2009), pp. 191-201.

149. J. W. Rich-Edwards, K. Kleinman, K. B. Michels *et al.*, «Longitudinal study of birth weight and adult body mass index in predicting risk of coronary heart disease and stroke in women», *British Medical Journal*, 330, n.º 7500 (mayo 2005), p. 1115.

150. V. J. Carey, E. E. Walters, G. A. Colditz *et al.*, «Body fat distribution and risk of non-insulin-dependent diabetes mellitus in women: The Nurses' Health Study», *American Journal of Epidemiology*, 145, n.º 7 (abril 1997), pp. 614-19.

151. Centers for Disease Control and Prevention, «National Diabetes Statistics Report» (2017), www.cdc.gov/diabetes/pdfs/data/statistics/national-diabetes-statistics-report.pdf.

152. Centers for Disease Control and Prevention, «The health effects of overweight and obesity» (5-6-2015), www.cdc.gov/healthyweight/effects/index.html.

153. World Health Organization, «Obesity and overweight fact sheet» (octubre 2017), www.who.int/mediacentre/factsheets/fs311/en.

154. K. Neovius, M. Neovius, F. Rasmussen, «The combined effects of overweight and smoking in late adolescence on subsequent disability pension: a nationwide cohort study», *International Journal of Obesity (2005)*, 34, n.º 1 (enero 2010), pp. 75-82.

155. J. A. Ligibel, C. M. Alfano, K. S. Courneya *et al.*, «American Society of Clinical Oncology position statement on obesity and cancer», *Journal of Clinical Oncology*, 32, n.º 31 (noviembre 2014), pp. 3568-74.

156. E. J. Gallagher, D. LeRoith, «Epidemiology and molecular mechanisms tying obesity, diabetes, and the metabolic syndrome with cancer», *Diabetes Care* 36, n.º Suplemento 2 (julio 2013), pp. S233-39.

157. E. J. Gallagher, D. LeRoith, «Obesity and diabetes: the increased risk of cancer and cancer-related mortality», *Physiological Reviews*, 95, n.º 3 (junio 2015), pp. 72-48.

158. R. Divella, R. De Luca, I. Abbate, E. Naglieri, A. Daniele, «Obesity and cancer: the role of adipose tissue and adipo-cytokines-induced chronic inflammation», *Journal of Cancer*, 7, n.º 15 (noviembre 2016), pp. 2346-59.

159. B. D. Hopkins, M. D. Goncalves, L. C. Cantley, «Obesity and cancer mechanisms: cancer metabolism», *Journal of Clinical Oncology*, 34, n.º 35 (noviembre 2016), pp. 4277-83.

160. T. Deng, C. J. Lyon, S. Bergin, M. A. Caligiuri, W. A. Hsueh, «Obesity, inflammation, and cancer», *Annual Review of Pathology*, 11 (mayo 2016), pp. 421-49.

161. Q. Dai, Y.T. Gao, X.O. Shu *et al.*, «Oxidative stress, obesity, and breast cancer risk: results from the Shanghai women's health study», *Journal of Clinical Oncology*, 27, n.º 15 (mayo 2009), pp. 2482-88.

162. L. Marseglia, S. Manti, G. D'Angelo *et al.*, «Oxidative stress in obesity: a critical component in human diseases», *International Journal of Molecular Sciences*, 16, n.º 1 (diciembre 2014), pp. 378-400.

163. J. Luo, R. T. Chlebowski, M. Hendryx *et al.*, «Intentional weight loss and endometrial cancer risk», *Journal of Clinical Oncology*, 35, n.º 11 (abril 2017), pp. 1189-93.

164. J. P. Pierce, L. Natarajan, B. J. Caan *et al.*, «Influence of a diet very high in vegetables, fruit, and fiber and low in fat on prognosis following treatment for breast cancer: the Women's Healthy Eating and Living (WHEL) randomized trial», *Journal of the American Medical Association*, 298, n.º 3 (julio 2007), pp. 289-98.

165. J. P. Pierce, «Diet and breast cancer prognosis: making sense of the WHEL and WINS trials», *Current Opinion in Obstetrics and Gynecology*, 21, n.º 1 (febrero 2009), pp. 86-91.

166. Más detalles sobre el estudio WHEL: Otro gran ensayo clínico aleatorizado, el estudio Women's Healthy Eating and Living (WHEL) sobre alimentación y vida saludable de las mujeres informó haber obtenido resultados dispares al asignar dietas ricas en frutas y verduras a supervivientes de cáncer de mama. Los beneficios sólo se observaron en las mujeres que presentaban sofocos al entrar en el estudio. Sin embargo, una limitación de este estudio era que las mujeres del grupo de control ya ingerían las cinco raciones recomendadas de frutas y verduras al día. Así que todas las participantes en el estudio ingerían una dieta saludable desde el comienzo. Además, el investigador principal del estudio, John Pierce, me contó que él y los demás investigadores se concentraron en el objetivo equivocado en el estudio WHEL. En aquel momento, creían que el mecanismo activo que tenían que perseguir en las mujeres era el aumento de los carotenoides, como el betacaroteno, que influiría a través de su capacidad antioxidante. A posteriori, afirmó que tendrían que haber asignado una dieta antiinflamatoria. Además de esta limitación, para consumir las frutas y verduras necesarias en el estudio WHEL, se proporcionó a las mujeres exprimidores eléctricos. Esto podría haber aumentado sin querer el consumo de azúcar en general a costa de la considerable fibra de estos alimentos. Aunque los niveles de carotenoides aumentaron en la intervención con respecto al grupo de control, y los niveles altos de carotenoides se relacionaron con una menor recidiva de la enfermedad, los marcadores antiinflamatorios permanecieron intactos. Pero la inflamación era también un indicador de supervivencia. Puede que el mejor planteamiento sea perseguir aumentos de los niveles de carotenoides y reducir la inflamación a la vez.

167. C. A. Thomson, C. L. Rock, P. A. Thompson *et al.*, «Vegetable intake is associated with reduced breast cancer recurrence in tamoxifen users: a secondary analysis from the Women's Healthy Eating and Living Study», *Breast Cancer Research and Treatment*, 125, n.º 2 (enero 2011), pp. 519-27.

168. J. P. Pierce, M. L. Stefanick, S. W. Flatt *et al.*, «Greater survival after breast cancer in physically active women with high vegetable-fruit intake regardless of obesity», *Journal of Clinical Oncology*, 25, n.º 17 (junio 2007), pp. 2345-51.

169. C. A. Thomson, T. E. Crane, A. Miller *et al.*, «A randomized trial of diet and physical activity in women treated for stage II-IV ovarian cancer: rationale and design of the Lifestyle Intervention for Ovarian Cancer Enhanced Survival (LIVES), an NRG Oncology/Gynecologic Oncology Group (GOG-225) Study», *Contemporary Clinical Trials*, 49 (julio 2016), pp. 181-89.

170. Más detalles sobre la dieta y el cáncer: Thomson fue hace poco coautora de un estudio que examinaba la relación entre los «alimentos densos en energía» y el cáncer. Los alimentos con una alta DC (densidad calórica) son aquellos que exigen una gran cantidad de recursos metabólicos para ser procesados pero que son poco nutritivos. Thomson y su equipo descubrieron que existe un aumento del 10% de los cánceres típicamente asociados con la obesidad, en mujeres postmenopáusicas con peso normal. Los alimentos con una baja DC, en cambio, aportan un elevado contenido de nutrientes con pocas exigencias calóricas al cuerpo. Thomson, en su día paciente de cáncer, cuenta que estos resultados son «novedosos y contrarios a nuestras hipótesis, y que sugieren que gestionar solamente el peso puede no proteger frente al cáncer relacionado con la obesidad a mujeres que siguen una dieta con "alta densidad calórica"». Esto puede explicar por qué se ha producido un aumento de la aparición de ciertos cánceres (como el de mama, próstata y colorrectal) entre personas jóvenes que puede que no sigan una dieta anticáncer.

171. C. A. Thomson, T. E. Crane, D. O. Garcia *et al.*, «Association between dietary energy density and obesity-associated cancer: results from the Women's Health Initiative», *Journal of the Academy of Nutrition and Dietetics* (agosto 2017).

172. G. D. Potter, D. J. Skene, J. Arendt *et al.*, «Circadian rhythm and sleep disruption: causes, metabolic consequences, and countermeasures», *Endocrine Reviews*, 37, n.º 6 (diciembre 2016), pp. 584-608.

173. S. Taheri, L. Lin, D. Austin, T. Young, E. Mignot, «Short sleep duration is associated with reduced leptin, elevated ghrelin, and increased body mass index», *PLoS Medicine*, 1, n.º 3 (diciembre 2004), e62.

174. R. Leproult, E. Van Cauter, «Role of sleep and sleep loss in hormonal release and metabolism», *Endocrine Development*, 17 (noviembre 2010), pp. 11-21.

175. F. P. J. Martin, S. Rezzi, E. Peré-Trepat *et al.*, «Metabolic effects of dark chocolate consumption on energy, gut microbiota, and stress-related metabolism in free-living subjects», *Journal of Proteome Research*, 8, n.º 12 (diciembre 2009), pp. 5568-79.

176. J. K. Srivastava, E. Shankar, S. Gupta, «Chamomile: A herbal medicine of the past with bright future», *Molecular Medicine Reports*, 3, n.º 6 (noviembre 2010), pp. 895-901.

177. R. S. Thompson, R. Roller, A. Mika *et al.*, «Dietary prebiotics and bioactive milk fractions improve NREM sleep, enhance REM sleep rebound and attenuate the stress-induced decrease in diurnal temperature and gut microbial alpha diversity», *Frontiers in Behavioral Neuroscience*, 10 (enero 2017).

178. L. Sominsky, S. J. Spencer, «Eating behavior and stress: a pathway to obesity», *Frontiers in Psychology*, 5 (mayo 2014), p. 434.

179. K. Aschbacher, S. Kornfeld, M. Picard *et al.*, «Chronic stress increases vulnerability to diet-related abdominal fat, oxidative stress, and metabolic risk», *Psychoneuroendocrinology*, 46 (agosto 2014), pp. 14-22.

180. J. A. Foster, L. Rinaman, J. F. Cryan, «Stress & the gut-brain axis: regulation by the microbiome», *Neurobiology of Stress* (marzo 2017).

181. M. Zhang, J. Huang, X. Xie, C. D. Holman, «Dietary intakes of mushrooms and green tea combine to reduce the risk of breast cancer in Chinese women», *International Journal of Cancer*, 124, n.º 6 (marzo 2009), pp. 1404-08.

182. P. Ghadirian, S. Narod, E. Fafard *et al.*, «Breast cancer risk in relation to the joint effect of BRCA mutations and diet diversity», *Breast Cancer Research and Treatment*, 117, n.º 2 (septiembre 2009), pp. 417-22.

183. P. Maas, M. Barrdahl, A. D. Joshi *et al.*, «Breast cancer risk from modifiable and nonmodifiable risk factors among white women in the United States», *Journal of the American Medical Association Oncology*, 2, n.º 10 (octubre 2016), pp. 1295-1302.

184. Más detalles sobre la interacción entre la dieta y los genes: En un estudio de 2009 con mujeres francocanadienses con mutaciones BRCA, los investigadores descubrieron un riesgo considerablemente menor de cáncer de mama en las mujeres que ingerían la mayor variedad de verduras (P. Ghadirian, S. Narod, E. Fafard *et al.*, «Breast cancer risk in relation to the joint effect of BRCA mutations and diet diversity», *Breast Cancer Research and Treatment*, 117, n.º 2 [septiembre 2009], pp. 417-22). Un estudio de 2013 con mujeres coreanas con la mutación BRCA confirmó la asociación entre la variedad de verduras y un menor riesgo, y también reveló que el consumo de soja reducía el riesgo de cáncer de mama con independencia de si las mujeres presentaban la mutación genética (K. P. Ko, S. W. Kim, S. H. Ma *et al.*, «Dietary intake and breast cancer among carriers and noncarriers of BRCA mutations in the Korean Hereditary Breast Cancer Study», *American Journal of Clinical Nutrition*, 98, n.º 6 [diciembre 2013], pp. 1493-1501). Por otro lado, una cohorte de hombres con un elevado riesgo de cáncer de próstata

debido a una mutación genética (una probabilidad cinco veces mayor que la de la población general) pudieron neutralizar su riesgo genético consumiendo pescado de modo regular (M. Hedelin, E. T. Chang, F. Wiklund *et al*, «Association of frequent consumption of fatty fish with prostate cancer risk is modified by COX2 polymorphism», *International Journal of Cancer*, 120, n.º 2 [15-1-2007], pp. 398-405). Más recientemente, un artículo en la revista de la American Medical Association examinó la contribución de los factores de riesgo tanto no modificables como modificables al cáncer de mama. Entre los factores no modificables figuraban las mutaciones relacionadas con los genes según una puntuación de riesgo poligénico (PRS, por sus siglas en inglés) y otros factores de riesgo no modificables como los antecedentes familiares, la edad en el primer parto, la paridad, la edad de la menarquía, la altura, el estado menopáusico y la edad de la menopausia. Entre los factores de riesgo modificables figuraban el índice de masa corporal, el uso de terapia hormonal, el nivel de ingesta de alcohol y el estatus de fumadora. Entre las mujeres en el decil más alto de riesgo debido a factores no modificables, aquellas que tenían un IMC bajo, no bebían o fumaban, y no usaban terapia hormonal presentaban un riesgo de cáncer de mama comparable al de una mujer media de la población general (Maas, M. Barrdahl, A. D. Joshi *et al.*, «Breast cancer risk from modifiable and nonmodifiable risk factors among white women in the United States», *Journal of the American Medical Association Oncology* 2, n.º 10 [octubre 2016], pp. 1295-1302). Esto sugiere que los factores de riesgo no modificables como las mutaciones de genes específicos del cáncer y otros factores demográficos pueden modularse a través de factores del estilo de vida.

Guía de Vida anticáncer para la nutrición

1. The Full Yield Inc., «The Full Yield» (2017), www.thefullyield.com.
2. Food and Agriculture Organization of the United Nations, «Food-based dietary guidelines—Japan» (2010), www.fao.org/nutrition/education/food-based-dietary-guidelines/regions/countries/japan/en.
3. G. Zong, A. Gao, F. B. Hu, Q. Sun, «Whole grain intake and mortality from all causes, cardiovascular disease, and cancer: a meta-analysis of prospective cohort studies», *Circulation*, 133, n.º 24 (junio 2016), pp. 2370-80.
4. P. Knekt, J. Kumpulainen, R. Jarvinen *et al.*, «Flavonoid intake and risk of chronic diseases», *American Journal of Clinical Nutrition*, 76, n.º 3 (septiembre 2002), pp. 560-68.
5. E. Moghaddam, J. A. Vogt, T. M. Wolever, «The effects of fat and protein on glycemic responses in nondiabetic humans vary with waist circumference, fasting plasma insulin, and dietary fiber intake», *Journal of Nutrition*, 136, n.º 10 (octubre 2006), pp. 2506-11.
6. A. K. Kant, B. I. Graubard, «Eating out in America, 1987-2000: Trends and nutritional correlates», *Preventive Medicine*, 38, n.º 2 (febrero 2004), pp. 243-49.
7. S. Vikraman, C. D. Fryar, C. L. Ogden, «Caloric intake from fast food among children and adolescents in the United States, 2011-2012. NCHS Data Brief n.º 213» (6-11-2015), www.cdc.gov/nchs/products/databriefs/db213.htm.
8. C. Geisler, C. M. Prado, M. J. Müller, «Inadequacy of body weight-based recommendations for individual protein intake—lessons from body composition analysis», *Nutrients*, 9, n.º 1 (diciembre 2017), p. 23.
9. P. Trumbo, S. Schlicker, A. A. Yates, M. Poos, «Dietary reference intakes for energy, carbohydrate, fiber, fat, fatty acids, cholesterol, protein and amino acids», *Journal of the American Dietetic Association*, 102, n.º 11 (noviembre 2002), pp. 1621-30.
10. S. Ahmed, N. H. Othman, «The anti-cancer effects of Tualang honey in modulating breast carcinogenesis: an experimental animal study», *BMC Complementary and Alternative Medicine*, 17, n.º 1 (abril 2017), p. 208.

11. T. Yamamoto, K. Uemura, K. Moriyama, K. Mitamura, A. Taga, «Inhibitory effect of maple syrup on the cell growth and invasion of human colorectal cancer cells», *Oncology Reports*, 33, n.º 4 (abril 2015), pp. 1579-84.

12. R. J. Johnson, M. S. Segal, Y. Sautin *et al.*, «Potential role of sugar (fructose) in the epidemic of hypertension, obesity and the metabolic syndrome, diabetes, kidney disease, and cardiovascular disease», *American Journal of Clinical Nutrition*, 86, n.º 4 (octubre 2007), pp. 899-906.

13. A. Bordoni, F. Danesi, D. Dardevet *et al.*, «Dairy products and inflammation: a review of the clinical evidence», *Critical Reviews in Food Science and Nutrition*, 57, n.º 12 (agosto 2017), pp. 2497-2525.

14. Y. Song, J. E. Chavarro, Y. Cao *et al.*, «Whole milk intake is associated with prostate-cancer-specific mortality among U.S. male physicians», *Journal of Nutrition*, 143, n.º 2 (febrero 2013), pp. 189-96.

15. K. L. Watson, L. Stalker, R. A. Jones, R. A. Moorehead, «High levels of dietary soy decrease mammary tumor latency and increase incidence in MTB-IGFIR transgenic mice», *BMC Cancer*, 15, (febrero 2015), p. 37.

16. S. J. Nechuta, B. J. Caan, W. Y. Chen *et al.*, «Soy food intake after diagnosis of breast cancer and survival: an indepth analysis of combined evidence from cohort studies of U.S. and Chinese women», *American Journal of Clinical Nutrition*, 96, n.º 1 (julio 2012), pp. 123-32.

17. A. Seow, W. T. Poh, M. Teh *et al.*, «Diet, reproductive factors and lung cancer risk among Chinese women in Singapore: evidence for a protective effect of soy in nonsmokers», *International Journal of Cancer*, 97, n.º 3 (enero 2002), pp. 365-71.

18. K. Dechering, C. Boersma, S. Mosselman, «Estrogen receptors alpha and beta: two receptors of a kind?», *Current Medicinal Chemistry*, 7, n.º 5 (mayo 2000), pp. 561-76.

19. S. Ali, R. C. Coombes, «Estrogen receptor alpha in human breast cancer: occurrence and significance», *Journal of Mammary Gland Biology and Neoplasia*, 5, n.º 3 (julio 2000), pp. 271-81.

20. D. M. Harris, E. Besselink, S. M. Henning, V. L. Go, D. Heber, «Phytoestrogens induce differential estrogen receptor alpha-or beta-mediated responses in transfected breast cancer cells», *Experimental Biology and Medicine*, 230, n.º 8 (septiembre 2005), pp. 558-68.

21. S. Ziaei, R. Halaby, «Dietary isoflavones and breast cancer risk», *Medicines*, 4, n.º 2 (abril 2017), p. 18.

22. F. F. Zhang, D. E. Haslam, M. B. Terry *et al.*, «Dietary isoflavone intake and all-cause mortality in breast cancer survivors: the breast cancer family registry», *Cancer*, 123, n.º 11 (junio 2017), pp. 2070-79.

23. S. Simon, «How your diet may affect your risk of breast cancer», American Cancer Society (25-10-2017), www.cancer.org/latest-news/how-your-diet-may-affect-your-risk-of-breast-cancer.html.

24. U.S. Department of Health and Human Services, «14th report on carcinogens» (2016), www.ntp.niehs.nih.gov/pubhealth/roc/index1.html#toc1.

25. D. E. Nelson, D. W. Jarman, J. Rehm *et al.*, «Alcohol-attributable cancer deaths and years of potential life lost in the United States», *American Journal of Public Health*, 103, n.º 4 (abril 2013), pp. 641-48.

26. N. K. LoConte, A. M. Brewster, J. S. Kaur, J. K. Merrill, A. J. Alberg, «Alcohol and cancer: a statement of the American Society of Clinical Oncology», *Journal of Clinical Oncology* (noviembre 2017), JCO2017761155.

27. A. Fullana, A. A. Carbonell-Barrachina, S. Sidhu, «Comparison of volatile aldehydes present in the cooking fumes of extra virgin olive, olive, and canola oils», *Journal of Agricultural and Food Chemistry*, 52, n.º 16 (agosto 2004), pp. 5207-14.

28. B. M. Popkin, K. E. D'Anci, I. H. Rosenberg, «Water, hydration, and health», *Nutrition Reviews*, 68, n.º 8 (agosto 2010), pp. 439-58.

29. E. T. Perrier, E. C. Johnson, A. L. McKenzie, L. A. Ellis, L. E. Armstrong, «Urine colour change as an indicator of change in daily water intake: a quantitative analysis», *European Journal of Nutrition*, 55, n.º 5 (agosto 2016), pp. 1943-49.

30. National Cancer Institute, «Tea and cancer prevention» (17-11-2010), www.cancer.gov/about-cancer/causes-prevention/risk/diet/tea-fact-sheet.

31. About Herbs, «Green tea» (16-8-2017), www.mskcc.org/cancer-care/integrative-medicine/herbs/green-tea.

32. Men's Health, «Which bottled green tea packs the most nutritional punch?» (5-10-2010), www.menshealth.com/nutrition/best-green-tea.

33. S. Caini, S. Cattaruzza, B. Bendinelli *et al.*, «Coffee, tea and caffeine intake and the risk of non-melanoma skin cancer: a review of the literature and meta-analysis», *European Journal of Nutrition*, 56, n.º 1 (febrero 2017), pp. 1-12.

34. D. Loomis, K. Z. Guyton, Y. Grosse *et al.*, «Carcinogenicity of drinking coffee, mate, and very hot beverages», *The Lancet Oncology*, 17, n.º 7 (julio 2016), pp. 877-78.

Capítulo 12: El entorno y la búsqueda de la salud

1. J. M. Shultz, S. Galea, «Mitigating the mental and physical health consequences of Hurricane Harvey», *Journal of the American Medical Association*, 318, n.º 15 (octubre 2017), pp. 1437-38.

2. United States Environmental Protection Agency, «Universe of chemicals and general validation principles» (2012), www.epa.gov/sites/production/files/2015-07/documents/edsp_chemical_universe_and_general_validations_white_paper_11_12.pdf.

3. International Agency for Research on Cancer, «IARC monographs of the evaluation of carcenogenic risks to humans», World Health Organization, 2017, www.monographs.iarc.fr.

4. L. B. McKenzie, N. Ahir, U. Stolz, N. G. Nelson, «Household cleaning product-related injuries treated in U.S. emergency departments in 1990-2006», *Pediatrics*, 126, n.º 3 (septiembre 2010), pp. 509-16.

5. Q. Di, Y. Wang, A. Zanobetti *et al.*, «Air pollution and mortality in the Medicare population», *New England Journal of Medicine*, 376, n.º 26 (junio 2017), pp. 2513-22.

6. Y. Horii, K. Kannan, «Survey of organosilicone compounds, including cyclic and linear siloxanes, in personal care and household products», *Archives of Environmental Contamination and Toxicology*, 55, n.º 4 (noviembre 2008), pp. 701-10.

7. F. A. Caliman, M. Gavrilescu, «Pharmaceuticals, personal care products and endocrine disrupting agents in the environment—a review», *CLEAN-Soil, Air, Water*, 37, n.º 4-5 (abril 2009), pp. 277-303.

8. S. I. Korfali, R. Sabra, M. Jurdi, R. I. Taleb, «Assessment of toxic metals and phthalates in children's toys and clays», *Archives of Environmental Contamination and Toxicology*, 65, n.º 3 (octubre 2013), pp. 368-81.

9. American Cancer Society, «Teflon and perfluorooctanoic acid (PFOA)» (5-1-2016), www.cancer.org/cancer/cancer-causes/teflon-and-perfluorooctanoic-acid-pfoa.html.

10. A. M. Hormann, F. S. Vom Saal, S. C. Nagel *et al.*, «Holding thermal receipt paper and eating food after using hand sanitizer results in high serum bioactive and urine total levels of bisphenol a (BPA)», *PloS One*, 9, n.º 10 (octubre 2014), e110509.

11. S. Babu, S. N. Uppu, B. Martin, O. A. Agu, R. M. Uppu, «Unusually high levels of bisphenol a (BPA) in thermal paper cash register receipts (CRS): development and application of a robust

LCUV method to quantify BPA in CRS», *Toxicology Mechanisms and Methods*, 25, n.º 5 (mayo 2015), pp. 410-16.

12. A. R. David, M. R. Zimmerman, «Cancer: an old disease, a new disease or something in between?», *Nature Reviews: Cancer*, 10, n.º 10 (octubre 2010), pp. 728-33.
13. Centers for Disease Control and Prevention, «Cancer Clusters» (18-12-2013), www.cdc.gov/nceh/clusters.
14. J. R. Brown, J. L. Thornton, «Percivall Pott (1714-1788) and chimney sweepers' cancer of the scrotum», *British Journal of Industrial Medicine*, 14, n.º 1 (enero 1957), pp. 68-70.
15. W. Graebner, «Radium girls, corporate boys. [Review of: C. Clark, *Radium Girls: Women and Industrial Health Reform, 1910-1935* (Chapel Hill: University of North Carolina Press, 1997)]», *Reviews in American History*, 26, n.º 3 (septiembre 1998), pp. 587-92.
16. L. Kovács, D. Csupor, G. Lente, T. Gunda, «Catastrophes, poisons, chemicals», en Lajos Kovács, Dezső Csupor, Gábor Lente y Tamás Gunda (eds.), *100 Chemical Myths*, Springer, Nueva York, 2014.
17. Integrated Risk Information System, «IRIS Bimonthly Public Science Meeting» (octubre 2014), www.epa.gov/iris/iris-bimonthly-public-meeting-oct-2014.
18. Centers for Disease Control and Prevention, «World Trade Center Health Program—Program at a Glance», Centers for Disease Control and Prevention, p. 2016d.
19. *Ibídem*, p. 2017e.
20. P. J. Lioy, C. P. Weisel, J. R. Millette *et al.*, «Characterization of the dust/smoke aerosol that settled east of the World Trade Center (WTC) in lower Manhattan after the collapse of the WTC 11 September 2001», *Environmental Health Perspectives*, 110, n.º 7 (julio 2002), pp. 703-14.
21. A. H. Mokdad, L. Dwyer-Lindgren, C. Fitzmaurice *et al.*, «Trends and patterns of disparities in cancer mortality among U.S. counties, 1980-2014», *Journal of the American Medical Association*, 317, n.º 4 (enero 2017), pp. 388-406.
22. M. Singer, «Down cancer alley: the lived experience of health and environmental suffering in Louisiana's chemical corridor», *Medical Anthropology Quarterly*, 25, n.º 2 (junio 2011), pp. 141-63.
23. L. Suarez, J. Martin, «Primary liver cancer mortality and incidence in Texas Mexican Americans, 1969-80», *American Journal of Public Health*, 77, n.º 5 (mayo 1987), pp. 631-33.
24. A. Kirpich, E. Leary, «Superfund locations and potential associations with cancer incidence in Florida», *Statistics and Public Policy*, 4, n.º 1 (diciembre 2017), pp. 1-9.
25. Environmental Working Group, «About Us» (2017), www.ewg.org/aboutus-#.Wnir2LynGUK./
26. A. Formuzis, «Chemical reform law falls short in protecting public health, environment» (24-5-2016), www.ewg.org/release/chemical-reform-law-falls-short-protecting-public-health-environment-.Wg3u0KIiVpu.
27. J. LaDou, B. Castleman, A. Frank *et al.*, «The case for a global ban on asbestos», *Environmental Health Perspectives*, 118, n.º 7 (julio 2010), pp. 897-901.
28. J. A. Swenberg, B. C. Moeller, K. Lu *et al.*, «Formaldehyde carcinogenicity research: 30 years and counting for mode of action, epidemiology, and cancer risk assessment», *Toxicologic Pathology*, 41, n.º 2 (febrero 2013), pp. 181-89.
29. F. Suja, B. K. Pramanik, S. M. Zain, «Contamination, bioaccumulation and toxic effects of perfluorinated chemicals (PFCS) in the water environment: a review paper», *Water Science and Technology*, 60, n.º 6 (septiembre 2009), pp. 1533-44.
30. A. Blum, B. N. Ames, «Flame-retardant additives as possible cancer hazards», *Science*, 195, n.º 4273 (enero 1977), pp. 17-23.

31. K. Mulder, M. Knot, «PVC plastic: a history of systems development and entrenchment», *Technology in Society*, 23, n.º 2 (abril 2001), pp. 265-86.

32. Office of Environmental Health Hazard Assessment, «Bisphenol-A listed as known to the state of California to cause reproductive toxicity» (11-5-2015), www.oehha.ca.gov/proposition65/crnr/bisphenol-listed-known-state-california-cause-reproductive-toxicity.

33. A. Miodovnik, S. M. Engel, C. Zhu *et al.*, «Endocrine disruptors and childhood social impairment», *Neurotoxicology*, 32, n.º 2 (marzo 2011), pp. 261-67.

34. C. Casals-Casas, B. Desvergne, «Endocrine disruptors: from endocrine to metabolic disruption», *Annual Review of Physiology*, 73 (noviembre 2011), pp. 135-62.

35. M. I. Cuomo, *A World Without Cancer: The Making of a New Cure and the Real Promise of Prevention*, Rodale, Nueva York, 2012.

36. E. Swedenborg, J. Ruegg, S. Makela, I. Pongratz, «Endocrine disruptive chemicals: mechanisms of action and involvement in metabolic disorders», *Journal of Molecular Endocrinology*, 43, n.º 1 (julio 2009), pp. 1-10.

37. J. M. Gray, S. Rasanayagam, C. Engel, J. Rizzo, «State of the evidence 2017: an update on the connection between breast cancer and the environment», *Environmental Health*, 16, n.º 1 (septiembre 2017), p. 94.

38. P. D. Darbre, P. W. Harvey, «Parabens can enable hallmarks and characteristics of cancer in human breast epithelial cells: a review of the literature with reference to new exposure data and regulatory status», *Journal of Applied Toxicology*, 34, n.º 9 (septiembre 2014), pp. 925-38.

39. D. E. Buttke, K. Sircar, C. Martin, «Exposures to endocrine-disrupting chemicals and age of menarche in adolescent girls in NHANES (2003-2008)», *Environmental Health Perspectives*, 120, n.º 11 (noviembre 2012), pp. 1613-18.

40. Environmental Protection Agency, «Endocrine disruption» (22-11-2017), www.epa.gov/endocrine-disruption.

41. R. H. Hill Jr., D. L. Ashley, S. L. Head, L. L. Needham, J. L. Pirkle, «p-Dichlorobenzene exposure among 1,000 adults in the United States», *Archives of Environmental Health*, 50, n.º 4 (julio-agosto 1995), pp. 277-80.

42. M. S. Wolff, S. L. Teitelbaum, K. McGovern *et al.*, «Environmental phenols and pubertal development in girls», *Environment International*, 84 (noviembre 2015), pp. 174-80.

43. M. S. Wolff, S. L. Teitelbaum, G. Windham *et al.*, «Pilot study of urinary biomarkers of phytoestrogens, phthalates, and phenols in girls», *Environmental Health Perspectives*, 115, n.º 1 (enero 2007), pp. 116-21.

44. M. E. Herman-Giddens, J. Steffes, D. Harris *et al.*, «Secondary sexual characteristics in boys: data from the pediatric research in office settings network», *Pediatrics*, 130, n.º 5 (noviembre 2012), e1058-68.

45. M. E. Herman-Giddens, L. Wang, G. Koch, «Secondary sexual characteristics in boys: estimates from the National Health and Nutrition Examination Survey III, 1988-1994», *Archives of Pediatrics and Adolescent Medicine*, 155, n.º 9 (septiembre 2001), pp. 1022-28.

46. Collaborative Group on Hormonal Factors in Breast Cancer, «Menarche, menopause, and breast cancer risk: individual participant meta-analysis, including 118,964 women with breast cancer from 117 epidemiological studies», *The Lancet Oncology*, 13, n.º 11 (noviembre 2012), pp. 1141-51.

47. F. R. Day, D. J. Thompson, H. Helgason *et al.*, «Genomic analyses identify hundreds of variants associated with age at menarche and support a role for puberty timing in cancer risk», *Nature Genetics*, 49, n.º 6 (junio 2017), pp. 834-41.

48. C. Bonilla, S. J. Lewis, R. M. Martin *et al.*, «Pubertal development and prostate cancer risk: Mendelian randomization study in a population-based cohort», *BMC Medicine*, 14 (abril 2016), p. 66.

49. E. Diamanti-Kandarakis, J. P. Bourguignon, L. C. Giudice *et al*, «Endocrine-disrupting chemicals: an Endocrine Society scientific statement», *Endocrine Reviews*, 30, n.º 4 (junio 2009), pp. 293-342.

50. G. S. Prins, W. Y. Hu, G. B. Shi *et al.*, «Bisphenol A promotes human prostate stem-progenitor cell self-renewal and increases in vivo carcinogenesis in human prostate epithelium», *Endocrinology*, 155, n.º 3 (marzo 2014), pp. 805-17.

51. Environmental Working Group, «Exposures add up survey results» (2017), www.ewg.org/skindeep/2004/06/15/exposures-addupsurvey-results/.Wg32G1UrJQJ.

52. Environmental Working Group, «Teen girls' body burden of hormone-altering cosmetics chemicals» (24-9-2008), www.ewg.org/research/teen-girls-body-burden-hormone-altering-cosmetics-chemicals.Wg33jlUrJQJ.

53. P. J. Lioy, R. Hauser, C. Gennings *et al.*, «Assessment of phthalates/phthalate alternatives in children's toys and childcare articles: review of the report including conclusions and recommendation of the Chronic Hazard Advisory Panel of the Consumer Product Safety Commission», *Journal of Exposure Science & Environmental Epidemiology*, 25, n.º 4 (julio-agosto 2015), pp. 343-53.

54. M. T. Dinwiddie, P. D. Terry, J. Chen, «Recent evidence regarding triclosan and cancer risk», *International Journal of Environmental Research and Public Health*, 11, n.º 2 (febrero 2014), pp. 2209-17.

55. C. O'Neil, «Organic imports continue to rise alongside organic demand, research shows» (25-10-2017), www.ewg.org/agmag/2017/10/organic-imports-continue-rise-alongside-organic-demand-research-shows-.Wg36zKIiVps.

56. A. Bradman, L. Quiros-Alcala, R. Castorina *et al.*, «Effect of organic diet intervention on pesticide exposures in young children living in low-income urban and agricultural communities», *Environmental Health Perspectives*, 123, n.º 10 (octubre 2015), pp. 1086-93.

57. CBS News, «60 Minutes found that Lumber Liquidators' Chinese-made laminate flooring contains amounts of toxic formaldehyde that may not meet health and safety standards» (2015), www.cbsnews.com/news/lumber-liquidators-linked-to-health-and-safety-violations.

58. H. Malcolm, «Subway: 'Yoga mat' chemical almost out of bread» (11-4-2014), www.usatoday.com/story/money/business/2014/04/11/subway-yoga-mat-chemical-almost-out-of-bread/7587787.

59. The Office of Environmental Health Hazard Assessment, «Notice of amendment of text Title 27, California Code of Regulations amendment of Section 25705 Specific Regulatory Levels: no significant risk levels 4methylimidazole (4MEI)» (8-2-2012), www.oehha.ca.gov/proposition65/crnr/notice-amendment-text-title-27-california-code-regulations-amendment-section.

60. S. R. Lara, «Governor Brown signs Cleaning Product Right to Know Act to create firstinnation label law for consumers» (15-10-2017), www.sd33.senate.ca.gov/news/20171015governor-brown-signs-cleaning-product-right-know-act-create-first-nation-label-law.

61. Governor Andrew M. Cuomo, «Governor Cuomo announces new regulations to require disclosure of chemicals in household cleaning products» (25-4-2017), www.governor.ny.gov/news/governor-cuomo-announces-new-regulations-require-disclosure-chemicals-household-cleaning.

62. SC Johson Press Room, «SC Johnson introduces industry-first 100 percent fragrance transparency with new Glade® Fresh Citrus Blossoms Collection» (11-2-2016), www.scjohnson.com/en/press-room/press-releases/02112016/scjohnson-introduces-industry-first-100-percent-fragrance-transparency-with-new-glade-fresh-citrus-blossoms-collection.aspx.

63. Unilever, «What is Smartlabel™?» (2017), www.unileverusa.com/brands/smartlabel.

64. Procter & Gamble, «What are preservatives» (2017), www.us.pg.com/our-brands/product-safety/ingredient-safety/preservatives.

65. Campbell's, «Campbell to remove BPA from packaging by mid-2017» (28-3-2016), www.campbellsoupcompany.com/newsroom/press-releases/campbell-to-remove-bpa-from-packaging-by-mid-2017.

66. Getting to Know Cancer, «Assessing the carcinogenic potential of low dose exposures to chemical mixtures in the environment» (2017), www.gettingtoknowcancer.org/taskforce_environment.php.

67. Getting to Know Cancer, «The Halifax Project» (20-9-2016), www.gettingtoknowcancer.org/.

68. T. B. Hayes, V. Khoury, A. Narayan *et al.*, «Atrazine induces complete feminization and chemical castration in male African clawed frogs (Xenopus laevis)», *Proceedings of the National Academy of Sciences of the United States of America*, 107, n.º 10 (marzo 2010), pp. 4612-17.

69. C. Cox, «Atrazine: toxicology», *Journal of Pesticide Reform*, 21, n.º 2 (verano 2001a), pp. 12-20.

70. A. Dorsey, «Toxicological profile for atrazine», Agency for Toxic Substances and Disease Registry (21-1-2015), www.atsdr.cdc.gov/toxprofiles/tp.asp?id=338&tid=59.

71. K. Hu, Y. Tian, Y. Du *et al.*, «Atrazine promotes RM1 prostate cancer cell proliferation by activating STAT3 signaling», *International Journal of Oncology*, 48, n.º 5 (mayo 2016), pp. 2166-74.

72. Anticancer Lifestyle Program, «Select comments from course participants» (2017), www.anticancerlifestyle.org/testimonials/page/4.

73. M. Hanna-Attisha, J. LaChance, R. C. Sadler, A. Champney Schnepp, «Elevated blood lead levels in children associated with the Flint drinking water crisis: a spatial analysis of risk and public health response», *American Journal of Public Health*, 106, n.º 2 (febrero 2016), pp. 283-90.

74. Environmental Working Group, «Hidden carcinogen taints tap water, consumer products nationwide» (6-9-2017), www.ewg.org/release/hidden-carcinogen-taints-tap-water-consumer-products-nationwide-.Wign501TEdU.

75. J. E. Cooper, E. L. Kendig, S. M. Belcher, «Assessment of bisphenol A released from reusable plastic, aluminium and stainless steel water bottles», *Chemosphere*, 85, n.º 6 (octubre 2011), pp. 943-47.

76. S. Eladak, T. Grisin, D. Moison *et al.*, «A new chapter in the bisphenol A story: bisphenol S and bisphenol F are not safe alternatives to this compound», *Fertility and Sterility*, 103, n.º 1 (enero 2015), pp. 11-21.

77. R. Vinas, C. S. Watson, «Bisphenol S disrupts estradiol-induced nongenomic signaling in a rat pituitary cell line: effects on cell functions», *Environmental Health Perspectives*, 121, n.º 3 (marzo 2013), pp. 352-58.

78. A. Vaiserman, «Early-life exposure to endocrine disrupting chemicals and later-life health outcomes: an epigenetic bridge?», *Aging and Disease*, 5, n.º 6 (diciembre 2014), pp. 419-29.

79. L. Trasande, A. J. Spanier, S. Sathyanarayana, T. M. Attina, J. Blustein, «Urinary phthalates and increased insulin resistance in adolescents», *Pediatrics*, 132, n.º 3 (septiembre 2013), e646-55.

80. P. Mirmira, C. Evans-Molina, «Bisphenol A, obesity, and type 2 diabetes mellitus: Genuine concern or unnecessary preoccupation?», *Translational Research: The Journal of Laboratory and Clinical Medicine*, 164, n.º 1 (julio 2014), pp. 13-21.

81. F. S. Vom Saal, S. C. Nagel, B. L. Coe, B. M. Angle, J. A. Taylor, «The estrogenic endocrine disrupting chemical bisphenol A (BPA) and obesity», *Molecular and Cellular Endocrinology*, 354, n.º 1-2 (mayo 2012), pp. 74-84.

82. F. Grun, B. Blumberg, «Endocrine disrupters as obesogens», *Molecular and Cellular Endocrinology*, 304, n.º 1-2 (mayo 2009), pp. 19-29.

83. H. A. Beydoun, M. A. Beydoun, H. A. Jeng, A. B. Zonderman, S. M. Eid, «BisphenolA and sleep adequacy among adults in the National Health and Nutrition Examination Surveys», *Sleep*, 39, n.º 2 (febrero 2016), pp. 467-76.

84. S. A. Johnson, M. S. Painter, A. B. Javurek *et al.*, «Sex-dependent effects of developmental exposure to bisphenol A and ethinyl estradiol on metabolic parameters and voluntary physical activity», *Journal of Developmental Origins of Health and Disease*, 6, n.º 6 (diciembre 2015), pp. 539-52.

Guía de Vida anticáncer para purificar tu entorno

1. M. Derudi, S. Gelosa, A. Sliepcevich *et al.*, «Emission of air pollutants from burning candles with different composition in indoor environments», *Environmental Science and Pollution Research International*, 21, n.º 6 (marzo 2014), pp. 4320-30.

2. Centers for Disease Control and Prevention, «Occupational cancer» (24-4-2017), www.cdc.gov/niosh/topics/cancer/npotocca.html.

3. X. Zhang, S. K. Brar, S. Yan, R. D. Tyagi, R. Y. Surampalli, «Fate and transport of fragrance materials in principal environmental sinks», *Chemosphere*, 93, n.º 6 (octubre 2013), pp. 857-69.

4. United States Environmental Protection Agency, «Volatile organic compounds' impact on indoor air quality» (2017), www.epa.gov/indoor-air-quality-iaq/volatile-organic-compounds-impact-indoor-air-quality.

5. R. A. Rudel, J. M. Ackerman, K. R. Attfield, J. G. Brody, «New exposure biomarkers as tools for breast cancer epidemiology, biomonitoring, and prevention: a systematic approach based on animal evidence», *Environmental Health Perspectives*, 122, n.º 9 (septiembre 2014), pp. 881-95.

6. Environmental Working Group, «EWG's healthy home tips: tip 7—filter your tap water» (2017), www.ewg.org/research/healthy-home-tips/tip7filter-your-tap-water-filter.

7. Environmental Working Group, «EWG's updated water filter buying guide» (2017), www.ewg.org/tapwater/water-filter-guide.php-.Wg4Ou1UrJQJ.

8. Environmental Working Group, «EWG's 2017 Shopper's Guide to Pesticides in Produce™» (2017), https://www.ewg.org/foodnews/dirty_dozen_list.php-.Wg4PI1UrJQI.

9. International Agency for Research on Cancer, «IARC classifies radiofrequency electromagnetic fields as possibly carcinogenic to humans» (31-5-2011), www.iarc.fr/en/media-centre/pr/2011/pdfs/pr208_E.pdf.

10. L. Kheifets, M. Repacholi, R. Saunders, E. van Deventer, «The sensitivity of children to electromagnetic fields», *Pediatrics*, 116, n.º 2 (agosto 2005), e303-13.

11. J. Schüz, «Exposure to electromagnetic fields and cancer: the epidemiological evidence», General Assembly and Scientific Symposium, 2011 XXXth URSI, 2011.

12. M. Gutierrez, «New records show how state reworked secret cell phone warnings», *San Francisco Chronicle* (19-5-2017), www.sfchronicle.com/health/article/New-records-show-how-state-reworked-secret-cell-11160254.php.

13. California Department of Public Health, «Cell phones and health», California Department of Public Health (abril 2014), www.sfchronicle.com/file/198/6/1986-CellPhones1-26-15.pdf.

14. National Research Council, *Review of the Environmental Protection Agency's Draft IRIS Assessment of Tetrachloroethylene*, National Academies Press, Washington, 2010.

15. E. Hartman, «The messy truth about dry cleaning», *Washington Post* (10-8-2008), www.washingtonpost.com/wpdyn/content/article/2008/08/07/AR2008080702759.html.

16. U.S. Environmental Protection Agency, «Reducing air pollution from dry cleaning operations» (12-9-2005), www.epa.gov/sites/production/files/201706/documents/drycleaners_comm_info.pdf.

17. U.S. Environmental Protection Agency, «Surfactant enhancement of liquid C02 for surface cleaning» (13-5-2003), www.cfpub.epa.gov/si/si_public_record_Report.cfm?dirEntryID=56445.

18. R. Gottlieb, L. Bechtel, J. Goodheart, P. Sinsheimer, C. Tranby, «Final report: evaluation and demonstration of wet cleaning alternatives to perchloroethylene-based garment care» (1997), www.cfpub.epa.gov/ncer_abstracts/index.cfm/fuseaction/display.highlight/abstract/945/report/F.

Reflexiones finales

1. American Institute for Cancer Research, «Recommendations for cancer prevention» (2017), www.aicr.org/reduce-your-cancer-risk/recommendations-for-cancer-prevention.

2. B. Arun, T. Austin, G. V. Babiera *et al.*, «A comprehensive lifestyle randomized clinical trial: design and initial patient experience», *Integrative Cancer Therapies*, 16, n.º 1 (marzo 2017), pp. 3-20.

Apéndice A: Explicación de las características distintivas del cáncer

1. D. Hanahan, R. A. Weinberg, «The hallmarks of cancer», *Cell*, 100, n.º 1 (enero 2000), pp. 57-70.

2. D. Hanahan, R. A. Weinberg, «Hallmarks of cancer: the next generation», *Cell*, 144, n.º 5 (marzo 2011), pp. 646-74.

Apéndice B: Dieta por grupos de alimentos – Nuevos hábitos

1. H. L. Nicastro, S. A. Ross, J. A. Milner, «Garlic and onions: their cancer prevention properties», *Cancer Prevention Research*, 8, n.º 3 (marzo 2015), pp. 181-89.

2. D. Boivin, S. Lamy, S. Lord-Dufour *et al.*, «Antiproliferative and antioxidant activities of common vegetables: a comparative study», *Food Chemistry*, 112, n.º 2 (enero 2009), pp. 374-80.

3. A. Sengupta, S. Ghosh, S. Bhattacharjee, «Allium vegetables in cancer prevention: an overview», *Asian Pacific Journal of Cancer Prevention*, 5, n.º 3 (julio-septiembre 2004), pp. 237-45.

4. A. W. Hsing, A. P. Chokkalingam, Y. T. Gao *et al.*, «Allium vegetables and risk of prostate cancer: a population-based study», *Journal of the National Cancer Institute*, 94, n.º 21 (noviembre 2002), pp. 1648-51.

5. C. A. Thomson, C. L. Rock, B. J. Caan *et al.*, «Increase in cruciferous vegetable intake in women previously treated for breast cancer participating in a dietary intervention trial», *Nutrition and Cancer*, 57, n.º 1 (mayo 2007), pp. 11-19.

6. C. A. Thomson, E. Ho, M. B. Strom, «Chemopreventive properties of 3,3'-diindolylmethane in breast cancer: evidence from experimental and human studies», *Nutrition Reviews*, 74, n.º 7 (julio 2016), pp. 432-43.

7. M. Lenzi, C. Fimognari, P. Hrelia, «Sulforaphane as a promising molecule for fighting cancer», *Cancer Treatment and Research*, 159 (octubre 2014), pp. 207-23.

8. K. L. Kaspar, J. S. Park, C. R. Brown *et al.*, «Pigmented potato consumption alters oxidative stress and inflammatory damage in men», *Journal of Nutrition*, 141, n.º 1 (enero 2011), pp. 108-11.

9. S. Lim, J. Xu, J. Kim *et al*, «Role of anthocyanin-enriched purple-fleshed sweet potato p40 in colorectal cancer prevention», *Molecular Nutrition & Food Research*, 57, n.º 11 (noviembre 2013), pp. 1908-17.

10. G. Block, B. Patterson, A. Subar, «Fruit, vegetables, and cancer prevention: a review of the epidemiological evidence», *Nutrition and Cancer*, 18, n.º 1 (enero 1992), pp. 1-29.

11. M. Zhang, J. Huang, X. Xie, C. D. Holman, «Dietary intakes of mushrooms and green tea combine to reduce the risk of breast cancer in Chinese women», *International Journal of Cancer*, 124, n.º 6 (marzo 2009), pp. 1404-8.

12. E. N. Alonso, M. J. Ferronato, N. A. Gandini *et al*, «Antitumoral effects of D-Fraction from grifola frondosa (maitake) mushroom in breast cancer», *Nutrition and Cancer*, 69, n.º 1 (enero 2017), pp. 29-43.

13. M. E. Balandaykin, I. V. Zmitrovich, «Review on chaga medicinal mushroom, inonotus obliquus (higher basidiomycetes), realm of medicinal applications and approaches on estimating its resource potential», *International Journal of Medicinal Mushrooms*, 17, n.º 2 (marzo 2015), pp. 95-104.

14. American Institute for Cancer Research, «Berries», American Institute for Cancer Research (2017), www.aicr.org/foods-that-fight-cancer/foodsthatfightcancer_berries.html.

15. G. D. Stoner, L. S. Wang, N. Zikri *et al.*, «Cancer prevention with freeze-dried berries and berry components», *Seminars in Cancer Biology*, 17, n.º 5 (mayo 2007), pp. 403-10.

16. A. Basu, M. Rhone, T. J. Lyons, «Berries: emerging impact on cardiovascular health», *Nutrition Reviews*, 68, n.º 3 (marzo 2010), pp. 168-77.

17. H. N. Luu, W. J. Blot, Y. B. Xiang *et al.*, «Prospective evaluation of the association of nut/peanut consumption with total and cause-specific mortality», *Journal of the American Medical Association: Internal Medicine*, 175, n.º 5 (mayo 2015), pp. 755-66.

18. X. Su, R. M. Tamimi, L. C. Collins *et al.*, «Intake of fiber and nuts during adolescence and incidence of proliferative benign breast disease», *Cancer Causes and Control*, 21, n.º 7 (julio 2010), pp. 1033-46.

19. C. Sanchez-Gonzalez, C. J. Ciudad, V. Noe, M. Izquierdo-Pulido, «Health benefits of walnut polyphenols: an exploration beyond their lipid profile», *Critical Reviews in Food Science and Nutrition*, 57, n.º 16 (noviembre 2017), pp. 3373-83.

20. L. R. Jimenez, W. A. Hall, M. S. Rodriquez *et al.*, «Quantifying residues from postharvest propylene oxide fumigation of almonds and walnuts», *Journal of AOAC International*, 98, n.º 5 (septiembre-octubre 2015), pp. 1423-27.

21. M. D. Danyluk, T. M. Jones, S. J. Abd *et al.*, «Prevalence and amounts of salmonella found on raw California almonds», *Journal of Food Protection*, 70, n.º 4 (abril 2007), pp. 820-27.

22. L. U. Thompson, J. M. Chen, T. Li, K. Strasser-Weippl, P. E. Goss, «Dietary flaxseed alters tumor biological markers in postmenopausal breast cancer», *Clinical Cancer Research*, 11, n.º 10 (mayo 2005), pp. 3828-35.

23. A. K. Wiggins, J. K. Mason, L. U. Thompson, «Beneficial influence of diets enriched with flaxseed and flaxseed oil on cancer», en William C. S. Cho (ed.), *Cancer Chemoprevention and Treatment by Diet Therapy*, Springer, Dordrecht (Holanda), 2013, pp. 55-89.

24. J. K. Mason, L. U. Thompson, «Flaxseed and its lignan and oil components: can they play a role in reducing the risk of and improving the treatment of breast cancer?», *Applied Physiology, Nutrition, and Metabolism. Physiologie Appliquée, Nutrition et Métabolisme*, 39, n.º 6 (junio 2014), pp. 663-78.

25. T. Huang, M. Xu, A. Lee, S. Cho, L. Qi, «Consumption of whole grains and cereal fiber and total and cause-specific mortality: prospective analysis of 367,442 individuals», *BMC Medicine*, 13 (marzo 2015), p. 59.

26. R. C. Masters, A. D. Liese, S. M. Haffner, L. E. Wagenknecht, A. J. Hanley, «Whole and refined grain intakes are related to inflammatory protein concentrations in human plasma», *Journal of Nutrition*, 140, n.º 3 (marzo 2010), pp. 587-94.

27. M. Lefevre, S. Jonnalagadda, «Effect of whole grains on markers of subclinical inflammation», *Nutrition Reviews*, 70, n.º 7 (julio 2012), pp. 387-96.

28. A. M. Troen, «Folate and vitamin B12: function and importance in cognitive development», *Nestle Nutrition Institute Workshop Series*, 70 (enero 2012), pp. 161-71.

29. American Institute for Cancer Research, «Legumes», American Institute for Cancer Research (2017), www.aicr.org/foods-that-fight-cancer/foodsthatfightcancer_berries.html.

30. H. Wang, M. S. Geier, G. S. Howarth, «Prebiotics: a potential treatment strategy for the chemotherapy-damaged gut?», *Critical Reviews in Food Science and Nutrition*, 56, n.º 6 (agosto 2016), pp. 946-56.

31. B. Petschow, J. Dore, P. Hibberd *et al.*, «Probiotics, prebiotics, and the host microbiome: the science of translation», *Annals of the New York Academy of Sciences*, 1306 (diciembre 2013), pp. 1-17.

32. S. J. Bultman, «The microbiome and its potential as a cancer preventive intervention», *Seminars in Oncology*, 43, n.º 1 (septiembre 2016), pp. 97-106.

33. A. Riviere, M. Selak, D. Lantin, F. Leroy, L. De Vuyst, «Bifidobacteria and butyrate-producing colon bacteria: importance and strategies for their stimulation in the human gut», *Frontiers in Microbiology*, 7 (julio 2016), p. 979.

34. H. M. Chen, Y. N. Yu, J. L. Wang *et al.*, «Decreased dietary fiber intake and structural alteration of gut microbiota in patients with advanced colorectal adenoma», *The American Journal of Clinical Nutrition*, 97, n.º 5 (mayo 2013), pp. 1044-52.

35. M. G. Gareau, P. M. Sherman, W. A. Walker, «Probiotics and the gut microbiota in intestinal health and disease», *Nature Reviews Gastroenterology & Hepatology*, 7, n.º 9 (septiembre 2010), pp. 503-14.

36. Human Microbiome Project Consortium, «Structure, function and diversity of the healthy human microbiome», *Nature*, 486, n.º 7402 (junio 2012b), pp. 207-14.

37. S. J. Hewlings, D. S. Kalman, «Curcumin: a review of its effects on human health», *Foods*, 6, n.º 10 (octubre 2017).

38. G. P. Lim, T. Chu, F. Yang *et al.*, «The curry spice curcumin reduces oxidative damage and amyloid pathology in an Alzheimer transgenic mouse», *Journal of Neuroscience*, 21, n.º 21 (noviembre 2001), pp. 8370-77.

39. R. Wilken, M. S. Veena, M. B. Wang, E. S. Srivatsan, «Curcumin: a review of anti-cancer properties and therapeutic activity in head and neck squamous cell carcinoma», *Molecular Cancer*, 10 (febrero 2011), p. 12.

40. S. S. Percival, J. P. Vanden Heuvel, C. J. Nieves *et al.*, «Bioavailability of herbs and spices in humans as determined by ex vivo inflammatory suppression and DNA strand breaks», *Journal of the American College of Nutrition*, 31, n.º 4 (agosto 2012), pp. 288-94.

41. K. Griffiths, B. B. Aggarwal, R. B. Singh *et al.*, «Food antioxidants and their anti-inflammatory properties: a potential role in cardiovascular diseases and cancer prevention», *Diseases*, 4, n.º 3 (agosto 2016).

Apéndice C: Lista de los principales tóxicos ambientales

1. T. B. Hayes, V. Khoury, A. Narayan *et al.*, «Atrazine induces complete feminization and chemical castration in male African clawed frogs (Xenopus laevis)», *Proceedings of the National Academy of Sciences of the United States of America*, 107, n.º 10 (marzo 2010), pp. 4612-17.

2. C. Cox, «Herbicide Factsheet Atrazine: Toxicology», *Journal of Pesticide Reform*, 21, n.º 2 (Verano 2001b).

3. M. C. Alavanja, C. Samanic, M. Dosemeci *et al.*, «Use of agricultural pesticides and prostate cancer risk in the Agricultural Health Study cohort», *American Journal of Epidemiology*, 157, n.º 9 (mayo 2003), pp. 800-14.
4. K. Hu, Y. Tian, Y. Du *et al.*, «Atrazine promotes RM1 prostate cancer cell proliferation by activating STAT3 signaling», *International Journal of Oncology*, 48, n.º 5 (mayo 2016), pp. 2166-74.
5. J. R. Rochester, «Bisphenol A and human health: a review of the literature», *Reproductive Toxicology*, 42 (diciembre 2013), pp. 132-55.
6. S. Eladak, T. Grisin, D. Moison *et al.*, «A new chapter in the bisphenol A story: bisphenol S and bisphenol F are not safe alternatives to this compound», *Fertility and Sterility*, 103, n.º 1 (enero 2015), pp. 11-21.
7. F. Salazar-Garcia, E. Gallardo-Diaz, P. Ceron-Mireles, D. Loomis, V. H. Borja-Aburto, «Reproductive effects of occupational DDT exposure among male malaria control workers», *Environmental Health Perspectives*, 112, n.º 5 (abril 2004), pp. 542-47.
8. N. Shivapurkar, K. L. Hoover, L. A. Poirier, «Effect of methionine and choline on liver tumor promotion by phenobarbital and DDT in diethylnitrosamine-initiated rats», *Carcinogenesis*, 7, n.º 4 (abril 1986), pp. 547-50.
9. M. Kogevinas, «Human health effects of dioxins: cancer, reproductive and endocrine system effects», *Human Reproduction Update*, 7, n.º 3 (mayo-junio 2001), pp. 331-39.
10. S. N. Bhupathiraju, F. Grodstein, M. J. Stampfer *et al.*, «Exogenous hormone use: oral contraceptives, postmenopausal hormone therapy, and health outcomes in the Nurses' Health Study», *American Journal of Public Health*, 106, n.º 9 (septiembre 2016), pp. 1631-37.
11. M. E. Samson, S. A. Adams, C. M. Mulatya *et al.*, «Types of oral contraceptives and breast cancer survival among women enrolled in Medicaid: a competing-risk model», *Maturitas*, 95 (enero 2017), pp. 42-49.
12. U.S. Food and Drug Administration, «Fragrances in cosmetics» (25-11-2017), www.fda.gov/Cosmetics/ProductsIngredients/Ingredients/ucm388821.htm.
13. F. A. Caliman, M. Gavrilescu, «Pharmaceuticals, personal care products and endocrine disrupting agents in the environment—a review», *CLEAN-Soil, Air, Water*, 37, n.º 4-5 (abril 2009), pp. 277-303.
14. Environmental Working Group, «Not so sexy: hidden chemicals in perfume and cologne» (12-5-2010), www.ewg.org/research/notsosexy-.Wh3IDFVKsdV.
15. B. Eskenazi, A. Bradman, R. Castorina, «Exposures of children to organophosphate pesticides and their potential adverse health effects», *Environmental Health Perspectives*, 107, Suplemento 3 (junio 1999), pp. 409-19.
16. P. D. Darbre, P. W. Harvey, «Parabens can enable hallmarks and characteristics of cancer in human breast epithelial cells: a review of the literature with reference to new exposure data and regulatory status», *Journal of Applied Toxicology*, 34, n.º 9 (septiembre 2014), pp. 925-38.
17. A. M. Leung, E. N. Pearce, L. E. Braverman, «Perchlorate, iodine and the thyroid», *Best Practice & Research: Clinical Endocrinology & Metabolism*, 24, n.º 1 (febrero 2010), pp. 133-41.
18. K. M. Rappazzo, E. Coffman, E. P. Hines, «Exposure to perfluorinated alkyl substances and health outcomes in children: a systematic review of the epidemiologic literature», *International Journal of Environmental Research and Public Health*, 14, n.º 7 (junio 2017), p. 691.
19. C. Lau, «Perfluorinated compounds: an overview», en Jamie C. DeWitt (ed.), *Toxicological Effects of Perfluoroalkyl and Polyfluoroalkyl Substances*, Humana Press, Cham (Suiza), 2015, pp. 1-21.

20. J. D. Meeker, K. K. Ferguson, «Urinary phthalate metabolites are associated with decreased serum testosterone in men, women, and children from NHANES 2011-2012», *Journal of Clinical Endocrinology and Metabolism*, 99, n.º 11 (noviembre 2014), pp. 4346-52.

21. W. J. Cowell, S. A. Lederman, A. Sjödin *et al*, «Prenatal exposure to polybrominated diphenyl ethers and child attention problems at 3-7 years», *Neurotoxicology and Teratology*, 52 (Parte B) (noviembre-diciembre 2015), pp. 143-50.

22. V. Linares, M. Belles, J. L. Domingo, «Human exposure to PBDE and critical evaluation of health hazards», *Archives of Toxicology*, 89, n.º 3 (marzo 2015), pp. 335-56.

23. K. A. Jarema, D. L. Hunter, R. M. Shaffer, M. Behl, S. Padilla, «Acute and developmental behavioral effects of flame retardants and related chemicals in zebrafish», *Neurotoxicology and Teratology*, 52 (Parte B) (noviembre-diciembre 2015), pp. 194-209.

24. L. G. Costa, G. Giordano, «Developmental neurotoxicity of polybrominated diphenyl ether (PBDE) flame retardants», *Neurotoxicology*, 28, n.º 6 (noviembre 2007), pp. 1047-67.

25. M.F. Yueh, K. Taniguchi, S. Chen *et al.*, «The commonly used antimicrobial additive triclosan is a liver tumor promoter», *Proceedings of the National Academy of Sciences of the United States of America*, 111, n.º 48 (noviembre 2014), pp. 17200-17205.

26. National Toxicology Program, «Report on carcinogens, fourteenth edition», U.S. Department of Health and Human Services, Public Health Service, p. 2016b.

27. Health and Food Safety Scientific Committee, «Opinion concerning banning of dialkanolamines which are still in the inventory adopted by the plenary session of the SCCNFP on 17 February 1999» (17-2-1999), www.ec.europa.eu/health/scientific_committees/consumer_safety/opinions/sccnfp_opinions_97_04/sccp_out64_en.htm.

28. J. B. Knaak, H. W. Leung, W. T. Stott, J. Busch, J. Bilsky, «Toxicology of mono-, di-, and triethanolamine», *Reviews of Environmental Contamination and Toxicology*, 149 (enero 1997), pp. 1-86.

29. The Agency for Toxic Substances and Disease Registry (ATSDR), «Toxic substances portal—ethylene oxide» (julio 1999), www.atsdr.cdc.gov/toxfaqs/tf.asp?id=733&tid=133.

30. M. M. Peters, T. W. Jones, T. J. Monks, S. S. Lau, «Cytotoxicity and cell proliferation induced by the nephrocarcinogen hydroquinone and its nephrotoxic metabolite 2,3,5(tris-glutathion-S-yl) hydroquinone», *Carcinogenesis*, 18, n.º 12 (diciembre 1997), pp. 2393-401.

31. G. Bjorklund, M. Dadar, J. Mutter, J. Aaseth, «The toxicology of mercury: current research and emerging trends», *Environmental Research*, 159 (noviembre 2017), pp. 545-54.

32. P. Boffetta, E. Merler, H. Vainio, «Carcinogenicity of mercury and mercury compounds», *Scandinavian Journal of Work, Environment and Health*, 19, n.º 1 (febrero 1993), pp. 1-7.

33. IARC Working Group on the Evaluation of Carcinogenic Risk to Humans, ed., «Mineral oils, untreated or mildly treated», en *Chemical Agents and Related Occupations*, WHO International Agency for Research on Cancer, Lyon (Francia) 2014.

34. S. Maipas, P. Nicolopoulou-Stamati, «Sun lotion chemicals as endocrine disruptors», *Hormones*, 14, n.º 1 (enero-marzo 2015), pp. 32-46.

35. S. Heikkinen, J. Pitkaniemi, T. Sarkeala, N. Malila, M. Koskenvuo, «Does hair dye use increase the risk of breast cancer? A population-based case-control study of Finnish women», *PloS One*, 10, n.º 8 (agosto 2015), e0135190.

36. The Agency for Toxic Substances and Disease Registry (ATSDR), «Toxic substances portal—ethylene oxide» (julio 1999), www.atsdr.cdc.gov/toxfaqs/tf.asp?id=733&tid=133.

37. The Agency for Toxic Substances and Disease Registry (ATSDR), «Toxic substances portal1—dioxane» (septiembre 2007), www.atsdr.cdc.gov/toxfaqs/tf.asp?id=954&tid=199.

38. H. J. Jang, C. Y. Shin, K. B. Kim, «Safety evaluation of polyethylene glycol (PEG) compounds for cosmetic use», *Toxicological Research*, 31, n.º 2 (junio 2015), pp. 105-36.

39. L. Montenegro, D. Paolino, G. Puglisi, «Effects of silicone emulsifiers on in vitro skin permeation of sunscreens from cosmetic emulsions», *Journal of Cosmetic Science*, 55, n.º 6 (noviembre-diciembre 2004), pp. 509-18.

40. C. A. Bondi, J. L. Marks, L. B. Wroblewski *et al.*, «Human and environmental toxicity of sodium lauryl sulfate (SLS), evidence for safe use in household cleaning products», *Environmental Health Insights*, 9 (noviembre 2015), pp. 27-32.

41. R. Penninkilampi, G. D. Eslick, «Perineal talc use and ovarian cancer: a systematic review and meta-analysis», *Epidemiology* (agosto 2017).

42. C. M. Filley, W. Halliday, B. K. Kleinschmidt-DeMasters, «The effects of toluene on the central nervous system», *Journal of Neuropathology and Experimental Neurology*, 63, n.º 1 (enero 2004), pp. 1-12.

ÍNDICE TEMÁTICO

Los números de página en cursiva hacen referencia a gráficos y tablas.

A

B

C

D

E

F

G

H

I

J

K

L

M

N

O

P

Q

R

S

T

U

V

W

Y

Z